高等卫生职业教育创新实验(训)教材

医院感染预防与控制教程

主　　编　李福琴　马红秋
副 主 编　豆银霞　兰　超　郑文芳

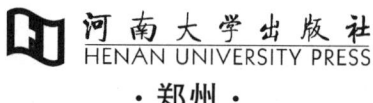

·郑州·

图书在版编目(CIP)数据

医院感染预防与控制教程/李福琴,马红秋主编. -- 郑州:河南大学出版社,2023.2
ISBN 978-7-5649-4658-6

Ⅰ.①医… Ⅱ.①李… ②马… Ⅲ.①医院-感染-预防(卫生)-教材②医院-感染-控制-教材 Ⅳ.①R197.323

中国版本图书馆CIP数据核字(2023)第034050号

策划编辑　阮林要
责任编辑　聂会佳
责任校对　林方丽
封面设计　史林英

出版发行	河南大学出版社		
	地址:郑州市郑东新区商务外环中华大厦2401号	邮编:450046	
	电话:0371-86059750(高等教育与职业教育分公司)		
	0371-86059701(营销部)		
	网址:hupress.henu.edu.cn		
排　版	郑州宁昌印务有限公司		
印　刷	河南省诚和印制有限公司		
版　次	2023年2月第1版	印　次	2023年2月第1次印刷
开　本	787 mm×1092 mm　1/16	印　张	30.75
字　数	692千字	定　价	93.00元

本书如有印装质量问题,请与本社联系调换。

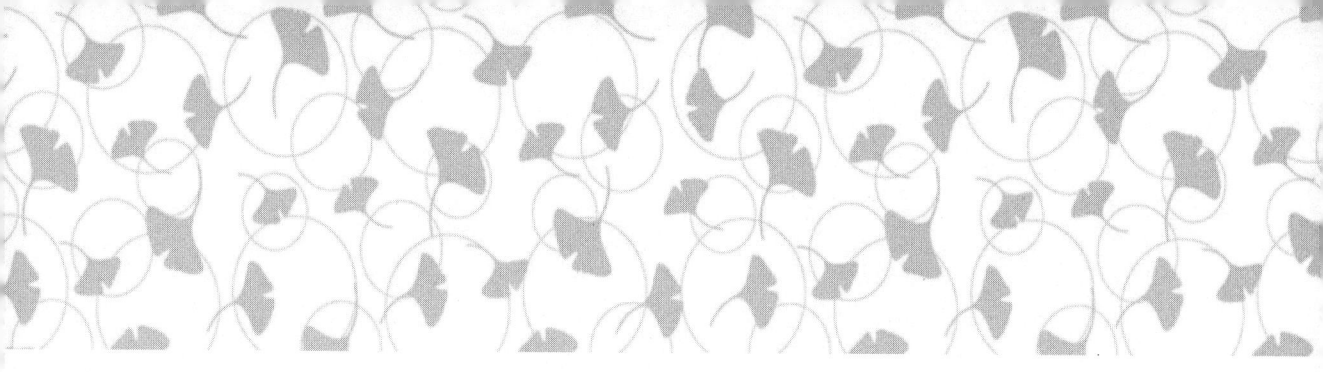

编审委员会名单

主 任 委 员 王左生　孟宪锋　徐玉芳
副主任委员 王　晨　潘守政　江开春　贺　生
委　　　员 王丙申　侯小丽　任　文　李福琴
　　　　　　　张佩琛　严　巍　王宪龄　高洪君
　　　　　　　李　省　廖仲夏　齐　蕊

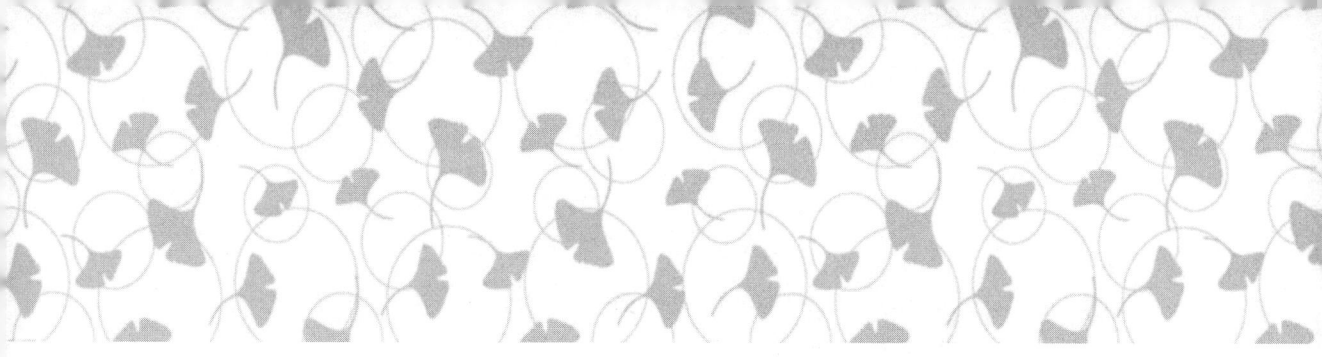

编 者 名 单

主　　编　李福琴　马红秋
副 主 编　豆银霞　兰　超　郑文芳
编　　委　(以姓氏笔画为序)
　　　　　丁　韧　华东师范大学附属芜湖医院(芜湖市第二人民医院)
　　　　　马红秋　安徽医科大学第一附属医院
　　　　　马菊芬　长治医学院附属和济医院
　　　　　王　云　安徽省第二人民医院
　　　　　王玲玲　郑州澍青医学高等专科学校
　　　　　王高霞　郑州澍青医学高等专科学校
　　　　　王　鑫　郑州大学第一附属医院
　　　　　兰　超　郑州大学第一附属医院
　　　　　朱玉婷　华东师范大学附属芜湖医院(芜湖市第二人民医院)
　　　　　刘玉坤　河南科技大学第一附属医院
　　　　　刘玉岭　安徽省宿州市立医院
　　　　　刘家兴　荷兰阿姆斯特丹分子与生命科学研究所
　　　　　阎　颖　郑州人民医院
　　　　　江云兰　安徽医科大学附属安庆第一人民医院
　　　　　孙　丹　中国人民解放军总医院海南医院
　　　　　李中士　郑州大学第一附属医院
　　　　　李晓莉　郑州大学第一附属医院
　　　　　李　博　郑州大学第一附属医院
　　　　　李福琴　郑州澍青医学高等专科学校

杨金燕　中国人民解放军总医院海南医院
豆银霞　郑州澍青医学高等专科学校
张　莉　郑州澍青医学高等专科学校
张　蕻　安徽省妇幼保健院
张　静　安徽省淮北市人民医院
陈梦霞　郑州澍青医学高等专科学校
周晓平　阜阳市第二人民医院
郑文芳　长治医学院附属和平医院
禹　瑞　郑州澍青医学高等专科学校
索继江　中国人民解放军总医院第一医学中心
夏婷婷　中国人民解放军总医院海南医院
徐恭霞　安徽医科大学第一附属医院
高　玲　郑州澍青医学高等专科学校
郭芳芳　长治医学院附属和平医院
蒋雪松　河南中医药大学第一附属医院
韩成义　河南中医药大学第一附属医院
詹　淼　郑州大学第一附属医院
臧金成　郑州大学附属洛阳中心医院

学术秘书　韩成义　河南中医药大学第一附属医院

前 言

医院感染预防与控制是保证医疗质量和安全的重要内容。医院感染预防与控制涉及患者诊疗护理服务的每一个环节,任何一个环节的疏漏,都有可能导致医院感染的发生。作为医院感染预防与控制的主体,医务人员应始终贯彻医院感染防控的观念,将医院感染防控各项措施自觉落实到临床实际工作中。医学生是未来医疗卫生保健机构健康发展与事业开拓的接班人,对国家的医疗卫生事业至关重要。培养并储备具有感染防控知识与技能的医学生,是应对未来新发突发全球性公共卫生事件以及日常医院感染防控、满足社会对实用性人才需求的最佳策略。

目前医学生人才培养体系中,尚缺乏独立设置的医院感染预防与控制课程,导致学生对医院感染预防与控制的重要性、如何进行感染的预防与控制等基础知识十分匮乏,上岗后难以快速适应岗位要求,增加了就业单位的医疗安全隐患。尤其在新发传染病不断出现,全球性突发公共卫生事件愈加严峻与复杂的今天,医院感染预防与控制课程纳入医学院校人才培养体系中的必要性、紧迫性变得尤为突出,但国内目前尚无可供选择的合适教材。面对这样的窘境,郑州澍青医学高等专科学校成立专门的教材编写工作组,从全国范围内召集经验丰富的医院感染管理专职人员、临床医护人员以及职业院校医学相关专业教师共同编写此书,以期为医院感染防控的基础教育奠定一个良好的基础。

本书以基础性和实用性为出发点,基于医院感染防控的基本理论、基础知识和基本技能,全面介绍了医院感染防控工作的相关内容,重点介绍了医院感染防控理念、防控技能和防控经验,旨在规范医院感染防控教育,从学生时代抓起,将感染防控的理念和知识深深植根于心、外化于行,在实践中润物细无声地将感染防控融入患者诊疗服务过程中。此书内容翔实、丰富、具体、图文并茂,同时增加了医院感染防控前沿的知识拓展板块,可作为医学院校临床医学、护理学、口腔医学、预防医学等专业的学生教材,也可作为医务人员和从事医院感染预防与控制相关工作人员继续教育的参考用书。

  本书在编写过程中得到河南大学出版社大力支持,在此表示衷心的感谢!

  由于编写人员经验与水平有限,疏漏和不足在所难免,敬请广大医学界同仁及师生在使用过程中惠予批评和指正。

李福琴
2022 年 08 月

目 录

第一章 医院感染概述 ... 001
- 第一节 医院感染诊断及管理 ... 001
- 第二节 医院感染学发展及展望 ... 006
- 第三节 医院感染与医疗安全 ... 013

第二章 医院感染病原学 ... 020
- 第一节 基本概念 ... 020
- 第二节 医院感染常见微生物 ... 027
- 第三节 医院感染及细菌耐药 ... 031
- 第四节 医院感染微生物检验 ... 036

第三章 医院感染流行病学 ... 046
- 第一节 医院感染流行病学特点 ... 046
- 第二节 医院感染暴发调查与控制 ... 057

第四章 医疗机构常见感染预防与控制 ... 070
- 第一节 呼吸系统医院感染预防与控制 ... 070
- 第二节 手术部位医院感染预防与控制 ... 078
- 第三节 泌尿系统医院感染预防与控制 ... 087
- 第四节 消化系统医院感染预防与控制 ... 089
- 第五节 血液系统医院感染预防与控制 ... 098
- 第六节 皮肤和软组织医院感染预防与控制 ... 106
- 第七节 中枢神经系统医院感染预防与控制 ... 109
- 第八节 骨关节医院感染预防与控制 ... 113
- 第九节 艾滋病医院感染预防与控制 ... 117
- 第十节 丙型肝炎医院感染预防与控制 ... 122
- 第十一节 分枝杆菌(结核、非结核)医院感染预防与控制 ... 129
- 第十二节 艰难梭菌医院感染预防与控制 ... 133

第五章　医院感染监测 … 141
- 第一节　医院感染监测概述 … 141
- 第二节　医院感染病例监测 … 147
- 第三节　目标性监测 … 167
- 第四节　环境卫生学监测 … 178
- 第五节　消毒灭菌效果监测 … 190

第六章　抗菌药物合理使用 … 202
- 第一节　抗菌药物应用现状 … 202
- 第二节　抗菌药物分类 … 205
- 第三节　抗菌药物使用管理 … 213

第七章　重点部门医院感染管理 … 223
- 第一节　重症监护室(ICU)感染预防与控制 … 223
- 第二节　新生儿病区感染预防与控制 … 231
- 第三节　手术部(室)感染预防与控制 … 235
- 第四节　消毒供应中心医院感染预防与控制 … 241
- 第五节　口腔科感染预防与控制 … 260
- 第六节　内镜诊疗中心(室)感染预防与控制 … 267
- 第七节　血液透析中心(室)感染预防与控制 … 272
- 第八节　产房感染预防与控制 … 280
- 第九节　急诊科感染预防与控制 … 284
- 第十节　临床实验室感染预防与控制 … 290
- 第十一节　感染性疾病门诊及病房感染预防与控制 … 295
- 第十二节　发热门诊感染预防与控制 … 300

第八章　重点部位医院感染预防与控制 … 304
- 第一节　呼吸机相关肺炎的预防与控制 … 304
- 第二节　气管切开和气管插管感染预防与控制 … 311
- 第三节　导尿管相关尿路感染预防与控制 … 317
- 第四节　血管导管相关感染预防与控制 … 326
- 第五节　内镜相关感染预防与控制 … 334
- 第六节　介入相关感染预防与控制 … 340

第九章　医疗机构清洁、消毒与灭菌技术 … 345
- 第一节　基本概念 … 345
- 第二节　物理消毒灭菌法 … 349
- 第三节　化学消毒灭菌法 … 356
- 第四节　常用医疗器械的消毒灭菌 … 380

第五节　皮肤黏膜的消毒 …………………………………………………………… 389
　　第六节　医疗机构环境清洁与消毒 ……………………………………………… 398
　　第七节　传染病疫点消毒 ………………………………………………………… 408
第十章　隔离预防技术 ……………………………………………………………………… 416
　　第一节　隔离预防技术 …………………………………………………………… 416
　　第二节　医务人员职业暴露与防护 ……………………………………………… 423
　　第三节　防护用品的使用 ………………………………………………………… 430
　　第四节　免疫接种 ………………………………………………………………… 447
　　第五节　安全注射 ………………………………………………………………… 453
第十一章　医疗废物管理及医院污水处理 ………………………………………………… 461
　　第一节　医疗废物管理 …………………………………………………………… 461
　　第二节　医院污水处理 …………………………………………………………… 469
参考文献 ………………………………………………………………………………………… 478

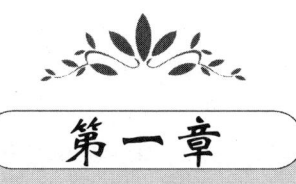

第一章 医院感染概述

第一节 医院感染诊断及管理

【学习目标】
(1) 掌握医院感染的定义及其内涵。
(2) 熟悉医院感染的诊断原则。
(3) 了解医院感染的发展、展望及医院感染在医疗安全管理中的作用。

医院感染是在医院内获得的一类特殊形式的感染性疾病,与医院相依并存。在人类历史上,发生过多次与疫情的抗争,比如西非埃博拉病毒疫情、巴西寨卡病毒疫情、H7N9禽流感疫情、2003年的非典型肺炎(SARS)疫情等。在抗击疫情中,医务人员不仅是白衣天使,更是白衣战士,直接接触病毒,面对诸多未知的感染风险,发挥不怕牺牲、特别能吃苦、特别能战斗的精神。然而任何一人被感染,可能导致整个团队瘫痪,那将是灾难性的事件。医院感染预防与控制以保障医疗质量、降低医院感染发生、守护患者健康、为医务人员保驾护航为目的。医院感染预防与控制是贯穿诊疗活动的主线,是保障患者就医安全的底线,是医务人员执业的红线,其理论、知识、技术是每一位医务人员的必修课,其理念是职业安全的基础。

一、医院感染相关定义

(一) 医院感染

医院感染(nosocomial infection,hospital infection 或 hospital acquired infection)是指住院患者在医院内获得的感染,包括在住院期间发生的感染和在医院内获得出院后发生的感染,但不包括入院前已开始或入院时已存在的感染。医院工作人员在医院内获得的感染也属于医院感染。

(1) 医院感染的对象:医院感染的对象是指医院区域内活动的所有人员,包括住院患者、医院工作人员、门急诊就诊患者、探视者和患者家属等,这些人在医院内获得感染性疾病均可称为医院感染。但由于门急诊就诊患者、探视者和患者家属在医院的时间短暂且不确定,获得感染的因素多而复杂,常难以确定感染是否来自医院;医院工作人员与外界接触较频繁,也不易排除院外感染,只有当医院工作人员的感染确定是在医院内获得的才属于医院感染的范畴,故实际上住院患者成为日常医院感染监测、统计和预防控制工作的主体,医院内获得感染的医院工作人员则未被纳入。

(2)医院感染的时间:医院感染是指患者在住院期间和出院后不久罹患的感染性疾病,但不包括入院前已经存在或入院时处于潜伏期的感染。因此,疾病的潜伏期是判断和确定医院感染的重要依据,临床判定时应参考病原学、传染病学和流行病学等资料。对于有明确潜伏期的感染性疾病,从入院第一天开始计算,超过平均潜伏期后罹患的感染判定为医院感染。对于潜伏期不明确者,入院 48 h 后获得的感染判定为医院感染。另外,若患者入院时已经发生的感染与上次住院直接相关,亦属于医院感染。对于在医院内获得而出院后发生的医院感染,一般判定为出院后 48 h 内发生的感染。

(3)医院感染的地点:医院感染的地点必须是在医疗机构内,排除在医疗机构范围外罹患感染而在住院期间发病的患者,但包括在医院内获得而出院后不久发病的感染以及入院时已经发生的或处于潜伏期的与上次住院直接相关的感染。另外,在老人护理中心、家庭护理中心、疗养院等一些医疗服务相关机构里出现的与医院感染相类似的感染事件也应考虑在医院感染的范畴内。

(二)医院感染学

随着医学的发展,医院感染学逐步形成了一门融临床医学、预防医学、微生物学、传染病学、流行病学、卫生学、消毒学、护理学、医院管理学等多学科为一体的综合学科,是研究在医疗机构内一切感染发生、发展和控制管理的一门学科。

20 世纪 50 年代由于耐甲氧西林金黄色葡萄球菌(MRSA)在全球范围的流行,医院感染的研究受到重视,人们开始对医院感染的发生原因、发病机制与传播过程,病原微生物的分型与耐药基因检测,诊断、治疗与预防控制等进行深入研究,医院感染学也应运而生。主要研究范畴包括医院感染的致病因素与发病机制,流行病学特征、传播方式与机制,临床特征,病原体特征,医务人员职业安全,预防控制措施与防控效能,卫生经济学等。医院感染的研究逐步充分和深入,朝着学科化的方向发展,不断获得新发现,不断建立新理论和学说,从科学的角度来全面认识医院感染,为医院感染的预防与控制提供依据,具有保证医疗质量、保障患者和医务人员生命健康的重要意义。

对医院感染致病微生物采用分子流行病学及分子微生物学研究方法,包括脉冲场凝胶电泳(PFGE)、聚合酶链反应(PCR)、细菌基因组重复序列 PCR 技术(rep-PCR)、多位点序列分型(MLST)、DNA 指纹技术和核酸序列检测等。随着全基因组测序(whole genome sequencing,WGS)技术的发展,特别是第三代测序技术的发展,使得我们更容易理解细菌的遗传学特性和传播特性。

二、医院感染的诊断

医院感染病例符合感染性疾病的基本特征。在免疫抑制患者中发生的医院感染,临床表现往往不典型,甚至体温不升高,因此,体温和脉搏变化不能作为医院感染的诊断标准,应结合危险因素、流行病学资料、症状、体征、血常规、生化指标、影像学检查及病原学检查综合判断。此外,还应进一步分析和分类,如按病原体来源、感染的微生物种类、感染部位等进行分类。医院感染要按临床诊断报告,并力求做出病原学诊断。

(一) 医院感染诊断标准

下列情况属于医院感染:

(1) 无明确潜伏期的感染,规定入院48 h后发生的感染为医院感染;有明确潜伏期的感染,自入院起超过平均潜伏期后发生的感染为医院感染。

(2) 本次感染直接与上次住院有关。

(3) 在原有感染基础上出现其他部位新的感染(除脓毒血症迁徙灶),或在原感染已知病原体基础上又分离出新的病原体(排除污染和原来的混合感染)的感染。

(4) 新生儿在分娩过程中或产后获得的感染。

(5) 由于诊疗措施激活的潜在性感染,如疱疹病毒、结核杆菌等的感染。

(6) 医务人员在医院工作期间获得的感染。

下列情况不属于医院感染:

(1) 皮肤黏膜开放性伤口只有细菌定植而无炎症表现。

(2) 由于创伤或非生物性因子刺激而产生的炎症表现。

(3) 新生儿经胎盘获得(出生后48 h内发病)的感染,如单纯疱疹、弓形体病、水痘等。

(4) 患者原有的慢性感染在医院内急性发作。

(二) 医院感染的分类

(1) 根据医院感染的对象不同,分为住院患者医院感染、医务人员医院感染。

(2) 根据医院感染的发生部位不同,分为呼吸系统感染、泌尿系统感染、血液系统感染、皮肤和软组织感染、手术部位感染等。

(3) 根据医院感染的病原体来源不同,分为内源性医院感染、外源性医院感染。

1) 内源性医院感染是指病原体来自患者自身体内和体表,大多数是人体的常居菌或暂居菌,正常情况下对人体无感染力,但在一定条件下可成为条件致病菌,从而引起各种内源性感染。感染多呈散发,目前的管理水平还难以进行有效预防和控制,但可以通过合理使用抗菌药物和免疫抑制类药物降低感染的风险。

2) 外源性医院感染是指病原体来自患者体外,一部分来源于其他患者、医务人员、陪护者以及探视者等,另一部分来源于医院环境(包括物体表面、空气、水等)、未彻底灭菌或污染的医疗器械用品等。感染可以散发,也可以暴发。通过消毒、灭菌、隔离等切断传播途径的措施可以进行预防与控制。

三、医院感染管理

(一) 医院感染管理概念

医院感染管理是各级卫生行政部门、医疗机构及医务人员针对诊疗活动中存在的医院感染、医源性感染及相关的危险因素进行的预防、诊断和控制活动。医院感染管理不局限于对感染的预防、诊断和控制,还包括了对相关危险因素的甄别和干预。医院感染管理应当以预防为主,不仅要对发生的感染及时予以诊断、控制,更要针对危险因素进行控制。其内涵包括以下几方面。

(1) 医院感染管理的主体是各级卫生行政部门、医疗机构及医务人员。这里的"医疗机构"是指按照《医疗机构管理条例》取得《医疗机构执业许可证》的机构,"医务人员"泛指在医疗机构工作的医、药、护、技等专业技术人员以及管理人员、工勤人员等。医院感染发生在医疗机构中,与医务人员的工作密切相关。

(2) 在医院感染管理内涵的界定中,包含医院感染和医源性感染。医院感染和医源性感染既有相同点也有不同点,前者强调的是在医院这个场所发生的感染,后者强调的是患者接受医疗服务过程中由病原体所致的感染。

医院感染管理是一个以降低医院感染发生为目的的学科,与医疗、护理、微生物、检验、流行病、消毒等多专业相关,涉及各级卫生行政部门、医疗机构及医务人员、消毒供应机构、保洁机构、与医疗相关企业及为医院提供服务的检测机构等,法律、法规、指南、规范与标准体系是其不可或缺的主要内容。医院感染的法律、法规为强制性的规定要求,涉及多个领域和机构;指南主要是以循证为基础推荐的预防控制措施;规范与标准则侧重于技术性要求和操作规范化。

坚持走法治化道路是医院感染管理学科发展的保障,加强科研工作以提高法律、法规、规章制度、指南、标准与规范性文件的质量和可操作性是医院感染管理的努力方向。医院感染管理学科的发展促进了法律法规和标准的日益完善,法律法规和标准的颁布实施提高了医院感染管理工作的质量。

(二) 医院感染管理体系

医院感染管理体系是开展医院感染管理工作的基础,也是做好医院感染预防与控制的基本保障。美国预防和控制医院感染的任务是由美国疾病预防控制中心(CDC)全面负责的,美国疾病预防控制中心是美国医院感染预防与控制的领导和指导中心,管理全国医院的感染监测。20世纪70年代建立了世界上第一个由80所医院组成的全美医院感染监测体系(NNIS)。

2003年的SARS促使医院感染管理规范化、科学化和精细化,成立了医院感染管理标准委员会、医院感染管理质量控制中心,医院等级评审和医院管理质量考核评价时医院感染管理也成为重要内容之一。医院感染管理监督与检查要求常态化、向量化、具体化,医院感染暴发事件的负责人员定会被问责和处分。

医院感染管理组织体系为医院感染管理委员会、医院感染管理科(部)、临床与医学技术科室医院感染管理小组的三级管理组织,涉及医务、药学、护理、信息、总务后勤、医学装备、质量控制、教学科研等的相关管理部门,包括全部的临床与医技科室,并覆盖各学科、专业所设立的门(急)诊、病区和检查治疗区域等,并建立完善的多部门、多学科协作机制,使医院感染防控措施得到全面落实。医院感染预防控制体系是一个复杂的管理系统,涉及医院管理、医疗活动组织、护理工作模式、药事管理以及临床检验、消毒供应、手术部(室)、医学装备管理、后勤部门等,体现了医院感染管理工作的广泛性和多学科性。同时医院感染的防控也需要临床医学、护理学、流行病学、抗菌药物学等多学科的知识支撑。因此,根据医院感染管理工作的特点,建立完善的多部门、多学科协作机制,明确医院职能部门各自的职责,从而形成合力,齐抓共管,才能使医院感染预防与控制措施得到全面落实,如医院感染监测、清洗消毒与灭菌、标准预防措施、规范使用一次性医疗用品、抗菌药物合理使用、手卫生、培训教育等,最大限度地降低危险因素,有效地预防与控制医院感染的发生。

(三)医院感染预防与控制

(1)预防:预防是指预先做好事物发展过程中可能出现偏离主观预期轨道或客观普遍规律的应对措施,包括一级预防、二级预防和三级预防。

一级预防又称为病因预防(primary prevention),是针对致病因素的预防措施,分为针对环境的措施和针对机体的措施。在这一阶段的危险因素,有些是可以改变的,称为易感染期。

二级预防又称为临床(或症候)前期预防(secondary prevention),即在疾病的临床前期作好早期发现、早期诊断、早期治疗的"三早"预防措施。

三级预防又称为临床预防(tertiary prevention),这一级预防主要是借助各种临床治疗方法,对患者及时治疗,防止疾病恶化,促进早日康复,减少疾病的不良作用,预防并发症和伤残。

(2)控制:控制是指为了确保组织内各项计划按规定完成而进行的监督和纠偏的过程,包括前馈控制、过程控制和事后控制三种类型。

前馈控制也称事前控制或预先控制。实际工作开始之前,通过最新信息或经验教训,对影响因素进行控制。可防患于未然,侧重点在于预先防范。

过程控制也称事中控制、现场控制或同步控制。对活动中的人和事进行指导和监督,以便管理者在问题出现时及时采取纠正措施。侧重点在于及时了解情况并予以指导。

事后控制侧重点在于矫正偏差。可为未来计划的制定和活动的安排以及系统持续的运作提供借鉴,更好地把握规律和考核。

医院感染预防与控制以监测为依据、管理为手段,践行预防主体化、监测实时化、监督与评价量化与精细化、预防与控制措施科学化、操作规程标准化、管理法治化,尽早隔离感染源、有效切断传播途径、保护易感人群,极大限度地减少医院感染的发生。

【思考题】
(1)医院感染的定义是什么?
(2)医院感染的对象主要是什么?

(刘玉坤　郑文芳)

第二节　医院感染学发展及展望

【学习目标】
了解医院感染的发展与展望。

一、医院感染学发展简史

医院感染是伴随着医院的产生和发展而产生和发展的。

(一)国外医院感染学的发展简史

(1)抗菌药物前时代:公元325年,古希腊出现了世界上在传染病流行时收容患者和为穷人提供医疗服务的首家医院,由于医院的客观条件极差,医院感染情况非常严重。19世纪以前,由于不了解感染是由致病微生物所致,没有消毒隔离措施,那时外科手术感染率几乎为100%,死亡率高达70%。文艺复兴时代,1771年英国曼彻斯特医院规定"每个患者要有干净床单,至少3周清洗1次,2个患者不能同时使用一张病床"。到了19世纪初,英国出现了"发热患者专科医院"(相当于传染病医院),医院感染发生率仅为普通医院的1/10。

在细菌学时代以前,产褥热是当时欧洲医院感染中造成损失最大、问题最严重,且研究最多并最终得到解决的问题。Thomas Lightfoo曾认为"产院是引导产妇走向死亡之门"。由于产褥热的危害和影响,直至1940年,在某些发达国家仍有50%的产妇不愿到医院分娩。1843年,Holmes发现产褥热与医生在尸检后不洗手就检查产妇或接生有关,但并没有引起当时医学界的注意。

对产褥热研究做出最大贡献的是维也纳总医院的助理医师Semmelweiss,他所在的维也纳总医院第一医院死亡率大约是10%,而相邻的第二医院死亡率则远少于第一医院。他对两家医院的各种情况进行了详细的对比研究,结果发现唯一的差别在于第二医院行医的都是助产婆,而第一医院的都是医学院学生。但这又是如何造成死亡率差别的呢?直到他的一个朋友——法医病理专家在尸检时不慎被一个医学院学生的解剖刀割伤之后,发生感染而死,而死后的尸检结果与产褥热死亡患者相同,他才想到产褥热和学生们做的尸体解剖训练的关系——医学院的学生往往是解剖完尸体就直接去接生的。他认为罪魁祸首是某种"尸粒子"或者"尸毒",并提议医生在产科手术前用次氯酸钙溶液洗手,原因是这种溶液能最大限度地去除尸体标本上的异味。而第一医院的同事们在采用了这种方法后,真的起到了减少产褥热的奇效:死亡率从1847年4月的18.3%,降到了6月的2.2%,7月的1.2%,8月的1.9%,并在后面两个月降到了0。

医学界认为Semmelweiss的理论没有科学根据。由于当时欧洲医生多半来自于绅士阶层,对他们来说,"手术前洗手"表示承认自己的手不洁,这是对他们绅士身份的侮辱。但并不是所有人都不支持Semmelweiss,他的论文在英法等国科学界都引起了反响,奥地利医生和标本学家Ferdinand Von Hedra就把他的方法比作和牛痘发明相似的大突破。1849年,Semmelweiss的顶头上司决定不再和他续约。在维也纳被排挤地待不下去,Semmelweiss便于1850年回到了匈牙利,并在当地继续推行他的术前清洁方法,也收到了良好的效果。但是主流医学界依然不为所动,他在维也纳和布达佩斯推行的洗手措施也被废除,死亡率又重新上升。在不断被主流医学界拒绝,并眼看着自己的努力成果被摧毁,Semmelweiss变得越来越暴躁、不耐烦,他将拒绝他理论的人称为草菅人命的凶手,后来更是祥林嫂一样逢人就讲产褥热……渐渐的,身边的人包括妻子,都认为他疯了。于是在1865年7月,Semmelweiss真的被关进一间疯人院,并在两周后被看守打死,年仅47岁。直到十九世纪末、二十世纪初,他的贡献才重新被接受,成为共识。

英国护士Florence Nightingale,被誉为护理事业创始人和现代护理教育奠基人。1853年她成为伦敦慈善医院的护士长,在1854—1856年的克里米亚战争中,向英国军方争取在战地开设医院,为士兵提供医疗护理。她指出英军死亡的原因是在战场外感染疾病,即在战场上受伤后没有得到适当的护理而伤重致死,真正死在战场上的人反而不多。Nightingale于1854年10月21日和38位护士到前线医院工作,建立医院管理制度,加强清洁工作和护理,对传染病患者采取隔离、通风等措施,仅4个月就使前线伤病员的死亡率从42%降至2.2%,被称为"克里米亚的天使"又称"提灯天使","南丁格尔"也成为护士精神的代名词。

Pasteur在显微镜下发现空气中有微生物,证明了发酵和腐败都是微生物生长繁殖的结果,并采用加热、消毒法减少其数量,控制其感染,这就是著名的巴氏灭菌法。

受 Pasteur 发现的启示,英国外科医生 Lister 首先阐明细菌与感染的关系,并提出消毒的概念。他首先采用苯酚(石炭酸)溶液浸泡器械、湿敷伤口,还将苯酚喷雾用于手术室的空气和手术台的消毒,从而使截肢术的死亡率自 46% 降至 15%,奠定了抗菌术的基本原则,并于 1867 年发表了著名的有关外科无菌操作技术的论文,其中大部分原则仍沿用至今,被公认为抗菌外科创始人。

Halstead 在 Joha Hopkinks 医院工作时,因其未婚妻(手术室护士)对升汞洗手过敏,便请 Goodyear 公司于 1889 年制作了两副橡胶手套,从此开创了外科手术时戴手套的新纪元。德国的外科医生以专业精神著称于世,他们最早抓住了细菌学和微生物理论的这一要点,摒弃了 Lister 的喷雾法,采用了煮沸法和高压锅灭菌法。热力灭菌法使得手术大褂、巾单、器械和缝线的无菌成为可能。面罩、手套、帽子和手术衣的灭菌也应运而生。至 19 世纪 90 年代中期,无菌操作的雏形已经出现在欧洲绝大多数医院的外科手术室里。

(2)抗菌药物时代:第二次世界大战结束后,现代医院首先从欧美等工业和科技先进的国家发展起来。医院感染也随着医院现代化的发展,其特点不断变化。自 1935 年应用百浪多惠(prontosil 磺胺类药)治疗溶血性链球菌引起的产褥热取得显著的临床疗效;1928 年英国人 Floroy 发现青霉素,40 年代初在美国小规模生产并投入市场使用,为治疗各种感染提供了有效的武器,开始了抗菌药物时代。此后,高效、长效且副作用少的品种陆续问世,临床可供选择的抗菌药物不断增多,使医院感染问题得到缓解。

起初抗菌药物在治疗和预防感染上有特殊效果,以至于造成了轻视无菌技术和消毒隔离制度的现象,导致医院感染情况较前更为严重。由于抗菌药物滥用,很快出现了耐青霉素的金黄色葡萄球菌,并在医院内引起医院感染暴发,促使人们又不断去研制新的抗菌药物。随着耐青霉素酶的甲氧西林和苯唑西林的临床应用,又出现了耐甲氧西林金黄色葡萄球菌(MRSA)感染,并在医院内流行或暴发,使得感染控制显得更加重要,促使人们开展现代医院感染的研究。

20 世纪 50 年代和 60 年代以后,医院感染的问题愈来愈受到医学界的广泛关注。1958 年美国医院协会(AHA)就建议每所医院均应在其管理机构内设立感染管理委员会,后又设立了专职"医院感染控制护士"。1960 年美国疾病预防控制中心(CDC)组织了 8 家医院参加医院感染监测的试点工作。1970 年美国疾病预防控制中心建立了医院感染部,并组织召开了第一次医院感染国际会议,建立了世界上第一个有 80 家左右医院参加的全国医院感染监测系统,1976 年 CDC 对其效益进行了评价,即有名的医院感染监测效果评价(SENIC)研究。1980 年美国创办了专门的医院感染控制方面的杂志。

到目前为止,医院感染已成为全世界医学界的研究课题,成立了相应的学会,如英国医院感染学会、美国医院感染工作者协会、美国医院流行病学会等,并出版了医院感染专业刊物,如英国《医院感染杂志》、美国《感染控制与医院流行病学杂志》等,推动了医院感染控制的科学研究与学术交流。

(二)我国医院感染学的发展简史

我国是最早设置医院的国家之一。据《汉书》记载,西汉年间,黄河一带瘟疫流行,汉武帝刘彻就在各地设置医治场所,配备医生、药物,免费给百姓治病。汉平帝元始二年(公元2年),"民疾疫者,舍空邸第,为置医药",犹如如今的隔离医院。

1986年是中国医院感染管理元年。1986年起逐步建立和完善了医院感染相关法律、法规、规章、标准、规范性文件,树立了医院感染"零容忍"(zero tolerance)理念,推动了医院感染预防与控制工作的快速发展,对预防与控制医院感染发挥了重要作用。

"零容忍"是指对待每一个医院感染都要当作它永远都不该发生去追根溯源。这是一个目标、方向、承诺、态度、文化,传达高度重视医疗安全的文化,拒绝医疗质量缺陷的态度,努力提升医疗质量的决心,拒绝冷漠、珍爱生命的情怀,是对完美品质的不懈追求。

(1)第一阶段(1986—1993年)起步阶段:1986年成立了全国医院感染管理协调小组和监测网,并组织36名代表参加首期为期1个月的中丹"医院内获得性感染"培训班,该培训班是中国医院感染管理的摇篮。1988年国家卫生部发布的《关于建立健全医院感染管理组织的暂行办法》提出建立医院感染管理组织;同年卫生部将医院感染管理列入医院分级管理的重要内容,随着各级医院评审工作的进行,有力地推动了该项工作的开展。1989年卫生部全国医院感染监控管理培训基地在湖南医科大学附属湘雅医院建立,成为医院感染管理行业的"黄埔军校";同年颁布和实施《中华人民共和国传染病防治法》,为预防控制和消除传染病的发生与流行、保障人民健康和公共卫生安全、促进医院感染管理学科整体发展奠定了坚实的基础。1991年由中华预防医学会主办、解放军总医院主管的《中国医院感染学杂志》创刊,1994年更名为《中华医院感染学杂志》,在全国医院感染管理、消毒灭菌、抗菌药物、医院感染疾病研究中发挥着导向作用,医院感染踏向学科发展之路。1994年9月1日起施行的中华人民共和国卫生部令第35号《医疗机构管理条例实施细则》第五十二条规定:医疗机构应当严格执行无菌消毒、隔离制度,采取科学有效的措施处理污水和废弃物,预防和减少医院感染。这些法律、规范等使我国的医院感染管理工作迅速走上了正轨。

(2)第二阶段(1994—2002年)逐步规范管理阶段:1994年卫生部办公厅颁布规范性文件《医院感染管理规范(试行)》,为加强医院感染管理,有效预防和控制医院感染提供了基本保证。该文件规定各级各类医院必须将医院感染管理作为医疗质量管理的重要组成部分,纳入医院管理工作,并从医院感染的组织管理、知识培训、监测、预防和控制及重点部门的医院感染管理等方面,对各级各类医院开展医院感染工作提出了具体要求,对推动我国医院感染工作的开展和加强医院感染的控制起到了非常重要的作用。

1998年7月13日卫生部办公厅印发《关于委托湖南医科大学湘雅医院承担卫生部医院感染监控网管理任务的通知》(卫医护发[1998]第65号),委托湘雅医院除继续承担全国医院感染管理人员培训任务外,还负责医院感染监控网的日常管理工作,按有关规定编制和发放"医院感染管理信息",促进交流,并为卫生行政主管部门制定有关医院感染管理政策提供咨询和依据。

为加强医院感染管理,提高医院感染诊断水平和监测的准确率,卫生部组织有关专家,在充分论证、反复修改的基础上于2001年1月3日制定了《医院感染诊断标准(试行)》,要求医院感染按临床诊断报告,力求做出病原学诊断。

(3)第三阶段(2003—2011年)进入法制化管理阶段:2003年非典型肺炎在我国暴发,《中华人民共和国传染病防治法》将非典防治工作纳入了法制轨道,但也暴露了传染病防治工作中的一些漏洞和不足。

2003年11月17日卫生部颁发《医院预防与控制传染性非典型肺炎医院感染的技术指南》,特别提出保证空气的自然流通是预防和控制传染性非典医院感染的重要措施,医务人员要根据接触非典患者导致感染的危险程度采取分级防护,防护措施应当适宜规范。

2004年《关于二级以上综合医院感染性疾病科建设的通知》(卫医发〔2004〕292号)要求二级以上综合医院要高度重视感染性疾病科的建设。做好感染性疾病科的建设,是提高医院感染性疾病诊疗和感染控制水平、增强医院预防、控制传染病能力的重要手段。2004年卫生部印发《内镜清洗消毒技术操作规范(2004年版)》,将内镜消毒质量纳入医疗质量和医疗安全管理。为加强口腔诊疗器械消毒工作,2005年卫生部印发了《医疗机构口腔诊疗器械消毒技术操作规范》,要求开展口腔科诊疗科目服务的医疗机构,必须将口腔诊疗器械的消毒工作纳入医疗质量管理,确保消毒效果。

2006年,为加强医院感染管理,有效预防和控制医院感染,提高医疗质量,保证医疗安全,根据《传染病防治法》《医疗机构管理条例》和《突发公共卫生事件应急条例》等法律、行政法规的规定,卫生部制定了《医院感染管理办法》,要求住院床位总数在100张以上的医院应当设立医院感染管理委员会和独立的医院感染管理部门,住院床位总数在100张以下的医院应当指定分管医院感染管理工作的部门,其他医疗机构应当有医院感染管理专(兼)职人员。该办法自2006年9月1日起施行,原2000年11月30日颁布的《医院感染管理规范(试行)》同时废止。2009年随着《医院感染暴发报告及处置管理规范》《医院消毒供应中心管理规范》《医院消毒供应中心清洗消毒及灭菌技术操作规范》《医院消毒供应中心清洗消毒及灭菌效果监测标准》《医务人员手卫生规范》《医院隔离技术规范》等医院感染管理相关法规、标准的逐步完善,不断夯实了医院感染预防与控制工作,且工作的广度与深度均与国际接轨,我国医院感染管理工作逐渐步入法制化、科学化、规范化的轨道。

(4)第四阶段(2012年至今)进入顶层设计与宏观管理阶段:2012年卫生部颁发了《预防和控制医院感染行动计划(2012—2015)》,2015年国家卫生和计划生育委员会颁布了《医院感染管理的质控指标》,将医院感染管理学科纳入平台学科建设。2016年国家卫生和计划生育委员会发布了《医院消毒供应中心第1部分:管理规范》等10项卫生行业标准,包括5项强制性卫生行业标准和5项推荐性卫生行业标准。2018年发布的

《医院感染预防与控制评价规范》更是规范了医院感染管理工作的评价内容和方法,提出采取现场评估和查阅资料相结合的方法,对医院感染组织管理、医院感染预防与控制知识的培训与教育、医院感染监测、医院感染预防与控制措施、重点部门医院感染的预防与控制、医务人员职业暴露等进行评价。2019年国家卫生健康委员会办公厅发布了《医疗机构感染预防与控制基本制度(试行)》,对医疗机构医院感染预防与控制进一步提出了明确要求。

二、国内外医院感染现状

就目前的医学发展水平和感染防控能力而言,医疗活动中的获得性感染尚不能完全预防。世界上各个国家和地区都存在医院感染问题,也已陆续将医院感染管理作为一门专业,针对在医疗护理、医学检验等活动中不断出现的感染情况,研究分析导致医院感染的各种危险因素,运用有关的理论和方法,总结其发生规律,并为减少和降低其发生实施了有组织、有计划的预防与控制措施。

各个国家和地区主要以确定感染发病率控制值,或者要求医院感染发生率的下降水平不低于本国或地区的平均下降幅度,来进行管理和评价。世界卫生组织(WHO)曾对14个国家55所医院开展的医院感染现患率调查显示,平均8.7%的住院患者存在医院感染。根据相关文献报道,美国2014年以来报告的现患率为3.2%~4%,欧洲为5.9%。

卫生部医院感染监控管理培训基地(中南大学湘雅医院)多次组织以全国医院感染监测网医院为主体的全国医院感染现患率调查,结果显示我国住院患者平均医院感染现患率为4%~6%,2014年以来报告的医院感染现患率为2.3%~2.7%。从数据上看,我国医院感染的发生水平与欧美国家大体相当,甚至略低一些。

三、医院感染学展望

医院感染学的发展离不开现代医学的发展,随着社会经济的进步,人们的平均寿命延长,人口老龄化使免疫功能降低、疾病谱变化,导致医院感染病例增加。现代医学的发展,新技术不断运用于临床,侵入性诊疗操作增加以及如放射治疗、抗肿瘤化学治疗等的广泛应用,使得医院感染流行病学在传染源、传播途径和易感人群等方面都发生了很大改变。

(一)医院感染学科建设进一步加快

医院感染学将逐步纳入高等医药院校学科专业,提升医院感染人员专业素养,使其具有扎实的理论基础、完整的知识结构与专业技术。良好的学科建设与人才培训体系是医院感染持续发展的前提和基础。"医院获得性感染"已经纳入国家自然科学医学科学部三级学科。2018年1月,教育部发布了《普通高等学校本科专业类教学质量国家标准》,明确要求:学生应掌握传染病的发生、发展以及传播的基本规律,掌握在社区以及医院等重点场所常见传染病的防治原则。目前,国内部分高校以不同形式开设了医院感染预防与控制必修课或选修课。国务院学位委员会、教育部于2009年印发了《学位授予和人才培养学科目录设置与管理办法》，根据相关要求多所高校在公共卫生与预防医学一级学科下的流行病与卫生统计学或卫生事业管理等二级学科培养医院感染方向研究生，助力医疗机构进一步建立完善的医院感染管理组织，配备符合规范要求的医院感染管理专职人员，切实落实医院感染防控措施。

（二）医院感染信息化建设力度加大

近年来医院信息化建设快速发展，越来越多的医院将应用医院感染管理信息系统。医院感染管理信息系统具有医院感染病例监测、重点部门、重点环节和重点人群监测、医务人员血源性病原体职业接触监测、消毒灭菌效果监测、消毒供应中心质量控制监测、辅助分析管理及上报等功能，实现医院感染管理信息化、实时化、智能化，可融合建立区域性大数据平台，提高院内感染事件的监测、发现、溯源和追踪能力。

（三）微生物实验室成为医院感染预防控制重要成员

微生物实验室正确鉴定医院感染病原微生物、精准进行抗菌药物敏感试验、定期报告医院环境卫生学监测结果等是医院感染预防与控制的基础，是医院感染科学化管理的前提，也是进行医院感染学研究的基地。

（四）医院感染管理在新发及重大传染病预防控制中发挥重要作用

随着世界人口激增，社会和环境发生变化，人类传染病也在不断发生变化，原本已被控制的一些传染病死灰复燃、卷土重来，甚至出现新的病原体与新的传染病，如人类免疫缺陷病毒（HIV）引起的艾滋病（AIDS）、传染性非典型肺炎、人感染高致病性禽流感、冠状病毒引起的中东呼吸综合征、埃博拉病毒引起的埃博拉出血热等。这些病原体的消毒与灭菌，以及他们所致的医院感染的控制，是我们面临的重要挑战。近年来人类对这些经过基因变异所形成的全新病原体缺乏免疫力，对这些新的疾病也缺乏识别和防控能力，感染者在医院就诊就有可能造成暴发流行。另外，这些病原微生物不断发生基因重组而产生变异，传染性和致病力也随之变化，研制出有效的疫苗进行预防尚需努力。因此，我们要加强医院感染病原学研究，警惕新的病原体出现。

随着生态环境的变化和微生物的变异，医院感染的病原微生物种类也在不断发生变化。许多以前不易致病的人体正常菌群、条件（机会）致病菌、非致病菌开始成为流行菌株，并且出现了许多新菌株，如阴沟杆菌、聚团肠杆菌、洋葱假单胞杆菌、枸橼酸杆菌、嗜麦芽窄食单胞菌、黏质沙雷氏菌、嗜肺军团菌等。条件（机会）致病微生物已成为医院感染的主要致病病原体。同时，真菌、病毒、衣原体、支原体导致医院感染的比例也明显上升，且多数菌株对抗菌药物具有耐药性甚至多重耐药性，如耐甲氧西林金黄色葡萄球菌、产超广谱β-内酰胺酶细菌、耐碳青霉烯类的肠杆菌科细菌等。耐药性已成为迫切需要采取紧急行动的全球性问题。因此，医院感染管理面临着更多的挑战，医院感染管理只有与时俱进,才能适应现代医学发展对医院感染管理工作提出的新要求。

(五)分子流行病学在医院感染中的应用

分子流行病学是应用先进的技术测量生物群体中疾病和健康相关生物学标志的分布情况及其影响因素,并结合流行病学现场研究方法,从分子或基因水平阐明疾病的病因及其致病过程,并研究疾病防治措施和健康促进策略的科学。

【思考题】
(1)试述我国医院感染学发展历史的几个重要阶段。
(2)医院感染防控未来有哪些发展方向?

(刘玉坤　郭芳芳　郑文芳)

第三节　医院感染与医疗安全

【学习目标】
(1)了解医院感染相关法律法规。
(2)明确医院感染在医疗安全管理中的重要作用。

一、医院感染相关法律法规

我国医院感染管理的法治建设通过颁布一系列的法律法规、规范标准等(见表1-1),完成了从无到有的历史飞跃,逐渐走上依法、依规、科学、有序管理的道路。

表1-1　现行医院感染管理相关资料汇编

文件类型	文件名称
法律	《职业病防治法》 《中华人民共和国传染病防治法》 《中华人民共和国传染病防治法实施办法》
行政法规	《突发公共卫生事件应急条例》 《医疗废物管理条例》 《艾滋病防治条例》

续表 1-1

文件类型	文件名称
部门规章	《消毒管理办法》 《医疗卫生机构医疗废物管理办法》 《医疗废物管理行政处罚办法(试行)》 《医疗机构传染病预检分诊管理办法》 《医院感染管理办法》
规范性文件	《医院感染诊断标准(试行)》 《医疗废物分类目录》 《医疗废物专用包装物、容器标准和警示标识规定》 《抗菌药物临床应用指导原则》 《医务人员艾滋病病毒职业暴露防护工作指导原则(试行)》 《二级以上综合医院感染性疾病科工作制度和工作人员职责》 《医疗机构口腔诊疗器械消毒技术操作规范》 《血液透析器复用操作规范》 《群体性不明原因疾病应急处置方案(试行)》 《卫生部办公厅关于加强多重耐药菌医院感染控制工作的通知》 《关于规范医疗机构临床使用便携式血糖检测仪采血笔的通知》 《卫生部办公厅关于抗菌药物临床应用管理有关问题的通知》
卫生标准	《医院隔离技术规范》(WS/T 311—2009) 《医院感染监测规范》(WS/T 312—2009) 《医疗机构消毒技术规范》(WS/T 367—2012) 《医院空气净化管理规范》(WS/T 368—2012) 《医院感染暴发报告及处置管理规范》《医院感染管理专业人员培训指南》(WS/T 525—2016) 《医院感染暴发控制指南》(WS/T 524—2016) 《医疗机构环境表面清洁与消毒管理规范》(WS/T 512—2016) 《经空气传播疾病医院感染预防与控制规范》(WS/T 511—2016) 《病区医院感染管理规范》(WS/T 510—2016) 《重症监护病房医院感染预防与控制规范》(WS/T 509—2016) 《医院医用织物洗涤消毒技术规范》(WS/T 508—2016)

续表 1-1

文件类型	文件名称
卫生标准	《软式内镜清洗消毒技术规范》（WS 507—2016） 《口腔器械消毒灭菌技术操作规范》（WS 506—2016） 《医院消毒供应中心第 3 部分：清洗消毒及灭菌效果监测标准》（WS 310.3—2016） 《医院消毒供应中心第 2 部分：清洗消毒及灭菌技术操作规范》（WS 310.2—2016） 《医院消毒供应中心第 1 部分：管理规范》（WS 310.1—2016） 《医院感染预防与控制评价规范》（WS/T 592—2018） 《医疗机构门急诊医院感染管理规范》（WS/T 591—2018） 《医务人员手卫生规范》（WS/T 313—2019）

二、医院感染与医疗安全

医院感染的发生不仅影响患者的生活质量，延长患者住院时间，增加患者住院费用，甚至造成患者残疾或死亡，给医院、国家造成严重的经济负担。医院感染已经逐渐成为医院管理和医疗质量不可忽视的问题，预防与控制医院感染成为保障患者安全、避免医疗纠纷的重要环节。

（一）医院感染在医疗安全管理中的重要作用

在我国医院感染管理工作起步初期，由于对医院感染管理措施缺乏足够的重视和认识，医院感染暴发事件不断发生。1998 年，深圳市某医院发生了严重的医院感染暴发事件，事件发生后，该院未及时向上级卫生行政部门报告，在自行控制措施未果、感染人数多达 30 余人的情况下，才报告该市卫生局。此次感染是以龟型分枝杆菌为主的混合感染，感染原因是浸泡刀片和剪刀的戊二醛因配制错误未达到灭菌效果。2008 年 9 月，西安某医院新生儿科发生严重医院感染事件，9 名新生儿相继出现发热、心率加快、肝脾肿大等临床症状，其中 8 名新生儿发生弥漫性血管内凝血相继死亡，1 名新生儿经医院治疗好转。2017 年 1 月 26 日，浙江省某医院技术人员违反"一人一管一抛弃"操作规程，在操作中重复使用吸管造成交叉污染，导致部分治疗者感染艾滋病病毒，造成重大医疗事故，本事件的直接责任人犯医疗事故罪，判刑 2 年半。2019 年 4 月，广东省某医院发生一起由肠道病毒（埃可病毒 11 型）引起的医院感染暴发事件，共导致 19 例患者感染，其中 5 例死亡。

这些事件发生的共同特点是：①医院感染组织管理体系不健全，医院领导对医院感染管理缺乏足够认识，对医院感染管理工作不够重视；医院感染管理委员会成员、各科室兼职医院感染管理人员没有落实自身职责；医院感染管理专职人员不足，流动性大，医院感染管理工作指导和处置能力不高。②重点部门的布局、配置以及管理不符合相关规范要求。③未能及时开展全员医院感染防控知识和技能培训,培训内容也较单一。④医务人员医院感染防控意识淡薄,对医院感染规章制度不能有效执行,部分医务人员违反消毒隔离技术基本要求。⑤有关工作人员缺乏对患者负责的精神,医疗质量安全意识缺失。

为保障医疗安全,防止类似事件的再次发生,医疗机构要把医院感染管理工作融入每个临床操作的过程中,树立医院感染管理是贯穿诊疗活动的"主线"、是保证患者安全的"底线"和依法执业的"红线"思维,切实提高医院感染管理意识,减少感染风险。

1.提高危机意识,重视医院感染管理工作

做好医院感染管理工作是保障医疗质量和医疗安全的底线要求,是医疗机构开展诊疗活动必须履行的基本职责。作为医学生,同时作为未来医务工作的践行人,只有拥有高度的责任感和敏感性,提高政治站位,树立底线意识,才能重视并做好医院感染管理工作。秉持对人民健康高度负责的态度,我们医务人员应该严格遵守相关法律法规、落实规章制度及技术标准,结合实际情况,针对不同情况采取不同的有效措施,提高感染性疾病诊疗防控能力,达到预防和控制感染性疾病传播、杜绝医源性感染发生的目的,切实加强医院感染管理,防范化解感染暴发风险,为人民群众提供安全、高质量的医疗服务。

2.强化责任意识,落实医院感染管理制度要求

医疗机构法定代表人或主要负责人是医院感染管理工作的第一责任人。要切实发挥本机构医院感染管理委员会的作用,明确医院感染管理部门及各科室的职责分工,压实部门责任,并建立多学科、多部门协作机制,认真学习医院感染管理相关制度,结合自身实际细化管理,同时加强医院感染管理人才队伍建设,保持医院感染管理队伍的稳定性。

3.突出工作重点,做好重点科室医院感染管理工作

对感染性疾病病例较多,易发生传播,特别是易发生医源性感染的科室,要重点关注并加强管理,尤其是新生儿病房、新生儿重症监护室、重症医学科、器官(骨髓)移植病房、血液透析中心(室)、感染性疾病科、手术室、产房、急诊科、口腔科、介入手术室、输血科、内镜室、消毒供应中心等。要根据不同重点部门和科室的特点,采取"一科一措施"的方式,制订并落实具体防控措施,同时,重点科室指定医院感染管理医生和护士专人负责,统一接受医院感染管理部门业务指导,确保各项防控措施落实到位。

4.开展主动监测,及时评估,降低潜在感染风险

建立完善国家级、省级、医疗机构三级感染监测控制体系,逐步实现全国范围内医疗机构感染前瞻性目标监测。加强对重点科室的主动监测,确保侵入性操作(例如手术治疗、中心静脉插管等)监测全覆盖。通过主动监测,及时发现感染散发病例、感染聚集性病例和感染暴发,持续改进医院感染管理。因此,须定期开展医院感染管理风险评估,明确本机构医院感染管理的主要风险因素,合理设定或调整干预目标和策略。除此之外,

利用信息化手段开展感染监测评估,基于风险评估结果建立并实施感染高危人群筛查的工作机制,采取基于循证证据的干预措施,进行科学防控,避免防控过度和防控不足。

5. 开展全员培训,全面提升医院感染管理能力水平

要建立医院感染管理全员培训制度,制订培训大纲和培训计划,每年至少开展1次医院感染管理法律法规、知识和技能专项培训。医院感染管理任务并不仅仅是医院感染管理人员的专职专责,全体医务人员以及医疗机构的管理、后勤(包括外包服务)等人员均有责任和义务预防与控制医院感染。培训内容也应具有针对性,针对不同岗位特点设定,组织培训效果考核。将参加培训情况以及考核结果作为重要内容,纳入医师定期考核、护士执业注册、药学、医技以及其他人员档案管理等,并与职称晋升、绩效分配、评优评先等挂钩,激励医务相关从业人员开展医院感染管理工作。

6. 增强敏感性,做好感染暴发报告及处置工作

建立感染暴发报告、调查和处置过程中的规章制度、工作程序和工作预案,明确医院感染管理委员会、医院感染管理部门、医院感染管理专(兼)职人员及相关部门医务人员在感染暴发报告及处置工作中的职责,做到分工明确、反应迅速、管理规范,提高感染暴发的防控和处置水平,降低感染造成的伤害。当发生疑似感染暴发后,医疗机构必须按照规定及时报告上级卫生健康行政部门。各级卫生健康行政部门接到报告后,应当及时组织有关专家指导医疗机构开展感染暴发的医疗救治及调查处置工作,并提供相应的指导和技术支持。

7. 加强监督管理,督促各项要求有效落实

将医院感染管理工作作为"一票否决"项纳入医疗机构等级评审、绩效考核、评优评先等工作。充分发挥医院感染质控中心等专业组织的作用,协助行政部门开展人员培训、指导评估、督导考核等工作,促进医院感染管理水平的持续提升。对于发现的薄弱环节及风险隐患,要立即督促整改;对于违反有关法律法规和技术规范,造成严重后果的,对相关责任人进行问责、依法依规处理。

医院感染预防与控制贯穿临床诊疗工作的全过程、全环节、全要素,是医院管理工作的重要组成部分,是保障医疗质量与安全的重要内容。同时,良好的医疗质量与安全,也是确保医院感染管理质量与安全的基础。

(二)医院感染的卫生经济学评价

国内有学者通过对某地区近5年医院感染控制工作进行经济学评价,用数据说明医院感染预防与控制是一项高收益的医院管理工作,消除医院感染管理"只有投入,没有产出"的固化观念,能为患者、医院和国家创造很高的经济和社会效益。不同感染部位平均增加医疗费用排前5位的是手术部位、下呼吸道、血管相关性、泌尿道和胃肠道。平均每例感染患者延长住院日8 d。

国外自20世纪70年代就开展了对医院感染的经济学评价。世界卫生组织(WHO)

报道,欧洲每年约有 2.5 万人死于多重耐药菌(MDRO)感染,社会经济负担每年支出约 15 亿欧元;美国每年约有 2.3 万人死于 MDRO 感染,造成直接经济损失约 34 亿美元。美国医院感染控制效果研究(SENIC)显示,采取感染控制措施可使医院感染发病率降低 32%,每年感染控制投入 8 亿美元,可节约资金 24 亿美元以上,成本效益比为 1∶3。

三、医院感染成本效益与成本效果

(一) 基本概念

目前随着医疗保险制度的改革,我国已开始实行单病种付费管理制度,疾病诊断相关分组(diagnosis related groups,DRGs)的实施,将以往以医院投入为支付依据的回顾性结算方式,改革为以医疗产出为支付依据的预付费方式,预示着医院自己可能要承担由医院感染产生的额外费用。

近年来,关于医院感染的成本效益和效果分析愈来愈受到国内外的重视。医院感染控制的成本效益与效果分析属于卫生经济学的范畴。卫生经济学评价是指将某卫生规划或卫生活动的每个方案的成本与效果相联系进行分析与评价,为卫生决策和评价提供依据,减少或避免资源浪费,使有限的卫生资源得到合理配置和有效利用。在卫生经济学评价中主要使用成本来表示投入,成本的计量主要通过成本核算来完成。产出则可以分为 3 个层次,分别是效果、效益和效用。下面简单介绍一下有关概念。

(1) 医院感染控制成本:指医院感染控制措施从设计到实施整个过程中消耗的资源、人力及物力等,包括直接成本与间接成本,一般可以用货币量表示。

(2) 医院感染控制效益:因实施医院感染控制措施所产生的利润,包括直接、间接和无形三种利润,也可以用货币量计算。

(3) 医院感染控制效果:医院感染控制措施实施所得的效果。如因此减少的医院感染发病率、病死率等,有的可以折算成货币量,有的则不易用货币来衡量,如患者的生命难以用金钱来计算。

(4) 医院感染控制效用:指医院感染临床治疗后,患者健康恢复的程度和对生活能力及质量的满意程度,可通过致残率和归因死亡率等指标体现。

(5) 直接经济损失:指因医院感染而导致医疗费用的额外增加,包括床位费、监护费、检验费、抗菌药物及其他药物费、治疗费等。

(6) 间接经济损失:指医院层面因发生医院感染而减少收治的患者数和因此减少的收入。

(二) 医院感染管理的经济学研究方法

目前国内大部分的研究都着眼于某一种或某几类医院获得性感染的直接经济损失分析,所采用的方法以病例对照研究为主,将医院感染病例与未感染病例匹配进行费用比较研究,虽然可能夸大真正由医院感染导致的费用,但该方法为制定医院感染控制策略,尤其是为策略选择提供了实证参考依据。

在目前医疗机构相关经济指标数据较难评估的情况下,采用边际分析和收益率假定的方法,粗略推算医院获得性感染(HAI)额外费用比及 HAI 损失利润比与 HAI 发生率系数两个指标的参考值,以方便卫生行政部门评估医院获得性感染整体社会经济负担,也为医院经济政策的制定者和管理者进行医院获得性感染控制效果评估提供了一种新的思考方向。边际分析方法是经济学的基本研究方法之一,它是一种分析自变量(投入)与因变量(产出)之间关系的方法。评估医院获得性感染的经济负担需要明确医疗机构边际利润率(M),目前我国医疗机构会计制度下尚难得到准确的边际利润率数值,在此假定医疗机构边际利润率(M)有 5%、10%、15% 三个水平,从而评估在不同利润率下医疗机构因医院获得性感染所致的经济收入和损失,其目的在于为优化管理决策提供依据。

尽管医院感染的发生不可避免,但采取有效的预防控制措施可使医院感染发病率降低 10%~70%。医院感染防控工作可因感染发病率的下降和医疗成本的节约而产生非常可观的经济效益。

【思考题】
(1)试述医院感染在医疗安全管理中的重要作用。
(2)如何将卫生经济学理论应用于医院感染管理工作?

(郭芳芳)

第二章 医院感染病原学

【学习目标】
(1)掌握医院感染病原微生物的特点、常见类型、检验标本的采集与运送方法;掌握多重耐药菌概念及感染预防与控制措施。
(2)熟悉医院感染病原体变迁、常用检验技术及常见的多重耐药菌;熟悉医院感染的微生态学以及微生态平衡的意义。
(3)了解人体正常菌群的分布、类型和生理意义;了解细菌耐药机制及新发传染病微生物学的特点。

第一节 基本概念

一、人体正常菌群微生态

(一)人体正常菌群

正常人体的体表及与外界相通的腔道中,都存在着不同种类和数量的微生物。在正常情况下,这些微生物对人类无害,称为正常菌群。正常菌群大部分是长期居留于人体的常居菌群,也有少数暂居菌群,正常菌群包括细菌、真菌、螺旋体、支原体等。在长期的进化过程中,这些微生物类群与其宿主互相依存、互相制约,形成了一个能进行物质、能量及信息交流的动态平衡的生态系统。

1.人体正常菌群的分布

人体正常菌群主要分布于体表和与外界相通的腔道中(见表2-1),不同部位正常菌群分布也存在差异,肠道内生长的菌群数量最多,其中厌氧菌占总数的95%以上。

表2-1 人体不同部位的主要正常菌群

部位	微生物种类
皮肤	葡萄球菌、类白喉棒状杆菌、大肠埃希菌、铜绿假单胞菌、丙酸杆菌等
外耳道	葡萄球菌、类白喉棒状杆菌、铜绿假单胞菌等
眼结膜	葡萄球菌、结膜干燥杆菌等
鼻咽腔	葡萄球菌、甲型溶血性链球菌、卡他摩拉菌、流感嗜血杆菌、大肠埃希菌、铜绿假单胞菌、拟杆菌等
口腔	葡萄球菌、甲型链球菌、卡他摩拉菌、大肠埃希菌、类白喉杆菌、乳酸杆菌、梭状菌、拟杆菌、消化链球菌等
肠道	大肠埃希菌、产气肠杆菌、变形杆菌、铜绿假单胞菌、肠球菌、葡萄球菌、产气荚膜梭菌、破伤风梭菌、拟杆菌、双歧杆菌、消化球菌、消化链球菌等
尿道	表皮葡萄球菌、类白喉棒状杆菌、耻垢分枝杆菌等
阴道	乳杆菌、大肠埃希菌、类白喉棒状杆菌等

2.人体正常菌群的分类

自然界中微生物的种类与数量极其丰富,根据其在人体居留的状态分为常居菌群与暂居菌群,按照对人类健康的影响分为病原微生物、条件性致病微生物、正常菌群,以及益生菌。

(1)根据居留时间,人体菌群包括常居菌群与暂居菌群。

常居菌群(resident microorganism)由相对固定的微生物种类组成,有规律地定居于宿主特定部位或只见于特定年龄宿主,菌群具有一定稳定性,能在短时间内从不超出其承受能力的改变中自行复原。暂居菌群(transient microorganism)由非致病性或潜在致病性微生物组成,居留在皮肤或黏膜上几小时或更久,它们来自周围环境,一般不引起疾病,但也不能长期定居。只要常居菌群保持正常,暂居菌群一般并不重要;若常居菌群失常,则暂居菌群的潜在致病性很可能被放大,其中具有潜在致病性的微生物种类迅速增殖而引起疾病。

(2)按致病性与否,人体菌群包括条件性致病微生物、正常菌群,以及益生菌。

条件性致病微生物(conditional pathogenic microorganism)在正常情况下,不引起宿主感染发病,在特定的致病条件下,因定居部位的改变或失调而引起机体的感染和发病。特定的致病条件有两层含义:①条件性致病微生物是寄生在机体特定部位的正常微生物,如大肠埃希菌是寄生在肠道中的正常菌群,通常情况下并不引起机体感染发病,但当它定植于呼吸道或生殖道时,则往往引起感染;②条件性致病微生物对健康宿主来说是正常微生物,当宿主机体的抵抗力下降时才有可能引起感染。抵抗力的下降除了年龄、体质等个体因素外,创伤、疾病、治疗活动如手术、免疫抑制剂的使用也是重要的因素,故而条件性致病微生物常可引起医院感染。条件性致病微生物主要是细菌,如大肠埃希菌是寄生于肠道中的正常菌群,当机体抵抗力下降时,大肠埃希菌可以在肠道中大量增殖,引起肠道细菌失调,从而导致肠道疾病的发生;同时,在机体抵抗力下降时,大肠埃希菌还可转移到呼吸道、心包、肝脏、腹膜等处,导致感染。

正常菌群(normal flora)是在正常人体皮肤、黏膜及与外界相通的各种腔道(如口腔、鼻咽腔、肠道和泌尿道)等部位对人体无害的微生物群,包括细菌、真菌、螺旋体、支原体等,在长期的进化过程中,这些微生物类群与其宿主互相依存、互相制约,形成了一个能进行物质、能量及信息交流的动态平衡的生态系统,这类微生物称之为正常菌群。正常菌群大部分是长期居留于人体的常居菌群,也有少数暂居菌群。

益生菌(probiotic)是一类对宿主有益的活性微生物,定植于人体肠道、生殖系统内,能产生确切健康功效从而改善宿主微生态平衡、发挥有益作用的活性微生物的总称。益生菌主要有酪酸梭菌、乳酸菌、双歧杆菌、嗜酸乳杆菌、放线菌、酵母菌等,其应用现已广泛涉及生物工程、工农业、食品安全与生命健康等领域。

3.人体正常菌群的生理意义

正常菌群不仅与人体保持平衡状态,而且菌群之间也相互制约,以维持相对的平衡。在这种状态下,正常菌群发挥其营养、拮抗和免疫等生理作用。

(1)拮抗作用:正常菌群在生物体的特定部位生长后,对其他菌群有生物拮抗的作用。产生这种生物屏障的往往是一些厌氧菌。正常菌群通过紧密与黏膜上皮细胞结合占领位置,机械阻止致病菌的侵入。由于这些部位的正常菌群数量很大,在营养竞争中处于优势,并通过自身代谢来改变环境的 pH 或释放抗生素,来抑制外来菌的生长,如存在于机体内的乳杆菌能产生乳杆菌肽,具有广泛的抗菌作用。

(2)营养作用:正常菌群的存在影响着生物体的物质代谢与转化。蛋白质、碳水化合物、脂肪及维生素的合成,胆汁、胆固醇的代谢及激素转化都有正常菌群的参与,例如乳杆菌、大肠埃希菌能合成多种人体生长发育所必需的 B 族维生素、K 族维生素等;双歧杆菌产酸造成酸性环境,可促进维生素 D 和钙、铁的吸收。

(3)免疫作用:正常菌群的抗原刺激可促进机体免疫系统的发育和成熟;能激活巨噬细胞及 NK 细胞,增强其吞噬和细胞毒作用,亦可使它们释放多种免疫效应分子,如 IFN、IL 和 NO 参与抗感染免疫等;正常菌群还具有免疫原性,有激活 B 淋巴细胞产生多种抗体等功能。

(4)抗衰老作用:正常菌群可产生超氧化物歧化酶,该酶能保护细胞免受活性氧的损伤,有抗衰老作用。

(5)抗肿瘤作用:动物实验发现,在致癌剂作用下,无菌大鼠比普通大鼠的癌症诱发率高两倍。正常菌群的抑癌作用可能是其能将致癌物质转化为非致癌物质,此外,也与其激活巨噬细胞活性及提高免疫功能有关。

(6)排毒作用:肠道正常菌群成员双歧杆菌产生的酸性产物可维持肠道的酸性环境,

促进肠道的正常蠕动以促进粪便及各种毒素的排泄。双歧杆菌还能使肠道过多的革兰阴性菌下降到正常水平,减少内毒素的释放。

(二) 微生态

微生态学(microecology)是细胞水平或分子水平的生态学,即研究微生物在细胞或分子水平上与其宿主及环境之间相互作用的科学。从医院感染的角度来说,宿主通常指人,特别是那些被指定活动范围的人类个体或群体,即患者;环境则是指除人类以外所有的生物与非生物因子。个人或群体当前的生理或病理状态、接受治疗的情况都与微生态学密切相关,引起疾病的病原微生物、环境及自身定居的非致病微生物或条件致病微生物也是微生态学关注的对象。一些非生物因子,如消毒剂的使用、消毒灭菌方法的选择、抗生素的使用等,也会对医院感染相关的微生态学有很大影响。

医院感染学还常涉及医学微生态学的概念。医学微生态学是研究寄居在人体表面及与外界相通的腔道中的微生物-微生物、微生物-人体,以及微生物-人体-外界环境相互依存、相互制约的科学,是一门既与临床医学关系密切,又与细胞生物学、分子生物学及生物工程学紧密联系的医学基础课程,微生态平衡、失调以及调整为其近年来新兴的研究方向。

(1) 微生态学发展史:生态学是人类与疾病,特别是那些感染性疾病长期斗争的产物。1977 年,德国人 Volker Rush 首先提出微生态学的概念,并在赫尔本建立了微生态学研究所,从事将双歧杆菌、乳杆菌、大肠埃希菌等活菌作为生态疗法的应用研究。Gilliland 对肠道乳杆菌降低胆固醇的作用进行了研究,提出了乳酸菌在生长过程中通过降解胆盐促进胆固醇的分解代谢,从而降低胆固醇含量的观点。半个多世纪以来,抗生素、免疫抑制剂、放化疗、器官移植、介入治疗等医疗手段的广泛应用,使得各种危重患者的生命得以延长,但也极大地促进了耐药菌株的快速形成,或使对健康人不致病的正常菌群在此类人群中引起严重的影响,甚至引起致命的感染。WHO 的统计资料表明,感染性疾病死亡在世界人口死因中占 1/3;在美国,尽管有大量的广谱抗菌药物应用,却未能有效控制感染,每年仍有约 30 万患者死于脓毒血症。据不完全统计,我国每年由于滥用抗菌药物引起的耐药菌感染所造成的经济损失达百亿元以上。感染性疾病的防治已成为 21 世纪的严重问题,急需新的理论指导研究。细胞分子生物学、厌氧培养技术、电镜技术等现代科学技术的迅猛发展,使人们逐渐认识到人体体表、体腔内存在大量并不致病的微生物,这些微生物对宿主非但无害,反而有益,有着众多的生理效应。在这种背景之下,人们再次对微生态学的概念进行了诠释,特别强调了它在微生态平衡以及微生物感染治疗与控制方面的应用。

我国微生态学研究发轫于 1979 年,中国微生物学会人畜共患病病原学专业委员会正常菌群学组的成立为其标志事件。1988 年 2 月 15 日中华预防医学会微生态学分会成立,则标志着微生态学的研究在我国已有相应的学术组织,同年《中国微生态学杂志》创刊。2001年,国内感染性疾病及微生态学家正式提出感染微生态学的概念,并于2002年出版了国内外第一部《感染微生态学》专著,为感染的预防和控制提供了新的理论和方法。

(2)微生态平衡:微生态平衡(eubiosis)是在长期进化过程中形成的正常微生物群与宿主在不同发育阶段的动态生理组合,这种组合是在共同的宏观环境条件下,由正常微生物群在各级生态层次上与其宿主(人或动物)体内、体表的相应生态位组成的相互作用的生理性统一体。该统一体的内部结构与存在状态即称之为微生态平衡,它是生物在进化过程中,通过适应与选择,在微生物与宿主,微生物与微生物,微生物、宿主与环境之间处于动态平衡时所形成的相互依赖、相互制约的动力学关系。

1)微生态平衡的演替规律与菌群失调:近年来的研究发现,健康婴儿出生时肠道内基本无菌,1~2 h后开始引入细菌,以后逐渐增多,最先定植的多为需氧菌与兼性厌氧菌,至第4~5 d,随着肠腔内氧的消耗,专性厌氧菌数量迅速上升,并通过产酸作用抑制兼性厌氧菌,至第6~8 d,母乳喂养新生儿的肠道中专性厌氧菌可超过细菌总数的98%,此时肠内菌群逐渐稳定,与环境达到平衡进而发挥其最佳生理效应。进入老年期后,厌氧菌比例下降,韦小荣球菌、大肠埃希菌等腐败菌的比例显著增加,此过程对癌症发生及机体衰老过程可能起促进作用。

微生态平衡涉及细胞和分子水平上的生态平衡,人体正常存在的微生物参与维持这种动态的平衡,当正常微生物群受到破坏,对宿主或环境的影响失去平衡能力时,即可由微生态平衡转化为微生态失调(dysbiosis),从正常的生理状态转化为病理状态,从而致病。宿主解剖结构的破坏,如外科手术及医疗器械可损伤微生态环境的结构,破坏微生态环境,从而引起微生态失调。微生态失调的另一诱因是菌群失调(dysbacteriosis),菌群失调是指机体某部位正常菌群中各菌种间的比例发生较大幅度的变化从而超出正常范围的状态,由此产生的病症称为菌群失调症或菌群交替症。菌群失调多引起二重感染或重叠感染(super infection),即在原发感染的治疗过程中,发生了另一种新致病菌的感染。菌群失调的发生多见于使用抗生素或慢性消耗性疾病患者,临床上长期应用广谱抗生素后,大多数敏感菌和正常菌被抑制或杀灭,但耐药菌却获得生存优势而大量增殖,如耐药金黄色葡萄球菌引起腹泻、败血症,对抗生素不敏感的白假丝酵母菌引起鹅口疮、阴道炎、肠道和肛门感染。饮食结构、年龄因素及胃肠道功能也会影响菌群构成并引发菌群失调。

根据失调的程度,常将菌群失调分为3度:一度失调只能从细菌定量检查上发现其变化,临床上无明显表现,诱因停止后,不经治疗可自行恢复;二度失调在去除诱因后仍不可逆,在临床上表现为慢性肠炎、慢性肾盂肾炎、慢性口腔炎或咽峡炎等;三度失调是正常菌群大部分被抑制,少数菌种成为优势菌,出现急性临床表现甚至凶险病情,如难辨梭状芽孢杆菌引起的抗菌药物相关性腹泻(抗菌药物相关性肠炎、假膜性肠炎)及某些真菌性肠炎等。三度菌群失调如果是发生在住院期间,且与住院期间使用抗菌药物有关,则属于院内感染;但若是患者在院外应用了大量抗菌药物,入院后出现的三度菌群失调则不属于院内感染。

2) 医院感染微生态失调的诊断与治疗原则:首先应明确目前患者的感染状态,如感染微生物的类型、感染部位、药敏情况等。其次要明确菌群失调的证据是否充分,有无抗生素相关性腹泻,大便的细菌学检查有无证据表明各种肠道常驻菌在种类与比例关系上的显著变化,是否检出具有指标意义的微生物种类,如确实存在抗生素相关性腹泻、难辨梭状芽孢杆菌感染,应口服万古霉素、甲硝唑,同时倡导补充益生菌,建立肠内微生态平衡;如存在细菌合并真菌感染,且有充分依据证明是侵袭性真菌感染,可加用抗真菌药物,切勿盲目停用抗生素。

益生菌在调理医院感染所引起的微生态失调方面得到了广泛应用,调整菌群平衡最直接的方法就是补充益生菌,在日常饮食中多食用一些含乳酸菌的酸奶、奶酪等。如果口腔溃疡、腹泻、便秘等症状严重,单靠食用酸奶和奶酪不能改善,可以在医生的指导下,服用可以补充双歧杆菌、乳杆菌和乳酸菌的药物。目前已有多种用于调理菌群失调的功能性饮品或药品,可有效治疗各种腹泻与便秘,对因使用抗生素而引起的肠道菌群紊乱或因抗生素滥用而引起的二重感染有较好疗效,也能减轻因使用抗生素而引起的其他多种不良反应。

二、医院感染病原体特点

医院感染的病原体有细菌、真菌、病毒、支原体、衣原体、立克次体、螺旋体、放线菌、原虫等微生物类型,其中以细菌和真菌所占比例较高。

医院感染病原体的特点主要分为以下几种。

(1) 多数为人体正常菌群或条件致病菌:引起医院感染的病原体多为条件致病菌,其中以革兰阴性杆菌为主,约占60%。近年来,这类微生物如不动杆菌、阴沟肠杆菌、聚团肠杆菌、枸橼酸杆菌、嗜麦芽窄食单胞菌、黏质沙雷菌、凝固酶阴性葡萄球菌等,越来越多地被发现成为引起医院感染的流行菌株。

人体和医院环境是医院感染的重要储菌场所,其中存在着为数众多的正常菌群或条件致病菌。人体的体表与各腔道表面均易被细菌定植,人体最大的储菌场所为肠道,其次为鼻咽部。医院环境中适合细菌生长的场所也很多,如水槽、氧气湿化瓶、拖布、潮湿的器材或容器等,其中不乏具有抗生素耐药性或消毒剂耐受能力的微生物。

美国国家院内感染监测(NNIS)数据系统显示,血液系统感染的主要病原体是凝固酶阴性葡萄球菌,其次是肠球菌属和金黄色葡萄球菌;肺部感染的主要病原体以金黄色葡萄球菌和铜绿假单胞菌为主;泌尿道感染的病原体主要是大肠埃希菌;外科手术部位的病原体分布则以金黄色葡萄球菌、凝固酶阴性葡萄球菌和肠球菌属为主。在我国,医院感染的病原体以革兰阴性杆菌为主,主要是大肠埃希菌、铜绿假单胞菌、克雷伯菌和肠杆菌属细菌;革兰阳性菌如金黄色葡萄球菌、凝固酶阴性葡萄球菌和肠球菌属也很常见,有报道显示革兰阳性菌的比例近年呈逐步上升的趋势。非发酵菌中的不动杆菌与嗜麦芽窄食单胞菌在医院感染的细菌类病原体中所占比例也较高,以往医学微生物研究中很少涉及的阴沟杆菌、聚团肠杆菌、洋葱假单胞杆菌、黏质沙雷菌等条件致病菌引起的医院感染不容忽视。

(2)种类越来越多,构成不断变化:国家或地区经济发展程度、医疗技术水平,以及抗生素使用情况的不同,使得院内感染细菌的种类构成并不相同。医院感染的病原体,除了细菌与真菌外,还有病毒,如肝炎病毒、流感病毒、疱疹病毒、风疹病毒、水痘病毒、轮状病毒、巨细胞病毒、麻疹病毒、柯萨奇病毒等。弓形体和肺孢子虫引起的医院感染在特殊患者中比例甚高。新发现病原体,如嗜肺军团菌和一些导致医院感染的病毒种类也越来越多,嗜肺军团菌多发于现代医院装备空调机之后。

(3)优势菌群不断变迁:医院感染的病原微生物种类繁多,并在一定程度上表现出优势菌群不断变迁的趋势,大致来说,以往以革兰阳性球菌为主,但近年来革兰阴性杆菌比例持续增加。19世纪最常见的是革兰阳性球菌中的链球菌,20世纪初至中期表现为链球菌和金黄色葡萄球菌两种革兰阳性球菌并存的局面,20世纪中后期虽以金黄色葡萄球菌为主,但革兰阴性杆菌比例明显上升,并从70年代开始以铜绿假单胞菌和大肠埃希菌等革兰阴性杆菌为主,20世纪末具有抗生素耐药性的革兰阳性球菌如耐甲氧西林金黄色葡萄球菌、耐万古霉素肠球菌、凝固酶阴性葡萄球菌,在一些地区所占的比例又开始回升。近年来,随着抗菌药物的大量应用及侵入性操作的增多,真菌在各类病原体中所占比例上升,在一些国家和地区,真菌引起的医院感染可占15%,病毒、衣原体也日益成为医院感染的重要病原体。优势菌的变迁还体现在不同人群、不同感染部位之间的优势菌种类的差别,如免疫力低下患者发生的感染以革兰阴性杆菌居多,占1/2~3/4;尿液检验也以革兰阴性杆菌居多。

(4)具有不同程度的耐药性:抗生素的广泛使用,使得具有抗生素耐药性的菌株在医院感染的病原体中所占比例日益增加,病原菌的种类和耐药性有明显的地区差异。当前,病原菌的平均耐药率超过50%,且耐药程度还在不断增加。在美国,耐甲氧西林的金黄色葡萄球菌和耐万古霉素的肠球菌已经成为重要的医院感染菌。在我国,耐甲氧西林的金黄色葡萄球菌、耐万古霉素的肠球菌、耐青霉素的肺炎链球菌、产超广谱β-内酰胺酶的肠杆菌科细菌、产AmpC酶的革兰阴性杆菌、产金属酶的铜绿假单胞菌以及鲍曼不动杆菌、嗜麦芽窄食单胞菌、耐氟康唑的假丝酵母菌等检出率逐年上升。多重耐药菌形势也很严峻,如目前国内外已有不少报道检出全耐药的鲍曼不动杆菌和嗜麦芽窄食单胞菌等。2020年CARSS监测结果显示,甲氧西林耐药金黄色葡萄球菌(MRSA)全国平均检出率为29.4%,甲氧西林耐药凝固酶阴性葡萄球菌(MRCNS)全国平均检出率为74.7%;粪肠球菌对万古霉素耐药率全国平均为0.2%,尿肠球菌对万古霉素耐药率全国平均为1.0%;对碳青霉烯类药物的耐药率全国平均值分别为:大肠埃希菌1.6%,肺炎克雷伯10.9%,铜绿假单胞菌18.3%,鲍曼不动杆菌53.7%。

【思考题】
(1)医院感染病原体有哪些特点?
(2)医院感染微生态失调的诊断与治疗原则是什么?

(刘玉岭)

第二节　医院感染常见微生物

一、细菌

细菌是医院感染最主要的病原体,常见的细菌主要有葡萄球菌、肠球菌等革兰阳性菌,大肠埃希菌、肺炎克雷伯菌等革兰阴性菌,以及鲍曼不动杆菌、铜绿假单胞菌等革兰阴性非发酵菌等。

(1)葡萄球菌属:葡萄球菌广泛存在于自然界,属种别众多(至少有33种),半数种别寄居人体。多数为非致病菌,少数可导致疾病。金黄色葡萄球菌(staphylococcus aureus)是医院感染病原体的重要来源,常见感染部位主要是下呼吸道、外科伤口、烧伤部位、泌尿道、导管相关感染等,感染途径主要是通过污染的手导致人与人之间的传播,也可以通过食物或吸入染菌尘埃而引起多种医院内化脓性炎症。金黄色葡萄球菌在外界抵抗力强,耐热、耐干燥,如在干燥的痰液、脓汁中可存活2~3个月。近年来抗菌药物的耐药性日趋严重,临床上产青霉素酶的葡萄球菌菌株高达90%以上,耐甲氧西林金黄色葡萄球菌(methicillin-resistant staphylococcus aureus,MRSA)也日益增多,在一些大医院中可占临床分离葡萄球菌的60%以上,同时可在医院的某些病区造成暴发流行。过去认为无致病力或致病力弱的多种凝固酶阴性葡萄球菌(coagulase negative staphylococci,CNS)也在医院感染中占有一定比例,其耐药现象亦相当突出,并出现了耐甲氧西林凝固酶阴性葡萄球菌(methicillin resistant coagulase negative staphylococci,MRCNS),其中以耐甲氧西林表皮葡萄球菌(methicillin resistant staphylococcus epidermidis,MRSE)为主。

(2)肠球菌属:肠球菌普遍存在于自然界,是人和动物肠道正常菌群的一部分,主要存在于人类的结肠、阴道、口腔等部位,一般不致病,但却是仅次于葡萄球菌的重要医院感染病原菌。最常见的医院感染肠球菌为粪肠球菌,占80%~90%,尿肠球菌、鸟肠球菌次之。肠球菌主要在有严重基础疾病的老年人和免疫力低下的患者中引起尿路、腹腔、盆腔感染,还可引起菌血症、心内膜炎、呼吸系统感染,其中泌尿系统的感染最常见。肠球菌感染的发生主要与长时间的住院、大量头孢菌素类和其他广谱抗菌药物的应用有关。肠球菌由于其细胞壁坚厚,对许多抗生素表现为固有耐药,如头孢菌素类、耐酶青霉素、克林霉素、氨基糖苷类,而对氯霉素、红霉素、四环素、喹诺酮类药物呈获得性耐药,其至耐万古霉素,并出现多重耐药性。

(3) 大肠埃希菌:大肠埃希菌(Escherichia coli)是人和动物肠道中正常菌群的重要组成部分,为条件致病菌,可随人和动物的排泄物广泛分布于周围环境、水源,并可污染食物。根据致病机制可将大肠埃希菌分为引起肠道外感染的普通大肠埃希菌和引起肠道内感染的致病性大肠埃希菌。大肠埃希菌引起的感染主要有尿道炎、膀胱炎、肾盂肾炎、腹膜炎、胆囊炎、阑尾炎、新生儿脑炎、手术部位感染以及菌/败血症等,其中泌尿道感染占首位。大肠埃希菌可通过患者之间及工作人员与患者之间的接触或各种侵入性诊疗操作,如安置尿管、静脉置管等引起感染。大肠埃希菌对多数抗菌药物易产生耐药性,目前已有产超广谱 β-内酰胺酶(extended spectrum beta-lactamases, ESBLs)的菌株,给临床治疗带来很大困难。另外,该菌株耐药性可通过质粒传递。

(4) 肺炎克雷伯菌:肺炎克雷伯菌(Klebsiellapneumoniae)广泛存在于自然界的水和土壤中,也是人和动物肠道和上呼吸道正常菌群的组成部分,易在患者的上呼吸道定植,是重症监护室最常见的条件致病菌。无论是内源性感染还是外源性感染,该菌都可以通过接触患者或呼吸机等医疗器械传播,主要引起呼吸道、泌尿道、手术切口及血液的感染。肺炎克雷伯菌引起的医院感染率逐年升高,多重耐药菌株的不断增加常导致临床抗菌药物治疗的失败和病程迁延。肺炎克雷伯菌耐药机制主要包括 β-内酰胺酶的产生、生物被膜的形成、外膜孔蛋白的缺失等。

(5) 鲍曼不动杆菌:鲍曼不动杆菌为革兰阴性非发酵菌,是不动杆菌属中最常见的菌株。鲍曼不动杆菌革兰染色不易脱色,尤其是血培养阳性标本直接涂片染色,易染成革兰阳性球菌。该菌广泛分布于医院环境,易在正常人体体表和与外界相通的腔道如呼吸道、胃肠道和伤口等部位定植。鲍曼不动杆菌营养需求简单,能在不同温度和pH条件下生存,易在潮湿环境中生存,如浴盆、肥皂盒等处,且能抵抗各种消毒剂的作用,具有在体外长期存活的能力,易造成克隆播散,出现感染的流行。另外,该菌黏附力极强,易在各类医用材料上黏附,污染的医疗器械及工作人员的手是重要的传播媒介。因此,该菌已成为我国院内感染最重要的病原菌之一。鲍曼不动杆菌具有强大的获得耐药性和克隆传播能力,多重耐药、广泛耐药和全耐药鲍曼不动杆菌呈世界性流行,泛耐药株数也显著增多。

(6) 铜绿假单胞菌:铜绿假单胞菌俗称"绿脓杆菌",是医院感染中主要的病原菌之一。该菌致病力较强,有多种致病物质,如菌毛、荚膜、内毒素、外毒素和胞外酶等。它广泛分布于医院的各种潮湿地方、物品上,对外界环境的抵抗力较其他细菌更强,同时也存在于患者口腔或在呼吸道寄生。住院患者此菌携带率较健康人高,尤其是在烧伤、气管切开及接受抗菌药物治疗的患者中。铜绿假单胞菌可引起泌尿道、伤口、皮肤与软组织等部位感染,其传播途径可来自环境污染(如消毒液、尿壶、尿管等)、医务人员的手、患者之间的交叉感染,以及患者自身的内源性感染。铜绿假单胞菌引起医院感染发生率逐年上升,耐药谱广,日益受到重视。

二、病毒

引起医院感染的病毒包括乙型肝炎病毒、丙型肝炎病毒、人类免疫缺陷病毒、巨细胞病毒、流感病毒、副流感病毒、呼吸道合胞病毒、腺病毒、柯萨奇病毒、单纯疱疹病毒等。病毒一般通过血液-体液传播、飞沫传播及器官移植传播。医院内病毒性肝炎主要与输血及其他血制品、血液透析等因素密切相关,主要包括乙型肝炎和丙型肝炎。由于与上述相似的原因,人类免疫缺陷病毒感染也可能会出现。轮状病毒和诺如病毒引起的腹泻多发生在老年人和婴幼儿。巨细胞病毒可通过密切接触、输血、骨髓移植、器官移植等途径传播。在接受骨髓或器官移植的患者中,由于需用免疫抑制剂抗排斥反应,从而降低了患者的免疫力,若这些患者发生巨细胞病毒感染,则病情常较重,可造成多器官损害,甚至导致死亡。流感病毒和副流感病毒可通过患者与患者、医护人员与患者或探望者与患者之间的接触或呼吸道传播。对于重症患者和老年患者,获得感染后病情可明显加重,甚至危及生命。轮状病毒、柯萨奇病毒和埃可病毒感染可在儿科病房的住院患儿中发生,常引起腹泻,有时可出现关节炎、中耳炎、心肌炎及脑炎等。2003年发生的SARS是一种因感染新型冠状病毒引起的呼吸系统传染性疾病,主要通过近距离飞沫传播,可引起医务人员和患者的感染。

三、新发传染病微生物学特点

(一)新发传染病的出现

新发传染病是指由新型病原微生物引发的传染病。随着生态环境的变化和微生物的变异,近年来不断出现许多新发传染病,如非典型肺炎(SRAS)、高致病性禽流感、甲型H1N1流感、艾滋病、疯牛病、西罗尼病毒病、手足口病、人粒细胞无形体病、诺如病毒性胃肠道感染、朊病毒感染、埃博拉病毒感染等。人类对这些经过基因变异所形成的全新病原体缺乏免疫力,对这些新的疾病也缺乏识别和防控能力,感染者在医院就诊时可能造成暴发流行。另外,这些病原微生物可不断发生基因重组而产生变异,传染性和致病力也随之变化,研制出有效的疫苗进行预防尚需努力。新发传染病的发生和出现受相关因素的影响或驱动。

(1)生物学因素:病原体可出现自发的基因突变,或在外界环境的作用下发生基因变异,或通过重组、转化等途径获得外源性基因,这些均可使原有的病原体表现出新的毒力或成为一种全新的病原体,使其对不同宿主的感染性或毒力发生改变。如基因重配的H7N9禽流感病毒跨越种属屏障感染人并导致发病和死亡。

(2)自然因素:全球变暖等气候变化,可能会导致媒介昆虫及宿主动物栖息环境及迁徙等发生改变,从而导致新的疾病出现,或现有传染病流行特征发生改变。

(3)社会因素:由于经济开发、开垦荒地、砍伐森林等人类活动,生态环境被破坏,人与动物接触机会增加,导致新的人畜共患病出现。研究发现,75%的新发传染病为人畜共患病。此外,人类生活方式的改变或人类的一些特殊风俗习惯、行为方式,如饲养宠物、滥捕食野生动物等,也增加了与病原体接触的可能性。随着全球化的发展,国际旅行和贸易急剧发展,病原体也随之"周游列国",如近年来我国确诊的寨卡病毒病患者,全部为输入性病例,患者均为国外旅行或务工的归国人员。

(二)新发传染病微生物学特点

(1)新发传染病所涵盖的病原种类多,有细菌、病毒、寄生虫、衣原体、立克次体、螺旋体、支原体等。其中以病毒性新发传染病所占比例最大,新发寄生虫类传染病也占有相当的比重。

(2)新发传染病的传播途径多样、感染方式多样:许多新发传染病不仅限于一两种传播途径,而是多种传播途径,给防治工作带来难度。特别是进入21世纪以来,全球范围内新发突发病毒性传染病的发生呈上升态势,以动物源性病毒的跨种传播为主,如甲型H1N1流感、人H7N9禽流感、发热伴血小板减少综合征、中东呼吸综合征等。这些新发传染病病毒在宿主体内变异速度快,人群对其普遍缺乏免疫力,在自然界可能存在多种宿主动物,传播途径多样,这些特点导致该类传染病一旦出现,极易暴发和流行。

(3)人类普遍缺乏对新发传染病的免疫力:当一种传染病新出现时,人群均缺乏抵抗力,因此极易暴发流行。

(4)新发传染病的发现及诊断较为困难:由于新发传染病在开始流行的早期缺乏有效的诊断方法和试剂,给疾病的诊断和控制造成一定难度。而且新发传染病的临床表现与以往已知传染病有所不同,如果不仔细辨别,则较难发现。

(5)缺乏有效的治疗手段及方法:对于病毒性新发传染病而言,缺乏特异的治疗药物,而治疗手段也不多。相当一大部分再发传染病是由于抗药性的增加而引起的,给治疗带来了难度。

(6)预防较为困难:尤其在新发传染病刚出现时,人们对其流行规律尚不了解,更无疫苗可以预防,使初期的控制受到一定影响。如果疾病的传染及传播性强,则很可能造成大规模的暴发或流行。

(7)新发传染病发生、出现的不确定性:新发传染病的出现很大程度上是由于病原体的变异引起的,而人类的各种活动加剧了其传播给人类的速度。社会与环境的日益改变也给新发传染病的传播和流行创造了条件。近年来,新发传染病发生、发现的速度呈现逐渐增加的趋势,而且这种趋势可能会继续发展。随着经济全球化和"一带一路"的推进,国际交通、旅游和贸易的发展,使得新发传染病跨境传播变得越来越容易,我们时刻面临新发突发传染病输入的风险。2009年暴发的甲型H1N1流感,在不到两个月的时间内就传到了世界上的41个国家,至2010年大流行结束,全球超过214个国家和地区报告了实验室确诊病例,死亡病例达18449例。新发传染病的继续出现是必然的,只是人们不知道其将于何时以何种方式出现。因此要尽量减少各种使其发生的因素,同时加强监测,力争早期发现,及早采取预防控制措施,在其尚未造成严重的公共卫生问题时将其控制。

（8）新发传染病病原体的变异：一些新发传染病的病原体变异较大,难以研制疫苗或者疫苗研究技术本身存在问题,导致免疫工作成为预防控制新发传染病的瓶颈。

【思考题】
（1）医院感染常见微生物有哪些？
（2）新发传染病有哪些微生物学特点？

（刘玉岭）

第三节　医院感染及细菌耐药

一、医院感染病原体变迁

几乎所有的病原体都可以导致医院感染。近年来,随着诊断技术、治疗方法和抗微生物药物种类的变化,引起医院感染的病原体也发生了变化。20世纪60年代中期以前,医院感染病原菌以耐青霉素的金黄色葡萄球菌、沙门菌和大肠埃希菌为主;70年代后,由于头孢菌素的广泛使用,耐药的革兰阴性杆菌如大肠埃希菌、克雷伯菌属和铜绿假单胞菌的检出率明显上升;80年代后,耐甲氧西林金黄色葡萄球菌、产超广谱β内酰胺酶的肠杆菌科细菌和多重耐药鲍曼不动杆菌感染增多。另外,真菌感染也明显增加。目前医院感染病原菌以革兰阴性菌为主。

二、细菌耐药与医院感染

医院感染病原体最常见的是细菌,包括人体正常菌群、条件致病菌和致病菌。细菌在医院环境内长期接触各类抗微生物药物,产生一系列"自我保护"措施,从而对抗微生物药物敏感性降低,即产生耐药性。由于广谱抗微生物药物的使用常常抑制或杀灭宿主的一些敏感细菌,相应地筛选出耐药菌株,导致人体菌群失调,使得患者对医院流行的耐药菌株变得更加易感,成为患者发生院内感染的病原体。各种病原菌可在人与人之间传播,由于医护人员与众多患者频繁接触,使得耐药菌株在医院内传播,增加了患者交叉感染的风险。耐药菌株的产生迫使人们加大抗微生物药物的使用剂量,延长疗程,以期获得治疗效果,如此,必然增加药物对人体的不良反应,或形成二重感染,导致药源性疾病增多,患者住院时间延长,治疗费用增加。细菌耐药性的增强,使人类面临严重感染时束手无策,直接危害患者安全。

从最初报道的耐青霉素的葡萄球菌到现今临床检出不断增加的各种耐药菌,耐药菌的产生和流行已成为全球范围内的重要公共卫生问题。世界卫生组织2011年呼吁"控制抗生素耐药性:今天不采取行动,明天就无药可用",并于2015年发布了控制细菌耐药的全球行动计划,呼吁各国政府在两年内拟定全国性的行动计划,从而形成全球统一的细菌耐药防控战线。我国对细菌耐药性问题一直非常重视,1998年开始进行细菌耐药监测研究,2005年原卫生部、国家中医药管理局等建立了全国"抗菌药物临床应用监测网"和"细菌耐药监测网"。近年来,我国卫生行政部门通过颁布一系列规范性文件、开展专项活动等方式,加强抗菌药物的临床应用管理,防控耐药致病菌的发展。

(一)细菌耐药性种类

细菌耐药性可分为固有耐药性和获得耐药性。固有耐药性又称天然耐药性,是由细菌染色体基因决定的,能代代相传,具有种属特异性。例如,氨基糖苷类抗生素须借助氧依赖的转运机制进入菌体内,而厌氧菌缺乏此机制,故对氨基糖苷类抗生素天然耐药。革兰阴性菌具有外膜通透性屏障,故这类细菌对抑制细胞壁合成的多种抗微生物药物天然耐药。获得耐药性是指细菌遗传物质发生改变而获得的耐药性。耐药性细菌的耐药基因来源于基因突变,或通过接合、转导或转化等方式获得的源自其他耐药菌的耐药基因,在原先对药物敏感的细菌群体中出现了对抗微生物药物的耐药性。细菌的耐药性多是通过耐药基因的转移而获得。携带耐药基因的可移动遗传元件如质粒、转座子、整合子等可通过多种方式在细菌间转移和传播。

(二)细菌耐药机制

细菌为了加强自身的防御能力以求得生存,对抗微生物药物通过以下机制产生耐药性。

(1)产生灭活酶:灭活酶是由耐药基因编码产生的、能破坏抗菌药物或使之失去抗菌活性的酶,产生灭活酶是细菌产生耐药性的重要机制。

1)β-内酰胺酶:β-内酰胺酶通过破坏β-内酰胺类抗生素的β-内酰胺环而使其失去抗菌活性,是细菌对此类抗生素耐药的主要机制。临床重要β-内酰胺酶有超广谱β-内酰胺酶、AmpC酶、金属β-内酰胺酶等。

2)氨基糖苷类抗生素钝化酶:细菌在接触氨基糖苷类抗生素后产生钝化酶使其失去抗菌作用,临床上细菌对氨基糖苷类抗生素耐药的主要机制为产生氨基糖苷类钝化酶。现已分离的氨基糖苷类钝化酶有3类:乙酰转移酶、磷酸转移酶和核苷转移酶。

3)氯霉素乙酰化酶:该酶存在于葡萄球菌属、链球菌属、肺炎球菌属、肠杆菌属和奈瑟菌属中,由细菌染色体或质粒基因编码产生,通过使氯霉素乙酰化而使其失去抗菌作用。

4) 红霉素酯酶:红霉素酯酶可以水解红霉素等大环内酯类抗菌药物结构中的内酯环而使其失去抗菌活性,是细菌对大环内酯类抗菌药物耐药的机制之一。

(2) 抗菌药物作用靶位改变:细菌可通过多种途径改变抗菌药物作用的靶位结构而产生耐药性。药物作用靶位是抗菌药物与细菌结合并发挥抗菌效果的作用位点。

1) 改变细菌靶位:由于改变了细菌细胞内膜上与抗生素结合部位的靶蛋白,降低与抗生素的亲和力,使抗生素不能与其结合,导致抗菌失败。

2) 产生新的靶位:细菌与抗生素接触之后产生一种新的、原来敏感菌没有的靶蛋白,使抗生素不能与新的靶蛋白结合,产生高度耐药。

(3) 降低细菌外膜通透性:抗菌药物首先要通过细菌细胞壁、细胞膜进入细胞内,方可影响细菌的生理、生化过程,产生杀菌、抑菌作用。细菌接触抗生素后,可以通过改变通道蛋白的性质和数量来降低细菌的膜通透性,阻止抗微生物药物进入菌体内而产生获得性耐药。

(4) 外排泵的过度表达:外排泵是位于细菌细胞膜内的蛋白质,可以将抗菌药物排出细菌体外。由于亲和性是以理化性质为基础的(例如电荷、芳香族或疏水性)而非化学结构,因此外排泵通常能够识别多种底物,这解释了 MDR 外排泵可以排出许多结构无关的抗菌药物。

(5) 形成细菌生物膜:细菌生物膜是细菌为适应自然环境,有利于生存而特有的生命现象。细菌生物膜是指细菌吸附于惰性物体,如生物医学材料或机体黏膜表面后,分泌多糖基质、纤维蛋白、脂蛋白等多糖蛋白复合物,使细菌相互粘连并将其自身克隆聚集缠绕其中形成的膜样物。细菌在细菌生物膜保护屏蔽下可逃避抗微生物药物杀伤作用和免疫细胞吞噬作用。因此,有效浓度的抗微生物药物能迅速杀死浮游生长的细菌和生物膜表面的细菌,但不易杀死生物膜内的细菌,从而成为院内感染难以清除的感染源。

三、常见多重耐药菌感染预防与控制

(一) 多重耐药菌定义

多重耐药菌(multidrug-resistant organism,MDRO)主要是指对临床使用的三类及以上抗菌药物同时呈现耐药(非天然耐药)的细菌。

(二) 常见多重耐药菌

常见多重耐药菌包括耐甲氧西林金黄色葡萄球菌(MRSA)、耐万古霉素肠球菌(VRE)、产超广谱 β-内酰胺酶(ESBLs)细菌、耐碳青霉烯类抗菌药物肠杆菌目细菌(CRE)、耐碳青霉烯类抗菌药物鲍曼不动杆菌(CR-AB)、耐碳青霉烯类抗菌药物铜绿假单胞菌(CR-PA)和多重耐药结核分枝杆菌等。

(三) 常见多重耐药菌感染预防与控制

(1) 加强医务人员手卫生：正确执行手卫生可减少手部微生物（包括耐药菌）污染，从而降低医院感染发生风险。手卫生被认为是预防和控制耐药菌传播最基础、最有效、最经济的策略。医务人员对患者实施诊疗护理活动过程中，应当严格执行手卫生规范。医疗机构应当增强对各级各类人员手卫生知识与技能培训教育，开展多种形式的手卫生宣传活动，提高各类人员手卫生意识与技能；加强手卫生监督、管理、考核与信息反馈；营造医疗机构内良好的手卫生文化等，切实提高医务人员手卫生意识、依从性和正确性，降低耐药菌交叉感染的风险。

(2) 严格实施接触隔离措施：医疗机构应当对所有患者实施标准预防措施，对确定或高度疑似多重耐药菌感染或定植患者，应当在标准预防的基础上，实施接触隔离措施，预防多重耐药菌传播。

1) 患者隔离：尽量选择单间隔离，当不具备实施单间隔离的条件时，应将同一种耐药菌感染或定植者安置在同一间病室或隔离区域，保证与其他患者有足够的床间距。划定集中安置患者护理活动限制区域，可设物理屏障或画线标注，避免在耐药菌感染或定植患者紧邻区留置各种导管、安置有开放伤口或免疫功能低下等易感患者。隔离病室入口处应有明显隔离标识，隔离病室诊疗用品应专人专用，医务人员和探视者进入隔离病室应执行接触预防措施和手卫生。原则上应隔离至耐药菌培养连续两次阴性，对于部分长期携带耐药菌患者，可以至疾病症状消失。多重耐药菌感染或定植患者转诊之前应当通知接诊的科室，采取相应隔离措施。

2) 接触隔离：医务人员对患者实施诊疗护理操作时，应当将高度疑似或确诊多重耐药菌感染或定植患者安排在最后进行。接触多重耐药菌感染或定植患者的伤口、溃烂面、黏膜、血液、体液、引流液、分泌物、排泄物时，应当戴手套，必要时穿隔离衣，完成诊疗护理操作后，要及时脱去手套和隔离衣，并进行手卫生。

3) 诊疗用品处理：与患者直接接触的相关医疗器械、器具及物品，如听诊器、血压计、体温表、输液架等要专人专用，并及时消毒处理。轮椅、担架、床旁心电图机等不能专人专用的医疗器械、器具及物品要在每次使用后擦拭消毒。

(3) 遵守无菌技术操作规程：医务人员应当严格遵守无菌技术操作规程，特别是在实施各种侵入性操作时，应当严格执行无菌技术操作和标准操作规程，避免污染，有效预防多重耐药菌感染。

(4) 加强环境清洁和消毒工作：环境的清洁与消毒在控制临床重要耐药菌的感染与传播中发挥着不可或缺的作用，环境包括地面、床单及各种物体表面，重点在床单元及高频接触的设备。医疗机构要加强多重耐药菌感染或定植患者诊疗环境的清洁和消毒工作，特别要做好ICU、新生儿室、血液科病房、呼吸科病房、神经科病房、烧伤病房等重点部门物体表面的清洁和消毒。要使用专用的抹布等物品进行清洁和消毒。对医务人员和患者频繁接触的物体表面(如心电监护仪、微量输液泵、呼吸机等医疗器械的面板或旋钮表面、听诊器、计算机键盘和鼠标、电话机、患者床栏杆和床头桌、门把手、水龙头开关等),采用适宜的消毒剂进行擦拭、消毒。被患者血液、体液污染时应当立即消毒。出现多重耐药菌感染暴发或者疑似暴发时,应当增加清洁和消毒频次。在多重耐药菌感染或定植患者诊疗过程中产生的医疗废物,应当按照医疗废物有关规定进行处置和管理。

(5)主动监测:医疗机构应当积极开展常见多重耐药菌的监测。对多重耐药菌感染或定植的高危患者要进行监测,及时送检相应的微生物标本进行检测(如培养、核酸检测等),必要时开展主动筛查,以及时发现、早期诊断多重耐药菌感染或定植患者。主动筛查通常针对CRE(粪便或直肠拭子)、MRSA(鼻前庭拭子)、VRE(粪便或直肠拭子),医疗机构可根据自身防控重点和耐药菌情况,确定特定或高风险人群,并对其开展特定耐药菌的主动筛查。

(6)环境监测:环境清洁消毒过程的监督与监测是确保环境清洁卫生质量的重要方面。医疗机构检测环境清洁卫生的方法有目测法、化学法(荧光标记法、荧光粉剂法、ATP法)、微生物法。医疗机构可通过以上方法定期对环境清洁与消毒质量进行监测,当怀疑医院感染暴发或疑似暴发与医院环境有关时,应进行目标微生物检测,并将结果及时反馈给相关部门与人员,促进清洁与消毒质量的持续改进。

(7)合理使用抗菌药物:细菌耐药与抗菌药物的使用相伴而行,预防和减少MDRO的源头是合理使用抗菌药物。医疗机构应当认真落实抗菌药物临床合理使用的有关规定,严格执行抗菌药物临床使用的基本原则,切实落实抗菌药物的分级管理,正确、合理地实施个体化抗菌药物给药方案,定期向临床医师提供最新的抗菌药物敏感性总结报告和趋势分析,正确指导临床合理使用抗菌药物,根据临床微生物检测结果,合理选择抗菌药物,严格执行围术期抗菌药物预防性使用的相关规定,避免因抗菌药物使用不当导致细菌耐药的发生。

【思考题】

(1)什么是多重耐药菌?
(2)医院常见多重耐药菌包括哪些?
(3)对多重耐药菌感染或定植患者,如何实施隔离措施?
(4)多重耐药菌感染或定植患者的诊疗环境,如何清洁消毒?

(王 云)

第四节 医院感染微生物检验

医院感染中,微生物检验是医院感染诊断的基础,不同种类的微生物都能够引起医院感染,所以要通过微生物学检验,为临床提供准确有效的诊断,并分析、查明原因,进行积极有效的治疗和控制。引起医院感染的微生物种类繁多,包括细菌、病毒、真菌、立克次体、寄生虫等。

一、临床标本采集方法与运送

在临床微生物学检验中,标本的正确采集、储存和运输是保证检验结果准确性的重要前提。任何环节处理不当都可能导致结果误差和错误。当采集标本进行病原体检测时,必须考虑所选标本的种类和部位,检测出的病原体是否对感染性疾病的诊断和治疗有意义。所有标本的采集和运输应遵循无菌操作和防止污染的原则。采集后,应尽快将标本送往实验室进行处理。所有标本都被视为有感染性,具有高致病性的标本应明显标识。所有标本应按照相关法律法规进行运送和处理。用后的标本和盛标本的器皿要进行消毒、高压灭菌或焚烧。

微生物标本采集的一般原则:发现或怀疑感染,应及时采集标本进行病原学检查;尽量在抗菌药物使用前采集标本;采样时严格执行无菌操作;采集适量的标本;采集后立即送检,必要时甚至可在床旁接种(尤其是厌氧菌培养);棉拭子标本宜用运送培养基;被正常菌群污染的样本不得在肉汤中培养;标本容器须灭菌处理,但不得使用消毒剂;送检标本应注明来源和检验目的。

(一)下呼吸道标本

痰液、通过气管收集的标本均可作为下呼吸道标本。

1.采集指征

出现咳嗽、咯血、呼吸困难、发热等呼吸道感染症状。

2.标本采集

(1)采集时间:以清晨痰最好,患者痰量多。

(2)采集方法。

1)自然咳痰法:晨起后用清水反复漱口,戴假牙的患者摘掉假牙,指导患者用力咳出呼吸道深部的痰于灭菌容器内,标本量应≥1 mL。咳嗽无痰或少痰时,可用超声雾化吸入3% NaCl 3~5 mL采集诱导痰。对难以自然咳痰患者可用无菌吸痰管抽取气管深部分泌物。痰标本中鳞状上皮细胞<10个/低倍视野、白细胞>25个/低倍视野为合格标本,采集合格标本对细菌的诊断尤为重要。标本应尽快送检,对不能及时送检的标本,室温保存不超过 2 h。

2)小儿取痰法:用弯压舌板向后压舌,将拭子伸入咽部,小儿经压舌刺激咳痰时,可喷出肺部或气管分泌物粘在拭子上送检。还可用手指轻叩幼儿胸骨柄上方,以诱发咳痰或哭泣时的气道分泌物。

3)特殊器械采集法:①支气管肺泡灌洗液,利用纤维支气管镜向小支气管和肺泡中注入无菌生理盐水灌洗,负压回收灌洗液中支气管末梢和肺泡中的分泌物,弃去前段可能污染的部分,收集其余部分于无菌容器中立即送检;②支气管毛刷,将纤维支气管镜插入亚段支气管可疑感染部位,经支气管镜刷检孔推出双层套管中的毛刷(远端填塞聚乙二醇),刷取脓性分泌物,采样后将毛刷回收入双层套管并退出纤维支气管镜,用无菌剪刀剪断毛刷,置于含 1 mL 生理盐水的无菌容器中(仅供需氧培养),快速送检。

(3)采集量:采集量>1 mL,采集容器为无菌密封容器。

3.标本运送

用无菌防漏容器收集标本,贴好标本条码后,在室温 2 h 内送至微生物实验室。不能立即送检的,将标本放置于 2~8 ℃环境中,不超过 24 h,但培养分离到肺炎链球菌等苛养菌的机会和数量会减少。标本延迟送检,应在报告中予以说明并指出可能对培养结果造成的影响。采集疑似烈性呼吸道传染病(如 SARS、肺炭疽等)患者的标本时,医务人员须加强生物安全防护。

(二)鼻咽部标本

1.采集指征

发热、咽部发红、疼痛、咳嗽、喉部有脓样分泌物等临床症状。直接视检、手术检查或组织病理检查发现脓肿。

2.标本采集

(1)采集时间:在发病早期,使用抗菌药物之前采集。

(2)采集方法:使患者头部保持不动,去除鼻前孔表面的分泌物,通过鼻腔轻轻、缓缓地插入拭子至鼻咽部,当遇到阻力后即到达后鼻咽,停留数秒吸取分泌物,轻轻旋转取出拭子,置于转运培养基中。用于病毒学检验的拭子,将拭子头浸入病毒运送液,尾部弃去,旋紧管盖。用于细菌学检验的拭子,插回采样装置或适宜的转运装置中。

(3)采集量:尽可能多取,转运拭子运送。

3.标本运送

标本采集后应在室温 2 h 内送至微生物实验室。

(三)无菌体液标本

1.采集指征

(1)胆汁:急性胆囊炎、急性重症胆管炎,伴有腹痛、黄疸;墨菲征阳性,伴有恶心、呕

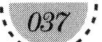

吐和发热,尿少且黄,中毒或休克。

(2)胸腔积液:结核性胸膜炎、细菌性肺炎引起的胸膜炎,伴有胸痛、发热。胸腔积液表现混浊、乳糜性、血性或脓性。

(3)腹腔积液:原发性、继发性腹膜炎,伴有腹痛、呕吐、肌紧张、肠鸣音减弱或消失。

(4)心包液:结核性、风湿性、化脓性、细菌性心包炎。

(5)关节液:化脓性关节炎、关节肿胀、关节周围肌肉发生保护性痉挛。

2.标本采集

(1)采集时间:怀疑感染存在,应尽早采集标本,一般在患者使用抗菌药物之前或停药后 1~2 d 采集。

(2)采集方法。

1)胸腔积液:患者反向坐座椅上,也可取半卧位,用超声或叩诊方法定位穿刺点,常规消毒穿刺点及其周围 15 cm 区域的皮肤,解开穿刺包,戴无菌手套,覆盖消毒孔巾。2%利多卡因麻醉穿刺部位,沿肋骨上缘缓慢垂直刺入进针,当针刚进入皮肤,抽空穿刺针后乳胶管内空气,然后用止血钳夹闭。当针穿过壁层胸膜时,胸水即被吸入穿刺针后的乳胶管,连接 50 mL 注射器,放开止血钳即可抽液,采集 10 mL 或更多液体,置于无菌容器中。抽液完毕,拔除穿刺针并敷以无菌纱布。

2)腹腔积液:依患者状况和腹水量,酌情取平卧、侧卧或半卧坐位。确定皮肤穿刺部位或切口的位置,常规消毒穿刺点及其周围 15 cm 区域的皮肤,解开穿刺包,戴无菌手套,覆盖消毒孔巾。行局部逐层麻醉后,在麻醉部位垂直进针,采集 10 mL 或更多液体,置于无菌容器中。放液或抽液后拔针并敷以无菌纱布。

3)关节液:①术前穿刺。患者仰卧,下肢半屈曲位,穿刺部位常规皮肤消毒,待消毒剂彻底挥发后,作局部麻醉,用注射器于髌骨外上方,由股四头肌腱外侧向内下刺入关节囊;或于髌骨下方,由髌韧带旁向后穿刺达关节囊。术后用消毒纱布覆盖穿刺部位,再用胶布固定。②术中穿刺。同翻修手术同时进行,患者全麻后,消毒铺巾,切开皮肤、皮下脂肪组织达关节囊,用注射器穿刺抽取关节液。

(3)采集量:送检的无菌体液标本应在 1 mL 以上。

3.标本运送

标本采集后 15 min 内运送至实验室,实验室收到标本后应立即处理。标本在室温保存不能超过 24 h。需要进行真菌培养的标本应保存于 4 ℃ 且不超过 24 h。

(四)尿标本

1.采集指征

患者有典型的泌尿系统感染症状,如肉眼脓尿或血尿,尿常规检查表现为白细胞或亚硝酸盐阳性;不明原因发热,无其他局部症状;长期留置导尿管的患者出现发热,膀胱排空功能受损等。标本采集应尽可能在未使用抗菌药物之前,注意避免消毒剂污染标本。

2.标本采集

(1)采集时间:怀疑感染存在,应尽早采集标本,一般在患者使用抗菌药物之前或停用药物后1~2 d采集。

(2)采集方法。

1)清洁中段尿:嘱患者睡前少喝水或不喝水,清晨起床后用肥皂水清洗会阴部。女性应分开大阴唇,男性应上翻包皮,仔细清洗,再用清水冲洗尿道口周围;自然排尿,让尿流不间断,留取中段尿约10 mL置于无菌大容器或尿液运送杯中,立即送检。

2)导管尿:①直接导尿管尿。用肥皂水或清水清洗尿道口,局部消毒后,将导尿管通过尿道插入膀胱收集尿液,严格采用无菌技术插入导管,避免带入细菌,弃去先流出的15 mL尿液之后再采集培养的尿液;②留置导尿管尿。先消毒导尿管采样口,按无菌操作方法用注射器穿刺导尿管吸取尿液。如果需要将导管夹闭,夹住导尿管10~20 min后,用75%酒精消毒导管采集部位,用注射器无菌采集5~10 mL尿液,将尿液转入无菌容器中。

3)耻骨上膀胱穿刺尿:使用皮肤消毒剂消毒脐部至耻骨区域,待消毒剂彻底挥发后,麻醉穿刺部位(耻骨上2 cm或2横指),从膀胱吸取约20 mL尿液,将尿液转入无菌容器内送检,注意严格执行无菌技术操作。

4)儿童尿液采集袋:由于儿童不能自主地控制膀胱收缩,需要用采集袋,此法很难避免会阴部正常菌群的污染,易出现假阳性。因此,该方法尿液培养结果阴性更有意义。如果培养结果阳性,必要时可用直接膀胱导尿或耻骨上穿刺法采集尿液标本来确证有无尿道感染。

(3)采集量:采集5~10 mL,采集容器应洁净、无菌、加盖、封闭、防渗漏、广口,容积应>50 mL,盒盖易于开启,不含防腐剂和抑菌剂。

3.标本运送

标本采集后应及时送检,新鲜尿液应在2 h内送检,若不能及时送达,应4 ℃冷藏或添加防腐剂,但均不能超过24 h,但应注意淋病奈瑟菌培养时标本不能冷藏保存。

(五)血液标本

1.采集指征

可疑感染患者出现以下任一指征时,可考虑采集血液培养。

(1)体温>38 ℃或<36 ℃。

(2)寒战。

(3)外周血白细胞计数增多(计数>10.0×10^9/L,特别有"核左移"时)或减少(计数<4.0×10^9/L)。

(4)呼吸频率>20次/min或动脉血二氧化碳分压($PaCO_2$)<32 mmHg。

(5)心率>90次/min。

(6)皮肤黏膜出血。

(7)昏迷。

(8)多器官功能衰竭。

(9)血压降低。

(10)炎症反应参数,如C反应蛋白、降钙素原(PCT)、1,3-β-D-葡聚糖(G试验)升高等。

2.采血部位

通常采血部位为肘静脉。疑似细菌性心内膜炎时,以肘动脉或股动脉采血为宜,对疑为细菌性骨髓炎或伤寒患者,在病灶或者髂前(后)上棘处严格消毒后抽取骨髓1 mL做增菌培养。

3.采集方法

(1)手卫生:采血前做好手卫生。

(2)皮肤消毒(严格执行以下三步法):

1)75%酒精擦拭静脉穿刺部位皮肤,自然干燥30 s以上。

2)1%~2%碘酊作用30 s或1%碘伏作用60 s,从穿刺点向外以3 cm以上直径画圈进行消毒。

3)用75%酒精脱碘,对碘过敏的患者,在第一步基础上再用75%酒精消毒60 s,待酒精挥发干燥后采血。

4.静脉穿刺和培养瓶接种程序

(1)在穿刺前或穿刺期间,为防止静脉滑动,可戴乳胶手套固定静脉,不可接触穿刺点。

(2)用无菌注射器穿刺取血后,勿换针头(如果行第二次穿刺,应换针头)直接注入血培养瓶,或严格按厂商推荐的方法采血。

(3)血液标本接种到培养瓶后,轻轻颠倒混匀5~8次以防血液凝固,立即送检,切勿冷藏。

5.采血时间

只要怀疑血液细菌感染,应立即采集,尽可能在抗菌药物使用之前采集。

6.采血量

成人采血量8~10 mL/瓶,儿童3~5 mL/瓶,婴幼儿不少于1~2 mL/瓶。若采血量充足,注射器采集的血液先注入厌氧瓶,后注入需氧瓶,碟形针采集的血液反之。若采血量不足,优先注入需氧瓶。

7.采集套数

成人每次应采集2~3套,每套从不同穿刺点进行采集,2~5 d内无须重复采集。如怀疑感染性心内膜炎,应重复采集多套。儿童通常仅采集需氧瓶,有以下高危因素时应考虑厌氧菌培养:其母产褥期患腹膜炎、慢性口腔炎或鼻窦炎、蜂窝组织炎、有腹腔感染的症状和体征、咬伤、接受类固醇治疗的粒细胞缺乏患儿。

8.标本运送

收集血液标本的血培养瓶应立即送实验室,室温放置不超过 2 h,不可放冰箱储存。

(六)导管相关标本

1.采集指征

静脉置管者出现发热、寒战、低血压或置管部位红肿、硬结或有脓液渗出等临床表现,怀疑血管内导管相关感染发生。

2.标本采集

(1)导管头:采用无菌技术,获取插入患者体内最远端的导管段约 5 cm,置于无菌容器送检,不能置于生理盐水或转运培养基中运送。对单独导管头培养的意义不大,通常送检导管头应同时送检外周血培养。

(2)血液标本:对怀疑导管相关血流感染又需保留导管的患者,可采集 2 份血液标本,1 份通过外周静脉采集,1 份通过导管采集。

导管培养适用于血管内插管的导管,导尿管不适合做细菌培养,也不推荐对脑室引流管、腹腔引流管等进行培养。

3.标本运送

标本采集后 15 min 内常温送检,若不能及时送检,则 4 ℃保存。

(七)化脓性病灶

1.采集指征

软组织有急性化脓性炎症、脓肿、创伤感染等。

2.标本采集

(1)采集时间:在使用抗菌药物之前采集。

(2)采集方法。

1)封闭性脓肿:对患者病灶皮肤和黏膜表面进行彻底消毒,以无菌干燥注射器穿刺抽取脓液置于无菌容器中,同时送需氧和厌氧菌培养。也可在切开排脓时收集病灶边缘而非中央处的感染组织或蘸取有脓汁的最内层敷料于无菌瓶内送检。

2)开放性脓肿:用无菌生理盐水或 75% 酒精擦去表面渗出物,用无菌拭子采集脓液或深入病灶深部采集病灶分泌物,置于无菌瓶中送检。烧伤创面病原菌分布不均,要从多个不同部位取标本。

3)特殊类型化脓性病灶:烧伤感染部位清洁后清创,切取 3~4 mm 的活组织块送检;手术切口感染部位,以注射器抽取脓液或将拭子插入伤口深处采集标本;压疮溃疡部位,切取化脓组织与正常组织交界处的组织块,在难以获得活检标本时,可用拭子在伤口底

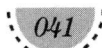

部采集标本,或以注射器抽取脓液或冲洗液;脓疱或水疱,酒精消毒挥发后,挑破脓疱,用拭子收集脓液,较大的脓疱消毒后宜直接用注射器抽取,陈旧的脓疱去除损伤表面后,用拭子擦拭损伤基底。

4)厌氧菌感染的脓液:常有腐臭,感染部位呈黑色,采集和运送标本是否合格对厌氧培养是否成功至关重要,特别注意避免正常菌群的污染,以及从采集至接种前尽量避免接触空气。采集标本最好以针筒直接在病灶处抽取,采取完毕应做床边接种或置于厌氧运送培养基内送检。

3.采集量

尽可能多取,转运拭子运送。

4.标本运送

标本采集后,室温条件下应在 2 h 内送至微生物实验室。若不能及时送检,可保存在 4 ℃冰箱中,但保存时间不得超过 24 h。采集疑似对低温敏感的细菌(如淋病奈瑟菌、脑膜炎奈瑟菌)感染病例的标本,立即接种于预温的培养基中,或将标本 35 ℃保温运送至实验室。按厌氧培养要求采集的标本,如不能及时接种培养,需在厌氧条件下室温保存,但保存时间不得超过 24 h。

二、微生物检验技术

临床微生物学检验在感染性疾病诊治、医院感染监控工作以及临床细菌耐药监测研究等方面发挥着重要作用,已由以往单纯辅助临床诊断,扩展到直接指导临床的合理用药和科学有效治疗。因此,掌握临床微生物学检验技术,及时准确报告临床标本的病原学诊断和药敏情况,是临床微生物学检测发展的需要。

(一)显微镜检验技术

微生物的形态结构观察主要是通过染色,在显微镜下观察病原体形态、大小、染色特性、排列方式与运动形式、细胞结构,如细胞壁、细胞膜、细胞核、鞭毛、芽孢等,直观地了解细菌在形态结构上的特性,根据不同微生物在形态结构上的不同达到区别、鉴定微生物的目的。不染色标本中的病原体无色透明,根据折光率观察其特殊的形态和运动也具有诊断意义,可用于诊断梅毒螺旋体苍白亚种、钩端螺旋体、弯曲杆菌等。有鞭毛的细菌运动活泼,无鞭毛的细菌呈不规则的布朗运动。除观察病原体形态外,暗视野显微镜、相差显微镜分别用于观察病原体运动及内部结构。常用方法有悬滴法、压滴法和毛细管法。

(二)分离培养技术

分离培养可用于细菌、真菌、病毒、寄生虫检测。常用的培养基有:营养培养基、选择培养基、鉴别培养基、增菌培养基、运送培养基、保存培养基、鉴定培养基等。接种技术贯穿分离培养全过程,目的是获得单个菌落或纯培养。近年出现的自动化接种系统在接种技术的标准化、规范化、无菌技术以及提高工作效率等方面取得了很大进步。接种技术需注意无菌操作,标识清楚。常用方法有划线法、悬浮法、穿刺法、穿刺划线法、倾注平板法。鉴定是通过在显微镜下观察细菌的形态、细菌在分离培养基中的生长特性、生化反应、血清学试验等方法进行鉴定。

(三) 快速诊断技术

感染性疾病的快速诊断有利于及早采取适当措施对患者进行诊断和治疗,并采取相应的预防措施,减少病原体传播和不必要的微生物检查、住院时间。对于非细菌感染患者,减少不必要抗生素的使用可以降低费用,减少不良反应,并减缓耐药性的出现。目前,快速诊断试剂盒已用于细菌、分枝杆菌、真菌及病毒,多采用免疫荧光、免疫层析技术,如痰液、脑脊液检测肺炎链球菌抗原,诊断下呼吸道和中枢神经系统感染;痰液检测军团菌抗原,尤其适用于军团菌感染暴发期间的诊断;流感流行高峰季节采集鼻咽拭子检测 A 型、B 型流感病毒;新型隐球菌抗原检测除用于诊断新型隐球菌肺炎和脑膜炎外,还可以根据滴度变化评估治疗效果。该技术敏感性、特异性高,实验周期短,结果报告快速。因抗原检测结果不受治疗药物的影响,在疾病早期诊断、治疗、预防控制方面日益受到关注。

降钙素原(procalcitonin,PCT)是细菌感染较为特异的炎症标志物。在细菌感染时可诱导全身各种组织细胞降钙素 I 基因(CALCI)表达,导致 PCT 连续性释放,血清 PCT 浓度可在 2~6 h 内升高,并在 12 h 内达到峰值,感染控制后血中 PCT 水平会随之下降。细菌感染患者的 PCT 水平通常高于非细菌感染患者。及时检测 PCT 在细菌感染性疾病的早期快速诊断、病程监测、指导用药等方面发挥着重要作用。当感染病毒时,PCT 不升高或轻度升高,PCT 也用以鉴别细菌性与病毒性感染。PCT 是脓毒症的特异性炎症标志物。在全身炎症反应综合征(SIRS)患者中,早期识别细菌感染的效能优于 C 反应蛋白(CRP)。PCT≥0.5 μg/L 有助于脓毒症的诊断。革兰阴性菌血流感染患者的 PCT 水平显著高于革兰阳性菌血流感染患者。而依赖血培养则至少需要 48 h,且其阳性率不高,上述都可为医院感染诊断争取时间。

1,3-β-D-葡聚糖抗原(G 试验)和曲霉半乳甘露聚糖抗原(GM 试验)的检测是目前临床常用的早期诊断侵袭性真菌感染的重要检查依据。侵袭性真菌感染(invasive fungal infection,IFI)的发病率逐年上升。G 试验用于检测除接合菌、隐球菌之外的所有深部真菌感染的早期诊断,尤其是曲霉菌或念珠菌,但不能确定菌种。GM 试验检测的是半乳甘露聚糖,主要适于侵袭性曲霉菌感染的早期诊断。因此 G 试验可为侵袭性真菌感染的诊断提供更早、更准确的依据。

(四) 质谱技术

质谱技术是特定的离子源使待测样品中的各组分发生电离,形成高速移动的离子进入质量分析仪,在电场或磁场作用下,根据质量电荷比分离离子,用检测器记录每个离子流的相对强度,形成质谱进行分析。该技术具有操作简单、自动化、快速准确、高通量等优点。

微生物鉴定是基于质谱中生物标记物的分析,即微生物的完整细胞或细胞提取物中具有种属特征的一些化学物质,产生的特殊蛋白指纹图谱,与数据库中已知微生物的指纹图谱比较。因此,获得重现性好的质谱图是决定鉴定结果可靠性和准确性的关键。质谱技术除可以对细菌、真菌进行鉴定外,还可以对血液、脑脊液、尿液等微生物进行测定,具有高通量和自动化、无须培养和复杂的样品制备等优点。基质辅助激光解吸电离飞行时间质谱(MALDI-TOF-MS)在临床微生物实验室应用广泛,可用于革兰氏阳性菌、革兰氏阴性菌、需氧菌和厌氧菌以及分枝杆菌、酵母菌和霉菌等的鉴定。串联质谱可以在几秒钟内分析微生物蛋白质,获得高灵敏度的多肽质量指纹图和多肽序列,提供更多的结构信息,使鉴定结果更加可靠。

(五)分子生物学技术

分子生物学技术的不断发展和完善,为标本中细菌的直接检测提供了新的研究手段,使诊断更加快速、简便、准确,尤其对于那些难以培养或培养时间过长的细菌,分子生物学技术无疑是一条最佳鉴定途径。

1.核酸杂交技术

核酸杂交技术已成为分子生物学中最常用的基本技术,用于检测DNA或RNA分子的特定序列(靶序列),可检测临床标本中的许多细菌和病毒。核酸杂交技术的原理是碱基配对。具有互补序列的两条单链核酸分子在一定条件下碱基互补配对结合,重新形成双链。在这一过程中核酸分子经历了变性和复性的变化,以及在复性过程中分子间键的形成和断裂。杂交的双方是待测核酸和已知序列。利用这一特性,将特定序列的DNA片段用酶、荧光物质或放射性核素标记作为探针,在一定条件下,探针与待测细菌中的DNA按碱基互补原则杂交,通过检测杂交信号鉴定标本中有无相应微生物的基因。该技术特异性强、敏感、简便、快速,已用于细菌毒素、耐药基因以及结核分枝杆菌、空肠弯曲菌、衣原体等检测。

2.聚合酶链反应技术

聚合酶链反应(polymerase chain reaction,PCR)是一种模拟天然DNA复制过程的DNA体外扩增技术。利用这一技术可在短时间内对标本中微生物的每一个基因扩增至几百万倍,检出极其微量的微生物DNA。PCR技术敏感、简便快速、特异性高,已成为研究微生物学的工具之一,广泛应用于感染性疾病的病原体检测、耐药性分析、病毒定量检测等。但有些细菌感染需通过细菌培养3~4 d出具报告并明确药敏结果的病原体不推荐用PCR技术检测。对于目前传统培养方法需时长,敏感性太低,不能分离培养或难分离培养的微生物,适用于PCR技术进行检测。如结核分枝杆菌培养需2~5周才出现可见菌落;麻风分枝杆菌迄今不能人工培养,麻风病的病原诊断依靠从组织活检中取材作抗酸染色镜检,阳性率很低;沙眼衣原体感染时常无特殊症状,而且常规培养颇为困难,不易得到及时诊治和预防控制等。PCR 技术在监测 HIV、HBV、HCV、HPV 等病毒载量和判断病毒是否是活动性感染、抗病毒治疗的监测等方面也具有一定的临床意义。此外,PCR 技术在细菌的毒素基因,如霍乱肠毒素、肠毒素型大肠埃希菌产生的 LT 和 ST 基因等,和耐药基因的检测及流行病学调查中也得到了日益广泛的应用。

分子生物学的发展,使 PCR 技术不断完善。如荧光定量 PCR 技术不仅克服了 PCR 技术容易产生假阳性的缺点,而且可以准确定量。各种临床细菌特异性 DNA 的不断鉴定,检测技术和手段的进一步完善,试剂的商业化发展,将进一步推动 PCR 在临床病原体诊断中的应用,扩大细菌感染的诊断范围,提高诊断质量。

3.基因芯片技术

基因芯片技术(gene chip 或 DNA microarray)是近年来发展起来的一项新技术,通过微加工技术和微电子技术在固体芯片表面构建微型生物化学分析系统,可对基因、蛋白质、细胞及其他生物组分进行大信息量的检测分析。基因芯片技术已成为解决核酸变异病原微生物的可能途径。该技术具有高通量、自动化程度高、快速、样品用量少、灵敏度高、特异性强、污染少等特点,不仅可以对病毒进行基因分型,还可以检测病毒可能的耐药基因区域,预测耐药的可能性和程度。近几年来,病原微生物的 16S rDNA 和 23S rDNA 序列被作为一个较理想的基因分类靶序列,它们在进化的压力下保持了高度的保守性,并具有一定的变异性。基因芯片技术通常利用病原微生物的分子生物学特性,实现对多个样本和多个病原微生物的同时检测。

分子生物学检测具有很高的敏感性,影响检测的因素较多,极微量的待测核酸就会污染检测体系,产生假阳性结果,而标本处理不当,DNA 多聚酶抑制剂等均可导致假阴性结果。因此,必须制订严格的工作程序防止污染发生,并设立阴性对照。随着分子生物学技术的不断发展,检测试剂盒的标准化和商品化,操作会更简便易行,基因芯片技术和探针标记技术无疑将会成为感染性疾病快速诊断的重要手段之一。

【思考题】

(1)如何正确采集与运送标本?正确采集标本对病原体的检出有何意义?

(2)医院感染微生物常用检验技术有哪些?

(马菊芬)

第三章 医院感染流行病学

【学习目标】

(1) 掌握医院感染传播的三个环节;医院感染流行暴发的概念;医院感染暴发的调查步骤与方法。

(2) 熟悉医院感染的分布和流行暴发的特点;流行暴发的应急处置。

(3) 了解暴发调查的目的、意义;资料分析方法。

第一节 医院感染流行病学特点

医院感染(nosocomial infection, hospital infection 或 hospital acquired infection)是指住院患者在医院内获得的感染,包括在住院期间发生的感染和在医院内获得出院后发生的感染。与社区感染比较,医院感染的发生、发展以及预防和控制,有着其自身的规律和特点。流行病学是研究人群中疾病与健康状况的分布及其影响因素,并研究如何防治疾病及促进健康的策略和措施的科学。医院感染流行病学主要研究医院感染的传播过程、分布特点、危险因素、控制措施的决策与评价等。

流行过程(epidemic process)是传染病在人群中连续传播的过程,包括病原体从传染源排出,经过一定的传播途径,进入易感者机体而形成新的感染的整个过程。流行过程必须具备传染源、传播途径和易感人群三个基本环节。

一、医院感染传播

(一)传染源

体内有病原体生长、繁殖并且能排出病原体的人和动物,被称为传染源。传染源可分很多种,患者是最重要的传染源,病原携带者和受感染的动物也是重要的传染源。大多数医院感染是由细菌和病毒引起的,真菌引起的医院感染也越来越多,而寄生虫引起的医院感染较少见。

医院感染的传染源主要有患者、带菌者或自身感染者、感染的医务人员和动物,目前动物感染源比较少见。

(1)患者:一般是处于临床症状期的现症患者。大量病原微生物不断从感染部位排出,细菌经过传代,毒力和感染性有增强趋势,因此患者是外源性医院感染中的主要传染源。此外,患者排出的感染菌,常具有耐药性,且较易在另一个易感宿主体内定植。这可能与耐药性质粒在细菌间转移时,也同时转移控制毒力或侵袭力的基因有关。

(2)带菌者:携带有致病菌和条件致病菌的患者、陪护和工作人员,如乙型肝炎病毒携带者、耐甲氧西林金黄色葡萄球菌携带者(MRSA)。无症状感染者或亚临床携带者可能是比临床感染个体更重要的感染源。葡萄球菌携带者提供了一个典型的无症状感染性生物体传播的例子,如 MRSA 传播的部位可能是前鼻孔,或者有时在其他区域,如皮肤。同样的,无症状的链球菌携带者的传播部位可能是咽部、肛周区域或阴道。带菌者的特点是机体已获得免疫力或部分免疫力,体内病原体虽然不能被清除,但也不再引起全身性感染。如伤寒病后有 1% 的人成为慢性带菌者,伤寒杆菌潜藏于胆囊内,自身不再引起伤寒病,但可成为他人的感染源。

(3)自身感染:也称内源性感染,其感染源就是患者自己。自身感染源的微生物来自患者体内的储菌库,当储菌库内的细菌在体内发生移位时即可发生感染。另外,感染也可来自存在于身体某局部潜在病原体的活化,如免疫功能低下患者发生的单纯疱疹。

(4)动物感染源:受感染的动物和某些昆虫亦可是医院感染的感染源,如带有流行性出血病毒的家鼠或带有疟原虫的蚊子。

确定医院感染链中的环节及其调控因素(如环境),可为提出合适的控制和预防措施提供依据。

(二) 传播途径

感染途径是医院感染的病原体从感染源排出,侵入新的易感宿主前,在外环境中所经历的全部过程。医院感染的传播可能通过一个或多个途径发生:接触(直接或间接的)、飞沫、空气、公共媒介和虫媒。一种生物体可能有单一的传播途径,也可能有两种或多种传播途径。例如,结核分枝杆菌通过空气传播;麻疹主要通过接触传播,但也可能通过空气传播;沙门菌可能通过接触或公共媒介、空气或虫媒传播。因此,在明确传播途径的过程中,虽然某种途径可能是涉及医院感染问题的明显途径,但其他途径也不能忽视。特定病原体传播途径的相关知识在医院感染问题的研究中是非常有帮助的,这些信息既有助于查找感染源,也可指导防控措施。

(1)接触传播:为医院感染最常见也是最重要的传播方式之一。根据病原体从感染源排出到侵入易感者之前是否在外界停留,分为直接接触感染和间接接触感染。

1)直接接触:身体表面的直接接触、易感宿主与感染者或定植者之间的微生物物理

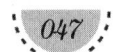

转移,多发生于直接转移患者、给患者沐浴或进行其他需要直接接触患者的医疗护理活动中。直接接触传播也能在两个患者之间发生(一个作为感染微生物来源,另一个作为易感宿主)。

2)间接接触:涉及易感宿主和受污染的中间对象的接触,中间对象通常是无生命的,如受污染的器械、敷料、未洗的手以及接触两个患者未更换的手套。中间对象可能被一个有生命或无生命的感染源污染,例如,当内镜接触到感染患者时,内镜一开始就已受到污染,肠道微生物通过污染的内镜转移到易感宿主;再如多重耐药菌株可通过污染的手直接传播至其他患者,也可通过污染的诊疗器械间接在患者间传播。

(2)飞沫传播:1996年和随后的医院隔离技术规范中,飞沫传播被认为是一种独立的传播途径。飞沫主要产生于人咳嗽、打喷嚏、说话和执行特定操作如吸痰和支气管检查期间。当包含患者感染性微生物的飞沫(粒径≥5 μm)通过空气被推动一小段距离,并沉着于宿主的结膜、鼻黏膜或口腔时,则传播发生。大粒径飞沫传播需要感染源和受体患者之间的密切接触,因为飞沫不能在空气中保持悬浮,一般仅通过空气短距离移动,通常是3 ft(1 ft=0.3048 m)或更少。由于飞沫不能在空中保持悬浮,不需要通过特别的空气处理和流通措施去预防飞沫传播(相对于空气传播)。通过飞沫传播的病原体包括百日咳杆菌、脑膜炎奈瑟菌等。

(3)空气传播:空气传播通过空气飞沫核(小粒径<5 μm)或包含感染病原体的尘埃颗粒传播。飞沫核包含长时间悬浮于空气的微生物。这种方式携带的微生物能通过气流广泛分散,并可能被相同房间内或离感染患者更远的易感宿主吸入,这取决于环境因素,因此,需要通过空气处理和流通措施去预防空气传播。通过空气传播的微生物包括结核分枝杆菌、麻疹、水痘病毒(包括传播性的带状疱疹)和天花(如果曾有复发病例)。

(4)公共媒介传播:医疗机构中,被污染的无生命媒介如食物、水、药品、装置和设备等,一旦受到病原微生物污染,即作为病原微生物传播多人的载体,易感宿主接触这些公共媒介后引发医院感染,称为公共媒介传播。公共媒介传播,虽然易引起医院感染的暴发,但因有明显的传播方式或机制,这类传播途径最容易避免和预防。

1)经水传播:水是医院感染的病原体的媒介之一。医院重要的水污染来源包括饮用水、水池、水龙头、淋浴、透析液、冰和冰箱、洗眼装置和牙科用水等。医院供水系统有可能受到人畜粪便及污水的污染,如果未经严格消毒即供患者饮用,或用来洗涤餐具等,常可引起医院感染的暴发。与水密切相关的常见病原体包括革兰阴性杆菌(尤其是铜绿假单胞菌)、军团菌、非结核分枝杆菌等。医院内经水传播而导致伤寒、细菌性痢疾、病毒性腹泻等疾病的暴发在国内已有多次报道。

2)经食物传播:经食物传播是因食物的原料、加工、储运等任何环节受污染所致感染。常见的有细菌性食物中毒、细菌性痢疾、沙门菌病和病毒性肝炎等。另外,食物中常可检出多种条件致病菌,如铜绿假单胞菌和致病性大肠埃希菌等,这些条件致病菌可以通过食物进入患者体内,并在肠道内存活,当机体免疫功能低下时引发自身感染。

3）血液、血液制品和输液制品：这些产品可在生产、配制和使用过程中受到病原微生物污染，微生物可在溶液中生长繁殖，被污染的制品在患者使用后可致医院感染的暴发或流行。而且这类感染危险度高，发病快，严重者可致患者败血症而死亡，临床上应引起高度重视。常引起感染的病原微生物有肝炎病毒、巨细胞病毒、艾滋病病毒（HIV）、真菌和假单胞菌。国内曾发生过一些医院或院外药厂的输液制品，因消毒不合格和消毒后未经严格安全检查，导致院内菌血症暴发的事件。

4）医疗器械和设备：医院内有不少侵入性诊疗设备、仪器，如内镜、血液透析装置、呼吸治疗装备、麻醉机、雾化器以及各种导管等，被病原微生物污染后也会引起医院感染。

5）虫媒传播：虫媒传播通过蚊子、苍蝇、老鼠和其他害虫传播，同世界其他地区相比，这种传播在中国医疗机构不常见。

（三）易感宿主

疾病并不总跟随感染源传播到宿主，影响感染发展的宿主因素是病原体的沉积部位和宿主的防御机制（也被称为特异性或非特异性免疫力）。

病原体的沉积部位包括皮肤、黏膜、呼吸道、胃肠道和泌尿道。病原体定植在某个部位可能不引起疾病，但相同的病原体可能在另一部位引起疾病。例如，大肠埃希菌通常定植在胃肠道，在正常情况下不引起疾病，然而，大肠埃希菌在泌尿道就可能引起感染。金黄色葡萄球菌定植在外部鼻孔时没有任何疾病症状，但定植在手术切口，则会引起手术部位感染。宿主是否会感染还取决于防御机制。人类有广泛的非特异性和特异性防御机制，以防止感染。非特异性防御机制包括皮肤、黏膜和某些身体分泌物（眼泪、黏液、酶）。因此侵入性操作造成皮肤、黏膜的屏障破坏，会增加感染的风险。其他非特异性保护机制包括遗传、激素、营养、行为和个人卫生因素。受这些非特异性因素的影响，处于年龄范围的任何一端时，抵抗力都会下降，婴幼儿和高龄患者更容易感染。外科手术和慢性疾病，如糖尿病、血液病、某些淋巴瘤、胶原性疾病，也会改变宿主抵抗力。

特异性免疫由自然、人或诱导（如疫苗、免疫球蛋白）事件产生。如对于接受免疫抑制治疗如抗肿瘤化学治疗、放射治疗、糖皮质激素类治疗等人群，会增加医院感染风险。

医院感染的易感人群有：

（1）婴幼儿和老年人：婴幼儿的免疫功能尚未发育完善，老年人的免疫功能退化。

（2）免疫功能受损者：各种血液系统肿瘤、糖尿病和肝、肾系统病变等，这些系统的病变会导致人体的特异性和非特异性免疫功能受损，失去对病原微生物的抵抗及屏障作用。

（3）接受免疫抑制剂治疗的患者：各类抗癌药、激素等都可损伤或者降低患者的免疫功能。

（4）严重营养不良的患者：营养不良将影响免疫系统功能的发挥，如导致抗体产生不足等。

(5) 长期住院的患者：调查显示，住院时间的长短和病原微生物的易感程度成正比，患者的住院时间越长，被感染的风险也就越大。

(6) 手术时间长的患者：手术时间越长，其手术切口的暴露时间越长，感染的风险也就越大。

二、医院感染分布

医院感染的分布可以从感染的人群分布、时间分布、地区分布和部位分布四个方面来描述。

（一）人群分布

(1) 医院感染的性别分布：大多数研究认为医院感染率的性别差别不明显。但在某些感染部位中其发病率有差异，如女性泌尿道感染率高于男性，这主要与男性和女性解剖结构不同等因素有关。

(2) 医院感染的年龄分布：医院感染在年龄分布中表现为婴幼儿及老年患者感染率高。这主要与婴幼儿和老年人抵抗力低有关，尤其是低体重儿、高危儿极易发生医院感染。

(3) 医院感染在不同基础疾病中的分布：患有不同基础疾病的患者其医院感染发病率不同。全国医院感染监控系统的监测报告显示，血液和造血系统疾病患者的医院感染发病率最高，其次为恶性肿瘤、内分泌、营养代谢、免疫疾病类、神经系统疾病患者，而良性肿瘤、妊娠及产褥期并发症、未定性肿瘤及精神病的患者发病率较低。

(4) 医院感染的危险因素分布：暴露在不同危险因素中的患者，医院感染发病率不同。有危险因素的患者，其医院感染发病率较无危险因素的高，如心胸外科手术后行气管插管的患者，插管时间>4 d 者比<4 d 者高 20.1 倍，手术时间>5 h 者比<5 h 者高 3.7 倍。

（二）时间分布

(1) 医院感染的季节分布：医院感染发病率的季节性变化不明显，从连续监测情况来看，某些月份的感染率较高，与医院感染的局部流行有关，但某些类型的感染可能存在季节性差异。如某些革兰阴性菌，特别是肺炎克雷伯菌、沙门氏菌、铜绿假单胞菌感染，在夏季和早秋较多；葡萄球菌属和链球菌属感染没有明显的季节性变化；医院内病毒性感染与社区性感染如流感病毒和呼吸道合胞病毒感染有季节性变化，冬季和早春感染率较高。

(2) 医院感染的长期趋势：研究医院感染率的长期趋势比较困难。医院感染效益研究表明，控制措施对医院感染的长期趋势影响较大，在没有开展监测和控制的医院，其感染率增加了 18%；有较严格控制措施的医院，其感染率没有变化；在有非常严格的控制措施的医院，感染率下降了 36%。开展目标性监测，如中央静脉插管感染率、导尿管相关尿路感染率等，有较好的控制效果。

(三) 地区分布

(1) 医院感染发病率随科室不同而异:不同科室间医院感染发病率的差异主要是由患者的基础疾病严重程度、免疫状态、住院时间长短、侵入性操作等因素决定,还取决于不同科室间执行医院感染预防控制措施的差异。我国医院感染发病率以内科最高,其次为外科和儿科,耳鼻喉科发病率最低。同一科室由于亚科不同,其医院感染发病率也不相同,内科以血液疾病组和肾病组最高,外科以神经外科和胸外科最高。

医院感染高危科室包括各类型的 ICU、新生儿病房、危重患者抢救室、神经外科病房、烧伤科、心胸外科、血液肿瘤病房和肾病科等。

(2) 医院感染发病率与医疗机构级别、性质及床位数有关:不同的医疗机构由于客观条件、管理水平、对医院感染的认识及就诊患者的病情构成不一致,医院感染发病率的差异也较大。通常来说,医疗机构等级越高,床位数越多,医院感染发病率越高,这主要与收治的患者病情重、危险因素较多和侵入性操作有关。

(3) 医院感染在各地区、国家之间的发病率不同:这与当地的经济、医院发展水平有关,也与是否重视医院感染的预防与控制有关。我国的感染报告发病率在 5%~10%,高于发达国家,低于发展中国家。但由于医疗卫生体系、监测方案、监测效率等的差异,不宜直接简单地比较不同监控体系的医院感染报告发病率。

(四) 部位分布

医院感染可发生于不同的部位,不同的危险因素往往导致不同部位的感染,如泌尿道插管常常引起泌尿道感染。这些危险因素在一个国家的大多数医院中出现的频率非常相似,因此感染部位的发病情况也相似。在美国医院感染的感染部位顺位为手术切口感染、呼吸道感染和泌尿道感染,而我国其感染部位顺位为呼吸道感染、泌尿道感染和手术部位感染。

三、医院感染流行与暴发

医院感染暴发在医院内不常发生,其感染病例占整个医院感染病例的 1%~5%,但是一旦发生,则对社会、医疗机构和患者造成巨大的损失和影响。因此,如何做好感染暴发的早期发现与识别、及时报告、及时采取有效的治疗与控制措施,是医院感染防控的重要工作,不仅对提高医疗质量、保障患者安全具有重要意义,同时对医院的信誉和社会的稳定都将产生重要的影响。

(一) 医院感染流行与暴发概念和表现形式

1. 相关概念

详见第二节。

2.医院感染暴发表现形式

（1）同种病原体所致医院感染暴发：由同种病原体引起，但感染部位不相同，可以是呼吸道感染，也可以是手术切口、血液、泌尿道等部位的感染。如临床常见的MRSA医院感染暴发就是较典型的例子，诸如病毒医院感染暴发近年也比较多见。

（2）同一医疗机构总感染发病率上升：医院感染暴发表现为在某一科室或某医疗机构，医院感染总发病率与上年的同期或常规发病率比较有明显增加，经统计学分析有显著差异。发生感染的类型、感染的部位、引起感染的病原体可相同也可不同。如消毒供应中心压力蒸汽灭菌不合格时，同一批灭菌物品会引起不同科室患者不同部位的感染，且感染的病原体可能不同。

（3）同一部位感染发病率增加：感染暴发集中发生在患者的相同部位，如手术切口、注射部位等，引起感染的病原体可相同也可不同。如某妇儿医院手术切口的龟分枝杆菌感染在298例手术患者中发生了166例感染，罹患率高达56%；又如某医院外科发生手术后切口感染暴发，在69例乳腺手术中发生5例感染，罹患率为7.2%，远高于平时不到0.5%的发病率，而引起此次感染的病原体分别为金黄色葡萄球菌和铜绿假单胞菌。

（二）医院感染流行暴发特点

（1）感染类型与患者群体：我国医院感染流行的类型以呼吸道感染、泌尿道感染、手术部位感染多见。医院感染的流行多发生于新生儿、免疫抑制患者和ICU患者。

（2）常见传播方式：常见医院感染暴发的主要传播途径见表3-1。

表3-1　常见医院感染暴发的主要传播途径

疾病名称	主要传播途径
乙肝（HBV） 丙肝（HCV）	主要经血液传播的疾病。使用未经规范消毒的内镜、牙科器械、注射器、针头、血液透析机，以及医务人员在使用和处理医疗器械过程中导致的职业暴露
肠道病毒感染	主要经粪-口传播，通过人-人之间的直接接触，或通过被肠道病毒污染的医院环境、医用设施、生活用品、医务人员污染的手等间接传播。肠道病毒也可通过呼吸道传播
手术部位感染	主要经接触传播。细菌经手术人员的手、器械、纱布、冲洗液等直接进入手术野，被细菌污染的器械、敷料、消毒液和绷带可将细菌直接传入切口，也可经空气传播，皮屑、飞沫、头发上的细菌通过流动空气和污染的媒介进入切口
新生儿感染	主要通过医务人员污染的手直接或间接接触传播。产程中可以通过污染的羊水吸入获得感染，产后与母体的接触及被污染的环境、医用设备器械、生活用品等的间接传播均可感染。室内空气污染，以及室内的医疗器械和某些固定装置如导管、插管、雾化器、面罩、暖箱、蓝光箱、治疗车、婴儿床及空调机等的污染均可导致感染

续表 3-1

疾病名称	主要传播途径
血流感染	病原体直接进入血流或间接接触传播。动静脉留置导管、血液透析以及介入治疗等，或者因血管内注射的药物、液体、血液、血浆不洁引起
烧伤感染	主要经接触传播。环境中一些生活设备如水龙头、床单被服以及治疗设备等，工作人员双手污染后等引起病原体的传播
呼吸道感染	主要经空气和飞沫传播。带有病原微生物的飞沫核长时间大范围悬浮在空气中导致疾病的传播，或感染者咳嗽、打喷嚏和说话时带有病原微生物的飞沫进入易感人群的眼睛、口腔、鼻咽喉黏膜等发生传染。也可经接触传播，病原体污染医务人员的手、医疗器械、纱布、冲洗液等传播

（3）暴发波及范围可大可小：医院感染暴发可以是局部性的，局限在某科室或某医院，如某医院 ICU 发生 MRSA 感染的暴发；也可以波及整个地区甚至全国，如 2006 年由诺如病毒引起的腹泻在某些大城市多家医院中的暴发。

（4）暴发感染具有多样性的特点：医院感染暴发可为不同部位的感染暴发，如手术部位感染暴发、与呼吸机使用有关的呼吸道感染暴发。可以是同一病原体引起的相同部位的感染，也可以是不同部位的感染。

（5）病原体种类：引起医院感染暴发的病原体多为条件致病菌，我国报道的流行中，沙门菌属引起的流行最频繁，金黄色葡萄球菌和克雷伯菌属引起的流行也常见。医院感染暴发的常见病原菌，见表 3-2。

表 3-2　常见部位医院感染暴发的常见病原菌

部位	常见病原菌
下呼吸道	铜绿假单胞菌、金黄色葡萄球菌、白假丝酵母菌、肺炎克雷伯菌、鲍曼不动杆菌、大肠埃希菌、阴沟肠杆菌、嗜麦芽窄食单胞菌
胃肠道	沙门菌属（德尔卑沙门菌、乙型伤寒沙门菌、斯坦利沙门菌、鼠伤寒沙门菌、猪霍乱沙门菌、C 群伤寒沙门菌、布洛兰沙门菌）、大肠埃希菌、志贺菌属、耶尔森菌属、难辨梭状芽孢杆菌、轮状病毒、诺如病毒、柯萨奇病毒
血液系统	丙型肝炎病毒、艾滋病病毒、乙型肝炎病毒、大肠埃希菌、白假丝酵母菌、凝固酶阴性葡萄球菌某些种、金黄色葡萄球菌、肺炎克雷伯菌、铜绿假单胞菌、肠球菌属、阴沟肠杆菌、鲍曼不动杆菌
手术部位	龟分枝杆菌等非结核分枝杆菌、大肠埃希菌、金黄色葡萄球菌、铜绿假单胞菌、凝固酶阴性葡萄球菌某些种、粪肠球菌、阴沟肠杆菌、鲍曼不动杆菌

续表 3-2

部位	常见病原菌
眼部	流感嗜血杆菌、铜绿假单胞菌、变形杆菌、化脓链球菌、金黄色葡萄球菌、凝固酶阴性葡萄球菌某些种
皮肤软组织	金黄色葡萄球菌、铜绿假单胞菌、大肠埃希菌、表皮葡萄球菌、阴沟肠杆菌、白假丝酵母菌、鲍曼不动杆菌、粪肠球菌
泌尿道	大肠埃希菌、阴沟肠杆菌、产气肠杆菌、白假丝酵母菌、粪肠球菌、屎肠球菌、热带假丝酵母菌、铜绿假单胞菌、肺炎克雷伯菌、鲍曼不动杆菌
中枢神经系统	大肠埃希菌、克雷伯菌属、沙门菌属、弯曲菌属、金黄色葡萄球菌、凝固酶阴性葡萄球菌某些种、铜绿假单胞菌

(6)复杂性:由于医源性因素的多样性与复杂性,引起医院感染暴发的因素很复杂,在进行调查和分析时要认真仔细,才能真正发现引起暴发的原因。

(7)可预防性:医院感染暴发大多为外源性感染,有明确的传播方式,多数属于可预防性感染。

(三)医院感染流行暴发机制

医院感染发病率与患者医院感染相关危险因素的暴露水平成正相关,危险因素越多,医院感染发病率就越高。医院感染的暴发与以下四个危险因素有关,即宿主方面的因素、侵入性操作因素、抗菌药物的影响、清洗和消毒因素等。

(1)宿主方面的因素:医院感染的宿主是指暴露于医院感染危险因素的高危人群,危险因素包括年龄、基础疾病、意识状态等。

1)年龄因素:医院感染主要发生在老年人和婴幼儿。老年人随着年龄的增长,各种器官功能老化,机体免疫功能降低,抵抗力下降,生理防御功能降低。大多数老年患者在入院时患有多种严重疾病,易发生医院感染。老年患者如果同时伴有营养不良、意识丧失等,发生医院感染的可能性就更高。发生医院感染后临床表现多不典型,而且易与原发疾病、慢性病互相混淆或被其表现所掩盖。

早产儿、低体重新生儿以及婴幼儿也是医院感染的高危人群。早产儿免疫功能差,出生时体重越低,医院感染发病率越高。新生儿医院感染发病率与出生胎龄、出生体重成负相关,即胎龄越小、出生体重越低,医院感染发病率越高。婴幼儿的免疫系统发育不成熟,在母体免疫消失后也易发生感染。

2)基础疾病:造成机体抵抗力下降的原发病和基础疾病包括恶性肿瘤、血液病、糖尿病、肝硬化、慢性阻塞性肺疾病,可导致患者免疫功能下降、营养不良等,是医院感染的危险因素。恶性肿瘤患者易并发感染,主要是因为肿瘤的浸润和抗肿瘤治疗常常引起白细胞和中性粒细胞水平低下,破坏机体全身或局部免疫防御功能,特别是细胞免疫功能。

内分泌与代谢病患者,如糖尿病与慢性肾上腺皮质功能减退症者,容易发生感染与菌群失调;结缔组织病(如系统性红斑狼疮等)患者常用糖皮质激素长期治疗,也易发生感染。患白血病等血液系统疾病的患者同样也容易感染。

3)免疫功能受损:一些免疫抑制剂如糖皮质激素的应用改变了宿主的防御状态,抑制了机体免疫功能,增强了机体对病原微生物的易感性。特别是长期使用免疫抑制剂可以引起某些条件致病菌,甚至少见的条件致病菌感染。

随着治疗手段和有效药物陆续进入临床,恶性肿瘤患者的生存期已明显延长,但伴随着的是医院感染发病率日趋升高。接受化疗、放疗是肿瘤患者发生医院感染的重要危险因素。化疗或放疗能引起骨髓抑制、白细胞减少,尤其是老年患者化疗后骨髓抑制期长、白细胞下降幅度大、持续减少时间长,另外还可能损伤呼吸道及消化道黏膜屏障,导致患者抵抗力明显减弱,引起一些条件致病菌感染。

(2)侵入性操作因素:随着医学技术的发展,插管、内镜检查等各种侵入性诊疗操作的广泛应用会破坏正常的皮肤黏膜屏障,给病原体的入侵提供机会。此外,这些导管、内镜等均须进入人体内,需要达到消毒或灭菌高标准,但由于这些器械的材质、结构等原因,给清洗、消毒与灭菌工作带来了困难,使发生医院感染的风险增加。

1)留置导尿管是引起尿路感染的常见原因。留置导尿管可造成尿道黏膜的损伤,为细菌的逆行感染打开了"门户"。导尿管留置在体内,导尿管上可黏附细菌。尿路上皮细胞分泌的多糖蛋白与尿盐共同形成导尿管表面的生物膜,以保护细菌免受尿液冲洗,并阻碍抗菌药物对细菌的作用。文献报道,尿路感染位于医院感染首位,其中感染患者41%有导尿史;日本广岛大学医学院附属医院报道561例医院感染中83%是尿路感染,其中93%是因为留置导尿管引起的。导尿患者菌血症的发病率是非导尿患者的5.8倍,其危险性也随留置导尿管日数的增加而升高。

2)气管插管或气管切开后人工机械通气已广泛应用于临床,同时也成为发生医院感染的高危因素。随着重症呼吸监护技术和机械通气技术的快速发展,接受机械通气的患者明显增加。机械通气时,因人工气道的建立破坏了呼吸道的正常防御屏障,使口腔及咽部的定植菌借助气管导管的气囊周围分泌物滞留及下移侵入下呼吸道。留置胃管和抗酸制剂的使用,导致胃内阴性杆菌生长,细菌通过胃食管反流进入呼吸道,导致肺部感染。此外,呼吸机管道污染、插管或抽吸时可能造成气管黏膜的损伤;医务人员无菌操作不严格,接触患者前后未认真执行手卫生;长期使用或不恰当使用抗菌药物,机械通气时间过长等都是呼吸机相关性肺炎(VAP)发生的危险因素。VAP可使机械通气患者住院时间、ICU留置时间延长,抗菌药物使用增加,导致耐药菌的增加,严重影响重症患者的预后。

3)留置血管内导管增加相关血流感染的风险。作为一项救治危重症患者、实施特殊用药和治疗的医疗操作技术,留置血管内导管近年来应用十分广泛。置管后的患者存在发生导管相关血流感染(CRBSI)的风险。导管留置时间、置管部位及其细菌定植情况、无菌操作技术、置管技术、患者免疫功能和健康状态等因素均是CRBSI的危险因素。导管接头及穿刺部位周围皮肤表面微生物定植是 CRBSI 病原体的主要来源。皮肤定植的微生物从置管部位迁移至皮下隧道并定植于导管尖端是外周短期留置导管患者感染的常见传播途径。导管接头污染可导致长期留置导管的管腔内细菌定植,其他传播途径还有感染部位的血行播散及少见的输液污染。

(3) 抗菌药物的影响:各种抗菌药物的应用是治疗和预防感染性疾病的重要手段,但滥用抗菌药物可能会引发二重感染甚至多重耐药菌感染。特别是大剂量、长期应用广谱抗菌药物或盲目地联合应用,既杀死或抑制敏感的病原菌,同时又杀死或抑制了人体正常菌群,破坏了宿主微生态平衡,引起菌群失调和二重感染。多重耐药菌的产生,增加了患者内源性感染和真菌感染的机会,使感染复杂化而难以治疗。抗菌药物应用不当已成为医院感染的危险因素。因此,必须合理地选择和使用抗菌药物,争取尽快控制感染,同时也要预防和治疗菌群失调的感染。

(4) 清洗和消毒因素:环境的清洁、消毒程度,以及医疗器械的清洗、消毒是否合格都与医院感染发病率密切相关。近年来,一些医院感染暴发事件多与消毒与灭菌不彻底有很大关系。例如,2006 年安徽宿州某医院 10 名接受白内障手术的患者,发生因手术器械清洗、消毒不当的感染,9 人单侧眼球被摘除。2011 年,临汾市某眼科医院为 15 名白内障患者进行手术治疗,其中有 7 名患者相继发生术后内眼感染,病原菌为铜绿假单胞菌。造成这些事件的主要原因均是手术器械清洗、灭菌工作管理不规范。

造成清洗、消毒与灭菌技术不规范的主要原因:一是基层人员缺乏系统、科学的培训,在清洗和消毒方面存在一些常见的误区,尤其是在消毒与灭菌方法的选择和实际操作中存在不规范、不安全的现象;二是少数医疗机构的医院感染管理机制不完善,对清洗、消毒与灭菌效果的监测和评估没有形成科学有效的运行机制,造成监管的盲区。

(四) 医院感染暴发流行监测

医院感染监测有利于早期识别医院感染暴发,及时采取干预措施。一旦确定散发基线,可以据此判断暴发流行。需要注意暴发流行的识别不只是根据常规监测资料,也需依靠临床和微生物实验室的资料。

传统的医院感染暴发监测方法是通过对患者症状和病原学结果的监测,发现是否存在感染暴发,继而采用同源性监测手段进行暴发确认或排除。此种监测方法较为依赖医院感染病例监测的能力,对于持续时间长的散发病例或在不同临床科室间的感染散发病例并不能及时发现,从而不能及时采取干预措施,医院感染专职人员同时也需要注意与临床相关科室加强沟通,重视临床医护人员的口头上报。

【知识拓展】

全基因组测序前瞻性发现暴发

Sundermann 等开发了一套医院感染相关传播途径的加强监测系统(enhanced

detection system for healthcare-associated transmission, EDS-HAT),通过电子病例系统机器学习算法以确定同源性检测手段所发生的暴发事件的病原菌传播途径。该研究为了验证这套系统的有效性,回顾性分析了2.5年的测序结果,同时利用机器学习算法发现了既往尚未监测到的铜绿假单胞菌感染暴发。监测系统改变传统的医院感染暴发监测方法,将回顾性验证暴发改变为前瞻性发现暴发,以更及时地发现问题。但是此种方法花费相对较高,目前还不适合在国内医疗机构广泛开展,但也提示我们可以尝试根据医院实际情况去改变目前的暴发监测方式,比如采用多位点序列分型等较为便宜、快速的方法主动监测某一特定操作下的特定病原菌。

【思考题】
(1)医院感染传播的三个环节有哪些?其分布特点有哪些?
(2)医院感染暴发表现形式有哪些?

(蒋雪松　豆银霞)

第二节　医院感染暴发调查与控制

一、医院感染暴发概念

医院感染暴发是各级各类医疗机构中都会出现的感染突发事件,如果不能及时地发现并进行有效处置,将会带来极大危害。为便于监测和控制,我国分别在2009年制定了《医院感染暴发报告及处置管理规范》和2016年颁布了《医院感染暴发控制指南》,详细阐述了易于操作的医院感染暴发相关定义、暴发的处置步骤及流程。其中在调查处置过程中运用最多,并且需要鉴别的定义包括以下三种。

医院感染暴发(healthcare acquired infection outbreak)是指在医疗机构或其科室的患者中,短时间内发生3例以上同种同源感染病例的现象。疑似医院感染暴发(suspected outbreak of healthcare acquired infection)是指在医疗机构或其科室的患者中,短时间内出现3例以上临床症候群相似、怀疑有共同感染源的感染病例的现象,或者3例以上怀疑有共同感染源或共同感染途径的感染病例的现象。

暴发是预防医学中流行病学的一个名词,通常指在一定人群中某种具有相同病症的疾病在某个时期某个区域突然增多,超过历史正常限值的情况。同样,医院感染暴发通常通过监测及临床上报等形式发现同种病原体所致医院感染增多,同一医疗机构或科室总感染发病率上升,同一感染部位发病率增加的现象。医院感染暴发定义中"同种同源"是指通过比较从患者、环境等分离到的病原体,经脉冲场凝胶电泳等分子分型方法确定为同一克隆株的现象。分子分型技术从核酸分子水平上分析医院感染的发生、发展规律及机理,是医院感染发展的一个重要方向。

医院感染聚集(cluster of healthcare acquired infection):在医疗机构或其科室的患者中,短时间内发生医院感染病例增多,并超过历年散发发病率水平的现象。医院感染暴发与医院感染聚集概念相似但不相同。一方面,暴发与聚集类似,是指在一定人群中某种具有相同病症的疾病在某个时期某个区域突然增多,超过历史正常水平;另一方面,暴发与聚集又不同,暴发是调查后发现病例间有联系或同源,而聚集则通过调查后发现病例间没有联系。

医院感染假暴发(pseudo-outbreak of healthcare acquired infection):疑似医院感染暴发,但通过调查排除暴发,而是由于标本污染、实验室错误、监测方法改变等因素导致的同类感染或非感染病例短时间内增多的现象。医院感染假暴发主要存在两种情况:一是假感染的真聚集,主要由于误诊等原因导致病例增多;二是真感染的假聚集,可能原因包括由于病例定义、检查方法、监测人群的改变间接地导致病例增多,出现聚集的现象。

正确掌握医院感染暴发的定义,能够及时发现医院感染暴发,有助于快速判断病例,做好医院感染暴发处置的前期工作。

二、暴发调查的目的与意义

医院感染暴发在医疗机构内不常发生,但一旦发生,将对社会、医疗机构和患者造成巨大的损失和影响。如2017年1月某省某三级医院血液透析引起9例乙肝医院感染暴发,及2017年2月某省某医院一名技术人员违规操作致5名治疗者感染艾滋病事件,均对社会及医疗领域造成巨大影响。因此早期发现与识别医院感染暴发,并及时报告和采取有效的治疗与控制措施,不仅可以最大限度地降低医院感染对患者造成的危害,保障医疗安全,而且可以维护医院的信誉和社会的稳定。医院感染暴发与流行的控制基于调查结果、危险因素分析、传播模式、医疗流程管理、多部门协作等多种因素。通常情况下,除了典型的流行、暴发(如因器械污染导致的医院感染)外,能否有效控制医院感染暴发与流行的关键是及时、准确识别感染,其关键的基础性工作是开展医院感染的主动目标性监测,从而了解部门、机构内部医院感染发生的基线水平,一旦发生超过基线水平的感染病例时应给予积极的调查。因此,医院感染的监测本身就是暴发与流行控制的起始和基础。另一方面,对重要病原体(耐药细菌、流感等)、易感人群(免疫缺陷或免疫抑制治疗者)、发病的确诊病例应给予高度重视,结合病原学检查结果、病理诊断结果等,对感染病例进行追溯性分析,对于感染暴发与流行的调查也是有益的补充。医院感染暴发调查目的主要有以下几点。

(1)及时发现流行与暴发的性质,调查核实,确定是否为医院感染流行或暴发。

(2)确定医院感染流行与暴发的感染来源,查清病原体及其特征,寻找传播途径或流行因素。

(3) 确定医院感染流行与暴发的范围、时间经过、涉及的患者群体。

(4) 对调查的结果加以分析，为采取相应控制措施，减少传播扩散提供参考依据，并评价各项措施的效果，防止类似事件的发生。

三、暴发调查步骤与方法

医院感染监测是医院感染管理工作的基础，全面性监测及目标性监测的有效开展是及时发现医院感染暴发的必要条件。感染控制专职人员每日对临床上报的监测资料进行分析，当医院感染的发病率明显超过以往发病率或某一病房出现医院感染病例聚集时，进行识别并预警。为了提高效率和减轻工作量，大部分医疗机构开始使用信息系统对患者住院信息自动抓取，按照计算机的算法设定特定的临床症状和客观指标（如群体腹泻、发热、出疹等或耐青霉烯类肠杆菌科细菌及耐碳青霉烯类鲍曼不动杆菌等实验室结果）为预警条件，智能预警，及时提醒。需要注意的是，感染管理部门应深入临床，重视临床的主动报告。不应等到有3例以上同种同源或者疑似共同感染源的情况时才启动调查。对于少见或者特殊的情况（如发生1例医院感染HIV、HCV、HBV病例或者非结核分枝杆菌所致的血流感染等）均应高度警惕和重视，并启动调查，暴发调查应遵循"边调查、边控制、快速反应、适当处置"的原则。

(一) 准备工作

根据规范的要求，各级医疗机构应建立有效的医院感染监测工作制度和落实措施，并落实医院感染暴发报告、调查和处置的规章制度、工作程序和处置工作预案，建立医院感染管理部门牵头、多部门协作的医院感染暴发管理工作机制，成立医院感染应急处置专家组，指导医院感染暴发调查及处置工作，确保实施医院感染暴发调查处置的团队成员（专业背景涉及预防医学、临床医学、检验及护理学）、设施（实验室、采样物品等）及经费到位。调查暴发前，需要初步了解现场基本信息，包括发病地点、患者数、患者群特征、起始及持续时间、可疑感染源、可疑病原体、可疑传播方式或途径、事件严重程度等。查阅文献资料，包括疾病的特征、调查采样和检验方面的知识，了解此次调查需要的人员和物资，根据检验目的确定样品的类型、采样时机方法以及所需的防护用品。

(二) 确认暴发存在

感染控制专职人员观察到的感染数量超过了预计的数量，在排除由于误诊或者监测方法改变等原因导致假暴发的情况下，将观察到的数量与以前可比的数量进行统计对比，显著高于该科室、病房、医院一般发病水平，通常 $P<0.05$，说明差异具有统计学意义，证实暴发。但当特殊病原体出现时，如军团菌、A群链球菌等引发1例医院感染也可能是暴发。

(三) 核实诊断

核实诊断的目的是确认医院感染诊断的正确性,排除诊断或实验室错误,感染控制专职人员首先需要审核临床表现、实验室结果与流行病学资料,其次描述疾病谱的特征,核实诊断和建立病例定义,最后调查获取临床资料。同时根据事件的风险分级采取相应的初步预防控制措施,多为经验性的防控措施(关闭病房、停收患者、彻底清洁、培训医务人员),其目的在于去除暴露源、减少暴露机会、防止进一步暴露、保护高危人群。

(四) 确定调查目标

病例定义是确定调查对象及目标划分的依据。病例定义以调查对象的主要临床表现为依据,应明确限定时间、地点和人群,必要时可参考影像学或检验报告对病例定义进行修正,如在病例搜索时,可侧重灵敏度,采用宽的病例定义,用于描述疾病分布,减少遗漏;确定病因时,可侧重特异性,减少混杂。理想的病例定义应包含大部分实际病例,尽可能少地纳入假阳性病例,兼顾敏感性和特异性。定义中不应包括所研究的暴露和危险因素。病例可分为三种类型:①经实验室查证的确诊病例;②具有典型的临床特征,不需实验室证据的临床病例;③具有部分典型特征的疑似病例。

建立病例定义后,通过浏览临床病例资料、实验室结果以及临床访谈、报告等进行病例搜索,按照不同类别进行计数。制作个案调查表,开展病例个案调查,获得病例的发病经过、诊治过程等详细信息。个案调查表可参考《医院感染暴发控制指南》(WS/T 524—2016)中附录 A 的内容。调查病例的发病经过、诊治过程等详细信息时,调查项目应明确、具体。个案调查表的内容包括,一般性项目(患者的住院号、姓名等)、临床资料(感染的主要临床症状、体征、实验室检查等)、流行病学资料(聚集性病例和可疑感染源的流行病学接触史、环境因素、患者接受的诊疗操作等)。可根据既往的经验以及实际情况、文献知识等调整调查表的内容,尽可能包括潜在的暴露因素。

(五) 提出假设

提出假设,通过描述疾病的三间分布,即时间分布、地区分布和人群分布,建立病因假设。疾病的时间分布,以发病时间为横坐标,以发病例数为纵坐标绘制流行曲线,横坐标上的时间单位应短于该病的潜伏期,可将主要事件(何时发生感染、何时采取控制措施等)标注在流行曲线图上,确定时间特征,从而呈现暴发的规模和时间趋势。空间分布将每个病例发生地按整个医院各房间的平面图标出,形象地描述疾病的空间分布特点,空间上有无聚集性(可能的暴露)。人群分布通过描述年龄、性别、原发疾病及诊疗过程等患者群体特点,计算暴发阶段的感染发病率,比较识别病例特点。

通过三间分布的描述,提出初步假设,导致人群感染暴发的是什么疾病?什么环节导致病原体的传播?贮存宿主是什么?危险因素是什么?一方面根据对感染病例的调查提出假设,另一方面也可如前述进行查阅文献资料形成假设。

(六)现场调查

通过初步假设设计一个分析研究来检验假设,根据需要选择流行病学研究方法,一种是队列研究,另一种是病例对照研究。实际工作中最常使用的是病例对照研究,两种方法的优缺点,将在本节第六部分进行介绍,现场调查通过流行病学的设计分析可以得出暴露与发生感染有无显著联系的结论。

境卫生学采样以及实验室检测可以进一步佐证分析流行病学得到的结果。此时的采样不同于常规的环境卫生学采样,无须按照规范或指南中对环境、物体表面及手的采样面积和涂抹次数等的要求进行操作。采样的目的不是测菌落数是否超标,而是尽可能提高采样的灵敏度,以检出目标菌。一般要求尽可能对未处理的现场进行采样,采样面积不受限,重点关注分析流行病学的指向以指导采样等。将环境中采样的阳性标本与从感染病例获取的标本进行同源性鉴定(分子流行病学调查),从而最终验证暴发的感染源和传播途径。

(七)实施干预措施

暴发调查应遵循"边调查、边控制、快速反应、适当处置"的原则,在暴发初期,原因不明的情况下,一般采取手卫生、清洁消毒、隔离、教育培训等常规措施,根据分析流行病学及环境采样结果可采取针对性的防控措施。如暴发指南中根据不同的传播途径给出了相应的防控措施建议,通过手卫生预防接触传播,通过隔离患者、保障通风预防空气源性传播,通过检查水源供应和所有容器预防水源性传播,通过标准预防、防止锐器伤预防血源性传播。防控措施的调整随着调查者获得新发现而改变,若医院感染新发感染病例持续发生,应分析控制措施无效的原因,评估可能导致感染暴发的其他危险因素,并调整控制措施,情况特别严重的,报其主管卫生健康行政部门后,采取暂时关闭暴发的部门或区域、停止接收新入院患者的措施,直至暴发终止。若不再新发同类感染病例,或发病率恢复到医院感染暴发前的基线水平,说明防控措施有效。

(八)调查总结

暴发调查应争取各个部门的协作,感染管理部门需将调查结果向医院感染管理委员会、医务部门、护理部门、相应临床科室等报告和反馈,汇报的内容主要为结论和建议,包括发现了什么、做了什么、怎样做。书面报告用科学的方式记录调查的过程,内容包括事件的简介背景、调查的程序、控制措施及效果、调查结果及结论等内容,为将来遇到类似的情况提供控制模式。

医院感染暴发调查是为了尽可能地找到感染源和传播途径,并指导医疗机构采取适宜的干预措施。如果暴发正在发生,暴发调查更应受到重视,涉及单位应尽快找到原因并及时控制。一般不宜在暴发结束后再介入调查,但为预防同类暴发再次发生,调查仍有较高的指导和借鉴意义。暴发调查应注意稳定相应科室以及患者的情绪,消除有关人员的顾虑,以保障调查工作的顺利进行。暴发调查的步骤不一定要按顺序进行,根据实际工作需要,有的步骤可同步进行,有的步骤可省略,获取新的信息时也可重复相应的调查步骤。

四、暴发报告与时限

医疗机构应建立医院感染暴发报告责任制,明确法定代表人或主要负责人为第一责任人,制定并落实医院感染监测、医院感染暴发报告的工作程序和处置工作预案。根据《医院感染暴发报告及处置管理规范》,医院包括中医医院发生医院感染暴发后的报告程序与时限、报告的内容规定如下:

医院发现以下情形时,应当于12 h内向所在地县级卫生行政部门报告,并同时向所在地疾病预防控制机构报告。

(1)5例以上疑似医院感染暴发。

(2)3例以上医院感染暴发。

县级卫生行政部门接到报告后,应当于24 h内逐级上报至省级卫生行政部门。

省级卫生行政部门接到报告后组织专家进行调查,确认发生以下情形的,应当于24 h内上报至国家卫健委。

(1)5例以上医院感染暴发。

(2)由于医院感染暴发直接导致患者死亡。

(3)由于医院感染暴发导致3人以上人身损害后果。

中医医院(含中西医结合医院、民族医院)发生医院感染暴发的,省级卫生行政部门应当会同省级中医药管理部门共同组织专家进行调查,确认发生以上情形的,省级中医药管理部门应当向国家中医药管理局报告。

医院发生以下情形时,应当按照《国家突发公共卫生事件相关信息报告管理工作规范(试行)》的要求,在2 h内向所在地县级卫生行政部门报告,并同时向所在地疾病预防控制机构报告。所在地的县级卫生行政部门确认后,应当在2 h内逐级上报至省级卫生行政部门。省级卫生行政部门进行调查,确认发生以下情形的,应当在2 h内上报至国家卫健委。

(1)10例以上医院感染暴发。

(2)发生特殊病原体或者新发病原体的医院感染。

(3)可能造成重大公共影响或者严重后果的医院感染。

中医医院(含中西医结合医院、民族医院)发生上述情形时,省级中医药管理部门应当向国家中医药管理局报告。

省级卫生行政部门和省级中医药管理部门上报国家卫建委和国家中医药管理局的医院感染暴发信息,内容包括:医院感染暴发发生的时间和地点、感染初步诊断、累计感染人数、感染者目前健康状况、感染者主要临床症候群、疑似或者确认病原体、感染源、感染途径及事件原因分析、相关危险因素主要检测结果、采取的控制措施、事件结果及下一步整改工作情况等。

省级卫生行政部门可以根据本规范要求，结合实际制订本辖区内的各级各类医疗机构上报医院感染暴发信息的具体要求。

根据规范的要求，发生医院感染暴发应按时限逐级上报，报告包括初次报告和订正报告，订正报告应在暴发终止后一周内完成。

五、暴发应急处置

医疗机构应建立医院感染管理部门牵头、多部门协作的医院感染暴发管理工作机制，成立医院感染应急处置专家组，指导医院感染暴发调查及处置工作，医院发生疑似医院感染暴发或者医院感染暴发，应遵循"边调查，边控制，及时应对，妥善处置"的基本原则，及时开展现场流行病学调查、环境卫生学监测以及有关的标本采集、病原学检查等工作。应当及时采取有效处理措施，控制感染源，切断传播途径，积极实施医疗救治，保障医疗安全。等级医院评审中要求包括医院感染暴发报告的流程（图3-1）与处置预案，医院应开展院科两级医院感染暴发处置的演练。

六、常用统计学方法

统计学即统计科学，是指如何搜集、整理和分析社会经济现象数量方面的理论和方法的科学，其目的是探索统计数据的内在数量规律性，以达到对客观事物的科学认识。医院感染管理工作中需要根据监测目的、遵循统计学基本原理计算比较医院感染各项指标，如各种率、均数、百分位数、中位数和构成比等。运用恰当的统计表，使分析更加清晰，一目了然。

（一）统计资料的来源

（1）以患者为基础的资料：包括查房、医疗护理记录、实验室与影像学报告、与医护人员交流讨论病例，以及来源于药房、住院部、急诊室、手术室、保健室等部门的信息等。

（2）以病原学实验室检查结果为基础的资料：包括临床微生物学、病毒学和血清学检查结果、细菌耐药性报告。泌尿道感染、血流感染的主要依据就是临床微生物学检查结果，应特别注意收集。但病原学实验室检查结果很大程度依赖于送检标本质量和实验室质控。

（二）常用医院感染统计指标

1.综合性监测指标

（1）医院感染发病率：医院感染发病率指在一定时间内处于一定危险人群（通常为住院患者）中新发医院感染病例的频率，包括医院感染发病率和医院感染例次发病率。

$$医院感染发病率=\frac{观察期间新发医院感染病例数}{同时期危险人群人数}\times100\%$$

$$医院感染例次发病率=\frac{观察期间新发医院感染例次数}{同时期危险人群人数}\times100\%$$

$$日医院感染(例次)发病率=\frac{观察期间新发医院感染病例(例次)数}{同时期患者住院日总数}\times100\%$$

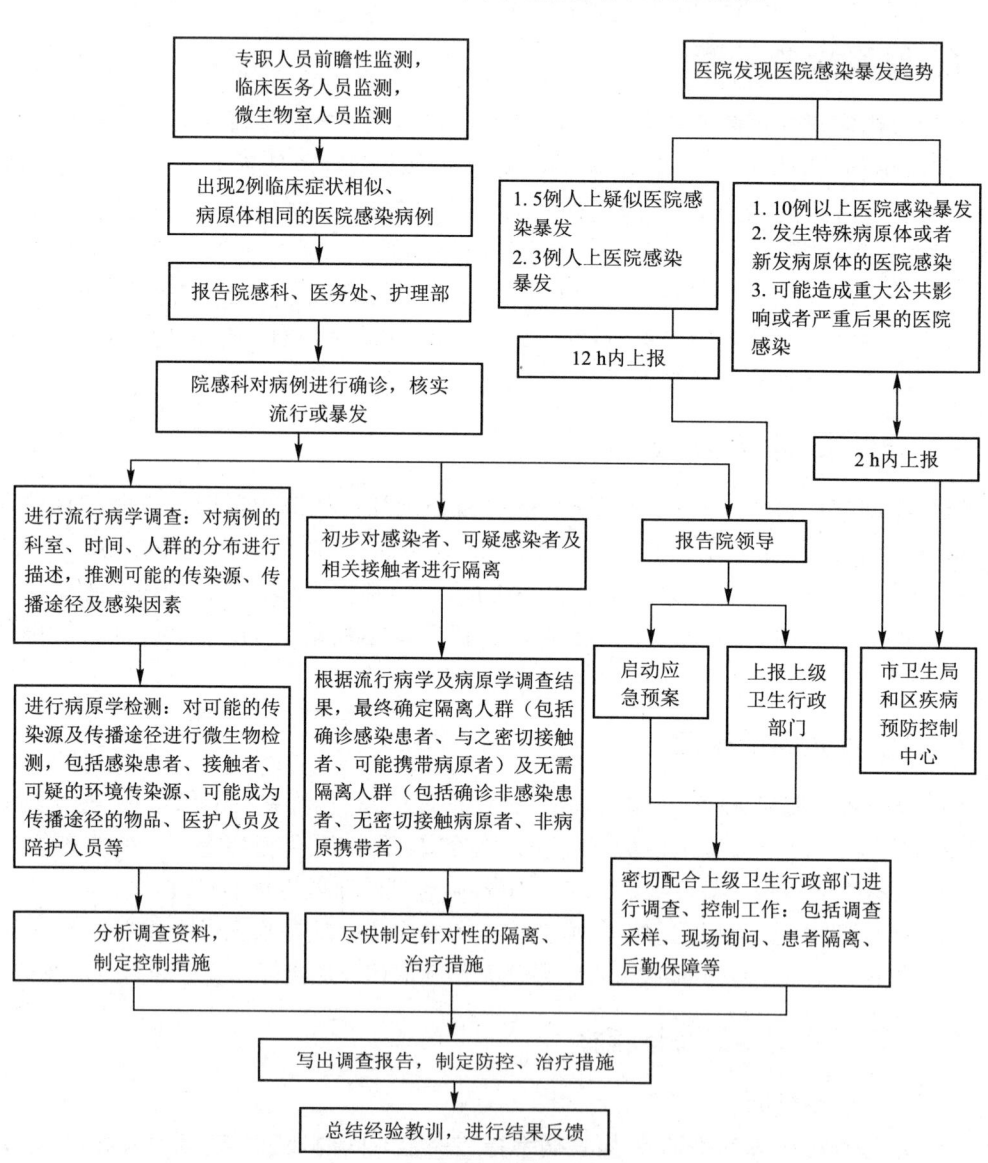

图 3-1 医院感染暴发处置流程

范例

某医院监测报告节选如下：2017年某重症监护病房共监测861人，发生医院感染24人，感染率为0.93%，住院人日数为9457人/日，日感染率为0.85例/每千住院日。该重症监护病房带呼吸机人日数为868人/日，使用率为9.18%，发生呼吸机相关性肺炎2例，呼吸机相关性肺炎发生率为2.30例/每千导管日。

此段报告中"感染率为0.93%"即为医院感染例次发病率，"日感染率为0.85例/每千住院日"即为发病密度，"使用率为9.18%"为率，"呼吸机相关性肺炎发生率为2.30例/每千导管日"也是发病密度。

(2) 罹患率：罹患率也是人群新发病例指标，通常用于较小范围或短期流行，主要用于医院感染暴发流行的统计。

$$罹患率 = \frac{观察期间新发医院感染病例（例次）数}{同期危险人群人数} \times 100\%$$

(3) 继发率：继发率指在一个医院、病房中第一个病例发生后，在该病最短与最长潜伏期之间受其传染而发生的病例（称继发病例，有时称二代病例）占易感接触总人数的比例。

$$继发率 = \frac{一个潜伏期间易感接触者中继发病例数}{易感接触总人数} \times 100\%$$

(4) 医院感染患病率：医院感染患病率指某特定时间内某人群中新旧医院感染病例所占的比值。

$$医院感染患病率 = \frac{同期存在的新旧医院感染例（次）数}{该时点人群人数} \times 100\%$$

一般情况下，患病率大于或等于相应的发病率，因为其计算时还包括尚未痊愈的旧病例。患病率不仅受到发病率的影响，还受到病程的影响。在发病率相同的情况下，病程延长，则患病率增加。

(5) 医院感染漏报率：应当报告而未报告的医院感染病例数占应报告医院感染病例数的比例。

$$医院感染漏报率 = \frac{应报告而未报告的医院感染病例数}{同期应报告医院感染病例数} \times 100\%$$

2. 目标性监测指标

(1) 手术部位感染率：手术例次中发生手术部位感染的频率，超过手术30 d之后发生感染的无植入物手术患者以及超过手术1年之后发生感染的有植入物手术患者不应包含在内。

$$手术部位感染率 = \frac{手术部位感染的手术例数}{同期手术例次数} \times 100\%$$

(2) 导尿管相关尿路感染发病率：住院患者留置导尿管后，或者拔除导尿管48 h内发生的尿路感染。

$$导尿管相关尿路感染发病率=\frac{新发生导尿管相关尿路感染的例次数}{同期住院患者导尿管使用天数}×100\%$$

（3）中央血管导管相关血流感染发病率：住院患者在留置中央血管导管期间或拔除中央血管导管48 h内发生的原发性,且与其他部位存在的感染无关的血流感染。

$$中央血管导管相关血流感染发病率=\frac{新发生中央血管导管相关血流感染的例次数}{同期住院患者中央血管导管使用天数}×100\%$$

（4）呼吸机相关性肺炎发病率：感染前48 h内使用过呼吸机,有呼吸道感染的全身及呼吸道感染症状,并有胸部X线症状及实验室依据。

$$呼吸机相关性肺炎发病率=\frac{新发生呼吸机相关性肺炎的例次数}{同期住院患者呼吸机使用天数}×100\%$$

（三）流行病学调查方法

1.病例对照研究

病例对照研究是一种描述性流行病学研究方法,因其费用低,需时短,能广泛用于病因研究,方法学也较为成熟,现已成为医院感染预防与控制研究中广泛使用的研究方法之一。

病例对照研究选定一组患有某特定疾病的个体作为病例组,一组未患该病的个体作为对照组,追溯两组人群过去某些因素的暴露情况,比较两组暴露率或暴露水平的差异,以分析该疾病与这些因素的关系。在医院感染研究中,病例组一般选择医院感染患者,对照组选择非医院感染患者,采用匹配或非匹配的方式,比较两组患者过去某些感染相关因素的暴露情况,评价该因素引起感染的风险（或防控感染的效能）(图3-2)。

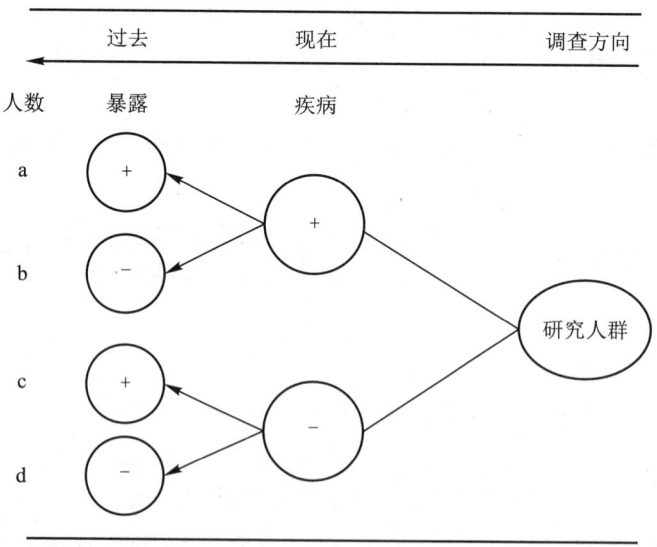

图3-2 病例对照研究基本原理示意图

病例对照研究是一种在疾病发生之后或特定条件下追溯其影响因素的方法,其基本原理如图3-2所示,病例组对某一因素的暴露比值为a/b,对照组的暴露比值为c/d。如果两组暴露率的差异具有统计学意义,研究中又无明显偏倚或已经控制了偏倚对结果的影响后仍然具有统计学差异,则暴露与疾病可能有关。a/b大于c/d,提示该暴露因素可能是疾病危险因素;a/b小于c/d,则提示该暴露因素可能是保护因素,病例对照研究通过计算优势比(odds ratio,OR)来测量暴露因素与疾病的关联。

病例对照研究在医院感染研究中的应用比较广泛:适用于感染病例较少、潜伏期不明确的感染性疾病危险因素的探索;适用于医院感染暴发调查研究,能有效地识别其危险因素,有助于迅速开展公共卫生干预;适用于同时研究多种暴露因素与医院感染的关联,亦可研究多个因素间的交互作用;适用于评估医院感染控制措施的效果;还适用于研究一些新出现的或原因不明的医院感染,探究其传播途径和危险因素,并快速制定防控措施。

因其设计特点,病例对照研究还存在一些局限性。

(1)因所需样本量较大,不适用于研究人群中暴露比例很低的因素。

(2)因回顾性获取资料,易发生选择偏倚、信息偏倚;因难以确定暴露与疾病的时间先后顺序,无法直接得出因果联系结论。

(3)因不能直接计算感染发病率,故只能采用优势比估计风险大小。

2.队列研究

队列研究通过测量及比较一组或多组研究队列的发病率或死亡率,确定暴露因素与疾病的关系,从而达到检验病因假设的目的(图3-3)。根据研究的时间,队列研究可以分为前瞻性队列研究和历史性队列研究,也有兼具两者特征的双向性队列研究。

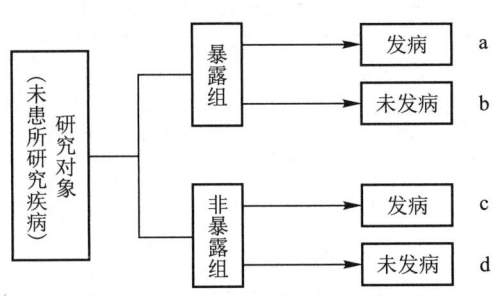

图3-3 队列研究原理示意图

队列研究常常是有一定规模的研究,需要观察较长的时间,实施起来较为复杂,有一定的难度,故选择队列研究前须周密考虑。开展前瞻性队列研究应具备以下条件:

(1)有明确的研究目的和假设检验。

(2)所研究的疾病发生率或死亡率不宜过低(不低于5%)。

(3)可以获得观察人群的暴露资料。

(4)有把握获得足够数量的观察人群,并且该人群能长期随访观察而取得完整可靠的资料。

(5)有确定发病或死亡等结局的简便而可靠的手段。

队列研究通过比较暴露组与非暴露组的研究结局发生率,计算相对危险度(relative risk,RR),RR=暴露组发病率/非暴露组发病率=[a/(a+b)]÷[c/(c+d)],以反映暴露与疾病的联系程度。相对危险度是暴露组的发病率与非暴露组的发病率之比。

(四)常用的统计图表

统计表与统计图是统计描述的重要方法,是对比、分析事物的重要工具。在医院感染流行病学调查与数据统计中,常将资料及其指标以表格列出,称为统计表。它可以代替冗长的文字叙述,表达清楚,对比鲜明。统计图将统计资料以集合图形形象化地表达,常以点的位置、线段的升降、直条的长短或面积的大小等形式直观地表达数据关系,但表达较粗略,常附相应的统计表。

1.统计表的基本要求(表3-3)

(1)表题:概括表的内容,写于表的上方,必要时注明时间与地点。

(2)表头:以横、纵标目分别说明主语与宾语,文字简明,层次清楚。

(3)线条:表格常用三条线表示,即略粗的顶、底线及纵标目下的横线,其余线条一般省去。

(4)数字:以阿拉伯数字表示,暂缺与无数字分别以"……""-"表示,为"0"者记作"0",不应有空项。为便于核实与分析,统计表常应有合计。

(5)备注:必须说明者标"*"号,于表下方说明。

表3-3　两组患者的一般情况比较

组别	性别		平均年龄	手术部位			总例数
	男	女		头部	腹部	下肢	
对照组	146	102	34.69±5.09	29	140	79	248
观察组	156	116	35.33±4.26	31	148	93	272
χ^2/t	0.123		1.112	0.322			
P	0.726		0.159	0.852			

2.统计图的基本要求

统计图需要根据资料的性质与分析目的选用适当的统计图。医院感染管理领域中常用的统计图有条图、百分条图、圆图、线图、半对数图、直方图、散点图、箱式图与统计地图等。统计图的一般要求有:

(1)图题:说明资料的内容,位于图的下方,必要时注明时间与地点。

(2)纵、横轴:注明标目单位,尺度一般自左向右、由小到大。为美观,长宽比例一般为7∶10,有时为便于表达,尺度可以"∥"符号折断。

（3）可用不同颜色或线条说明不同的事物,并常于右上角附图例说明,但不宜过多。

【思考题】

（1）某医院监测CRBSI患者血培养细菌分布情况,发生CRBSI的94例患者,血培养阳性菌为45株,其中鲍曼不动杆菌10株,洋葱伯克霍尔德菌8株,肺炎克雷伯菌7株,铜绿假单胞菌7株,产气肠杆菌4株,大肠埃希菌2株,黏质沙雷菌2株,嗜麦芽食单胞菌2株,阴沟肠杆菌2株,其他革兰阴性菌2株,革兰阳性菌19株,其中溶血葡萄球菌8株,人葡萄球菌7株,金黄色葡萄球菌2株,请根据所学知识,绘制医院感染统计表及统计图。

（2）某医院监测发现CRBSI发病率为17%,高于历史同期水平12%。初步怀疑与某医生操作的插管有关,回顾某医生参与插管共20例次,其中5例发生感染,选取同期其他置管80例次,其中有7例发生感染,请计算RR值,计算因该医生置管发生的风险。

（朱玉婷　豆银霞）

第四章 医疗机构常见感染预防与控制

【学习目标】

(1) 掌握医疗机构常见的医院感染，如呼吸系统、泌尿系统、手术部位、消化系统等感染部位的危险因素与防控措施。

(2) 熟悉医疗机构常见医院感染的临床表现与诊断方法。

(3) 了解医疗机构常见医院感染的发病机制与常见病原体类型。

人体各器官或部位都可发生医院感染，其中以呼吸系统、血液系统、泌尿系统、外科手术部位、消化系统、皮肤软组织等医院感染较为常见。在医院感染预防与控制过程中，需掌握不同感染部位的临床特点、危险因素、发病机制及诊断标准，采取针对性的防控措施，减少医院感染的发生。

第一节 呼吸系统医院感染预防与控制

一、概述

呼吸系统感染主要包括上呼吸道感染、下呼吸道感染、胸膜腔感染。本章节重点讨论下呼吸道感染中医院获得性肺炎和呼吸机相关性肺炎。

(一) 相关定义

医院获得性肺炎(hospital-acquired pneumonia, HAP)是指患者住院期间没有接受有创机械通气、未处于病原感染的潜伏期，于入院48 h后新发生的肺炎。呼吸机相关性肺炎(ventilator associated pneumonia, VAP)是指气管插管或气管切开患者接受机械通气(mechanically ventilation, MV)48 h后至拔管后48 h内出现的肺炎，其中MV≤4 d内发生的肺炎为早发性VAP，≥5 d者为晚发性VAP。VAP属于HAP的特殊类型，HAP和VAP的关键区别在于是否应用机械通气。

(二)流行病学

呼吸系统是我国医院感染中最常见的感染部位之一。HAP/VAP属于医院获得性感染,我国大规模的医院感染横断面调查结果显示,住院患者中医院感染发生率为3.22%~5.22%,其中医院获得性下呼吸道感染发生率为1.76%~1.94%。美国的住院患者中医院感染发生率为4.0%,其中肺炎占医院获得性感染的21.8%。国内外研究结果均显示,包括HAP/VAP在内的下呼吸道感染居医院获得性感染之首。

国外大规模的研究结果表明,HAP的发病率为(5~10)/1 000例住院患者,占重症监护病房(intensive care unit,ICU)所有感染的25%。HAP和VAP发病率和病原学受宿主基础疾病、住院时间、急诊转诊等因素影响。我国VAP患者主要见于ICU。总体而言,教学医院HAP和VAP发病率可能要高于非教学医院,ICU发病率高于普通病房。发生HAP后,平均住院时间延长7~10 d,住院医疗费用大幅度增加;HAP也是最终导致危重患者死亡的直接原因之一,由其引起的相关病死率高达15.5%~38.2%,明显高于社区获得性肺炎。HAP/VAP高发生率、高死亡率及产生的高费用,给临床治疗带来很大困难,亦是医院感染防控工作中的重点与难点。

(三)常见病原体

非免疫缺陷患者的HAP/VAP通常由混合细菌感染所致,以条件致病菌为主,由病毒或真菌引起者较少。常见病原菌的分布及其耐药性特点随时间、地区、医院等级、患者人群、诊断方法、暴露于抗菌药物的情况不同而异。引起HAP和VAP的细菌有不同来源,包括患者内源性口咽部或胃部菌落、其他患者、医务人员、污染的设备或环境等。革兰氏阴性杆菌与大多数的HAP和VAP有关,20%~40%的感染可能与金黄色葡萄球菌(常为MRSA)有关。我国HAP/VAP常见的病原菌包括鲍曼不动杆菌、铜绿假单胞菌、肺炎克雷伯菌、金黄色葡萄球菌以及大肠埃希菌等。在住院后前5 d出现的HAP和VAP更有可能是"抗菌药物敏感"的细菌引起的,如肺炎链球菌、卡他莫拉菌、流感嗜血杆菌、甲氧西林敏感金黄色葡萄球菌或厌氧菌等。

相较而言,住院时间长的迟发性HAP/VAP常由多重耐药菌引起(表4-1),包括碳青霉烯耐药鲍曼不动杆菌、碳青霉烯耐药的铜绿假单胞菌、产超广谱β-内酰胺酶的肠杆菌科细菌、甲氧西林耐药的金黄色葡萄球菌及碳青霉烯类耐药的肠杆菌科细菌等。细菌耐药给HAP/VAP的治疗带来严峻挑战。

表4-1 引起医院获得性肺炎/呼吸机相关性肺炎的常见病原体

抗菌药物敏感病原体	多重耐药菌病原体
肺炎链球菌	耐青霉素肺炎链球菌
甲氧西林敏感金黄色葡萄球菌(MSSA)	耐甲氧西林金黄色葡萄球菌(MRSA)

续表 4-1

抗菌药物敏感病原体	多重耐药菌病原体
流感嗜血杆菌	铜绿假单胞菌
大肠埃希菌	大肠埃希菌[a]
肺炎克雷伯菌	肺炎克雷伯菌[a,b]
产气肠杆菌	肠杆菌属[a,b]
变形杆菌	不动杆菌属[a,b,c]
	嗜麦芽窄食单胞菌[d]

注：a ESBL(超广谱 β-内酰胺酶)阳性。
b CRE(耐碳青霉烯类肠杆菌)阳性。
c 有些分离株仅对多黏菌素敏感。
d 菌株可能仅对复方新诺明、氟喹诺酮类、头孢他啶等敏感。

二、危险因素及发病机制

(一) 危险因素

发生 HAP/VAP 的危险因素主要分为宿主自身和医疗环境两大类，见表 4-2。患者常因多种因素存在或混杂，导致 HAP/VAP 的发生、发展。原发病、住院时间、年龄、呼吸道侵入性操作以及抗菌药物不合理使用等均是 HAP/VAP 的主要因素。因此，改善基础疾病，加强预防与控制感染发生的相关措施十分重要。

表 4-2 医院获得性肺炎/呼吸机相关性肺炎发生的危险因素

分类	危险因素
宿主自身因素	咽喉部病原体定植
	高龄
	误吸
	基础疾病(糖尿病、恶性肿瘤、慢阻肺等)
	免疫功能受损
	意识障碍、精神状态失常
	电解质紊乱、贫血、营养不良或低蛋白血症
	长期卧床、肥胖、吸烟、酗酒等
医疗环境因素	ICU 滞留时间、有创机械通气时间
	侵袭性操作
	应用提高胃液 pH 值的药物

续表 4-2

分类	危险因素
医疗环境因素	应用镇静剂、麻醉药物 头颈部、胸部或上腹部手术 留置胃管 平卧位 手污染 交叉感染(呼吸器械及手污染) 抗菌药物不合理使用

(二) 发病机制

HAP 和 VAP 的发病机制与入侵的病原体、危险因素、宿主抵抗力之间的相互作用直接有关。HAP 和 VAP 的共同发病机制是病原体到达支气管远端和肺泡,突破宿主的防御机制,从而在肺部繁殖并引起侵袭性损害。致病微生物主要通过两种途径进入下呼吸道:①住院患者在抗菌药物暴露、使用抑酸剂或留置胃管等危险因素作用下,口腔正常菌群改变,含定植菌的口咽分泌物通过会厌或气管插管进入下呼吸道,为内源性致病微生物导致感染的主要途径。②致病微生物以气溶胶或凝胶微粒等形式通过吸入进入下呼吸道,也是导致院内感染暴发的重要原因,其致病微生物多为外源性,如结核分枝杆菌、曲霉菌等。此外,HAP/VAP 也有其他感染途径,如感染病原体经血行播散至肺部、邻近组织直接播散或污染器械操作直接感染等。

对于非机械通气患者而言,微量吸入是细菌进入下呼吸道引起 HAP 的主要途径。VAP 的发生机制与 HAP 稍有不同,气管插管使得原来相对无菌的下呼吸道直接暴露于外界,同时增加口腔清洁的困难,口咽部定植菌大量繁殖,含有大量定植菌的口腔分泌物在各种因素(气囊放气或压力不足、体位变动等)作用下,通过气囊与气管壁之间的缝隙进入下呼吸道;气管插管的存在使得患者无法进行有效咳嗽,干扰了纤毛的清除功能,降低了气道保护能力,使得 VAP 发生风险明显增高;气管插管内外表面容易形成生物被膜,各种原因(如吸痰等)导致形成的生物被膜脱落,引起小气道阻塞,导致 VAP。此外,为缓解患者气管插管的不耐受,需使用镇痛镇静药物,使咳嗽能力受到抑制,从而增加 VAP 的发生风险。

HAP/VAP 可自局部感染逐步发展到脓毒症,甚至感染性休克。其主要机制是致病微生物进入血液引起机体失控的炎症反应,导致多个器官功能障碍,除呼吸系统外,尚可累及循环、泌尿、神经和凝血系统,导致代谢异常等。

三、诊断

呼吸系统医院感染多为急性起病,有部分会被基础疾病掩盖,或因免疫功能差、机体反应削弱致使起病隐匿。HAP/VAP 的临床表现及病情严重程度不同,从单一的典型肺炎到快速进展的重症肺炎伴脓毒症、感染性休克均可发生,目前尚无临床诊断的"金标准"。肺炎相关的临床表现满足的条件越多,临床诊断的准确性越高。

临床表现以咳嗽、脓痰为基本症状,但也常因咳嗽反射抑制而表现轻微甚至无咳嗽,仅表现为精神萎靡或呼吸频率增加,不少患者无痰或呈现少量白黏痰,在机械通气患者仅表现为需要加大吸氧浓度或出现气道阻力上升。全身症状发热最常见,有时会被基础疾病掩盖,应注意鉴别,少数体温正常。重症医院内肺炎可并发急性肺损伤、左心衰竭、肺栓塞等。体征可有肺湿性啰音甚至实变体征,视病变范围和类型而定。影像学可呈现新的或进展性肺泡浸润甚至实变,范围大小不等,严重者可出现组织坏死和多个小脓腔形成。VAP 可因机械通气肺泡过度充气使浸润和实变阴影变得不清,也可因合并肺损伤、肺水肿或肺不张等引起鉴别困难。胸部 X 线或 CT 显示新出现或进展性的浸润影、实变影或磨玻璃影,加上下列 3 种临床症候中的 2 种或以上,可建立临床诊断:①发热,体温>38 ℃;②脓性气道分泌物;③外周血白细胞计数>$10×10^9$/L 或<$4×10^9$/L。

(一)上呼吸道感染

1.临床诊断

发热(≥38.0 ℃超过 2 d),有鼻咽、鼻旁窦和扁桃腺等上呼吸道急性炎症表现。

2.病原学诊断

临床诊断基础上,分泌物涂片或培养可发现有意义的病原微生物。

3.说明

必须排除普通感冒和非感染性病因(如过敏等)所致的上呼吸道急性炎症。

(二)下呼吸道感染

1.临床诊断

符合下述两条之一即可诊断。

(1)患者出现咳嗽、痰黏稠,肺部出现湿罗音,并有下列情况之一。

1)发热。

2)白细胞总数和(或)嗜中性粒细胞比例增高。

3)X 线显示肺部有炎性浸润性病变。

(2)慢性气道疾病患者稳定期(慢性支气管炎伴或不伴阻塞性肺气肿、哮喘、支气管扩张症)继发急性感染,并有病原学改变或 X 线胸片显示与入院时比较有明显改变或新病变。

影像学是诊断 HAP/VAP 的重要基本手段,应常规行 X 线胸片,尽可能行胸部 CT 检查。对于危重症或无法行胸部 CT 的患者,有条件的单位可考虑床旁肺超声检查。

2.病原学诊断

临床诊断基础上,符合下述任一项即可诊断。

(1)经筛选的痰液连续两次分离到相同病原体。

(2)痰细菌定量培养分离病原菌数≥10^6 cfu/mL。

(3)血培养或并发胸腔积液者的胸液分离到病原体。

(4)经纤维支气管镜或人工气道吸引采集的下呼吸道分泌物病原菌数≥10^5 cfu/mL;经支气管肺泡灌洗(BAL)分离到病原菌数≥10^4 cfu/mL;或经防污染标本刷(PSB)、防污染支气管肺泡灌洗(PBAL)采集的下呼吸道分泌物分离到病原菌,而原有慢性阻塞性肺病包括支气管扩张者病原菌数必须≥10^3 cfu/mL。

(5)肺组织标本病理学、细胞病理学或直接镜检见到真菌并有组织损害的相关证据。

(6)非典型病原体或病毒的血清IgM抗体由阴转阳,或急性期和恢复期双份血清特异性IgG抗体滴度呈4倍或4倍以上变化。呼吸道病毒流行期间且有流行病学接触史,呼吸道分泌物相应病毒抗原、核酸检测或病毒培养阳性。

(7)痰或下呼吸道采样标本中分离到通常非呼吸道定植的细菌或其他特殊病原体。

3.注意事项

(1)痰液或下呼吸道标本采样方法非常重要,直接关系到培养结果的准确性。由于下呼吸道定植菌群的干扰,在选择痰培养检查时应该同时进行痰涂片检查。若痰涂片结果为每低倍视野白细胞>25个且上皮细胞<10个,说明痰标本合格;若每低倍视野白细胞<10个且上皮细胞>25个,则表明标本被唾液严重污染,应重新留取标本。免疫抑制和粒细胞缺乏患者见到柱状上皮细胞或锥状上皮细胞与白细胞同时存在,白细胞数量可以不严格限定。

(2)应排除非感染性原因如肺栓塞、心力衰竭、肺水肿、肺癌等所致的下呼吸道胸片的改变。

(3)病变局限于气道者为医院感染气管-支气管炎;出现肺实质炎症(X线显示)者为医院感染肺炎(包括肺脓肿),报告时需分别标明。

(三)胸膜腔感染

1.临床诊断

发热,胸痛,胸水外观呈脓性或带臭味、常规检查白细胞计数≥$1\,000×10^6$/L。

2.病原学诊断

临床诊断基础上,符合下述两条之一即可诊断。

(1)胸水培养分离到病原菌。

(2)胸水普通培养无菌生长,但涂片见到细菌。

3.注意事项

(1)胸水发现病原菌,则不论胸水性状和常规检查结果如何,均可做出病原学诊断。

(2) 应强调胸水的厌氧菌培养。

(3) 邻近部位感染自然扩散而来的胸膜腔感染,如并发于肺炎、支气管胸膜瘘、肝脓肿者不列为医院感染;诊断操作促使感染扩散者则属医院感染。若肺炎系医院感染,如其并发脓胸按医院感染肺炎报告,另加注括号标明脓胸。

(4) 结核性胸膜炎自然演变成结核性脓胸不属于医院感染。

(5) 患者同时有上呼吸道和下呼吸道感染时,仅需报告下呼吸道感染。

四、预防与控制

呼吸系统感染尤其是医院获得性肺炎和呼吸机相关性肺炎的防控,其总体策略是尽可能减少和控制各种危险因素。加强员工教育培训,提高医护人员感染防控意识;严格执行各项无菌技术操作和消毒隔离制度;保持病室环境清洁;提高手卫生依从性;及时送检病原学标体,合理使用抗菌药物等。

(一) HAP 的预防

(1) 减少上呼吸道和(或)消化道病原微生物定植:保持患者口腔卫生,尤其是不能刷牙者,采用生理盐水或氯已定进行口腔护理,选择性口咽部去污染,应用益生菌等。

(2) 预防误吸:采用半卧位(床头抬高 30~45°),床头过高时患者舒适性下降且发生压疮风险增加,故一般认为≥30°即可。半卧位有利于食物通过幽门进入小肠,减少胃内容物潴留,有效减少反流和误吸。鼻饲管可能会增加鼻咽部细菌定植,或因胃内容物反流使细菌通过管路从胃移行至上呼吸道的危险。建议选择小口径的鼻饲管,经常校正鼻饲管位置,调节鼻饲的速度与量避免反流。

(3) 积极治疗患者基础疾病:加强危重症患者的营养支持治疗,及时纠正水电解质酸碱失衡、低蛋白血症、高血糖等感染危险因素。做好危重症患者的基础护理,长期卧床患者应予翻身拍背,防止坠积性肺炎。关注围术期(特别是接受胸部及上腹部手术)患者的气道管理,加强呼吸道湿化并保持通畅。

(4) 加强患者管理:对于器官移植等免疫功能重度抑制患者,应进行保护性隔离;对于多重耐药菌(MRSA、CRE、CRAB、CRPA 等)感染或定植者,应采取接触隔离措施。

(二) VAP 的预防

(1) 对相关工作人员开展呼吸机维护及护理等知识的培训。掌握 VAP 防控相关技术,增强医院感染防控意识。开展 ICU 患者 VAP 目标性监测,通过监测与督查,掌握医院感染发生率、危险因素、病原微生物耐药情况,及时反馈与干预,有效指导预防 VAP 的发生。

(2) 尽可能减少有创通气和缩短有创通气时间对预防 VAP 至关重要。严格掌握气管插管或切开的适应证,对需要呼吸机辅助呼吸的患者应优先考虑无创通气;慢阻肺或充血性心力衰竭患者合并高碳酸血症或低氧血症时,应尽早合理应用无创正压通气,可减少气管插管,进而降低 VAP 的发生率。每天评估呼吸机及气管插管的必要性,尽早脱机或拔管。

(3)若无禁忌证应将患者头胸部抬高 30~45°,并协助患者翻身拍背及震动排痰;对机械通气的患者尽可能给予肠内营养,早期肠内营养可促进肠道蠕动、刺激胃肠激素分泌、改善肠道血流灌注,有助于维持肠黏膜结构和屏障功能的完整性,减少致病菌定植和细菌移位,优于肠外营养。经鼻肠营养与经鼻胃内营养相比,鼻肠营养可降低 VAP 的发生率,特别是对于存在误吸高风险的患者。间断喂养和小残留量喂养可减少胃食管反流,降低肺炎的发生风险及其病死率。

(4)推荐机械通气患者常规进行口腔卫生护理。应使用生理盐水或氯已定进行口腔护理,每 6~8 h 一次。口腔护理在预防 VAP 中具有重要意义,在临床实施口腔护理操作时,部分护理人员对口腔护理的重要性认识不足,常因经口气管插管阻挡了口腔护理的通路而回避口腔护理,或由于担心气管插管脱落移位而采取快速擦洗口腔的方法,VAP 预防效果降低。因此,需要提高认识,必要时进行口腔护理的系统培训,提高护理效果。

(5)严格无菌技术操作规程,宜选择经口气管插管,应保持气管切开部位清洁干燥。

(6)在气管导管的气囊上方堆积的分泌物是建立人工气道患者误吸物的主要来源,机械通气时间超过 48 或 72 h 的患者使用带有声门下分泌物吸引管的气管导管,可降低 VAP 的发生率并缩短入住 ICU 的时间。宜使用气囊上方带侧腔的气管插管,及时清除声门下分泌物;气管导管气囊的充盈压应保持不低于 25 cmH_2O,气囊放气或拔出气管插管前应确认气囊上方的分泌物已被清除。

(7)呼吸机管道中常有冷凝液形成,细菌易在此生长繁殖,既要避免含菌冷凝液直接流入下呼吸道引起 VAP,也要避免其反流到湿化罐,使湿化的含菌气溶胶吸至下呼吸道,冷凝液收集瓶应始终处于管道最低位置,保持直立并及时清理。湿化罐、雾化器液体应使用无菌水,每 24 h 倾倒更换。

(8)呼吸机内外管路应做好清洁消毒。长期使用机械通气的患者,一般推荐每周更换一次呼吸机管路,在有肉眼可见的污渍或有故障时应及时更换。

(9)对机械通气患者尽可能避免不必要的深度镇静,有创通气时尽可能减少镇静剂的使用,每天评估镇静药物使用的必要性,尽早停用。应特别注意避免使用苯二氮卓类镇静剂,确需镇静者应定期唤醒并进行自主呼吸训练。

(10)减少外源性污染。特别强调医务人员手卫生,严格掌握手卫生指征,诊疗操作前后必须规范洗手或手消毒,戴手套不能替代洗手。严格执行消毒隔离和无菌操作技术,对多重耐药菌感染患者应实施接触隔离,尽量单间,患者使用的医疗设备、器械专人专用或用后立即清洁消毒。

(三)其他相关医院感染防控措施

(1)落实门急诊预检分诊制度,做好患者分流。提供手卫生、呼吸道卫生和咳嗽礼仪

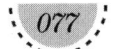

指导,有呼吸道症状的患者及陪同人员应当戴医用外科口罩。

（2）医疗机构应当分开安置疑似和确诊流感患者,患者外出检查、转科或转院途中应当佩戴医用外科口罩。限制疑似或确诊患者探视或陪护,防止住院患者感染。

（3）加强病房通风,并做好诊室、病房、办公室和值班室等区域物体表面的清洁和消毒。

（4）按照要求处理医疗废物,患者转出或离院后进行终末消毒。

（5）医务人员按照标准预防原则,根据暴露风险进行适当的个人防护。在工作期间佩戴医用外科口罩,并严格执行手卫生。出现发热或流感样症状时,及时进行流感筛查。疑似或确诊流感的医务人员,应当隔离治疗,不可带病工作。

（6）新发呼吸道传染病疫情常态化防控和流行期防控严格遵守相关规定。

【思考题】

(1)呼吸系统医院感染危险因素、常见病原体有哪些？

(2)列举 HAP/VAP 医院感染防控措施。

（丁　韧）

第二节　手术部位医院感染预防与控制

一、概述

手术部位感染(surgical site infetion,SSI)是最常见的医疗卫生保健相关感染之一,易增加患者的经济负担,延长住院天数,甚至危及患者的生命安全。SSI 是继发于手术操作形成的切口的感染,它是中低收入国家最常见的医源性感染,总体发生率达 11.8%。高收入国家的 SSI 发生率明显降低,在 1.2%~5.2% 之间,但依然是第二常见的医源性感染。2006 年,中华医学会外科学会外科感染与重症医学组和手术学组制定了针对中国国情的 SSI 预防指南。2010 年原卫生部办公厅印发了《外科手术部位感染预防与控制技术指南》。

据美国疾病控制中心有关数据,美国每年发生约 50 万例 SSI。发生 SSI 患者较未发生感染的患者留住重症监护病房(ICU)时间增加 60%,需再次住院治疗的可能性增加 5 倍,死亡的危险性增加 2 倍。据报道,每例 SSI 患者额外支出费用为 3 000~29 000 美元,美国每年因 SSI 的经济损失高达 100 亿美元。我国近年资料显示,SSI 感染率约为 13%~18%,仅次于呼吸道、泌尿道感染,是造成医院感染的第三大原因,发生 SSI 将延长患者住院时间,增加住院费用,并导致并发症的发生率和病死率增高。但 SSI 却是最能被预防的院内感染,有研究显示40%~60%的SSI可预防,因此,如何预防SSI的发生是医疗机构医院感染防控的重点。

二、危险因素及发病机制

(一)危险因素

外科手术必然会带来手术部位皮肤和组织的损伤,当手术切口的微生物污染达到一定程度时,会发生手术部位的感染。手术部位的感染包括切口感染和手术涉及的器官或腔隙的感染,手术部位感染的危险因素包括患者方面和手术方面。患者方面的主要因素是:年龄、营养状况、免疫功能、健康状况等。手术方面的主要因素是:术前住院时间、备皮方式及时间、手术部位皮肤消毒、手术室环境、手术器械的灭菌、手术过程的无菌操作、手术技术、手术持续的时间、预防性抗菌药物使用情况等。

1.患者方面

(1)年龄:主要指老年人和婴幼儿术后易发生感染,目前已被公认为SSI的独立危险因素。其原因是前者因机体老化导致全身免疫防御功能低下,后者则系免疫系统发育尚未健全而罹患感染。

(2)健康状况:合并糖尿病、慢性肝病、使用激素、慢性阻塞性肺疾病、晚期肿瘤、肾功能不全和身体其他部位感染等严重基础疾病的患者容易发生SSI感染。如高血糖会增加糖尿病患者和非糖尿病患者的SSI风险,因此围手术期必须监测血糖水平。

(3)营养状况:文献报道肥胖者术后感染的危险性较普通人增加,肥胖者的血容量相对较低,血供少的组织抵抗力差,影响手术暴露,延长手术时间,并难以消灭腹壁脂肪层的无效腔,SSI发生率明显增高;术前营养不良和术后贫血等因素也会增加SSI发生的危险性;手术切口裂开预示患者营养不良,SSI的危险性增加。

(4)其他:吸烟、饮酒、近期放疗、皮肤或软组织感染、鼻腔中携带高浓度的金黄色葡萄球菌等。

2.手术方面

(1)麻醉分级(ASA评分):美国麻醉师协会根据患者体质状况对手术危险性进行分类,于麻醉前将患者分为5级,随着ASA的提高,SSI的危险性增加。1级:正常健康。除局部病变外,无系统性疾病。2级:有轻度或中度系统性疾病。3级:有严重系统性疾病,日常活动受限,但未丧失工作能力。4级:有严重系统性疾病,已丧失工作能力,威胁生命安全。5级:病情危险,生命难以维持的濒死患者。其中1、2级患者麻醉和手术耐受力良好,麻醉经过平稳;3级患者麻醉中有一定危险,麻醉前准备充分,麻醉期间可能发生的并发症要采取有效措施,积极预防;4级和5级患者麻醉耐受力极差,随时有死亡的威胁,麻醉和手术均异常危险,麻醉前准备更是重要,要做到充分、细致和周到。

(2)急诊手术:有研究证实,急诊手术的切口感染率高于非急诊手术,是因急诊条件下施行的手术,患者病情较严重、机体的抵抗力降低、术前准备不足等因素所致。

(3)围手术期低体温:大部分全身麻醉患者均会发生围手术期低体温,暴露在手术室的寒冷环境和麻醉诱导的温度调节障碍是造成患者低体温的最常见原因。低温可直接影响中性粒细胞功能,亦可通过刺激皮下血管收缩及继发性组织缺氧间接损伤中性粒细胞功能,降低机体免疫系统功能,从而增加患者术后 SSI 风险。WHO 于 2016 年发布的《全球手术部位感染预防指南》(简称"WHO 指南")推荐将低体温定义为中心体温低于 36 ℃,其在超过 2 h 的大手术术中和术后常见。

(4)切口类型:手术切口分作清洁切口、污染清洁切口、污染切口、污秽或感染切口。各类切口的感染率,各家医院的报道并不一致。但可以肯定的是,随切口污染程度的增加,切口感染率也增加。

(5)手术时间:手术持续时间越长则术后发生切口部位感染的概率越高,这已被诸多的临床调查所证实。因为长时间的暴露、牵拉和摸弄可直接损伤组织;手术时间延长会造成更多组织干燥,患者发生低体温,增加切口细菌暴露,加之麻醉时间太长导致机体免疫力下降;手术医师疲劳而疏于无菌操作规程等也使感染机会增多。

(6)术前准备:包括对 SSI 危险因素的认识和估计不足,手术室环境不达标,手术器械的无菌屏障被破坏,未能有效控制合并疾病,预防性应用抗生素不合理,术前住院时间过长,手术部位皮肤消毒不合格,肠道手术准备不当等危险因素。其中术前住院时间长,增加了交叉感染和感染多重耐药菌的机会。

(7)手术技术因素:缝合有缺陷,使用电刀不当,止血不彻底,污物和异物存留,引流不当等,均增加 SSI 发生率。

(8)无菌操作及手术室管理:无菌技术是预防 SSI 的关键。此外,参观人员过多,走动频繁,医务人员手卫生情况不佳等,均利于 SSI 发生。如手术人员的手一旦在操作过程中手套破裂,即成为感染的病原菌来源,或参加手术人员无菌观念不强,无菌操作不熟练,有菌区域与无菌区域界线不清等也成为 SSI 的危险因素。

3.管理方面

(1)卫生设施:手术室内区域划分不明确,管理不到位,洁污交叉;手术间安排不合理,如清洁切口和污染切口的手术间未分开,感染手术未安排在正负压切换手术间或安排在最后手术;接台手术未及时、彻底地进行手术单元的清洁消毒,或使用的消毒剂不当等。

(2)环境:手术室空气环境的洁净度直接影响手术患者的伤口愈合和康复。据 WHO 调查,手术室空气含菌量与 SSI 发生率呈正相关。如手术间无术中持续空气净化设备、手术多、接台频繁、中间撤换物品和接送患者、人员和物品的流动等,增加了菌尘在空气中的浮游,使 SSI 的机会增加。

(3)手术室容量:手术间人员数量的多少及手术间人员流动是空气中细菌数量变化的主要原因,因此应严格控制手术人员,每台手术的参观人员不能超过 2 人;呼吸道或局部有感染的人员禁止进入手术室参加手术,入室人员必须按要求洗手,更换衣裤,戴口罩、帽子,并遵守严格的手卫生。

(4)器械/设备消毒不当:手术器械/设备的清洁消毒质量是影响 SSI 的最直接因素。如手术器械和物品消毒不规范,未按要求进行灭菌或无菌屏障被破坏,极易导致手术患者发生 SSI。

(5)其他:包括术后 SSI 预警不及时、抗生素使用不当、液体治疗不当、切口换药和引流管理有缺陷、合并疾病的处理和术后代谢紊乱的纠治不妥等。

(二) 发病机制

机体的血液、组织渗出液、分泌液以及细胞层都可作为良好的微生物培养基。正常情况下,人体表面受完整皮肤或黏膜的保护,皮肤上的正常菌丛、皮脂、紧密的表皮组织,以及黏膜表面非特异的抗体分泌物如 SIgA,为正常体表提供了有效的屏障。手术破坏了人体表面屏障的完整性,使外界微生物有机会侵入,同时还有可能使全身或局部的免疫系统受到破坏;侵入随手术的不同甚至深达内部组织和脏器(如结肠),往往会使脏器中的内容物溢出,其中的大量微生物污染了周围清洁无菌的组织。机体的血液、组织渗出液、分泌液以及细胞层则为微生物的进一步生长提供了良好的培养基,在手术中实施麻醉,切断肌肉、小血管、筋膜、内脏壁导致全身或局部完整的免疫系统受到破坏,从而降低了对微生物的抗击能力。手术伤口的感染具有特殊性,引起感染的微生物既有内在菌也有外来菌,被污染的组织各种各样。因此,预防手术切口感染比其他医院感染更加复杂,难度也更大。

许多宿主因素可影响 SSI 的风险,但在绝大部分情况下,风险因素与感染结果之间确切的作用机制仍不得而知。但是吸烟通过血管收缩,减少组织氧和作用,降低切口愈合已经得到有效证实。数据显示,只要切口中接种的细菌超过 10^5,术后感染风险非常高。血管外科中同样的手术,腹股沟区比手臂或颈部有更高的术后感染风险。这由局部的血液供应、局部细菌数量和类型不同造成手术部位的感染率不同。

三、诊断

(一) 术语和定义

(1)手术(operation):患者在医院手术室接受外科医师至少在其皮肤或黏膜上切开一个切口,包括腹腔镜手术,并在患者离开手术室前缝合切口。

(2)手术部位感染(surgical site Infection SSI):患者在手术后一定时间段内发生在切口或手术深部器官或腔隙的感染,如切口感染、脑脓肿、腹膜炎等。手术部位感染包括表浅切口感染、深部切口感染和器官(或腔隙)感染。

(3)表浅切口感染(superficial incisional SSI):患者发生于手术后 30 d 内,仅限于切口的皮肤和皮下组织的感染。

(4)深部切口感染(deep incisional SSI):无植入物的手术于手术后30 d内,有植入物(如人工心脏瓣膜、人造血管、机械心脏、人工关节等)的手术于手术后90 d内,患者发生的与手术有关并涉及切口深部软组织(深筋膜和肌肉)的感染。

(5)器官(或腔隙)感染(organ/space SSI):无植入物的手术于手术后30 d内,有植入物(如人工心脏瓣膜、人造血管、机械心脏、人工关节等)的手术于手术后90 d内,患者发生的与手术有关(除皮肤、皮下、深筋膜和肌肉以外)的器官或腔隙的感染。

(6)切口(wound):外科医生在组织或器官上切开的伤口。包括清洁切口、清洁-污染切口、污染切口和感染切口。

(7)清洁切口(clean wound):手术部位无炎症,也不进入人体呼吸道、消化道、泌尿道和生殖道的切口。

(8)清洁-污染切口(clean-contaminated wound):上、下呼吸道,上、下消化道,泌尿生殖道手术,或经以上器官的手术,如经口咽部手术、胆道手术、子宫全切除术、经直肠前列腺手术,以及开放性骨折或创伤手术等手术切口进入人体呼吸道、消化道、泌尿道和生殖道,但采取措施没有意外污染;涉及胆道、阑尾、阴道、咽喉的手术切口且没有感染证据或明显的手术意外时也在此列。

(9)污染切口(contaminated wound):造成手术部位严重污染的手术,包括手术涉及急性炎症但未化脓区域,胃肠道内容物有明显溢出污染,新鲜开放性创伤但未经及时扩创,无菌技术有明显缺陷如开胸、心脏按压者由于事故造成的开放的新鲜伤口。

(10)感染切口(infected wound):有失活组织的陈旧创伤手术,已有临床感染或脏器穿孔的手术。

(二)SSI 的诊断

SSI 分为切口浅部组织感染、切口深部组织感染、器官/腔隙感染。

(1)切口浅部组织感染:手术后30 d以内发生的仅累及切口皮肤或者皮下组织的感染,并符合下列条件之一。

1)切口浅部组织有化脓性液体。

2)从切口浅部组织的液体或者组织中培养出病原体。

3)具有感染的症状或者体征,包括局部发红、肿胀、发热、疼痛和触痛,外科医师开放的切口浅层组织。

下列情形不属于切口浅部组织感染:

1)针眼处脓点(仅限于缝线通过处的轻微炎症和少许分泌物)。

2)外阴切开术或包皮环切术部位或肛门周围手术部位感染。

3)感染的烧伤创面,及溶痂的Ⅱ、Ⅲ度烧伤创面。

(2)切口深部组织感染:无植入物者手术后30 d以内、有植入物者手术后1年以内发生的累及深部软组织(如筋膜和肌层)的感染,并符合下列条件之一。

1)从切口深部引流或穿刺出脓液,但脓液不是来自器官/腔隙部分。

2)切口深部组织自行裂开或者由外科医师开放的切口。同时,患者具有感染的症状或者体征,包括局部发热、肿胀及疼痛。

3)经直接检查、再次手术探查、病理学或者影像学检查发现,切口深部组织脓肿或者其他感染证据。注意:同时累及切口浅部组织和深部组织的感染归为切口深部组织感染;经切口引流所致器官/腔隙感染,无须再次手术归为深部组织感染。

(3)器官/腔隙感染:无植入物者手术后30 d以内、有植入物者手术后1年以内发生的累及术中解剖部位(如器官或者腔隙)的感染,并符合下列条件之一:

1)器官或者腔隙穿刺引流或穿刺出脓液。

2)从器官或者腔隙的分泌物或组织中培养分离出致病菌。

3)经直接检查、再次手术、病理学或者影像学检查发现,器官或者腔隙脓肿或者其他器官或者腔隙感染的证据。

四、预防与控制

严格按照SSI预防指南,在术前、术中和术后采取有效预防措施降低SSI风险。目前影响力较大的SSI预防指南均来自欧美发达国家的研究机构,如1999年美国疾病控制预防中心(CDC)发布SSI预防指南,并在2017年进行了更新;2008年英国国家卫生与临床优化研究所(NICE)发布了SSI预防与治疗的指南;2016年世界卫生组织(WHO)发布了预防SSI的全球指南。我国卫生健康委员会也在2010年发布了《外科手术部位感染预防与控制技术指南(试行)》。各国医疗机构均认为通过规范化的预防和管理有助于减少SSI的发生。

(一)管理要求

(1)医疗机构应当制定并完善外科手术部位感染预防与控制相关规章制度和工作规范,并严格落实。

(2)医疗机构要加强对临床医师、护士、医院感染管理专业人员的培训,掌握外科手术部位感染预防工作要点。

(3)医疗机构应当开展外科手术部位感染的目标性监测,采取有效措施逐步降低感染率。

(4)医疗机构应当严格按照抗菌药物合理使用有关规定,正确、合理使用抗菌药物。

(5)医疗机构应当评估患者发生手术部位感染的危险因素,做好各项防控工作。

(二)感染预防要点

1.手术前

(1)术前沐浴:对患者而言,术前一晚或更早时间沐浴或擦浴是良好的临床实践。使

用普通肥皂或抗菌皂可预防 SSI。

（2）抗菌药物预防：针对术中可能的污染菌选择药物类型，应在手术切皮前 30~60 min 预防性应用抗生素，并考虑药物半衰期。

（3）清除毛发：接受任何外科手术的患者不应去除毛发，除非毛发影响手术。如确需去毛，应使用剪刀去除毛发，不管是术前还是手术室内，任何时候都不应使用刀片刮毛。

（4）手术部位皮肤准备：推荐含酒精和葡萄糖酸氯己定的消毒液用于接受外科手术患者的手术部位皮肤准备。或采用卫生行政部门批准的合适的消毒剂以适当的方式消毒手术部位皮肤，皮肤消毒范围应当符合手术要求，如需延长切口、做新切口或放置引流时，应当扩大消毒范围。

（5）机械性肠道准备（MBP）与口服抗生素的应用：术前联合使用口服抗生素和 MBP，可以降低接受择期结直肠手术成年患者的 SSI 风险。单用 MBP（不联合口服抗生素）不应以降低 SSI 为目的用于择期结直肠手术的成年患者。

（6）营养支持：营养不良可影响免疫状态，增加患者对感染的易感性，导致不良的手术结果，包括延迟恢复、发病率和死亡率升高、住院时间延长、医疗保健成本增加和再入院等。早期营养支持可改善营养不良或严重创伤的手术患者的预后，减少 SSI 的发生。

（7）有效控制糖尿病患者的血糖水平：血糖控制可降低术后 SSI 发病率。传统血糖控制水平在 11.1 mmol/L 以下，国外有学者提出严格或强化血糖控制方案（维持血糖 4.5~6.0 mmol/L），结果发现严格血糖控制会降低 SSI 发病率，但同时会增加低血糖的发生率。美国医院流行病学会（SHEA）发布的《手术部位感染预防与控制策略》（简称"SHEA 指南"）建议术后立即控制血糖，特别是心脏手术患者，目标血糖应控制在 10 mmol/L 以下。

（8）缩短术前住院时间：尽量缩短患者术前住院时间，择期手术患者尽可能待手术部位以外感染治愈后再行手术。

（9）手术安排：手术患者安置遵循感染性和非感染性分开的原则，如果选择同一手术室应该先非感染性后感染性手术。特殊感染患者（如气性坏疽等）手术须安置在"特殊感染手术间"进行，并严格控制手术人数，执行隔离预防的规定，手术结束后对手术间进行终末消毒。

（10）手术人员的管理。

1）手术人员严格遵循《医务人员手卫生规范》（WS/T 313—2019）进行外科手消毒，术前使用合适的抗菌肥皂和流动水进行刷洗或者使用速干手消毒剂进行外科手准备。

2）剪短指甲，手上及前臂上不能佩戴饰物。

3）手术人员如有明显皮肤感染或者患感冒、流感等呼吸道疾病，以及携带或感染多重耐药菌的医务人员，在未治愈前不应参加手术。

2. 手术中

（1）围术期氧疗：行气管内插管、全身麻醉的成年外科手术患者，应在术中给予 FiO_2 80%，如果可行，术后立即给予 2~6 h 氧疗以降低 SSI 风险。

(2)维持正常体温:在手术室和手术中使用保温设备来维持患者正常体温以降低SSI,冲洗液、输血、输液宜加温(37 ℃),维持核心体温≥36 ℃。需要局部降温的特殊手术执行具体专业要求。

(3)血糖控制:无论是否患有糖尿病,都应控制患者围手术期血糖,血糖控制的目标可设定为6.1~8.3 mmol/L,特殊人群的控制目标应综合判定,控制血糖过程中,应注意防止低血糖。

(4)手术中空气洁净:减少术中手术门开关频次,限制参观人数。

(5)严格遵循无菌操作:使用最大无菌屏障,严格无菌操作,动作轻柔,缝合不留死腔。

(6)使用抗菌缝线:不受手术类型的影响,如有条件,可选择使用三氯生涂层手术缝线以降低 SSI 风险。

(7)抗菌药物应用:若手术时间超过 3 h,或手术时间长于所用抗菌药物半衰期,或失血量超过 1 500 mL,手术中应对患者追加合理剂量的抗菌药物。

(8)良好的手术操作:手术人员尽量轻柔地接触组织,保持有效的止血,最大限度地减少组织损伤,彻底去除手术部位的坏死组织,避免形成死腔。

(9)确保引流充分:可放可不放的引流尽量不放,确需引流的手术切口,首选密闭式负压引流,并尽量选择远离手术切口、位置合适的部位进行置管引流,确保引流充分。

(10)维持血容量:低血容量和心输出量减少会引发肌肉皮肤和内脏血管收缩,从而导致低灌注和组织缺氧。血流动力学目标导向治疗是一种基于滴定液体和正性肌力药物注入维持血容量正常的治疗,在系统评价中显示可降低42%的SSI发生风险。

3.手术后

(1)换药或接触引流管等操作时,严格执行手卫生及无菌操作规程。

(2)术后保持引流通畅,根据病情尽早为患者拔除引流管;手术创面较大、渗出物较多时,可适当延长时间,但要及时更换被浸透的敷料。

(3)术后及时处理手术切口张力增高的因素,如腹胀、膀胱充盈、用力咳嗽等,必要时加压包扎。当切口部分裂开时,用无菌敷料覆盖切口,局部加压包扎;切口完全裂开时,立刻用无菌敷料覆盖切口,在麻醉条件下采用减张方法重新缝合。

(4)外科医师、护士要定时观察患者手术部位切口情况,出现分泌物时应当进行微生物培养,结合微生物报告及患者手术情况,对 SSI 及时诊断、治疗和监测。反对以预防 SSI 为目的在术后延长预防性抗生素的使用。

4.不推荐或不常规推荐的措施

(1)洁净手术室:不常规推荐所有类型手术选择洁净手术室。使用洁净手术室时,应注意洁净通风系统的维护。

(2)术后延长预防性抗菌药物的使用时间:不建议因留置引流管而延长用药时间。

(3)手术部位涂抹抗菌药物。

(4) 抗菌药物冲洗切口和手术区域：如需冲洗，可考虑碘伏或生理盐水。

(三) SSI 的监测

(1) 术后感染的监测：绝大部分 SSI 发生在术后 1~3 d，但高达 50% 的 SSI 发生在出院后，甚至许多 SSI 是再入院时才发现的。随着微创手术和日间手术的逐步推广，术后患者住院日不断缩短，部分手术患者 SSI 在出院后发生。因此，出院后监测应是 SSI 监测的重要内容之一。

(2) SSI 预防措施依从性监测：已有证据显示 50% 的 SSI 可由减少细菌污染、清除污染病原菌而避免。根据相关指南和循证依据，开展 SSI 防控措施的依从性监测，可有效减少手术部位的细菌污染，降低 SSI 发生率。医疗机构需结合实际情况，选择合适本院的 SSI 防控措施，制定依从性监测表，见表 4-3。

表 4-3　手术部位感染防控措施依从性监测表

床号　　　　　　　　　住院号　　　　　　　　　姓名

术前措施	患者术前沐浴	○是　○否
	围术期血糖控制	○<11.1 mmol/L　○>11.1 mmol/L
	备皮方式	○剪毛　○脱毛　○剃刀剃毛
	术前抗菌药物使用	名称：_____　剂量：_____
	术前抗菌药物注射时间	○0~30 min　○31~60 min　○61~120 min
术中措施	术中是否追加抗菌药物	○是　○否
	保温措施	○是　○否
	切口负压引流	○是　○否
	术中无菌操作规范	○是　○否
术后措施	术后抗菌药物使用	○是　○否

【思考题】

(1) 试述手术部位感染有哪些危险因素？
(2) 手术部位感染预防与控制措施有哪些？
(3) 患者，女，30 岁，因妊娠 40 周、胎儿宫内窘迫在某二级医院行剖宫产手术，术后给予抗生素应用，患者在手术后第 3 d 体温 39.2 ℃，查白细胞 $18.2×10^9$/L，中性粒细胞 79.7%，第 4 d 腹部切口有脓性分泌物流出，行超声检查显示"子宫下段有一 $3×2\ cm^2$ 大小包块"。

问题 1：患者可能发生了什么情况？依据是什么？
问题 2：预防与控制手术部位感染的术后措施包括哪些？

(江云兰　王高霞)

第三节 泌尿系统医院感染预防与控制

一、概述

泌尿系统感染又称尿路感染(urinary tract infection,UTI):由各种病原体入侵泌尿系统引起的疾病。根据感染部位可分为上尿路感染(肾盂肾炎、输尿管炎)和下尿路感染(膀胱炎、尿道炎),根据有无尿路异常(如梗阻、结石、畸形、膀胱输尿管反流等)分为复杂性尿路感染和非复杂性尿路感染。

尿路感染是最常见的医疗保健相关感染之一,仅次于下呼吸道感染。绝大部分医疗保健相关尿路感染与留置导尿管有关。目前,医疗护理工作中广泛使用导尿管,特别是在重症监护病房、长期护理机构,居家护理患者中使用导尿管现象也比较普遍。

二、危险因素及发病机制

(一)危险因素

尿路感染占到全部医院感染的三分之一左右。糖尿病、高龄、尿路障碍、免疫抑制、神经系统紊乱是已知的 UTI 危险因素。

留置导尿管是尿路感染最主要的原因。导管相关尿路感染的主要危险因素包括:延长导尿管留置时间、女性、糖尿病、老年、严重基础疾病、非手术疾病、留置尿管时未执行无菌操作、集尿袋细菌定植、氮质血症(血清肌酐>2.0 mg/dl)、尿道周围细菌定植等。

(二)发病机制

正常情况下,除距尿道口 1~2 cm 处尿道有少量细菌外,尿道一般是无菌的。尿液内所含的氨、溶菌酶、尿素、有机酸和免疫球蛋白等具有抗菌活性,且尿液 pH 值偏酸性,不利于细菌生长,即使上行的细菌也因膀胱黏膜屏障防御和收缩功能而随尿流冲洗排出体外。UTI 感染途径主要有 2 条:上行性和血行性感染。前者主要见于留置导尿管及尿路侵入性操作,后者主要继发于菌血症的血行播散。通常 1 次简单导尿后有 1%~5% 的患者发生菌尿症,反复多次导尿约有 50% 发生菌尿症。如给患者导尿、留置尿管或进行一些泌尿道操作时,会给细菌入侵尿道提供机会,引起医源性泌尿系统感染。留置导尿管,轻者激惹黏膜,重者造成黏膜损伤。长时间的膀胱膨胀,可堵塞毛细血管,致使小动脉和小静脉发生渗血和出血,为细菌生长繁殖提供了有利条件,均增加 UTI 发生风险。

微生物易黏附于导尿管的管壁内外,分泌由黏多糖构成的基质,包裹自身而形成生物膜,微生物便借助这层生物膜附着于管壁内外表面。1~3 d 内微生物即可通过管壁内

表面形成的生物膜移行入膀胱。微生物通过管外与管内两种途径进入导尿管形成生物膜。管外途径的病原菌多源于患者自身,如来自患者胃肠道或定植于患者会阴部。在插入导尿管时,微生物可直接侵入管腔,或是通过管壁外表面包裹的黏液鞘移行侵入。当导尿系统的密闭性失效,或是集尿袋受污染时,病原体微生物经导尿管管腔侵入,引起管腔内感染。这些病原菌通常是外源性的,如医务人员手卫生执行不到位所致的交叉感染。集尿系统腔内污染通常占导尿管相关尿路感染的34%。

三、诊断

(一)临床诊断

患者出现尿频、尿急、尿痛等尿路刺激症状,或有下腹触痛、肾区叩痛,伴或不伴发热,尿检白细胞男性≥5个/高倍视野,女性≥10个/高倍视野,插导尿管患者应结合尿培养。

(二)病原学诊断

临床诊断基础上,符合下述四条之一即可诊断。

(1)清洁中段尿或导尿留取尿液(非留置导尿)培养革兰阳性球菌菌数≥10^4 cfu/mL、革兰阴性杆菌菌数≥10^5 cfu/mL。

(2)耻骨联合上膀胱穿刺留取尿液培养细菌菌数≥10^3 cfu/mL。

(3)新鲜尿液标本经离心应用相差显微镜检查(1×400),在30个视野中有半数视野见到细菌。

(4)经手术、病理学或者影像学检查,有尿路感染证据的。患者虽然没有症状,但在1周内有内镜检查或导尿管置入,尿液培养革兰阳性球菌菌落数≥10^4 cfu/mL,革兰阴性杆菌菌落数≥10^5 cfu/mL,应当诊断为无症状性菌尿症。

(三)说明

(1)非导尿或穿刺尿液标本细菌培养结果为两种或两种以上细菌,需考虑污染可能,建议重新留取标本送检。

(2)尿液标本应及时接种。若尿液标本在室温下放置超过2 h,即使其接种培养结果细菌菌数≥10^4 或≥10^5 cfu/mL,亦不应作为诊断依据,应予重新留取标本送检。

(3)影像学、手术、组织病理或其他方法证实的、可定位的泌尿系统(如肾、肾周围组织、输尿管、膀胱、尿道)感染,报告时应分别标明。

四、预防与控制

在我国医院内尿路感染的发生约95%与导尿或尿路器械操作密切相关。因此,针对可能诱发医源性尿路感染的各种因素,应采取有效预防与控制措施,降低泌尿系统医院感染的发生。

(1) 导尿管相关尿路感染(CAUTI)的预防与控制：内容详见第八章第三节。

(2) 合理使用抗生素：不要无指征预防性使用广谱抗菌药物，以免产生菌群失调。对已有的感染病灶应尽早采集微生物标本送检，根据培养结果和药物敏感试验合理使用抗菌药物。

(3) 去除慢性感染因素：糖尿病、慢性肾脏性疾病、高血压等多种慢性疾病，由于全身免疫力低下，容易发生泌尿系统感染，故对上述原发疾病的积极治疗，是防止泌尿系统感染的重要环节。

(4) 充分利用人体的防御机制：在病情允许的情况下，鼓励患者多饮水、多排尿，有利于冲洗尿路，避免细菌繁殖。注意个人卫生，保持会阴部清洁干燥，内衣勤换洗等。

(5) 监测反馈：定期监测和反馈目标人群和科室泌尿系统医院感染发生率，不断改进防控措施。

【思考题】
(1) 导尿管相关尿路感染核心防控措施有哪些？
(2) 导尿管相关尿路感染防控措施依从性监测包括哪些内容？

(江云兰)

第四节 消化系统医院感染预防与控制

在医院感染中，消化系统感染涵盖范围缺少明确界定，我国医院感染诊断标准中将其与腹部感染一并罗列。腹部及消化系统感染分为6类：①感染性腹泻；②胃肠道感染；③抗菌药物相关性腹泻；④病毒性肝炎；⑤腹(盆)腔内组织感染；⑥腹水感染。结合临床实际，本章节重点讨论感染性腹泻、抗菌药物相关性腹泻、病毒性肝炎。

一、感染性腹泻

(一) 概述

感染性腹泻是指患者在住院期间发生的急性胃肠道感染，主要表现有恶心、呕吐、腹泻、有水样便或黏液血便。轻者可自限，重者出现明显脱水、电解质紊乱，可有毒血症及肠外并发症。潜伏期是区分感染系医院获得或社区获得的决定条件，医院内胃肠道感染类似于社区感染，可呈散发、小流行、暴发流行趋势。其病因不同，临床特点各异。

(1) 流行病学：在流行病学上感染性腹泻属散发性发病，除细菌外尚有其他病原体。细菌性食物中毒发病集中，常以暴发和公共卫生事件形式出现，具有共同的传染源。医疗机构内经水传播而致细菌性痢疾、病毒性腹泻暴发在我国已有多次报道。

1) 传染源：感染性腹泻传染源主要是患者，其次是患者家属和医务人员中的带菌者，以及医院内污染的水或食物。

2) 传播途径：主要为粪-口途径传播。进食污染的食物，或接触周围污染环境及物品如被服、病历夹、玩具、水龙头、门把手、餐具等后未洗手即取食食物。医护人员不严格洗手、医疗器械消毒灭菌不严格，通过医务人员及陪护者污染的手等接触传播，在婴儿室或新生儿室内较为常见。陪护者和医务人员污染的手在传播中起重要作用。肠道病毒也可通过呼吸道、接触传播，如引起手足口病的柯萨奇病毒和肠道病毒71型（EV71）。柯萨奇病毒、埃可病毒等病毒血症可致胎儿在宫内获得感染，晚期的宫内感染可在出生后发病，在婴儿室或新生儿室内发生病毒的广泛传播。

3) 易感人群：普遍易感，新生儿、老年人、严重基础疾病患者、免疫缺陷患者如骨髓移植受者、免疫缺陷综合征患者及胃酸缺乏患者更为易感。

(2) 病原学：感染性腹泻可由多种病原体引起，不同地区差别甚大。

1) 细菌：细菌为最常见的病原体，主要有志贺菌、沙门菌、弯曲杆菌、霍乱弧菌、副溶血弧菌、致病性大肠埃希菌（产毒性大肠埃希菌、侵袭性大肠埃希菌、出血性大肠埃希菌）、金黄色葡萄球菌及小肠结肠炎耶尔森菌等。

2) 病毒：轮状病毒、诺如病毒、柯萨奇病毒、埃可病毒及1968年以来新发现的肠道病毒68-71型等病毒。轮状病毒是婴幼儿病毒性腹泻最主要的病原体。

3) 真菌：白假丝酵母菌、毛霉菌、曲霉菌。以白假丝酵母菌最常见，多发生在免疫抑制和长期住院、接受广谱抗菌药物治疗的患者中。

4) 原虫：溶组织内阿米巴、隐孢子虫等。免疫抑制或缺陷患者易发隐孢子虫腹泻。

(二) 危险因素及发病机制

(1) 危险因素：胃酸作为防御屏障可以阻止细菌自小肠上行至胃腔，胃液pH值增高如应用抗酸剂、胃切除术后发生感染性腹泻危险性显著增加，胃肠动力降低和正常肠道菌群改变（接受抗菌治疗）也是感染性腹泻的重要危险因素。改变和导致病原体避开宿主防御机制和增加细菌定植的外界因素，如ICU患者更多地接受侵入性操作、抗酸药和抗菌药物等，以及免疫防御机制损害（如骨髓移植、HIV患者），其获得感染性腹泻的危险性显著增高。

(2) 发病机制：发病由宿主抵抗力、病原数量及毒力所决定。

1) 非侵袭型腹泻（毒素型）：毒素介导性腹泻又称分泌性腹泻。细菌不侵入肠黏膜组织，而是附于肠黏膜上大量繁殖并产生肠毒素，肠毒素迅速与小肠细胞上的受体-神经节苷脂结合，促进细胞内一系列酶促反应，导致小肠细胞的分泌和吸收功能障碍，肠腔内Na^+、Cl^-和水量增加导致水样腹泻。霍乱弧菌、产肠毒素性大肠埃希菌等致病菌属于此类机制。

2)侵袭型腹泻(炎症型):又称渗出性腹泻。细菌侵入黏膜固有层,外毒素使宿主肠黏膜细胞蛋白质合成障碍,使之出现广泛炎症反应,如肠黏膜充血、水肿、炎性细胞浸润、溃疡和大量炎性渗出液。侵袭性大肠埃希菌、志贺菌、弯曲杆菌、耶尔森菌、霍乱弧菌、金黄色葡萄球菌、鼠伤寒沙门菌等均可引起侵袭性腹泻。初期大便为水样,随即出现以黏液便或黏液血便为主。

3)病毒引起感染性腹泻:以轮状病毒为例,病毒侵入小肠上部的上皮细胞,使小肠绒毛缩短,上皮细胞肿胀,肠腔内渗透压增加,导致水和电解质从肠壁返流入肠腔,由于基底部细胞向绒毛移行速度加快,致使尚未发育成熟的细胞移至绒毛顶部补充,故其吸收功能障碍及双糖酶活力降低导致渗透性腹泻,出现水样腹泻。

(3)临床特点:感染性腹泻潜伏期为数小时至 12 d,多数为 1~2 d。临床表现特异性不强。腹泻轻重不等,轻者自限,重者出现脱水、电解质紊乱、毒血症及肠外并发症,甚至死亡。不同病原体引起的院内感染性腹泻临床特征有所不同。如轮状病毒起病急,呕吐常先于腹泻出现,腹泻频繁,可伴脱水和酸中毒,部分有发热和上呼吸道感染症状,自限性疾病,自然病程多在 7 d 左右。霍乱弧菌引起的腹泻多有流行病学史,呕吐、腹泻严重,便前腹痛明显,大量"米泔水样便"。耶尔森菌肠炎除腹泻外常有肠外表现,如关节炎、结节红斑等。非侵袭型腹泻表现为轻微腹痛或缺如,无里急后重,全身中毒症状不明显,大便为水样便,量多,易致水、电解质丢失和酸碱失衡。大便镜检无炎性细胞,病程一般较短。侵袭型腹泻全身中毒症状显著,腹痛明显,有里急后重,大便多为脓血便,次数多而每次量少。镜检有较多脓细胞、白细胞及红细胞。

(三)诊断

感染性腹泻应在排除慢性腹泻和非感染性腹泻基础上,结合临床、实验室及流行病学资料进行诊断。诊断标准如下。

1.感染性腹泻

医院内感染性腹泻指入院 48 h 后发病,大便稀且每日超过 3 次,持续 2 d 以上,既往无慢性腹泻,也无非感染性因素(如诊断治疗原因、心理紧张所致的腹泻)。

(1)临床诊断:符合下述三条之一即可诊断。

1)急性腹泻,粪便常规镜检白细胞≥10 个/高倍视野。

2)急性腹泻,或伴发热、恶心、呕吐、腹痛等。

3)急性腹泻每天 3 次以上,连续 2 d,或 1 d 水泻 5 次以上。

(2)病原学诊断:临床诊断基础上,符合下述四条之一即可诊断。

1)粪便或肛拭子标本培养出肠道病原体。

2)常规镜检或电镜直接检出肠道病原体。

3)从血液或粪便中检出病原体的抗原或抗体,达到诊断标准。

4)从组织培养的细胞病理变化(如毒素测定)判定系肠道病原体所致。

(3)说明:急性腹泻次数应≥3次/24 h。

2.胃肠道感染

(1)临床诊断:患者出现发热(≥38 ℃)、恶心、呕吐和(或)腹痛、腹泻,无其他原因可解释。

(2)病原学诊断:临床诊断基础上,符合下述三条之一即可诊断。

1)从外科手术或内镜取得组织标本或外科引流液培养出病原体。

2)上述标本革兰染色或氢氧化钾浮载片可见病原体、多核巨细胞。

3)手术或内镜标本显示感染的组织病理学证据。

(四)预防与控制

1.控制感染源

(1)对患者要做到早发现、早诊断(并及时做病原学检查)、早隔离、早治疗。

(2)对腹泻患者特别是细菌学培养阳性患者应尽量单间隔离,或同种疾病同室隔离。

(3)医务人员出现急性腹泻,应立即进行大便培养,并调离食物处理及与患者直接接触的岗位。

2.切断传播途径

(1)手卫生是控制胃肠道医院感染最简单且最重要的措施。需不断提升医护人员、物业人员、患者陪护手卫生依从性和正确性。

(2)进入隔离病室或接触感染性腹泻患者,应严格执行接触隔离措施。

(3)新生儿使用的奶瓶、奶嘴应一人一用一消毒,用后彻底清洗干净,煮沸30 min,烘干备用。产妇哺乳前应洗手、清洁乳头。

(4)鼻饲等操作应严格按照无菌操作流程进行。

(5)严格执行清洁消毒工作,保持病区环境清洁。

(6)加强饮水和食品卫生管理、监督、检查,重点加强食堂、肠内营养液配置室的卫生管理,加强餐具消毒。

(7)严格探视制度,特别是产科、新生儿室要严格执行。

3.保护易感人群

(1)对有严重基础疾病及使用免疫抑制剂的患者应积极治疗原发病,尽量避免与传染源接触,必要时实施保护性隔离。

(2)鼓励母乳喂养,增强婴儿免疫力。

(3)对有腹泻或肠道病原菌培养阳性的母亲所生的新生儿需隔离观察。

二、抗菌药物相关性腹泻

(一)概述

抗菌药物相关性腹泻(antibiotic-associated diarrhea,AAD)是由于抗菌药物的使用而

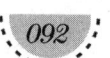

发生的无法用其他原因解释的腹泻,是以腹泻为主要症状的肠道菌群失调症的总称。其发生率因人群及抗菌药物种类的差异而不同,文献报道 AAD 的发生率在 5%~35%,在应用抗菌药物几个小时至抗感染治疗结束后 6~8 周内都可以发生。引起 AAD 的优势菌群有难辨梭状芽孢杆菌、克雷伯杆菌、金黄色葡萄球菌及真菌、病毒等,难辨梭状芽孢杆菌(clostridium difficile,CD)是最常见的致病菌。艰难梭菌感染(CDI)是医院感染性腹泻的主要因素,CDI 占全部抗菌药物相关腹泻的 15%~25%,有研究显示难辨梭状芽孢杆菌感染引起的 AAD 超过 20% 的患者初始治疗失败,40%~60% 的患者二次复发。近几年 AAD 的发病率呈上升趋势,已成为重要的院内感染性疾病,造成患者住院费用、住院时间及死亡率增加。

1. 流行病学

近年来,艰难梭菌已成为医疗机构内感染性腹泻最常见的病原体之一。CDI 引起 15%~25% 的抗菌药物相关性腹泻、50%~75% 的抗菌药物相关性结肠炎、95%~100% 的伪膜性肠炎。2010 年美国 711 所急性病医疗机构报告 NHSN 的数据显示,在医院内发生的经实验室证实的医院获得性艰难梭菌感染(healthcare associated-CDI,HA-CDI)合并发病率为 7.4(均值为 5.4)/万患者日。在我国,2017 年发表的荟萃分析显示,腹泻患者中艰难梭菌合并感染率为 19%;抗菌药物相关性腹泻患者的艰难梭菌感染率为 19%;上海某医院的研究发现,其住院患者中 CDI 的发病率为 17.1/万患者日。在 ICU 等重点科室中,其发病率可能较高,研究显示四川大学华西医院 ICU 内 CDI 的发病率为 25.2/万患者日,而湘雅医院多个 ICU 内的 HA-CDI 发病率高达 14.1/万患者日。从分子生物学上来说,中国疾病预防控制中心主导的多中心研究显示,ST35、ST3、ST37 和 ST54 是最常见的 ST 表型,并且也发现了 RT027 和 RT078 等高毒力菌株。

与其他医院感染病原体相同,艰难梭菌感染显著增加患者的经济负担和病死率。报道显示在 CDI 流行期间,其病死率高达 6.9%~16.7%,即使是地方性流行时,其病死率也高达 4.5%~5.7%。据估计,2011 年美国大约 29 000 人因 CDI 死亡。经济损失方面,2012 年,在急性病医院 CDI 归因成本为每例 3 427~9 960 美元,推算美国急性病医院每年因 CDI 的花费高达 12~59 亿美元,而欧洲每例 CDI 的花费在 5 798~11 202 欧元之间。此外,艰难梭菌感染还常引起医院感染暴发的发生,国内某医院的 ICU 中也出现过类似的情况。

CDI 的主要传染源是患者、无症状带菌者、医务人员中带菌者。CDI 可通过患者及带菌者大便污染环境,由污染环境和人与人之间接触传播流行,甚至暴发流行。可通过医务人员的手、诊疗用具、餐具等传播,造成医院感染。使用广谱抗菌药物的住院患者和免疫功能低下患者,特别是术后癌症患者及老年人易感。

2. 病原学

艰难梭菌属于革兰阳性厌氧芽孢杆菌,呈短粗长排列,芽孢呈卵圆形,位于艰难梭菌菌体的两侧极端。对热和消毒剂有抵抗力,一般不产生毒素。艰难梭菌是人体肠道中的正常菌群,在自然环境以及动物肠道中广泛存在,通常不会出现感染症状。但是长期不规范的抗生素药物治疗会导致人体肠道内部出现菌群失调,一旦成为优势菌群之后,耐药性的产毒艰难梭菌过度繁殖并释放毒素,导致患者出现发热、腹痛及水状腹泻等艰难梭菌感染症状,重症者甚至会出现脓血便、中毒性肠炎、感染性休克等危重症状,危及生命安全。

(二)危险因素及发病机制

长期暴露于广谱抗菌药物,尤其是克林霉素、氟喹诺酮类和第三代头孢菌素的患者,具有严重基础疾病患者,老年患者,使用免疫抑制剂或免疫低下(包括恶性肿瘤和器官移植等因素)、糖尿病、肾功能衰竭、鼻饲、肠道准备、营养不良、炎症性肠病(尤其是溃疡性结肠炎)的患者,以及长期使用质子泵抑制剂和抗组胺剂(如 H2 受体阻滞剂)等患者容易发生 CDI,尤以胃肠手术后合并使用广谱抗菌药物的患者发生风险最高。

抗菌药物能降低肠黏膜对毒素的抵抗力,导致机体易感性增加。发病主要机制是抗菌药物破坏了肠道正常菌群的生态平衡,艰难梭菌在人类肠道中大量繁殖并产生毒素。研究发现,感染艰难梭菌患者的肠道内主要产生肠毒素、细胞毒素这 2 种毒素,其中肠毒素通过趋化肠道内的中性粒细胞浸润患者肠壁组织,释放大量炎症细胞因子,出现肠道电解质失调,进而导致出血性坏死症状出现,而细胞毒素可以通过解聚肌动蛋白损坏患者肠道内部的细胞骨架结构,直接损伤肠壁,导致出现肠壁细胞坏死,通过细胞毒素对肠细胞的破坏、肠神经元的影响及免疫反应的加强而引起腹泻,两种毒素有协同作用。

(三)诊断

根据临床表现、抗菌药物使用史结合实验室检查进行诊断,也可以用甲硝唑、万古霉素进行诊断性治疗,治疗后病情好转,有助于 CDI 腹泻的诊断。AAD 诊断标准具体如下。

(1)临床诊断:近期曾应用或正在应用抗菌药物,出现腹泻,次数≥3 次/24 h,可伴大便性状改变,如水样便、血便、黏液脓血便或见斑块条索状伪膜。可合并下列情况之一:①发热≥38 ℃;②腹痛或腹部压痛、反跳痛;③周围血白细胞升高。

(2)病原学诊断:临床诊断基础上,符合下述三条之一即可诊断。①大便涂片有菌群失调或培养发现有意义的优势菌群;②如情况许可时做纤维结肠镜检查见肠壁充血、水肿、出血,或见到 2~20 mm 灰黄(白)色斑块伪膜;③细菌毒素测定证实。

(四)预防与控制

(1)优化抗菌药物合理使用是预防控制 CDI 的最有效措施之一;减少高危抗菌药物(如广谱二、三代头孢菌素、氟喹诺酮、克林霉素等)的使用数量、频率和持续时间,在医院内持续推进、落实抗菌药物管理项目,应基于本地的实际情况确定需要重点管理的抗菌药物。

(2)分层分类开展各类培训和教育,见表4-4。

表4-4 分层分类开展各类培训和教育

对象	培训内容
临床、医辅人员	致病机理、危险因素、当地和/或本院的流行病学特征; 可能污染的环境、常规的传播途径、预防发生交叉感染的措施; 适宜的手卫生方法、个人防护用品的使用、接触隔离;环境清洁与消毒等;治艰难梭菌感染的能力及了解CDI感染率的计算
感控人员	除临床一线人员掌握的内容外,还必须掌握如何确定是否HA-CDI以及如何开展监测和计算CDI的率
保洁人员	应重点强调手卫生、环境清洁与消毒措施
患者和家属	艰难梭菌的基础知识、接触隔离的要素和理由、手卫生、在院内及出院后对家庭成员和探视者造成艰难梭菌传播的风险、处于急性腹泻期不宜探视

(3)患者管理:单间隔离,特别是大小便失禁患者;如集中安置,不能与其他MRSA等多重耐药菌患者集中安置;门口、床头隔离标识。

(4)严格执行隔离措施:进入房间穿隔离衣、戴手套,两个患者之间更换;离开房间脱隔离衣和手套,并做手卫生;诊疗设备专人专用,共用时尽量不要将设备带入病房(如血糖仪),并明确清洁消毒责任人;限制人员进出,谢绝访客。

(5)解除隔离时机:感染患者持续到腹泻症状消失后48 h,定植患者无证据支持需要隔离。

(6)严格执行手卫生:优先使用洗手液和水做手卫生;酒精不能杀灭芽孢,对使用含醇的速干手消毒液预防CDI有争议。

(7)环境清洁与消毒:推荐使用2 000~5 000 mg/L的含氯消毒剂;其他消毒剂如过氧乙酸、二氧化氯等遵循说明书;注意浓度和作用时间,1%(10 000 mg/L)过氧乙酸作用5 min,1 000 mg/L二氧化氯作用30 min。

(8)强化监督措施:感控人员在发现CDI后到科室督导防控措施落实情况。

(9)暴发时应急处理:强化基本卫生措施;增加清洁消毒次数、手卫生、抗菌药物管理等;单间隔离或集中安置;分组诊疗;专用厕所或便盆;隔离至无症状后48 h,必要时延长至出院;效果不佳时,关闭病房。

CDI对社会、医疗机构、患者都造成了很大的医疗负担。因此有条件的医疗机构要积极开展CDI的监控工作,在合理使用抗生素的前提下,加强CDI的预防及控制措施,控制CDI的发生和流行。

三、病毒性肝炎

（一）概述

病毒性肝炎是指由嗜肝病毒所引起的肝脏感染性疾病,病理学上以急性肝细胞坏死、变性和炎症反应为特点。临床主要表现为乏力、食欲减退、肝肿大及肝功能异常。病情严重程度从无症状到重症肝炎个体差异很大。急性病毒性肝炎医院感染主要源于亚临床感染及病毒携带者（包括患者和医务人员）造成的污染和接触传播,以及经血液传播,偶见医院食品污染引起感染。

1.流行病学

（1）常见病毒性肝炎分型。

1）甲型肝炎病毒（HAV）为 RNA 病毒,通过粪-口途径由不洁食物、饮水等传播,潜伏期 2~6 周,以儿童和青年多见。

2）乙型肝炎病毒（HBV）为分子量较小的 DNA 病毒,主要经血（如不安全注射等）、母婴及性接触等途径传播,潜伏期 1~6 个月,各组人群均可见,全球逾 2 亿人为慢性 HBV 感染者,目前我国感染携带率约 7%,是我国感染携带率最高的肝炎病毒。根据基因差异,HBV 可分为 8 个基因型（A-H 型）,我国以 B 型和 C 型多见。

3）丙型肝炎病毒（HCV）为 RNA 病毒,主要经血液传播,性接触和母婴途径有较高的感染风险,潜伏期 1~6 个月,易变异,是慢性化最高的肝炎病毒。根据核苷酸序列同源程度,可将 HCV 分为 6 个（1~6）基因型,各型又由若干亚型（a、b、c）组成,如 1a、1b、2a、2b、3a、3b 等,基因型分布具有明显地域性。我国 HCV 感染者约 760 万,以 1b 型和 2a 型为主。

4）丁型肝炎病毒（HDV）为 RNA 病毒,分子量较小、有缺陷,不能单独感染致病,必须在 HBV-DNA 病毒的辅助下才能复制增殖,即 HDV 的感染需同时或先有 HBV-DNA 病毒感染的基础,主要通过血源传播,潜伏期 1~6 个月,各组人群均可见。

5）戊型肝炎病毒（HEV）也为 RNA 病毒,主要经粪-口途径由不洁食物、饮水等传播,潜伏期 2~8 周,儿童和成人易感。

（2）传染源:传染源是显性感染者及隐性感染者。隐性感染者是最重要的传染源。

（3）传播途径 HAV、HEV 主要通过消化道传播,即粪-口传播。在一般情况下,日常生活接触传播是散发病的主要传播方式,病毒污染食物和水源是暴发流行的主要传播方式。HBV、HCV、HDV 的医院感染可发生在各种诊疗过程中,如输血、输注血制品,血液透析、器官移植、注射器、手术器械、口腔器械消毒、灭菌不严,被 HBV 污染的针刺伤、刀片割伤等。唾液、汗液、精液、阴道分泌物、乳汁等体液中也携带病毒,因此密切的生活接触如共用牙刷和性接触可造成 HBV、HCV 的感染和传播。HBV、HCV、HDV 均可经母婴垂直传播。

(4)易感人群:人群普遍易感。6个月至学龄儿童是 HAV 易感和高发人群。HEV 易感性无年龄之间的差异,但儿童隐性感染发病率高,成年人以显性感染为主。

2.病原学

肝炎病毒是病毒性肝炎的主要病原体,包括 HAV、HBV、HCV、HDV、HEV。此外,在输血后肝炎患者血中曾先后发现了庚型肝炎病毒(hepatitis G virus,HGV)和输血传播病毒(transfusion transmitted virus,TTV)。

(二)危险因素及发病机制

嗜肝病毒引起肝细胞的损伤,主要包括感染者的免疫应答因素和病毒因素。肝炎病毒进入肝脏后,激活机体的免疫反应,细胞毒性 T 淋巴细胞(CTL)可直接作用于肝细胞,也可分泌多种细胞因子如肿瘤坏死因子 a(TNF-a)、干扰素 y(IFN-y)等,引起肝细胞死亡。病毒感染后,肝组织局部的炎症细胞(中性粒细胞、巨噬细胞等)浸润可导致组织损害。HAV、HBV 所致的肝脏损伤主要就是由免疫应答所致。其他嗜肝病毒除了免疫应答的因素外,病毒本身也会对肝细胞造成损害。

(三)诊断

有输血或应用血制品史、不洁食物史、肝炎接触史,出现下述症状或体征中的任何两项并有肝功能异常,无其他原因可解释:①发热;②厌食;③恶心、呕吐;④肝区疼痛;⑤黄疸。病原学诊断阳性:在临床诊断基础上,血清检出甲、乙、丙、丁、戊、庚等任何一种肝炎病毒活动性标志物。

注意:应排除非感染性病因如 α1 抗胰蛋白酶缺乏、酒精、药物等和胆道疾病引起的肝炎或损害。

(四)预防与控制

应根据不同分型病毒性肝炎的传播方式采取相应的防控措施。

(1)甲型肝炎、戊型肝炎以粪-口传播为主要传播方式,规范手卫生行为是最简单、经济、有效的预防措施。患者应立即转入传染病房进行隔离治疗,甲、戊型肝炎自发病之日起隔离3周,对密切接触者应进行医学观察45 d。对接触者早期(不超过接触7~14 d)注射丙种球蛋白。对学龄前及学龄期儿童可注射甲型肝炎灭活疫苗或减毒活疫苗。若发生医院内急性肝炎暴发流行,应按照医院感染暴发报告处置流程,查找传染源,切断传播途径,控制暴发流行。患者所产生的生活垃圾按感染性废物处理。其他相关措施可参照感染性腹泻执行。

(2)乙型肝炎、丙型肝炎、丁型肝炎以血液、体液传播为主要传播方式,强调严格执行标准预防。医源性感染是 HCV 传播的重要途径之一,其对患者和医务人员的危害不容忽视。早筛查、早诊断、早治疗是阻断 HCV 传播的关键措施。

1）筛查高危人群,如有静脉药瘾者、输血或血制品应用者、准备接受手术和其他侵入性操作的人群,不明原因肝损伤者,医疗机构发生乙肝或丙肝职业暴露的医务人员。

2）采取以乙肝疫苗接种为主的综合性措施。对新生儿及医院内高危人群(血液透析患者等)应注射乙肝疫苗。

3）加强医务人员职业防护培训,安全使用和处置锐器,防止针刺伤和血液体液喷溅。发生职业暴露的医务人员,应立即针对不同的暴露源给予干预及后期检查追踪。

4）严格执行各项标准预防措施。接触患者血液、体液、分泌物、排泄物等时应戴手套;接触不同患者时更换手套,脱手套后洗手或手消毒;进行任何血液、体液溅出、喷溅的操作时,要加穿防渗隔离衣、护目镜或防护面罩。

5）各种重复使用医疗器械如手术器械、口腔器械、腹腔镜等用后彻底清洗消毒灭菌,一次性使用无菌物品不得复用,严格按照医疗废物处置。

6）加强血液净化中心管理,严格落实患者分区管理。透析结束后应严格按照要求对透析机和透析床单元进行清洁、消毒。

7）严格输血及输注血制品的应用指征,非必要时,不要输血及输注血制品。

8）严格执行消毒隔离制度,被患者血液、体液、分泌物等污染的物体表面、地面等,先用纸巾或重复使用抹布擦净污染物,再用含有效氯 1 000 mg/L 消毒液进行消毒。

9）患者生活垃圾放入感染性医疗废物袋中,按照医疗废物处置。

【思考题】

(1) 医院感染性腹泻常见的传播方式有哪些?

(2) 预防医院内感染性腹泻的措施是什么?

(3) 抗菌药物相关性腹泻主要发病机制是什么?如何预防?

(4) 病毒性肝炎中,哪些通过粪-口传播?哪些通过血液体液传播?选择一种病毒性肝炎,试述其医院感染防控策略。

(丁　韧)

第五节　血液系统医院感染预防与控制

血液系统医院感染主要分为血管相关性感染、败血症和输血相关感染。相关输注操作和不同感染源导致的血液系统感染危害患者安全,本节将从定义、背景、危险因素及发病机制、诊断和预防与控制方面进行阐述。

一、血管相关性感染

(一) 概述

血管导管相关感染(vessel catheter associated infection, VCAI)是指留置血管导管期间及拔除血管导管后48 h内发生的原发性且与其他部位感染无关的感染,包括血管导管相关局部感染和血流感染。患者局部感染时出现红、肿、热、痛、渗出等炎症表现,血流感染除局部表现外还会出现发热(>38 ℃)、寒战或低血压等全身感染表现。血流感染实验室微生物学检查结果:外周静脉血培养细菌或真菌阳性,或者从导管尖端和外周血培养出相同种类、相同药敏结果的致病菌。

(二) 危险因素

留置血管内导管是救治危重患者、实施特殊用药和治疗的医疗操作技术。置管后的患者存在发生感染的危险。血管导管相关感染的危险因素主要包括:导管留置时间、置管部位及其细菌定植情况、无菌操作技术、置管技术、患者免疫功能和健康状态等因素。

(三) 诊断

1.临床诊断

符合下述三条之一即可诊断。

(1)静脉穿刺部位有脓液排出,或有弥散性红斑(蜂窝组织炎的表现)。

(2)沿导管的皮下走行部位出现疼痛性弥散性红斑,并除外理化因素所致。

(3)经血管介入性操作,发热>38 ℃,局部有压痛,无其他原因可解释。

2.病原学诊断

导管尖端培养和/或血液培养分离出有意义的病原微生物。

3.说明

(1)导管尖端培养其接种方法应取导管尖端5 cm,在血平板表面往返滚动一次,细菌菌数≥15 cfu/平板即为阳性。

(2)从穿刺部位抽血定量培养,细菌菌数≥100 cfu/mL,或细菌菌数相当于对侧同时取血培养的4~10倍,或对侧同时取血培养出同种细菌。

(四) 预防与控制

1.管理要求

(1)医疗机构应当健全预防血管导管相关感染的规章制度,制定并落实预防与控制血管导管相关感染的工作规范和操作规程,明确相关责任部门和人员职责。

(2)应当由取得医师、护士执业资格,并经过相应技术培训的医师、护士执行血管导

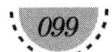

管留置、维护与使用。

（3）相关医务人员应当接受各类血管导管使用指征、置管方法、使用与维护、血管导管相关感染预防与控制措施的培训和教育,熟练掌握相关操作规程,并对患者及家属进行相关知识的宣教。

（4）医务人员应当评估患者发生血管导管相关感染的危险因素,实施预防和控制血管导管相关感染的工作措施。

（5）中心导管置管环境应当符合《医院消毒卫生标准》中医疗机构Ⅱ类环境要求。

（6）医疗机构应当建立血管导管相关感染的主动监测和报告体系,开展血管导管相关感染的监测,定期进行分析反馈,持续质量改进,预防感染,有效降低感染率。

2.感染预防要点

(1)置管前预防措施。

1)严格掌握置管指征,减少不必要的置管。

2)对患者置管部位和全身状况进行评估。

选择能够满足病情和诊疗需要的管腔最少、管径最小的导管。选择合适的留置部位,成人中心静脉置管建议首选锁骨下静脉,其次选颈内静脉,不建议选择股静脉;连续肾脏替代治疗时建议首选颈内静脉。

3)置管使用的医疗器械、器具、各种敷料等医疗用品应当符合医疗器械管理相关规定的要求,必须无菌。

4)患疖肿、湿疹等皮肤病或呼吸道疾病(如感冒、流感等)的医务人员,在未治愈前不应进行置管操作。

5)如为血管条件较差的患者进行中心静脉置管或经外周静脉置入中心静脉导管(以下简称 PICC)有困难时,有条件的医院可使用超声引导穿刺。

(2)置管中预防措施。

1)严格执行无菌技术操作规程。置入中心静脉导管、PICC、中线导管、置入全植入式血管通路(输液港)时,必须遵守最大无菌屏障要求,戴工作圆帽、医用外科口罩,按《医务人员手卫生规范》有关要求执行手卫生,并戴无菌手套、穿无菌手术衣或无菌隔离衣、铺覆盖患者全身大无菌单。置管过程中手套污染或破损时应立即更换。置管操作辅助人员应戴工作圆帽、医用外科口罩、执行手卫生。完全植入式导管(输液港)的植入与取出应在手术室进行。

2)采用符合国家相关规定的皮肤消毒剂消毒穿刺部位。建议采用含洗必泰醇浓度>0.5%的消毒液进行皮肤局部消毒。

3)中心静脉导管置管后应当记录置管日期、时间、部位、置管长度、导管名称和类型、尖端位置等,并签名。

(3)置管后预防措施。

1)应当尽量使用无菌透明、透气性好的敷料覆盖穿刺点,对高热、出汗、穿刺点出血、渗出的患者可使用无菌纱布覆盖。

2）应当定期更换置管穿刺点覆盖的敷料。更换间隔时间为：无菌纱布至少1次/2 d，无菌透明敷料至少1次/周，敷料出现潮湿、松动、可见污染时应当及时更换。

3）医务人员接触置管穿刺点或更换敷料前，应当严格按照《医务人员手卫生规范》有关要求执行手卫生。

4）中心静脉导管及PICC尽量减少三通等附加装置的使用。保持导管连接端口的清洁，每次连接及注射药物前，应当用符合国家相关规定的消毒剂，按照消毒剂使用说明对端口周边进行消毒，待干后方可注射药物。如端口内有血迹等污染时，应当立即更换。

5）应当告知置管患者在沐浴或擦身时注意保护导管，避免导管淋湿或浸入水中。

6）输液1 d或者停止输液后，应当及时更换输液管路。输血时，应在完成每个单位输血或每隔4 h更换给药装置和过滤器；单独输注静脉内脂肪剂（IVFE）时，应每隔12 h更换输液装置。外周及中心静脉置管后，应当用不含防腐剂的生理盐水或肝素盐水进行常规冲封管，预防导管堵塞。

7）严格保证输注液体无菌。

8）紧急状态下的置管，若不能保证有效的无菌原则，应当在2 d内尽快拔除导管，病情需要时更换穿刺部位重新置管。

9）应当每天观察患者导管穿刺点及全身有无感染征象。当患者穿刺部位出现局部炎症表现或全身感染表现，怀疑发生血管导管相关感染时，建议综合评估决定是否需要拔管。

如怀疑发生中心静脉导管相关血流感染，拔管时建议进行导管尖端培养、经导管取血培养及经对侧静脉穿刺取血培养。

10）医务人员应当每天对保留导管的必要性进行评估，不需要时应当尽早拔除导管。

11）若无感染征象时，血管导管不宜常规更换，不应当为预防感染而定期更换中心静脉导管、肺动脉导管和脐带血管导管。成人外周静脉导管3~4 d更换一次，儿童及婴幼儿使用前评估导管功能正常且无感染时可不更换。外周动脉导管的压力转换器及系统内其他组件（包括管理系统、持续冲洗装置和冲洗溶液）应当每4 d更换一次。不宜在血管导管局部使用抗菌软膏或乳剂。

12）长期置管患者多次发生血管导管相关感染时，可预防性使用抗菌药物溶液封管。

二、败血症

（一）概述

脓毒症（sepsis）常继发于严重的感染，是机体对感染反应失调而导致危及生命的器官功能障碍。现定义尤为强调"危及生命的器官功能障碍"，既往使用的"重症脓毒症"的概念不复存在。当脓毒症合并出现严重的循环障碍和细胞代谢紊乱时，称为脓毒症休克(septicshock),其死亡风险与单纯脓毒症相比显著升高。临床上常使用菌血症(bacteremia)的概念描述血培养阳性者,应注意与脓毒症的概念相区别。在临床实践中,临床医生更习惯用败血症而非细菌性脓毒症(bacteriasepsis),本章主要讨论细菌性脓毒症这部分内容。

(二)危险因素

导致脓毒症的原因包括致病菌数量多、毒力强和机体免疫力低下。它常继发于严重创伤后的感染和各种化脓性感染,如大面积烧伤创面感染、开放性骨折合并感染、急性弥漫性腹膜炎、急性梗阻性化脓性胆管炎、早产和(或)低出生体重儿等。机体免疫力低下者,如糖尿病、尿毒症、长期或大量应用皮质激素或抗癌药物的患者,一旦发生化脓性感染,也较易引发脓毒症。另外,一些潜在的感染途径需要注意,如导管相关血流感染、肠源性感染等。

脓毒症的常见致病菌包括:革兰阴性菌,如大肠埃希菌、铜绿假单胞菌、变形杆菌、克雷伯菌、肠杆菌等;革兰阳性菌,如金黄色葡萄球菌、表皮葡萄球菌、肠球菌(粪肠球菌、屎肠球菌)、化脓性链球菌等;厌氧菌,如脆弱拟杆菌、梭状杆菌、厌氧葡萄球菌、厌氧链球菌等;真菌,如白色念珠菌、曲霉菌、毛霉菌、新型隐球菌等。现在,革兰阴性菌引起的脓毒症发病率已明显高于革兰阳性菌,且由于抗生素的不断筛选,出现了一些此前较少见的机会菌,如鲍曼不动杆菌、嗜麦芽窄食单胞菌等。除此之外,条件性感染的真菌也需要特别注意。

(三)诊断

(1)临床诊断:发热>38 ℃或低体温<36 ℃,可伴有寒战,并合并下列情况之一。

1)有入侵门户或迁徙病灶。

2)有全身中毒症状而无明显感染灶。

3)有皮疹或出血点、肝脾肿大、血液中性粒细胞增多伴核左移,且无其他原因可以解释。

4)收缩压低于90 mmHg,或较原收缩压下降超过40 mmHg。

(2)病原学诊断:临床诊断基础上,符合下述两条之一即可诊断。

1)血液培养分离出病原微生物。

2)血液中检测到病原体的抗原物质。

(3)说明。

1)入院时有经血液培养证实的败血症,在入院后血液培养又出现新的非污染菌,或医院败血症过程中又出现新的非污染菌,均属另一次医院感染败血症。

2)血液培养分离出常见皮肤菌,如类白喉杆菌、肠杆菌、凝固酶阴性葡萄球菌、丙酸杆菌等,需不同时间采血,有两次或多次培养阳性。

3)血液中发现有病原体抗原物质,如流感嗜血杆菌、肺炎链球菌、乙种溶血性链球菌,必须与症状、体征相符,且与其他感染部位无关。

4)血管相关败血症属于此条,导管相关动静脉炎计入心血管感染。

5)血培养有多种菌生长,在排除污染后可考虑复数菌败血症。

(四)预防与控制

脓毒症的治疗可大致分为以下几个部分:

(1)早期复苏:对确诊为脓毒症或脓毒症休克的患者,应立即进行液体复苏。如果患者有脓毒症诱导的低灌注表现(急性器官功能障碍、低血压或高乳酸)或脓毒症休克,在最初 3 h 内应给予不少于 30 mL/kg 的晶体液,对需要使用血管活性药物的脓毒症休克患者,建议复苏初始目标为平均动脉压 65 mmHg。完成早期液体复苏后,应根据患者血流动力学的检测结果决定进一步的复苏策略。

(2)抗微生物治疗:对确诊为脓毒症或脓毒症休克的患者,应在 1 h 内启动静脉抗生素治疗。对于早期的抗生素治疗,建议经验性地使用一种或几种广谱抗生素,以期覆盖所有可能的病原体(包括潜在的真菌或病毒)。一旦致病菌和药敏结果明确,建议使用针对性的窄谱抗生素进行治疗。抗生素的治疗疗程一般维持 7~10 d,在患者体温正常、白细胞计数正常、病情好转、局部病灶控制后停药,根据病情执行抗菌药物应用指导原则。

(3)感染源控制:感染的原发灶应尽早明确,并及时采取相应措施控制感染源,如清除坏死组织和异物、消灭死腔、脓肿引流等。同时,如果存在血流障碍、梗阻等致病因素,也应及时处理。静脉导管感染时,拔除导管应属首要措施。危重症患者疑为肠源性感染时,应及时纠正休克,尽快恢复肠黏膜的血流灌注,并通过早期肠道营养促使肠黏膜尽快修复,口服肠道生态制剂以维护肠道正常菌群。

(4)机械通气:对脓毒症所致低氧性呼吸衰竭的成人患者,没有足够证据推荐采取保守的氧合策略,通气过程中避免呼吸机相关性肺炎的发生。

(5)其他辅助治疗:早期复苏成功后,应重新评价患者的血流动力学状态,酌情补液和使用血管活性药物。如果血流动力学仍不稳定,可静脉给予氢化可的松(200 mg/d)。当患者血红蛋白低于 70 g/L 时,给予输血。对于急性呼吸窘迫综合征(ARDS)的脓毒症患者,建议使用小潮气量(6 mL/kg)辅助通气。对于高血糖者,应给予胰岛素治疗,控制血糖上限低于 10 mmol/L。对于无禁忌证的患者建议使用低分子肝素预防静脉血栓。对于存在消化道出血风险的患者,建议给予质子泵抑制剂预防。

三、输血相关感染

(一)概述

输血作为一种替代性治疗,可以补充血容量、改善循环、增加携氧能力、提高血浆蛋白和改善凝血功能。随着现代输血医学的发展,对输血的观念较以往也有了重大转变。

同时,我们也应该认识到输血在治疗疾病的同时也有可能带来一些严重的不良后果。因此,严格掌握输血的适应证,合理选用各种血液制品,有效防止输血可能出现的并发症,如输血相关感染。输血相关感染定义为输血反应导致临床感染,从血液成分和受血者血液中培养到相同的细菌,分子分型证明其同源性。

(二) 危险因素及发病机制

输血相关感染是同种异体输血死亡的首要原因。血液制品被细菌污染的机制主要有三个假说:使用不合格的非无菌输血管道和血袋、献血者的皮肤或血液中携带细菌、血液制备或储存期间未进行消毒处理。现在常规献血程序通过仔细筛选献血者并进行核酸检测已大大降低了输血传播病毒感染的概率,输血相关细菌污染是输血传播感染最常见的类型。19世纪40—50年代首次报道了输血相关败血症病例,嗜冷细菌污染了冷藏血液,导致患者发生输血相关休克综合征,嗜冷细菌能够在 4 ℃(30 F)生存和生长,如无色杆菌和假单胞菌属的一些细菌。此后不久,一些前瞻性微生物学研究指出,血库中血液的污染率为 1%~6%,大部分污染菌是正常皮肤菌群,推测来源于采血时献血者的皮肤碎片。通常这种微生物血液污染浓度极低,血液储存过程中冷藏并有抗菌活性,使微生物长期处于生长停滞状态,因此这些微生物几乎不太可能在血液储存过程中增殖。回顾性研究结果表明,未见血液中含有的低浓度皮肤菌群污染导致输血相关临床感染发生的案例。而在极少数情况下,无症状或症状不典型胃肠道感染(GI)的患者仍可能是血制品细菌污染的来源,尤其是小肠结肠炎耶尔森菌导致的红细胞输血污染。这些污染导致的感染可造成高死亡率,尤其是 1~6 ℃ 存储超过 25 d 的血制品。献血者献血时可能患无症状菌血症。曾有由于血袋在生产过程中受到污染,导致血液成分在收集或处理时被黏质沙雷菌污染,引发感染暴发的案例。

(三) 诊断

常见病原体有病毒性肝炎(乙、丙、丁、庚型等)、艾滋病、巨细胞病毒感染、疟疾、细菌、真菌、朊病毒、寄生虫、梅毒螺旋体、血液肿瘤、弓形体病等。

(1)临床诊断:必须同时符合下述三种情况才可诊断。

1)从输血至发病,或从输血至血液中出现病原免疫学标志物的时间超过该病原体感染的平均潜伏期。

2)受血者受血前从未有过该种感染,免疫学标志物阴性。

3)证实供血者血液存在感染性物质,如血中查到病原体、免疫学标志物阳性、病原 DNA 或 RNA 阳性等。

(2)病原学诊断:临床诊断基础上,符合下述四条之一即可诊断。

1)血液中找到病原体。

2)血液特异性病原体抗原检测阳性,或其血清在 IgM 抗体效价达到诊断水平,或双份血清 IgG 呈 4 倍升高。

3）组织或体液涂片找到包涵体。

4）病理活检证实。

(四) 预防与控制

（1）做好血站管理,规范献血人员要求,严格遵守有关规程和制度,采血必须由具有采血资格的医务人员进行,一次性采血器材用后必须销毁,确保献血者的身体健康。

（2）血站做好对采集血液的检测,未经检测或检测不合格的血液,不得向医疗机构提供。

（3）医院输血科做好血液入库、核对、贮存,贮血冰箱内严禁存放其他物品,每周消毒一次。冰箱内空气培养每月一次,无霉菌生长或细菌菌落符合相关规范要求。

（4）发血时做好标签、有效期、血袋、血浆等的检查。

（5）常规皮肤消毒,使用有效的消毒剂明确消毒范围。

（6）严格落实手卫生规范。

（7）严格无菌技术操作和安全注射。

（8）输血过程中做好观察,疑为溶血性或细菌污染性输血反应,应立即停止输血,用静脉注射生理盐水维护静脉通路,及时报告上级医师,在积极治疗抢救的同时,做以下核对检查：

1）核对用血申请单、血袋标签、交叉配血试验记录。

2）核对受血者及供血者 ABO 血型、Rh(D)血型。用保存于冰箱中的受血者与供血者血样、新采集的受血者血样、血袋中血样,重测 ABO 血型、Rh(D)血型、不规则抗体筛选及交叉配血试验(包括盐水相和非盐水相试验)。

3）立即抽取受血者血液加肝素抗凝剂,分离血浆,观察血浆颜色,测定血浆游离血红蛋白含量。

4）立即抽取受血者血液,检测血清胆红素含量、血浆结合珠蛋白测定、直接抗人球蛋白试验并检测相关抗体效价,如发现特殊抗体,应做进一步鉴定。

5）如怀疑细菌污染性输血反应,抽取血袋中血液做细菌学检验。

6）尽早检测血常规、尿常规及尿血红蛋白。

7）必要时,溶血反应发生后 5~7 h 测血清胆红素含量。

【思考题】

（1）简述血液系统感染的分类和防控。

（2）导管相关感染的防控措施主要有哪些？

(臧金成)

第六节　皮肤和软组织医院感染预防与控制

一、概述

皮肤及软组织感染(skin and soft tissue infections, SSTI)又称皮肤及皮肤结构感染(SSSI),是致病菌侵犯皮肤、皮下组织和肌肉筋膜引起的炎症性疾病,范围从简单的浅表感染到严重的坏死性感染。皮肤及软组织感染是常见的医院感染的发生部位,一般包括皮肤感染、软组织感染、褥疮感染、烧伤感染、乳腺脓肿或乳腺炎、脐炎、婴儿脓疱病等几种类型。

二、危险因素及发病机制

正常人体表与外界相通的开放性部位存在的微生物群(其中以细菌的数量最多),一般情况下不致病,统称为正常菌群。人体不同部位携带的细菌数量、种类各不相同。皮肤皱褶、毛囊及汗腺、皮脂腺等处容易存留细菌。如果皮肤破损或有侵入性操作使皮肤的屏障功能破坏,或者机体抵抗力下降使正常菌群成为致病菌,可导致皮肤及软组织感染的发生。皮肤及软组织感染的危险因素包括以下4点。

(1)皮肤屏障功能破坏:各种外伤致使皮肤破损,经皮肤进行的各种侵入性操作,如手术、肌肉注射、静脉穿刺、针灸、腰椎穿刺、骨髓穿刺、超声引导下穿刺等。烧伤患者皮肤表面完整性遭到破坏,其创面容易发生菌群迁移和感染,从而导致皮肤及软组织感染的发生。

(2)生物屏障破坏:人体皮肤黏膜特定部位的正常菌群可抵抗致病微生物的侵袭和定植,被人们视为机体防止外来细菌侵入的生物屏障。接受免疫抑制治疗,如抗肿瘤化疗、放射治疗、肾上腺皮质激素治疗等,均可降低机体抵抗力,生物屏障破坏,正常菌群也可成为致病菌。

(3)来自患者基础疾病的危险因素:如糖尿病、皮肤病、长期卧床等,皮肤容易破损且不容易愈合,发生感染。

(4)抗菌药物的长期使用可导致正常菌群失调,正常菌群成为致病菌从而发生感染。

三、诊断

(一)皮肤感染

(1)临床诊断:符合下述两条之一即可诊断。

1)皮肤有脓性分泌物、脓疱、疖肿等。

2)患者有局部疼痛或压痛,局部红肿或发热,无其他原因解释者。
(2)病原学诊断:临床诊断基础上,符合下述两条之一即可诊断。
1)从感染部位的引流物或抽吸物中培养出病原体。
2)血液或感染组织特异性病原体抗原检测阳性。

(二)软组织感染

软组织感染包括坏死性筋膜炎、感染性坏疽、坏死性蜂窝组织炎、感染性肌炎、淋巴结炎及淋巴管炎。
(1)临床诊断:符合下述三条之一即可诊断。
1)从感染部位引流出脓液。
2)外科手术或组织病理检查证实有感染。
3)患者有局部疼痛或压痛、局部红肿或发热,无其他原因解释。
(2)病原学诊断:临床诊断基础上,符合下述两条之一即可诊断。
1)血液特异性病原体抗原检测阳性,或血清 IgM 抗体效价达到诊断水平,或双份血清 IgG 呈 4 倍升高。
2)从感染部位的引流物或组织中培养出病原体。

(三)压疮感染

压疮感染包括压疮浅表部和深部组织感染。
(1)临床诊断:压疮局部红肿、压痛或压疮边缘肿胀,并有脓性分泌物。
(2)病原学诊断:临床诊断基础上,微生物标本培养阳性。

(四)烧伤感染

(1)临床诊断:烧伤表面的形态或特点发生变化,如焦痂迅速分离,焦痂变成棕黑、黑或紫罗兰色,烧伤边缘水肿。同时具有下述两条之一即可诊断。
1)创面有脓性分泌物。
2)患者出现发热>38 ℃或低体温<36 ℃,合并低血压。
(2)病原学诊断:临床诊断基础上,符合下述两条之一即可诊断。
1)血液培养阳性并排除其他部位感染。
2)烧伤组织活检显示微生物向临近组织浸润。
(3)说明。
1)单纯发热不能诊断为烧伤感染,因为发热可能是组织损伤的结果或患者在其他部位有感染。
2)移植的皮肤发生排斥反应并伴有感染临床证据(炎症或脓液),视为医院感染。
3)供皮区感染属烧伤感染。

(五)乳腺脓肿或乳腺炎

(1)临床诊断:符合下述三条之一即可诊断。
1)红、肿、热、痛等炎症表现或伴有发热,排除授乳妇女的乳汁淤积。
2)外科手术证实。
3)临床医生诊断的乳腺脓肿。
(2)病原学诊断:临床诊断基础上,引流物或针吸物培养阳性。

(六)脐炎

(1)临床诊断:新生儿脐部有红肿或有脓性渗出物。
(2)病原学诊断:临床诊断基础上,符合下述两条之一即可诊断。
1)引流物或针吸物培养阳性。
2)血液培养阳性,并排除其他部位感染。
(3)说明:与脐部插管有关的脐动静脉感染应归于心血管系统感染。

(七)婴儿脓疱病

(1)临床诊断:符合下述两条之一即可诊断。
1)皮肤出现脓疱。
2)临床医生诊断为脓疱病。
(2)病原学诊断:临床诊断基础上,分泌物培养阳性。

四、预防与控制

(1)保护皮肤的屏障功能,维持皮肤的完整性。尽量避免不必要的创伤和侵入性诊疗操作,患者能口服用药尽量不肌肉注射或静脉用药,减少腰椎穿刺、骨髓穿刺等。加强患者皮肤护理,定期修剪指甲,保持患者床单位表面平整,污染时及时更换。

(2)加强皮肤的清洁消毒。教育指导患者做好个人卫生,保持皮肤清洁干燥,衣服清洁无皱褶,被汗液、尿液等浸湿时及时更换。对昏迷患者、长期卧床患者、大小便失禁患者及时清洁局部皮肤,肛周可涂皮肤保护剂,减少皮肤摩擦和刺激。

(3)认真执行无菌技术操作规程。进行肌肉注射、静脉穿刺、针灸、腰椎穿刺、骨髓穿刺等侵入性诊疗操作时,严格皮肤消毒,用皮肤消毒剂自内向外缓慢旋转消毒局部皮肤,待消毒剂干燥后进行操作,操作结束可用无菌敷料覆盖穿刺点。对手术患者术前备皮应当在手术当日进行,确需去除手术部位毛发时,应当使用不损伤皮肤的方法,避免使用刀片剃除毛发。术后伤口保持清洁干燥,更换敷料时,要进行手卫生、严格遵守无菌技术操作规程。

(4)加强褥疮易发者的护理,避免皮肤软组织受压。对于昏迷患者、长期卧床患者以及无活动能力患者要定时翻身,对骨性突起部位使用软垫。因治疗需要不允许过多翻身者,应使用特殊床垫、器具,防止褥疮发生。定期观察评估皮肤情况,发现压疮及时处理。

(5)做好新生儿室的消毒隔离工作,保持新生儿皮肤干燥,护理新生儿时应手法轻柔,尿布应柔软,更换尿布、内衣时要防止损伤皮肤。

(6)积极治疗患者的原发病、基础疾病,有效控制糖尿病患者的血糖水平。

(7)合理使用抗菌药物。

【思考题】

(1)烧伤感染的诊断标准是什么?

(2)简述皮肤和软组织医院感染预防与控制的基本原则。

(刘玉坤)

第七节 中枢神经系统医院感染预防与控制

一、概述

中枢神经系统感染(central nervous system infections)是各种病原微生物侵犯中枢神经系统实质、被膜及血管等引起的急性或慢性炎症性(或非炎症性)疾病。这些病原微生物包括病毒、细菌、真菌、螺旋体、寄生虫、立克次体和朊蛋白等。中枢神经系统对各种病原体的侵犯有较强的抵抗力,与其他部位医院感染相比,中枢神经系统感染的发生率低,但由于中枢神经系统感染可导致高病死率及严重后遗症,其预防与控制具有重要意义。临床中依据中枢神经系统感染部位的不同可分为脑炎、脊髓炎或脑脊髓炎,脑膜炎、脊膜炎或脑脊膜炎,脑膜脑炎等三种。中枢神经系统医院感染包括细菌性脑膜炎、脑室炎,颅内脓肿,椎管内感染等。

二、危险因素及感染途径

(一)中枢神经系统感染的危险因素

神经系统重症患者往往病情危重,且在住院期间经历多次神经外科手术或检查操作,增加了中枢神经系统感染的发生率,与其他部位医院感染相比,中枢神经系统感染常见的危险因素包括以下几个方面。

(1)患者自身因素:年龄大于70岁、合并糖尿病或血糖水平控制不良、免疫功能低下、格拉斯哥昏迷评分(GCS)<9分以及原发性损伤严重,特别是开放性颅脑损伤。

(2)手术相关因素:污染伤口、小脑幕下手术、手术时间超过4 h、接受≥2次开颅手术及术中出现大量失血或有植入物,均明显增加颅内感染的发生率。

(3)术后因素:脑室或腰大池引流管放置时间>5 d、留置引流管过程中频繁留取脑脊液标本、引流管口出现脑脊液漏、穿刺道出血及双侧同时行脑室外引流术等与引流管相关的因素;术后发生伤口或引流管脑脊液漏是发生颅内感染的独立危险因素;手术切口出现皮下积液可增加颅内感染的发生率。

(4)其他因素:近期接受化疗和免疫抑制剂治疗、术后长期使用呼吸机及合并全身多器官感染、术后长时间接受全肠外营养及合并严重低蛋白血症、术后长时间使用大剂量糖皮质激素、在监护室接受神经外科操作、伤口护理不当等均明显增加中枢神经系统感染的发生率。

(二)中枢神经系统感染的感染途径

中枢神经系统,包括位于椎管内的脊髓和位于颅腔内的脑。细菌等病原体可通过多种途径侵入中枢神经系统而发生感染,中枢神经系统感染的途径包括:

(1)各种颅脑损伤,尤其是开放性颅脑损伤,皮肤、颅骨、脑膜及血脑屏障的破坏,细菌等病原体容易进入颅内从而直接发生感染。

(2)血行感染,身体其他部位感染的病原菌进入血液,经过血液循环病原菌容易到达脑部而导致颅内感染。临床上常见的是肺部感染后导致菌血症甚至脓毒血症,最终导致颅内感染。

(3)医源性感染,手术或穿刺、引流等有创操作,因医务人员无菌操作不到位、诊疗器械消毒灭菌不到位或物品被污染,致使细菌通过开放通道进入颅内而出现中枢神经系统的感染症状。

(4)局部扩散或侵入感染,颅外邻近的组织器官感染病灶直接侵入或沿神经根蔓延至颅内。如化脓性中耳炎、乳突炎、鼻窦炎、牙周脓肿、颅骨骨髓炎等引起化脓性脑膜炎、脑脓肿。嗜神经病毒(neurotropie virus)如单纯疱疹病毒、狂犬病毒等首先感染皮肤、呼吸道或胃肠道黏膜,经神经末梢进入神经干,然后逆行进入颅内发生感染。

三、诊断

(一)细菌性脑膜炎、脑室炎

1.临床诊断

符合下述三条之一即可诊断。

(1)发热、颅高压症状(头痛、呕吐、婴儿前囟张力高、意识障碍)之一、脑膜刺激征(颈抵抗、布、克氏征阳性、角弓反张)之一、脑脊液(CSF)炎性改变。

(2)发热、颅高压证状、脑膜刺激征及脑脊液白细胞轻至中度升高,或经抗菌药物治疗后症状体征消失，脑脊液恢复正常。

（3）在应用抗生素过程中，出现发热、不典型颅高压症状体征、脑脊液白细胞轻度增多，并具有下列情况之一。

1）脑脊液中抗特异性病原体的 IgM 达到诊断标准，或 IgG 呈 4 倍升高，或脑脊液涂片找到细菌。

2）有颅脑侵袭性操作（如颅脑手术、颅内穿刺、颅内植入物）史，或颅脑外伤或腰椎穿刺史。

3）脑膜附近有感染灶（如头皮切口感染、颅骨骨髓炎等）或有脑脊液漏者。

4）新生儿血培养阳性。

2.病原学诊断

临床诊断基础上，符合下述三条之一即可诊断。

（1）脑脊液中培养出病原菌。

（2）脑脊液病原微生物免疫学检测阳性。

（3）脑脊液涂片找到病原菌。

3.注意事项

（1）一岁以内婴儿有发热（>38 ℃）或低体温（<36 ℃），出现意识障碍、呼吸暂停或抽搐，如无其他原因可解释，应疑脑膜炎并及时进行相关检查。

（2）老年人反应性低，可仅有嗜睡、意识活动减退、定向困难表现，应及时进行相关检查。

（3）细菌性脑膜炎与创伤性脑膜炎、脑瘤脑膜反应的区别要点是脑脊液糖量降低，C-反应蛋白增高等。

（二）颅内脓肿（包括脑脓肿、硬膜下和硬膜外脓肿等）

1.临床诊断

符合下述两条之一即可诊断。

（1）发热、颅高压症状之一、颅内占位体征（功能区定位征），并具有以下影像学检查证据之一。

1）CT 扫描。

2）脑血管造影。

3）核磁共振扫描。

4）核素扫描。

（2）外科手术证实。

2.病原学诊断

临床诊断基础上，穿刺脓液或组织活检找到病原体，或细菌培养阳性。

(三)椎管内感染(包括硬脊膜下脓肿和脊髓内脓肿)

1.临床诊断

符合下述两条之一即可诊断。

(1)发热、有神经定位症状和体征,或局限性腰背痛和脊柱运动受限,并具有下列情况之一。

1)棘突及棘突旁有剧烈压痛及叩击痛。

2)神经根痛。

3)完全或不完全脊髓压迫症。

4)检查证实脊髓 CT、椎管内碘油造影、核磁共振、X 线平片、脑脊液蛋白及白细胞增加,并且奎氏试验有部分或完全性椎管梗阻。

(2)手术证实。

2.病原学诊断

手术引流液细菌培养阳性。

3.注意事项

(1)并发脑膜炎的椎管内感染,归入细菌性脑膜炎统计报告。

(2)此类医院感染少见,多发生于败血症、脊柱邻近部位有炎症、脊柱外伤或手术有高位椎管麻醉史者。

(3)应排除败血症的转移性病灶或脊柱及其临近部位炎症的扩散所致。

四、预防与控制

中枢神经系统感染的预防与控制与其他部位医院感染的预防与控制的基本原则相同,主要针对其危险因素进行。

(1)对进行神经外科手术的患者,医务人员要严格遵循无菌技术原则和手卫生规范。根据手术切口类别,需术前预防性使用抗菌药物时,在手术切开皮肤前 30 min~2 h 内给予合理种类、合理剂量的抗菌药物,30 min 内静脉滴注完毕,如手术延长至 3 h 以上,或失血量大于 1 500 mL,可术中增加 1 次给药;不建议常规持续预防性使用抗菌药物。

(2)颅脑损伤的处理:开放性颅骨骨折若污染较重、处理不及时、清创不彻底或有碎骨片遗留,均可造成颅内感染。颅骨因头皮缺损而长期裸露,亦可导致感染。所以对于颅脑损伤患者,宜早期彻底清创,包括毛发、砂砾和碎骨片等异物,较大的金属异物在可能的情况下也应尽可能清除,并积极应用抗菌药物预防感染。脑脊液鼻漏若历时一个月尚未愈合者,需施行手术修补。

(3)术后引流管的管理和拔除:神经外科术中应根据病情放置脑室、瘤腔内、皮下等引流管,加强术后引流管的管理。引流管固定于床边,不可抬高引流管袋,以防引流液逆向流入颅内引起感染。保持引流管通畅,防止受压、扭曲、折角或脱出。一般脑内、硬膜下、硬膜外或皮瓣下引流管应在 24~48 h 内尽早拔除。

(4)脑室外引流术及腰大池外引流管的管理:行脑室外引流术及腰大池外引流术应尽可能在手术室或者换药室进行。引流管拔除后,进行无菌缝合。脑室外引流术和腰大池外引流术要采用走皮下隧道技术,能减少引流管移位、脱管、脑脊液漏及感染的发生率。应减少脑脊液标本采集的频率,每日评估引流量及引流液性质,并注意引流管出皮肤处的情况,及时清除局部痂皮,若发现渗液应立即处置,必要时重新缝合或拔除引流管。若病情允许尽早拔除引流管,留置时间不宜超过 2~3 周,必要时更换新的引流管。带涂层的脑室外引流管能减少感染的概率。

(5)积极治疗患者的基础性疾病,对患者加强全身营养支持,给予充分能量和蛋白质,有效控制糖尿病患者的血糖水平。

(6)严格落实医院感染防控基础措施,如手卫生、隔离、重复使用诊疗器械清洁与消毒灭菌、环境清洁与消毒、合理使用抗菌药物等。

【思考题】
(1)中枢神经系统感染常见的危险因素包括哪些?
(2)简述中枢神经系统医院感染预防与控制的基本原则。

(刘玉坤)

第八节　骨关节医院感染预防与控制

一、概述

骨关节医院感染多见于骨关节手术后,骨关节手术是骨科外科手术中常见的一种类型,通过关节置换或矫正等方法修复受损关节,恢复骨关节原有功能。骨关节手术由于创伤大、侵入性操作多、病情较为严重,手术后医院感染率较其他外科手术显著增高。手术后医院感染是临床上较为常见的并发症,不仅增加治疗难度,还影响患者康复进程。

骨关节感染带来的肿胀、炎性疼痛、粘连等并发症,极大影响了患者生活质量。骨关节感染治疗时间长、手术费高,往往会带来较大的家庭压力、社会负担。

二、危险因素及发病机制

病原菌入侵可致机体局部或全身炎症反应。当病原菌入侵骨和关节腔,可致骨关节感染。骨关节感染主要有骨髓炎、化脓性关节炎(外源性与血源性)等。常见的病原菌为金黄色葡萄球菌、凝固酶阴性葡萄球菌、链球菌等革兰阳性菌,鲍曼不动杆菌、大肠埃希菌、铜绿假单胞菌等革兰阴性菌。

(一)患者因素

(1)身体条件:年龄、性别、体重指数较高、营养不良、免疫力降低等。
(2)基础疾病。
1)非感染性疾病:糖尿病、循环障碍、类风湿性关节炎、血友病性关节炎、慢性肾病等。
2)伴随感染性疾病:泌尿生殖系统感染、口腔感染、近3年内有耐甲氧西林金黄色葡萄球菌感染或定植、其他部位感染等。

(二)医疗因素

(1)术前因素:术前风险评估不足,病因诊断不明,术前应用激素与免疫抑制剂、抗菌药物等。
(2)手术因素:较高的麻醉评分、术中血糖控制不佳、异体输血、二次手术、手术时间较长、术后引流等。

三、诊断

关节和关节囊感染、骨髓炎、椎间盘感染三个部位均纳入骨关节医院感染。

(一)关节和关节囊感染

1.临床诊断
符合下述两条之一即可诊断。
(1)患者有下列症状或体征中的两项且无其他原因可以解释,如关节疼痛、肿胀、触痛、发热、渗出或运动受限,并合并下列情况之一。
1)关节液检验发现白细胞。
2)关节液的细胞组成及化学检查符合感染且不能用风湿病解释。
3)有感染的影像学证据。
(2)外科手术或组织病理学检查发现关节或关节囊感染的证据。
2.病原学诊断
符合下述两条之一即可诊断。
(1)关节液或滑囊活检培养出病原体。
(2)临床诊断基础上,关节液革兰染色发现病原体。

(二)骨髓炎

1.临床诊断
符合下述两条之一即可诊断。

(1)患者有下列症状或体征中的两项且无其他原因可以解释:发热(>38 ℃),局部肿块、触痛、发热或感染灶有引流物,并有感染的影像学证据。

(2)外科手术或组织病理学检查证实。

2.病原学诊断

符合下述两条之一即可诊断。

(1)骨髓培养出病原体。

(2)临床诊断基础上,血液培养出病原体或血液中查出细菌抗体(如流感嗜血杆菌、肺炎链球菌),并排除其他部位感染。

(三)椎间盘感染

1.临床诊断

符合下述三条之一即可诊断。

(1)患者无其他原因解释的发热或椎间盘疼痛,并有感染的影像学证据。

(2)外科手术或组织病理学检查发现椎间盘感染的证据。

(3)手术切下或针吸的椎间盘组织证实有感染。

2.病原学诊断

临床诊断基础上,符合下述两条之一即可诊断。

(1)感染部位组织中培养出病原体。

(2)血或尿中检出抗体(如流感嗜血杆菌、肺炎链球菌、脑膜炎球菌或 B 组链球菌),并排除其他部位感染。

四、预防与控制

(一)术前防控措施

(1)鼻前庭细菌去定植:由于鼻黏膜定植细菌可能导致骨关节术后形成浅表感染,骨关节高风险手术前可对患者鼻前庭主动筛查,若筛查出致病菌可去定植,反对常规对所有骨关节手术患者去定植。

(2)皮肤准备:至少术前一晚洗澡,使用含或不含抗菌成分的清洁剂均可。避免不必要的去毛,反对刀片刮毛,必要时可使用剪刀剪毛。

(3)血糖控制:无论患者既往是否有糖尿病,均应进行血糖管理,应维持血糖<11 mmol/L,反对将血糖控制到更低的程度,反对术后常规对非糖尿病患者使用胰岛素。

(二)术中防控措施

(1)皮肤消毒:推荐使用基于酒精的消毒剂进行皮肤消毒。

(2)手术间内人员控制:应限制人数,将参加手术人员控制至最少,减少观摩人数。

(3) 供氧：认识气管插管的重要性，且建议在手术中或手术后及时补充氧气。

(4) 术中保温：可采取使用保温毯、加热冲洗液体、控制手术间温度等多组合策略进行术中保温。

(5) 手术视野冲洗：建议使用生理盐水或碘伏冲洗，不建议使用含抗菌药物液体冲洗。

(6) 无菌操作：加强手术过程中无菌操作，注意医疗器械的消毒和无菌保存、做好手卫生，降低手术室的含菌量，减少感染的发生。

(7) 缝线选择：可使用三氯生涂层缝线，反对常规使用抗菌涂层缝线。

(三) 术后防控措施

反对在手术结束后延长抗菌药物预防用药时间，尽管术后留置引流管，在手术室内缝合切口后，也无须额外追加抗菌药物。

(四) 目前仍存在争议的问题

(1) 免疫抑制治疗：对于因疾病需求长期使用免疫抑制剂的患者，围术期是否需要停药，目前指南尚未达成统一意见。世界卫生组织指南认为不必术前常规停止免疫抑制治疗（极低证据），与之相反的是美国感染防控协会指南提出如果可能的话，在围术期避免使用免疫抑制药物（低证据）。美国疾病控制中心的指南指出，围术期的免疫抑制治疗方案、持续时间、剂量及管理效果等问题，目前仍未解决。

(2) 抗生素骨水泥：目前，多数骨关节手术使用抗生素骨水泥预防术后感染，但本次总结的规范均未对此给出意见，且美国疾病控制中心的指南认为，目前尚无充分的证据验证抗生素骨水泥对生物膜的效果。

(3) 手术切口敷料：目前的证据未显示高级敷料（含银成分等）能够有效降低 SSI，世界卫生组织指南反对术后在手术切口使用任何高级敷料，但有研究指出高级敷料虽不能降低手术部位感染发病率，但可减少手术切口周边微生物附着。

【思考题】
(1) 简述骨关节医院感染的危险因素。
(2) 论述骨关节医院感染的防控措施。

（阎　颖）

第九节　艾滋病医院感染预防与控制

一、概述

艾滋病是获得性免疫缺陷综合征(acquired immunodeficiency syndrome, AIDS)的简称,系由人免疫缺陷病毒(human immunodeficiency virus, HIV)引起的慢性传染病。HIV主要侵犯破坏 $CD4^+T$ 淋巴细胞,导致机体免疫细胞和(或)功能受损乃至缺陷,最终并发各种严重机会性感染和肿瘤,具有传播迅速、发病缓慢、病死率高的特点。

(一)病原体特点

HIV 为单链 RNA 病毒,属于反转录病毒科(Retroviridae)中的慢病毒(Lentivirus)亚科。在外界环境中的生存能力较弱,对物理因素和化学因素的抵抗力较低。一般消毒剂如碘酊、过氧乙酸、戊二醛、次氯酸钠等对乙肝病毒(HBV)有效的消毒剂,对 HIV 也都有良好的灭活作用。除此之外,75%酒精也可灭活 HIV,但 0.1%甲醛、紫外线或 γ 射线不能灭活 HIV。HIV 对热很敏感,对低温耐受性强于高温。56 ℃处理 30 min 可使 HIV 在体外对人的 T 淋巴细胞失去感染性,但不能完全灭活血清中的 HIV;100 ℃处理 20 min 可将 HIV 完全灭活。HIV 侵入人体可刺激产生抗体,但并非中和抗体,血清抗体阳性的 HIV 感染者仍有传染性。

(二)流行病学

(1)传染源:HIV 感染者和艾滋病患者是本病唯一的传染源。无症状血清 HIV 抗体阳性的 HIV 感染者是具有重要意义的传染源,血清病毒核酸(HIV RNA)阳性而抗-HIV 抗体阴性的窗口期(window phase, window period)感染者亦是重要的传染源,窗口期通常为 2~6 周。HIV 主要存在于传染源的血液、精液、阴道分泌物、胸腹水、脑脊液、羊水和乳汁等体液中。

(2)传播途径:HIV 的传染途径主要是经性接触(包括不安全的同性、异性和双性性接触),经血液及血制品(包括共用针具静脉注射毒品、不安全规范的介入性医疗操作、文身等)传播,经母婴传播(包括宫内感染、分娩时和哺乳传播)。医务人员在工作过程中发生职业暴露也有被感染的风险。

(3)人群易感性:人群普遍易感,同性恋、静脉药物依赖者、性乱者、多次接受输血或血制品者为高危人群。

二、危险因素及发病机制

HIV 主要侵犯人体的免疫系统,包括 $CD4^+T$ 淋巴细胞、单核巨噬细胞和树突状细胞等,主要表现为 CD4$^+$T 淋巴细胞数量不断减少,最终导致人体细胞免疫功能缺陷,引起各种机会性感染和肿瘤的发生。此外,HIV 感染也会导致心血管疾病、骨病、肾病和肝功能不全等疾病的发病风险增加。

HIV 进入人体后,在 24~48 h 到达局部淋巴结,5~10 d 在外周血中可以检测到病毒成分,继而产生病毒血症,导致急性感染,以 CD4$^+$T 淋巴细胞数量短期内一过性迅速减少为特点。大多数感染者未经特殊治疗,CD4$^+$T 淋巴细胞数可自行恢复至正常水平或接近正常水平。由于病毒储存库的存在,宿主免疫系统不能完全清除病毒,形成慢性感染,包括无症状感染期和有症状感染期。国际上报道无症状感染期持续时间平均约 8 年,需要注意的是,我国男男性行为感染 HIV 者的病情进展较快,在感染后平均 4.8 年进展到艾滋病期。无症状期主要表现为 CD4$^+$T 淋巴细胞数量持续缓慢减少。进入有症状期后 CD4$^+$T 淋巴细胞再次快速地减少,多数感染者 CD4$^+$T 淋巴细胞计数在 350 个/μL 以下,部分晚期患者甚至降至 200 个/μL 以下。HIV 感染导致 CD4$^+$T 淋巴细胞下降的主要原因包括:①HIV 引起的 CD4$^+$T 淋巴细胞凋亡或焦亡;②HIV 复制所造成的直接杀伤作用,包括病毒出芽时引起细胞膜完整性的改变等;③HIV 复制所造成的间接杀伤作用,包括炎症因子的释放或免疫系统的杀伤作用;④HIV 感染导致胸腺组织的萎缩和胸腺细胞的死亡等。HIV 引起的免疫异常除了 CD4$^+$T 淋巴细胞数量的减少,还包括 CD4$^+$T 淋巴细胞、B 淋巴细胞、单核巨噬细胞、NK 细胞和树突状细胞的功能障碍和异常免疫激活。

HIV 感染后在临床上可表现为典型进展、快速进展和长期缓慢进展三种转归。影响 HIV 感染临床转归的主要因素有病毒、宿主免疫和遗传背景等。

三、诊断

(一)诊断原则

HIV/AIDS 患者的诊断需结合流行病学史(包括不安全性生活史、静脉注射毒品史、输入未经抗 HIV 抗体检测的血液或血液制品、HIV 抗体阳性者所生子女或职业暴露史等)、临床表现和实验室检查等进行综合分析,慎重做出诊断。HIV 抗体和病原学检测是确诊 HIV 感染的依据;流行病学史是诊断急性期和婴幼儿 HIV 感染的重要参考;CD4$^+$T 淋巴细胞检测和临床表现是 HIV 感染分期诊断的主要依据;AIDS 的指征性疾病是 AIDS 诊断的重要依据。HIV 感染者是指感染 HIV 后尚未发展到艾滋病期的个体,AIDS 患者是指感染 HIV 后发展到艾滋病期的患者。

(二)诊断标准

成人、青少年及 18 月龄以上儿童,符合下列一项者即可诊断 HIV 感染:①HIV 抗体筛查试验阳性和 HIV 补充试验阳性(抗体补充试验阳性或核酸定性检测阳性或核酸定量大于 5 000 拷贝/mL);②有流行病学史或艾滋病相关临床表现,两次 HIV 核酸检测均为阳性；③HIV 分离试验阳性。

18 月龄及以下儿童,符合下列一项者即可诊断 HIV 感染：①为 HIV 感染的母亲所生,且两次 HIV 核酸检测均为阳性(第二次检测需在出生 4 周后采样进行)；②有医源性暴露史,HIV 分离试验结果阳性或两次 HIV 核酸检测均为阳性；③为 HIV 感染的母亲所生,且 HIV 分离试验阳性。

（1）急性期患者近期内有流行病学史和临床表现,结合实验室检查 HIV 抗体由阴性转为阳性即可诊断,或仅实验室检查 HIV 抗体由阴性转为阳性即可诊断。

（2）无症状期有流行病学史,结合 HIV 抗体阳性即可诊断,或仅实验室检查 HIV 抗体阳性即可诊断。

（3）艾滋病期有流行病学史,实验室检查 HIV 抗体阳性,加之以下各项中的任何一项,即可诊断为艾滋病期。

1）原因不明的持续不规则发热 1 个月以上,体温高于 38 ℃。

2）慢性腹泻 1 个月以上,次数>3 次/d。

3）6 个月内体重下降 10% 以上。

4）反复发作的口腔白色念珠菌感染。

5）反复发作的单纯疱疹病毒感染或带状疱疹病毒感染。

6）肺孢子菌肺炎。

7）反复发生的细菌性肺炎。

8）活动性结核或非结核分枝杆菌病。

9）深部真菌感染。

10）中枢神经系统病变。

11）中青年人出现痴呆。

12）活动性巨细胞病毒感染。

13）弓形虫脑病。

14）青霉菌感染。

15）反复发生的败血症。

16）皮肤黏膜或内脏的卡波西肉瘤、淋巴瘤。

HIV 抗体阳性,虽无上述表现或症状,但 $CD4^+T$ 淋巴细胞数<200 个/μL,也可诊断为艾滋病期。

（三）医院感染诊断标准

1.临床诊断

输血相关感染必须同时符合下述三种情况才可诊断。

（1）从输血至发病或从输血至血液中出现病原免疫学标志物的时间超过该病原体感染的平均潜伏期。

(2)受血者受血前该种感染的免疫学标志物阴性。

(3)证实供血员血液存在感染性物质如:血中查到病原体、免疫学标志物阳性、病原 DNA 或 RNA 阳性等。

2.病原学诊断

在临床诊断基础上,符合下述四条之一即可诊断。

(1)血液中找到病原体。

(2)血液特异性病原体抗原检测阳性,或其血清在 IgM 抗体效价达到诊断水平,或双份血清 IgG 呈 4 倍升高。

(3)组织或体液涂片找到包涵体。

(4)病理活检证实。

3.说明

(1)患者可有症状、体征,也可仅有免疫学改变。

(2)艾滋病潜伏期长,受血者在受血后 6 个月内出现 HIV 抗体阳性,可作为初步诊断依据,但需进一步进行确证试验。

四、预防与控制

(一)基本要求

加强艾滋病防治知识宣传教育。高危人群用避孕套,规范治疗性病。严格筛查血液及血制品,保证用血安全。对 HIV 感染的孕妇可采用产科干预(如终止妊娠、择期剖宫产等措施)加抗病毒药物干预,以及人工喂养措施阻断母婴传播。注意个人卫生,不共用牙具、剃须刀等。

HIV 疫苗目前仍处于试验研究阶段。

(二)HIV 职业暴露预防与控制

HIV 职业暴露是指卫生保健人员或人民警察或其他人员在职业工作中与 HIV 感染者的血液、组织或其他体液等接触而具有感染 HIV 的危险。职业暴露的途径包括:暴露源损伤皮肤(刺伤或割伤等)和暴露源沾染不完整的皮肤或黏膜。如暴露源为 HIV 感染者的血液,那么经皮肤损伤暴露感染 HIV 的危险性为 0.3%,经黏膜暴露为 0.09%,经不完整皮肤暴露的危险性尚不明确,一般认为<0.1%。

暴露源危险度的分级:①低传染性。病毒载量水平低、无症状或高 $CD4^+T$ 淋巴细胞水平。②高传染性。病毒载量水平高、AIDS 晚期、未接受 ART 或不规律服药者。③暴露源情况不明。暴露源所处的病程阶段不明、暴露源是否为 HIV 感染,以及污染的器械或物品所带的病毒载量不明。

HIV 职业暴露后处理原则:①流动的清水清洗被污染皮肤;②污染眼部等黏膜时,应

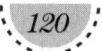

用大量生理盐水反复对黏膜进行冲洗;③发生锐器伤时,应轻柔由近心端向远心端挤压伤处,尽可能挤出损伤处的血液,再用肥皂液和流动的清水冲洗伤口;④用75%酒精或0.5%碘伏对伤口局部进行消毒;⑤立即上报。

HIV职业暴露后预防性用药原则:①阻断方案。首选推荐方案为:替诺福韦TDF/恩曲他滨FTC+拉替拉韦RAL(或多替拉韦DTG);也可考虑选择比克替拉韦BIC/恩曲他滨FTC/丙酚替诺福韦TAF。如果整合酶抑制剂(INSTIs)不可及,根据当地资源,可以使用蛋白酶抑制剂(PIs)如洛匹那韦/利托那韦LPV/r和达芦那韦/考比司他DRV/c;对合并肾功能下降并排除有HBV感染的可以使用齐多夫定AZT/拉米夫定3TC。国内有研究显示,含艾博韦泰ABT的暴露后预防方案(艾博韦泰ABT+多替拉韦DTG,或艾博韦泰ABT+替诺福韦TDF+拉米夫定3TC)具有较高的治疗完成率和依从性以及很好的安全性,但这方面尚需积累更多的研究证据。②开始治疗用药的时间及疗程。在发生HIV暴露后尽可能在最短的时间内(尽可能在2 h内)进行预防性用药,但不超过72 h,连续服用28 d。

HIV职业暴露后的监测:发生HIV职业暴露后立即、4周、8周、12周和24周后检测HIV抗体。对合并HBV感染的暴露者,注意停药后对HBV相关指标进行监测。预防职业暴露的措施主要是规范操作,做好标准预防。

(三)医疗机构艾滋病感染预防与控制

(1)病房要求:单间隔离,若条件受限,床旁接触隔离。

(2)环境及物体表面消毒:收治患者的房间保持清洁和空气流通;每班用500 mg/L含氯消毒液消毒物体表面和地面。当物体表面被血液、体液、血性分泌物或排泄物等污染时,用2 000 mg/L含氯消毒液作用30 min后清除。

(3)物品管理:尽量选择一次性使用诊疗用品、床单等。用过的体温表、止血带、弯盘等用500 mg/L含氯消毒液浸泡30 min,专人专用。复用器械做好标识后送消毒供应中心集中清洗、消毒、灭菌。被血液、体液污染的织物用2 000 mg/L含氯消毒液浸泡30 min后再送清洗。

(4)送检标本处理:患者的送检标本应放于有标记的容器,不得污染容器,若不慎污染,应立即对容器进行清洁消毒处理。

(5)手术科室提前通知手术室做好准备:安排在特殊感染手术间内进行手术,尽量使用一次性无菌物品,减少复用器械的污染。四肢皮肤有破损者不参加手术。参加手术人员均要加穿隔离衣,戴护目镜或防护面屏,戴双层无菌橡胶手套,做好标准预防。所有使用后的一次性物品装入双层黄色医疗废物袋,专人收集。用后的布类用橘红色感染性织物袋标注特殊感染标志,送洗衣房单独洗涤消毒。手术器械用双层黄色医疗废物袋封闭包装,并标明感染性疾病名称,由消毒供应中心单独回收处理。

【思考题】

(1)艾滋病的主要传播途径有哪些？

(2)试述医疗机构内艾滋病感染预防与控制措施。

(丁　韧)

第十节　丙型肝炎医院感染预防与控制

一、概述

丙型病毒性肝炎是由丙型肝炎病毒(HCV)引起的以肝损伤为主的传染性疾病。HCV急性感染者有75%~85%会发展为慢性HCV感染,可导致慢性肝炎、肝纤维化,部分患者可发展为肝硬化甚至肝细胞癌,是严重威胁人民健康的公共卫生问题。2016年5月,世界卫生组织发布全球病毒性肝炎战略规划,确定"在2030年前消除病毒性肝炎作为公共卫生威胁"的目标。

由于大多数HCV感染者无症状或症状较轻,且常规体检项目中未包含HCV相关筛查,我国HCV感染的诊断率及抗病毒治疗率均较低,而未被诊断的慢性HCV感染者作为隐匿性传染源,增加了医务人员暴露的风险,医务人员HCV感染是医院感染防控的重要任务之一。目前尚无预防HCV的疫苗,但直接抗病毒药物(DAA)联合治疗可以治愈95%以上的慢性丙型病毒性肝炎。现阶段HCV感染已属于可发现、可防控、可治愈的疾病,加强HCV感染者的筛查,针对确诊HCV感染者尽早进行有效的治疗,是消除传染源,阻断HCV传播的有效措施。

二、危险因素

丙型病毒性肝炎是一种主要经血液、不安全注射和性接触传播的疾病,与乙型病毒性肝炎(HBV)、人类免疫缺陷病毒(HIV)在医院内的传播途径一致,主要为曾接受过血液、血液制品或其他人体组织、细胞成分治疗,或器官移植;有血液透析史、不安全注射史或其他有创操作史,如手术、腔镜、内镜、穿刺、导管、插管、口腔诊疗、针灸、美容、文身、修脚等;有既往有偿供血史;有共用针具注射毒品史;有职业暴露史;有与他人共用牙刷、剃须刀等日常生活接触史;有与HCV感染者无保护的性接触史;出生时其母亲为HCV感染者。

医疗机构人员是HCV感染的高危人群。一项纳入全球44项研究的荟萃分析评估了医疗机构从业人员的HCV感染率,与普通人群相比,医疗机构从业人员总体感染风险比(OR)值为1.6,分层分析提示医疗人员、牙科医生、护士及实验室人员的OR值分别为2.7、3.5、1.7和2.2。Naggie等对1992—2012年发表的12篇文献进行回顾性分析,发现全球发生HCV职业暴露为0~10%不等,Mitsui等报道68名医务人员中,7例发生HCV针刺伤职业暴露。李新芳等对1996—2016年国内发生的HCV感染暴发事件进行回顾性分析,共检索到HCV感染暴发事件17起,其中因血液透析导致者10起,占检索到的HCV感染暴发事件的58.82%,另外7起中有3起是由不安全注射导致。2019年4—5月,江苏省某医院发生一起血液净化中心血液透析患者感染HCV事件,事件共导致161例患者中69例感染HCV。

三、诊断

(一)临床诊断病例

抗-HCV阳性且符合下列任何一项。
(1)有流行病学史中任一项。
(2)有临床表现。
(3)有生化学异常检查结果。

(二)确诊病例

(1)血液HCV-RNA检测结果为阳性的病例。对确诊病例需进一步进行急性丙型肝炎、慢性丙型肝炎的诊断。
(2)急性丙型肝炎:HCV-RNA阳性且符合下列任何一项。
1)就诊前6个月以内有明确的流行病学史。
2)临床表现呈急性丙型肝炎的特征。
3)肝组织病理学检查呈急性丙型肝炎的特征。
4)其他辅助检查呈急性丙型肝炎的特征。
5)抗-HCV检测结果阴性,且排除免疫抑制状态。
(3)慢性丙型肝炎:抗-HCV及HCV-RNA均阳性,且符合下列任何一项。
1)HCV感染超过6个月,或有6个月以前的流行病学史。
2)临床表现呈慢性丙型肝炎的特征。
3)肝组织病理学检查呈慢性丙型肝炎的特征。
4)影像学及其他辅助检查呈慢性丙型肝炎的特征。
5)流行病学史或感染时间不详,已排除急性丙型肝炎。
(4)丙型肝炎肝硬化:抗-HCV及HCV-RNA均阳性,且符合下列任何一项。
1)临床表现呈丙型肝炎肝硬化的特征。
2)肝组织病理学检查呈丙型肝炎肝硬化的特征。
3)影像学及其他辅助检查呈丙型肝炎肝硬化的特征。

(三)丙型病毒性肝炎的分型

(1)急性丙型病毒性肝炎。

1)流行病学史:6个月内有明确的流行病学史,如输血史、应用血液制品史或明确的血液体液暴露史,不安全注射的流行病学史。

2)临床表现:可有全身乏力、食欲减退、恶心和右季肋部疼痛等,少数伴低热,轻度肝大,部分患者可出现脾大,少数患者可出现黄疸。大部分患者无明显症状,表现为隐匿性感染。

3)实验室检查:血清丙氨酸氨基转移酶(ALT)可呈轻中度升高或正常,6个月内有明确的抗-HCV 和/或 HCV-RNA 阳性结果。在 HCV 急性感染的 7~10 周内,可仅 HCV-RNA 阳性,而抗-HCV 检测结果为阴性。HCV-RNA 可在 ALT 恢复正常前转阴,但也有 ALT 恢复正常而 HCV-RNA 持续阳性者。

符合上述 1)+2)+3)或 2)+3)或 1)+3)者可诊断。

(2)慢性丙型病毒性肝炎 HCV 感染病程超过 6 个月,或 6 个月以前有流行病学史,或感染日期不明,抗-HCV 及 HCV-RNA 阳性,肝组织病理学检查符合慢性肝炎。或根据乏力等症状,肝大等体征,肝功能异常、抗-HCV 及 HCV-RNA 阳性等实验室及影像学检查结果综合分析,也可做出诊断。

(四)丙型病毒性肝炎实验室检测方法与临床意义

(1)抗-HCV 的检测方法:化学发光免疫分析方法或酶联免疫吸附法(chemiluminescenceimmun assay 或 enzyme immun assay,CIA 或 EIA)检测抗-HCV,可用于 HCV 感染的筛查。

(2)HCV-RNA 的检测方法:推荐使用高敏感性的分子生物学(聚合酶链反应法,即 PCR 法)技术检测 HCV-RNA。对于抗-HCV 阳性者,HCV-RNA 是判定 HCV 现症感染、传染性,以及确定 DAA 治疗的依据,也是评估抗病毒治疗疗效的依据。

(3)抗-HCV 与 HCV-RNA 临床意义 HCV 感染诊断的重要依据之一是抗-HCV 及 HCV-RNA 检测结果阳性,抗-HCV 适用于大规模及普通人群筛查,HCV-RNA 适用于高危人群筛查及确诊现症感染,特别是抗-HCV 阳性人群(表4-5)。筛查 HCV 感染时,对于同时存在免疫抑制患者(如艾滋病、恶性肿瘤化学治疗、造血干细胞移植、实体器官移植、血液透析、全身应用糖皮质激素等)或急性 HCV 感染窗口期患者,抗-HCV 筛查可出现假阴性,应进行 HCV-RNA 检测确认是否感染 HCV,而不应只将抗-HCV 检测作为唯一的筛查项目。

表 4-5 抗-HCV 与 HCV-RNA 检测结果的临床意义

抗-HCV	HCV-RNA	临床意义
-	-	未感染 HCV
-	+	(1)急性感染、血清学阴性窗口期;(2)免疫抑制患者 HCV 感染;(3) HCV 感染时抗-HCV 假阴性
+	+	急性或慢性 HCV 感染
+	-	既往有 HCV 感染,自发清除病毒或经治疗已痊愈

注:-表示检测结果为阴性;+表示检测结果为阳性。

四、预防与控制

(一)丙型病毒性肝炎患者(感染者)的筛查

医源性感染是 HCV 传播的重要途径之一。早筛查(发现)、早诊断、早治疗是阻断 HCV 传播的关键措施。为使有限的医疗资源发挥最大作用,应当在医疗机构内开展对高危人群等相关人员的普遍筛查。

1.筛查人群

(1)高危人群。如有静脉药瘾史者,高危性行为史者,HCV 感染者的性伴侣或家属,HCV 感染母亲所生的子女,有职业或其他原因(文身、针灸、穿孔等)所致的针刺伤者,破损皮肤、黏膜被 HCV 感染者的血液或体液污染者(如医务人员、急救人员或公共安全人员等),有医源性暴露史者(包括手术、血液透析、不洁口腔诊疗操作、器官或组织移植),有输血或血制品应用史者。

(2)准备接受手术和其他侵入性医疗操作的人群,包括输血或应用血制品者、各种有创导管及其他有创介入诊疗者,内镜检查者,血液透析者等。

(3)不明原因肝损伤者。

(4)医疗机构拟从事明确有经血传播或针刺传播风险操作的工作人员。

2.筛查时机与筛查项目

(1)高危人群应及早筛查,应检尽检;长期注射用药(药瘾)者应至少每 6 个月进行一次筛查;HCV 感染孕妇分娩的婴儿,在出生后应在 1~2 个月复查 HCV-RNA,或出生 18 个月后检测抗-HCV。医务人员、急救人员或公共安全人员等被 HCV 感染者血液或体液污染的注射器针头或其他锐器刺伤,或黏膜暴露于 HCV 感染者血液、体液,应在发生职业暴露后 48 h 内进行抗-HCV 及 HCV-RNA 检测。如均为阴性,则在 1 周和 2 周再次检测 HCV-RNA,12 周和 24 周检测抗-HCV、HCV-RNA 和肝生化指标。

(2)接受手术和其他侵入性医疗操作前筛查。维持性血液透析患者首次血液透析前应进行抗-HCV 检测,维持性血液透析治疗中抗-HCV 阴性患者建议每 6 个月进行 HCV 感染筛查,转换血液透析中心或血液透析过程中出现不明原因的 ALT 升高者应及时筛查。

(3)拟从事/从事明确有经血传播或针刺风险操作的工作人员,上岗前/例行年度体检应进行抗-HCV 筛查。

(4)医疗卫生机构和体检机构宜在体检人员知情同意的前提下,将 HCV 相关检测纳入健康体检范畴。

3.HCV 感染筛查阳性者的诊疗程序

筛查阳性患者的管理医疗机构应根据实际情况建立多部门协作的 HCV 感染筛查和转诊路径,形成闭环管理,见图 4-1。

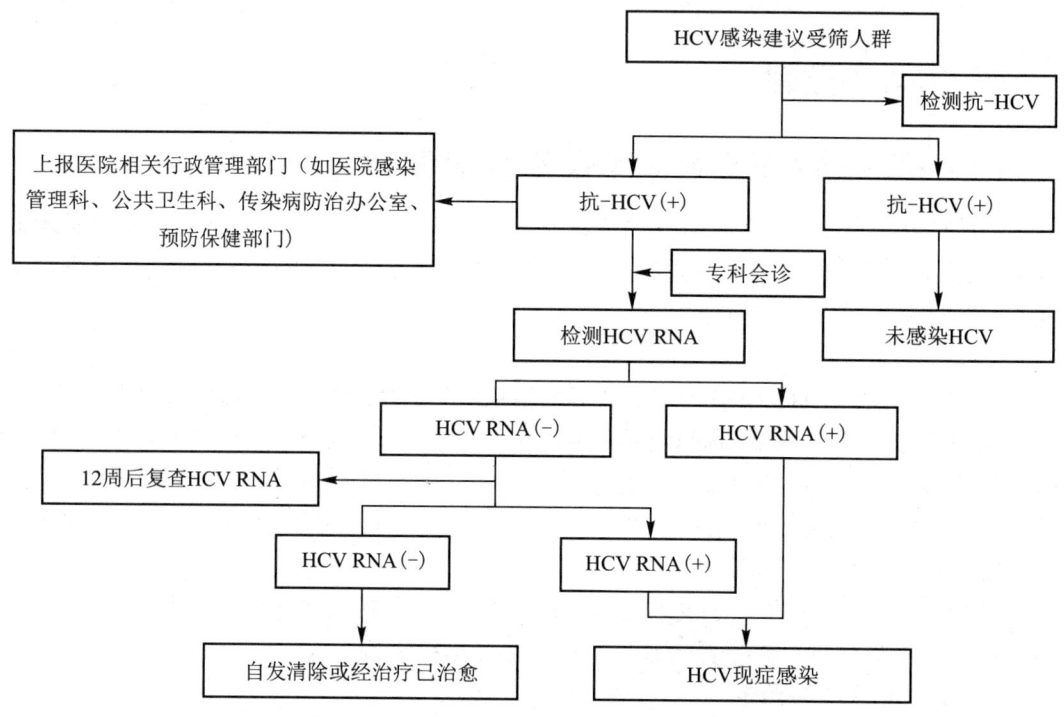

图 4-1　HCV 感染筛查阳性者的诊疗程序

首诊或主诊医生发现抗-HCV 阳性者,应及时进行 HCV-RNA 检测,没有条件检测的医疗机构,应适时转诊。HCV-RNA 阳性者应及时转至专科进行诊断评估,进行规范的抗病毒治疗;若暂不便转科者,可邀请专科医生会诊指导抗病毒治疗。

对于筛查结果为 HCV-RNA 阳性患者,应按乙类传染病实行 24h 内传染病网络直报或传送传染病报告卡。发现 HCV 医院感染暴发事件应严格按照《医院感染暴发报告及处置管理规范》的要求上报。

(二)严格执行安全用血措施

HCV 在医疗机构中的传播主要为血源性传播。患者如需输血或使用血液制品,血液制品的来源和使用应严格按照国家的有关规范执行。医疗机构应遵照《医疗机构临床用血管理办法》,健全临床用血管理制度,不断加强和改进医疗服务水平,大力推行节约用血新技术,推广合理用血先进理念和经验,规范用血标准,严格用血指征。同时,加强患者血液管理,积极引导医疗机构开展创伤小、出血少、成熟可靠的微创手术,减少术中出血。推广血液保护技术,指导医疗机构推广自体血回输技术,减少异体输血和输血不良反应的发生,节约血液资源。

(三)严格执行标准预防

标准预防是基于患者的血液、体液、分泌物(不包括汗液)、非完整皮肤和黏膜均可能含有感染性因子的原则,针对医院所有患者和医务人员采取的一组预防感染的措施。标准预防措施包括手卫生,根据预期可能的暴露选用手套、隔离衣、口罩、护目镜或防护面屏,以及安全注射;也包括穿戴合适的防护用品处理患者环境中污染的物品与医疗器械。强调双向防护,既要预防感染性疾病由患者传至医务人员,又要防止感染性疾病从医务人员传给患者。

(四)安全使用和处置锐器

锐器不能直接用手传递,尽量减少搬运,使用或处置前不要弯曲或破坏针头,针头与注射器在处理前不得用手分解针头,无须重新戴帽,使用过的针头应就地放入利器盒收集容器。利器盒的装量不要超过标示的装量或四分之三,公共区域的利器盒不能放在地上而应放在安全的地方。重视预防针刺伤设施的使用,对针刺伤预防设施进行严格的评价,确定其效果及可接受程度,对患者护理的影响及成本效益进行分析。

(五)加强血液净化中心管理

医疗机构内应加强血液净化中心管理,加强患者分区管理,应按照《医院感染管理办法》的要求,规范实施感染监测,及时发现感染病例和感染隐患,确诊传染病病例应在规定时间内及时上报。

维持性血液透析患者抗-HCV、HCV-RNA 阳性者必须分区分机进行隔离透析,并配备专门的透析操作用品车,护理人员相对固定;及时转诊或邀请专科医生进行诊断、评估及规范的抗病毒治疗。自患者 HCV-RNA 检测结果首次报告转阴之日起 6 个月内,患者应继续在隔离透析区透析,但应相对固定透析机位,在患者透析日,将其安排在该机位第一个进行透析。透析前后严格按照透析机使用说明对透析机进行消毒,严格按照医院感染管理要求对透析床单元进行清洁、消毒,更换相应的物品,并做好记录。期间应当监测其 HCV-RNA,直至达到治愈标准。监测 HCV-RNA 持续阴性达到 6 个月以上,可安置于非隔离区进行透析,相对固定透析机位,合理安排血液透析顺序。透析结束后应当严格按照要求对透析机和透析床单元进行清洁、消毒。为监测再次感染 HCV,由隔离区转入非隔离区的患者应每6个月检测一次HCV-RNA。

(六)暴露后应急处理程序

血液、体液暴露的黏膜应用流动水冲洗,包括眼结膜。如果有锐器伤伤口,应立即用流动水冲洗暴露的伤口或非完整的皮肤,然后用消毒剂(碘伏或乙醇)对伤口进行消毒。医务人员诊疗操作中发生职业暴露后,如明确暴露源为HCV感染者,建议暴露后医务人员按筛查时间进行抗-HCV和HCV-RNA检测,一旦HCV-RNA阳性立即使用DAA进行抗病毒治疗。医疗操作中发生职业暴露后的操作流程及追踪时间,见图4-2。

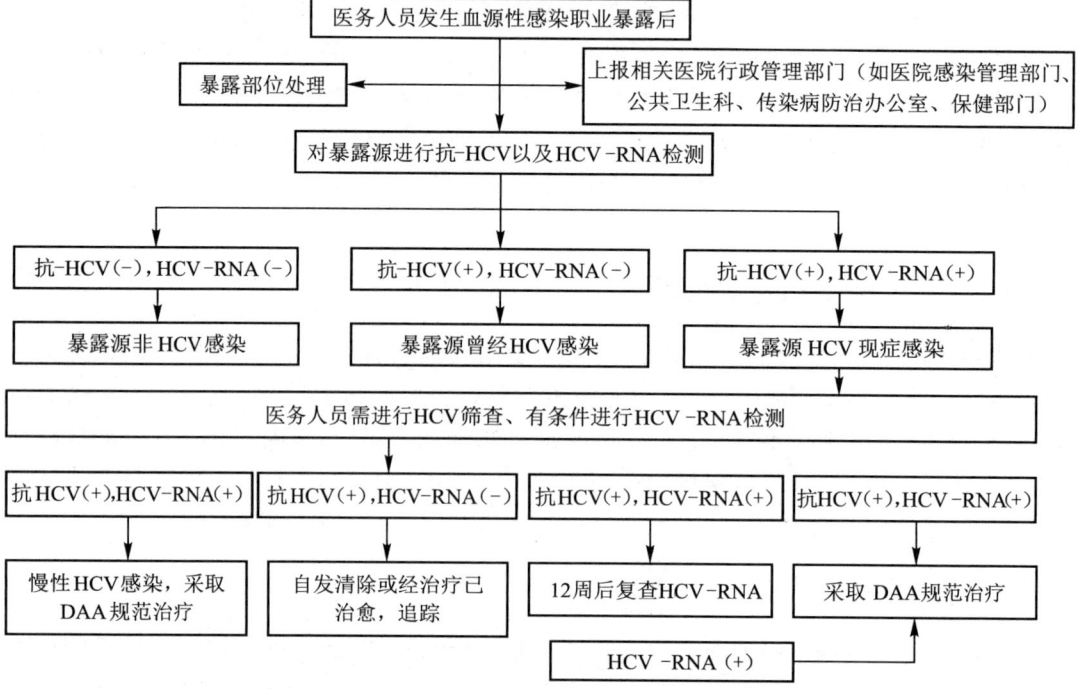

图4-2 医疗操作中发生职业暴露后的处置流程

注:因存在再感染不同基因型HCV的小概率事件,HCV意外暴露后,医务人员抗-HCV、HCV-RNA定量阴性者,仍需要按照2~4周,12周复查,并进行追踪管理。

(七)患者使用后的物品及器械处理

HCV在体液中含量低,且为RNA病毒,抵抗力低,对有机溶剂敏感,煮沸、紫外线等可使之失活。所有患者使用后的可复用的物品及器械,应按照《医院消毒供应中心第2部分:清洗消毒及灭菌技术操作规范》进行处理。HCV阳性患者使用后的物品应按《医疗机构消毒技术规范》(WS/T 367—2012)相关要求进行处理。丙型病毒性肝炎患者血液污染的废弃物品,应遵循《医疗废物管理条例》及《医疗卫生机构医疗废物管理方法》

的要求,进行分类及处置。

(八)健康教育与培训

针对当前丙型病毒性肝炎的流行现状与不良后果,医疗机构应对 HCV 感染的高危风险人群进行系统的教育培训。医院应充分利用候诊区、病区宣传画廊等空间对就诊患者进行宣传,如通过海报、宣传彩页、壁挂电视(在候诊室定期循环播放)等途径宣传 HCV 感染的危害、传播途径、临床特点、科学防控等知识。

1.患者教育

对患者进行丙型病毒性肝炎防控教育的目的是规范和促进高危风险人群的筛查,促进抗-HCV 阳性者进行 HCV-RNA 检测,提高确诊率和治疗率,改善丙型病毒性肝炎者的临床预后,同时预防传播。

医务人员主动向抗-HCV 阳性者、HCV-RNA 阳性患者介绍丙型病毒性肝炎的危害,以及 HCV-RNA 检测的重要性及治疗的必要性等知识。

2.医务人员教育

在医务人员的职业伤害中,血源性暴露是主要风险之一。丙型病毒性肝炎具有隐匿性,医务人员发生职业暴露后感染 HCV 的风险显著增加。为避免患者及医务人员发生 HCV 医源性感染,对医务人员进行血源性传播疾病暴露的培训教育尤其重要,宜将血源性传播疾病职业暴露的预防及处理纳入医疗机构新到岗人员的培训中;将相关培训纳入医疗机构员工年度继续教育必修课程,以确保每名员工每年都接受培训;宜定期举办 HCV 感染职业暴露为主题的专题培训。

【思考题】

(1)简述丙型病毒性肝炎如何分类和防控。

(2)丙型病毒性肝炎职业暴露如何处置?

(臧金成)

第十一节 分枝杆菌(结核、非结核)医院感染预防与控制

一、概述

分枝杆菌分布于包括水和土壤在内的各种环境,大多数可独立生活,一般为无害的腐生菌,但也有一部分种类为致病菌。目前将已报道的分枝杆菌分为结核分枝杆菌(Mycobacterium tuberculosis,MTB)、非结核分枝杆菌(Nontuberculosis mycobacteria,NTM)和麻

风分枝杆菌。

由MTB感染引起的结核病(Tuberculosis,TB)是一种传染病,至今依然严重危害人类健康。根据WHO最近发布的《2021年全球结核病报告》,2020年全球TB新发患者数为987万,估算发病率持续呈现下降趋势。但受新冠肺炎疫情影响,大量TB患者未被及时确诊并及时治疗,导致TB死亡数从2019年的140.8万增加到2020年的149.4万,这是近15年来的首次上升。同时,耐药TB仍然是一项严峻的全球公共卫生危机。2019年,全球有近50万名利福平耐药TB患者,其中78%为耐多药TB(MDR-TB)。我国多年来一直是TB大国,是全球30个TB高负担国家之一。

NTM病是指人体感染了NTM,并引起相关组织、脏器的病变。近年来,全球NTM病呈快速增多趋势,已成为威胁人类健康的重要公共卫生问题,但各地报告主要致病的NTM菌种、发病率和患病率、人群分布特点等不尽相同。我国最常见的NTM菌种为鸟分枝杆菌复合群、脓肿分枝杆菌和堪萨斯分枝杆菌,各地优势菌群略有差异。NTM病的流行病学研究较为困难,由于缺乏强制性报告,难以掌握某个国家或地区的确切资料和数据,但NTM病报告的发病率和患病率总体呈上升趋势。

二、危险因素及发病机制

TB可侵及许多脏器,以肺部结核感染最为常见。易引起暴发性疫情的TB为开放性肺结核,为专性空气传播传染病,经呼吸道传播,排菌者为其重要的传染源,人群普遍易感,在与带菌者接触过程中,通过呼吸道吸入带菌的飞沫后引发肺部感染。然而,仅约5%的感染者会在2年内发病,其余95%的感染者会进入长期无症状的潜伏感染状态。

NTM医源性感染大多与手术器械、注射器具及医疗用水等灭菌不合格、使用不规范有关,由于加热-冷凝器消毒不彻底导致心脏手术后奇美拉分枝杆菌感染暴发已经影响到许多国家的患者。近年来,医疗用水所致NTM医院感染暴发屡见报道,如因口腔治疗台供水系统受到污染,导致儿童口腔医疗机构发生数十名儿童因接受牙髓治疗而感染脓肿分枝杆菌的感染暴发事件。

三、预防与控制

(一)结核分枝杆菌

TB是严重危害人类身体健康的法定传染病之一,过去几十年,为降低医院感染风险,我国的TB防治工作主要由各级结核病防治机构(或疾病预防控制机构)承担,综合医疗机构不得收治开放性肺结核患者。

(1)管理要求:应根据国家有关法规,结合本医疗机构的实际情况,制定经空气传播疾病医院感染预防与控制的制度和流程,建筑布局合理、区域划分明确、标识清楚,并定期检查与督导,发现问题及时改进。遵循早发现、早报告、早隔离、早治疗的原则,落实门诊、急诊就诊患者的预检分诊和首诊负责制。

（2）患者识别要求：制定明确的经空气传播疾病预检分诊制度与流程并落实。预检分诊重点询问患者有无发热、呼吸道感染症状、流行病学史等情况，必要时应对疑似患者测量体温。对疑似经空气传播疾病患者发放医用外科口罩，并指导患者正确佩戴，指导患者适时正确实施手卫生。工作人员正确引导疑似TB患者到指定的感染疾病科门诊就诊。

（3）患者转运要求：患者转运包括从就诊地到临时安置地，从临时安置地到集中安置地。应制定经空气传播疾病患者院内转运与院外转运的制度与流程。疑似或确诊TB患者应及时转运至有条件收治的定点医疗机构救治。转运时，工作人员应做好个人防护，转运中避免进行产生气溶胶的操作。疑似或确诊TB患者在转运途中，病情容许时应戴医用外科口罩。转运过程中若使用转运车辆，应通风良好，有条件的医疗机构可采用负压转运车。转运完成后，应及时对转运车辆进行终末消毒。患者确定转运时，应告知接诊医疗机构或医疗机构相关部门的工作人员。

（4）患者安置要求：临时安置地应确保相对独立，通风良好或安装带有空气净化消毒装置的集中空调通风系统，有手卫生设施。集中安置地应相对独立，布局合理，分为清洁区、潜在污染区和污染区，三区之间应设置缓冲间，缓冲间两侧的门不应同时开启，无逆流，不交叉。病室内应设置卫生间。疑似或确诊TB患者宜安置在负压病区（房）中。应制定探视制度，并限制探视人数和时间。疑似患者应单人单间安置，确诊的同种病原体感染的患者可安置于同一病室，床间距不小于1.2 m。患者在病情容许时宜戴医用外科口罩，其活动宜限制在隔离病室内。无条件收治呼吸道传染病患者的医疗机构，对暂不能转出的患者，应安置在通风良好的临时留观病室或空气隔离病室。

（5）培训与健康教育：医疗机构应定期开展TB医院感染预防与控制知识培训，内容可包括传播方式与隔离预防措施，防护用品的正确选择及佩戴，呼吸道卫生、手卫生、通风等。医疗机构应在经空气传播疾病防控的重点区域、部门和高风险人群中开展经空气传播疾病防控知识培训，对就诊患者和工作人员进行经空气传播疾病防控的健康教育。在发生经空气传播疾病及新发或不明原因传染病流行时，医疗机构应采取多种形式针对该传染病防控进行宣传和教育。

（6）清洁、消毒与灭菌：要进行空气、物体表面、污染的诊疗器械和物品的清洁与消毒，患者转出、出院或死亡后，应进行终末消毒，患者死亡后，应使用防渗漏的双层尸体袋，必要时应消毒尸袋表面，并尽快火化，规范处置医疗废物。

（二）非结核分枝杆菌

（1）强化医院感染专业知识教育：医疗机构应当加强对全体医务人员医院感染预防与控制知识的培训，特别要加大对一线医务人员NTM医院感染预防与控制措施的培训力度，强化防控意识，加大对消毒灭菌、无菌技术操作、手卫生及隔离等措施的落实力度，提高医务人员有效预防和控制医院感染的工作能力和处置能力,切实保障医疗安全。

(2)抓好消毒灭菌工作:消毒灭菌是预防和控制 NTM 医院感染的重要措施。医疗机构要按照《医院感染管理办法》《消毒管理办法》等有关规定,切实做好手术器械、注射器具及其他侵入性医疗用品的消毒灭菌工作。对耐高温、耐高湿的医疗器械、器具和用品应当首选压力蒸汽灭菌,尽量避免使用液体化学消毒剂进行浸泡灭菌。使用的消毒器械、一次性医疗器械、器具和用品应当符合国家有关规定。一次性使用的医疗器械、器具和用品不得重复使用。进入人体组织和无菌器官的相关医疗器械、器具及用品必须达到灭菌水平,接触皮肤、黏膜的相关医疗器械、器具及用品必须达到消毒水平。

(3)规范使用医疗用水、无菌液体和液体化学消毒剂:医疗机构应当遵循无菌技术操作规程,规范使用医疗用水、无菌液体和液体化学消毒剂等,防止二次污染。氧气湿化瓶、雾化器、呼吸机、婴儿暖箱的湿化装置应当使用无菌水。各种抽吸的输注药液或者溶媒等开启后应当注明时间,规范使用,并避免患者共用。无菌液体开启后超过 24 h 不得使用。需要使用液体化学消毒剂时,要保证其使用方法、浓度、消毒时间等符合有关规定。同时加强对使用中的液体化学消毒剂的浓度监测。

(4)严格执行无菌技术操作规程:医疗机构医务人员实施手术、注射、插管及其他侵入性诊疗操作技术时,应当严格遵守无菌技术操作规程和手卫生规范,避免因医务人员行为不规范导致患者发生感染,降低因医疗用水、医疗器械和器具使用及环境和物体表面污染导致的医院感染。

(5)加强医院感染监测工作:医疗机构要加强重点部门,如重症监护病房(ICU)、手术室、新生儿室、血液透析室、内镜诊疗中心(室)、消毒供应中心等,重点部位(导管相关性血流感染、外科手术部位感染等)以及关键环节(各种手术、注射、插管、内镜诊疗操作等)医院感染监测工作,及时发现、早期诊断感染病例。特别是医疗机构发生聚集性、难治性手术部位或注射部位感染时,应当及时进行非结核分枝杆菌的病原学检测及抗菌药物敏感性、耐药模式的监测,根据监测结果指导临床及时应用抗菌药物,有效控制非结核分枝杆菌医院感染。

【思考题】

(1)简述分枝杆菌(结核、非结核)医院感染的危险因素。

(2)论述分枝杆菌(结核、非结核)医院感染的防控措施。

(阎 颖)

第十二节 艰难梭菌医院感染预防与控制

一、概述

艰难梭菌(Clostridium difficile,CD),即难辨梭状芽孢杆菌,作为医院感染重要的病原体,是医院获得性腹泻,特别是抗生素相关性腹泻的主要病因,已在欧美国家引起多起暴发流行。美国疾病预防控制中心2017年数据显示,美国每年艰难梭菌感染患者近23万人,其中死亡人数至少超1.2万人,产生超10亿美元的疾病负担,因此被列为紧迫的公共卫生威胁之一。近十年来调查研究显示,我国艰难梭菌感染呈快速增长趋势。

二、危险因素及发病机制

近年来,艰难梭菌已成为医疗机构内感染性腹泻最常见的病原体之一。2010年美国711所急性病医疗机构报告给NHSN的数据显示,在医院内发生的经实验室证实的医院获得性艰难梭菌感染(healthcare-associated-CDI,HA-CDI)合并发病率为7.4(均值为5.4)/万患者日,而据估计2011年美国CDI的发患者数为453 000人,发病率为147.2例/十万人,其中65.8%可能与医院感染有关。在我国,2017年发表的荟萃分析显示,腹泻患者中艰难梭菌合并感染率为19%,抗菌药物相关腹泻患者中艰难梭菌感染率也为19%。在ICU等重点科室中,其发病率可能较高。从分子生物学上来说,中国疾病预防控制中心主导的多中心研究显示,ST35、ST3、ST37和ST54是最常见的ST表型,并且也发现了RT027和RT078等高毒力菌株。

三、诊断

(一)病例定义

1.CDI定义

一般来说,要诊断CDI必须满足以下标准中的任意一条。

(1)腹泻水样粪便或者发生中毒性巨结肠,并且粪便中艰难梭菌毒素A和(或)B检测阳性。

(2)通过培养或其他方法(如PCR)从粪便中检测出产毒性艰难梭菌。

(3)消化道内镜检查发现下消化道伪膜性肠炎。

(4)从内镜检查、手术或尸检获取的结肠病理标本中发现有艰难梭菌感染(伴或不伴腹泻)的组织病理学证据。

2.新发CDI定义

（1）初次出现CDI感染的症状并且实验室检测阳性的患者。

（2）在上一次CDI感染的八周后，出现新的CDI临床症状并且实验室检测阳性的患者。

3.复发CDI定义

复发CDI定义为在上一次CDI感染的2周后至8周内，出现新的CDI临床症状并且实验室检测阳性的患者，与上一次CDI发生的地点无关。

（二）实验室检测/诊断

1.开展检测的目标人群（存在危险因素人员）

（1）使用抗菌药物、住院史、老年（≥65岁）、使用质子泵抑制剂、化疗、患有慢性肾脏疾病、管饲或其他免疫功能缺陷等。

（2）存在临床表现，症状可由单一腹泻到发热、腹痛、腹胀、恶心和呕吐等全身性感染症状，重症患者出现伪膜性肠炎，严重的并发症有中毒性巨结肠、肠梗阻、肠穿孔和休克等。分为轻中度、重度和重度伴并发症。

1) 轻中度：腹泻无全身感染表现（白细胞计数<15×10^9/L，血肌酐<基线1.5倍）。

2) 重度：腹泻合并全身感染表现（白细胞计数≥15×10^9/L，血肌酐≥基线1.5倍），出现伪膜性肠炎。

3) 重度伴并发症：腹泻合并全身性感染症状，同时出现并发症包括中毒性巨结肠、低血压或肠梗阻，或下消化道内镜检查提示伪膜性肠炎，主要表现为直肠和乙状结肠黏膜表面多发性、隆起的灰绿色或黄褐色斑片。

临床怀疑抗生素相关腹泻（例如长期使用广谱抗菌药物而出现的水样腹泻）时应及时送艰难梭菌检测。一般情况下，只有腹泻（≥3次/24h持续超过2d）患者的大便才需要送检艰难梭菌检查。如果高度怀疑有艰难梭菌感染导致的复杂性情况如肠梗阻，也可以送检直肠拭子检查。由于感染者感染好转或痊愈后，仍然有携带产毒艰难梭菌的可能，所以没有必要反复送检大便。抗艰难梭菌治疗后，也不需要通过复查大便来判断是否治愈。由于12个月以内的新生儿或者婴儿无症状携带产毒艰难梭菌的情况很普遍，因此不推荐对这部分人群的腹泻样本进行艰难梭菌检测。对于无症状的患者，通常不需要进行大便艰难梭菌检测。仅当需要对高危人群（如≥65岁的老年人、ICU病房的危重症患者、IBD患者、反复接受过长疗程抗菌药物的患者等）的携带情况进行流行病学调查以便于院感监测部门进行防控策略调整时，可以采集大便、直肠拭子或者肛周拭子样本进行检测，但需注意卫生经济学预估。

2.标本采集

对于疑似感染者，使用无菌方法采集的稀便、水样便或半成形便均可进行检测，不建议检测成形大便。若高度怀疑有艰难梭菌感染导致的复杂性情况时，也可以检测成形大便。直肠拭子或者肛周拭子检测有助于诊断艰难梭菌所致的肠梗阻。

艰难梭菌毒素在室温下容易降解,应于取材后立即进行 EIA 检测。如不能立即检测,标本可在 4 ℃暂存,但检验效力随着时间的延长而下降。冷藏超过 3 d 的样本不应再进行 EIA 检测。

3.诊断 CDI 的实验室检测方法

(1)样本的快速检测。

腹泻样本无须培养,可直接采用商品化的试剂盒对样本中的谷氨酸脱氢酶(GDH)抗原和毒素 A/B 同时进行检测,如果二者结果不一致,需结合 PCR 检测 tcdB 基因,判断样本中有无产毒艰难梭菌。结果判读:

1)GDH+/毒素+:样本中存在产毒艰难梭菌。

2)GDH+/毒素-:PCR 检测 tcdB 基因,tcdB+则样本中存在产毒艰难梭菌,tcdB-则样本中无产毒艰难梭菌。

3)GDH-/毒素+:PCR 检测 tcdB 基因,tcdB+则样本中存在产毒艰难梭菌,tcdB-则样本中无产毒艰难梭菌。

4)GDH-/毒素-:样本中无艰难梭菌。

(2)样本的核酸检测。

疑似 CDI 的腹泻样本,无须培养,提取样本 DNA 进行艰难梭菌特异的细胞毒素基因 tcdB 核酸片段检测,如果阳性,说明样本中存在产毒艰难梭菌。或采用商品化的试剂盒进行 tcdB 基因的荧光定量 PCR 检测。

(3)细胞毒性试验(CCTA)

将不成形的粪便样本,1 500 g 离心,5~10 min,上清液经 0.45 μm 滤膜过滤,将粪便滤液与 Vero 细胞共孵育,分别加入抗 A 和抗 B 毒素的中和抗体,同时设置阴性对照组(即不加入抗体),37 ℃ 5% CO_2 培养,24 h、48 h 显微镜下观察细胞病变效应(CPE),加入特异性抗体的能阻止该细胞病变,说明样本中存在产毒艰难梭菌。

(4)样本中艰难梭菌的分离培养鉴定:腹泻样本中分离培养鉴定获得产毒艰难梭菌。

(5)高毒株 RT027 型和 RT078 型艰难梭菌的鉴定。

高毒株 RT027 型是引起全球暴发感染的重要型别,具有较高致死率和氟喹诺酮耐药的特征;RT078 型是近年来被广泛报道的型别,主要来源于养殖经济类动物,与社区获得性艰难梭菌感染相关。

样本中分离获得的艰难梭菌毒素 A、B 以及二元毒素(CDT)均阳性,MLST 分别为 ST1 和 ST11,RT 分别为 027 型和 078 型。

四、预防与控制

(一)患者感染风险评估

大量研究结果显示,具备以下特征的患者存在较高 CDI 发生的风险,包括:①老年患者;②住院时间长;③患严重基础疾病;④长期使用广谱抗菌药物(如广谱的二、三代头孢菌素,广谱青霉素,克林霉素、氟喹诺酮类);⑤使用质子泵抑制剂或其他抑酸剂的患者;⑥机体存在免疫抑制(包括恶性肿瘤和器官移植等因素)等。

(二) 抗菌药物管理

抗菌药物合理使用是预防控制 CDI 的最有效措施之一。研究证实,抗菌药物的蓄积剂量、使用抗菌药物数量、抗菌药物暴露天数均与 CDI 有关。因此,减少不必要的抗菌药物使用(包括减少使用种类、缩短不必要的疗程等)对于降低 CDI 风险十分重要。而运转良好的抗菌药物管理项目(antimicrobial stewardship program,ASP)可以帮助改善患者的临床结局、减少包括 CDI 在内不良事件的发生、改善抗菌药物的敏感率以及优化资源配置。包括美国感染病学会(IDAS)等在内的许多国际感染学术团体和感控学术团体推荐将抗菌药物管理作为预防 CDI 的措施之一,需要做到以下几点。

(1) 减少与艰难梭菌感染相关的高危抗菌药物(如:广谱二、三代头孢菌素,氟喹诺酮,克林霉素等)的使用数量、频率和持续时间。

(2) 在医院内持续改进、落实抗菌药物管理项目。

(3) 应基于本地艰难梭菌感染的流行病学资料确定需要重点管理的抗菌药物,氟喹诺酮类,克林霉素、广谱的头孢菌素(围术期预防使用除外)等均应纳入考虑之中。

(三) 质子泵抑制剂

部分研究表明,质子泵抑制剂(PPI)的使用与艰难梭菌感染存在流行病学关联,而相比使用 PPI,H2 受体阻滞剂能降低艰难梭菌感染的风险。虽然这些研究结果表现出了临床上的关联性,但真实的因果关系并不明确,而且证据质量不高,缺乏设计良好的 RCT 或类似实验来评估 PPI 与 CDI 的关系。鉴于此,2017 年 IDSA 和 SHEA 联合更新的艰难梭菌防控指南中不推荐将终止使用 PPI 作为预防 CDI 的措施。

(四) 培训教育

(1) 医院工作人员:由于包括临床一线人员、保洁人员以及各类辅助人员在内的工作人员,可能会持续暴露于被患者潜在污染的环境中,这需要针对所有人群开展 CDI 的预防培训教育活动。

1) 艰难梭菌感染的致病机理、危险因素、当地和(或)本院艰难梭菌感染的流行病学特征。

2) 艰难梭菌可能污染的环境、常规的传播途径、预防发生交叉感染的措施,包括适宜的手卫生方法、个人防护用品的使用、接触隔离、环境清洁与消毒等。

3) 作为临床一线人员,还需掌握诊治艰难梭菌感染的能力及了解 CDI 感染率的计算。

4）医院感染管理专业人员还必须掌握如何确定是否 HA-CDI 以及如何开展监测和计算 CDI 的感染率。

5）环境清洁人员应重点强调手卫生、环境清洁与消毒措施。

（2）患者及其家属：在患者出现 CDI 时，对患者及其家属开展艰难梭菌防控知识的宣教是非常有必要的，适当的教育能减轻患者和家属因为隔离而引起的担忧。

1）艰难梭菌的基础知识。

2）接触隔离的要素和理由、手卫生作为 CDI 预防措施的意义与必要性。

3）在院内及出院后对家庭成员和探视者造成艰难梭菌传播的风险。

4）处于急性腹泻阶段的人员不宜探视院内患者。可以采用口头的语言培训，也可利用宣传彩页、视频等。

（五）关注无症状定植患者的传播作用

艰难梭菌感染/定植患者主要通过排出艰难梭菌芽孢污染其周围环境，常见的污染表面包括：卫生间、便盆、地面、床栏、呼叫按钮、水槽、床头桌等。有研究显示，无症状的艰难梭菌定植者的周围环境受污染水平处于培养阴性患者和 CDI 患者之间。

（六）感染/定植患者的管理

（1）接触隔离与个人防护：接触隔离是预防 CDI 感染的措施之一，全球主要的 CDI 预防指南或策略都将其列为一项重要预防措施。

1）如果条件允许，将 CDI 患者放入单间病房。

2）进入患者房间时穿上隔离衣和手套，有可见污染、接触被粪便污染的表面或物品后、从污染到清洁的操作时，手套应该立即更换。

3）患者的医护设备（如听诊器）应做到专人专用。如果仪器设备必须共用，则尽量不要将设备带入病房（如血糖仪）。仪器设备使用后立即清洁消毒，必须明确谁负责清洁消毒以及如何清洁消毒每个部件。

4）离开病房前，脱掉隔离衣和手套。

5）离开病房后，按照规范标准进行手卫生，执行到位。

6）如果无法保证单个病房，将 CDI 患者集中安置。单个病房优先考虑大便失禁的患者。不要将 CDI 患者与其他多重耐药菌感染患者（如 VRE、MRSA）混合队列管理。两个患者之间更换隔离服和手套。

7）在门口、床头等醒目位置设置接触隔离警示牌，提示医务人员做好个人防护。

8）限制人员进出，谢绝访客。

医院行政管理部门要保障必要的个人防护用品（如隔离衣和手套等）、专用医疗设备和手卫生产品，确保接触隔离防护用品充足可用。

美国 CDC 目前建议在医护 CDI 患者期间实行接触隔离预防措施。也有研究发现，接触隔离措施一直持续到患者肠道功能正常后48 h,才能终止暴发,因此建议接触隔离措施至少持续到腹泻症状消失后48 h。虽然CDI患者临床症状消失,但是仍可在粪便中持续排出艰难梭菌以污染环境,而且这些患者在治疗停止后是CDI复发的高危人群。目前的循证证据并不支持扩大隔离措施来减少CDI发病率。因此,延长接触隔离时限,对所有CDI患者实行接触隔离预防措施直到出院是美国SHEA/IDSA防控策略中的特殊强化方法之一。

无症状定植患者也可以排出艰难梭菌芽孢,但芽孢数量和污染程度不如有症状的CDI患者。目前没有任何文献支持对这些无症状患者进行检测或隔离。

(2)手卫生:艰难梭菌与其他革兰阳性耐药菌如MRSA、VRE有许多共同的流行病学特征。当患者的皮肤和环境都受到污染时,医护人员的手也可能因触摸环境或患者而受到污染。这三种病原体之间的主要差异在于艰难梭菌能形成芽孢,而另外两种不能。酒精不能杀灭芽孢,因此对含醇的速干手消毒剂用于CDI的预防有争议。由于艰难梭菌芽孢能抵抗酒精和医院常用的消毒剂,对手卫生和环境消毒带来了巨大挑战。虽然实验研究表明含醇的手卫生产品对去除或杀灭艰难梭菌芽孢无效,但目前也没有临床研究证明使用含醇的速干手消毒剂会增加CDI,或用洗手液和水会减少CDI。

因此,根据世界卫生组织(WHO)手卫生指南中的手卫生指征严格执行手卫生,并且在进入CDI患者房间前、后使用洗手液和水或含醇手消毒剂进行认真的手卫生。在暴发或高度流行区域处理CDI患者后,优先使用洗手液和水做手卫生,而不是使用含醇手消毒剂。用肥皂和水洗手时确保手卫生步骤正确、执行到位。处理CDI患者或在该患者房间内戴手套可有效预防艰难梭菌的传播。

(3)环境清洁与消毒:入住CDI患者房间是感染CDI的危险因素,但90%的CDI患者并不存在这个危险因素。其他研究发现,与CDI患者共用房间或入住CDI患者住过的病房,并不是感染CDI的危险因素。另外,使用杀芽孢的方法来消毒暴发场所的环境对CDI的降低没有一致的结论。这也表明,尽管环境是感染艰难梭菌的重要来源,但是医务人员的间接传播才是患者感染艰难梭菌的主要途径。

艰难梭菌芽孢能污染患者居住的环境和使用的仪器设备,包括病房内的家具(如床上桌、床栏、床头柜、水槽、地板、马桶)、直接接触患者的医疗设备(如温度计、听诊器和血压袖带)、被医护人员和患者频繁接触的表面(如门把手、静脉注射泵)。艰难梭菌也能污染病房外的表面,但污染频率和芽孢数量比CDI患者病房内的表面要低得多。这些被污染的环境表面和仪器设备都是艰难梭菌的储菌库。常规推荐使用2 000~5 000 mg/L含氯消毒剂或批准的杀芽孢产品用于暴发或高流行区域的环境消毒,其他的杀芽孢消毒剂如过氧乙酸、二氧化氯,必须遵循说明书,使用时注意有效浓度和作用时间,确保充分的接触时间。非触式消毒方法如过氧化氢喷雾装置、高强度UV灯照射仍有争议,需要更多研究来提供循证证据。环境清洁消毒措施按照《医疗机构环境表面清洁与消毒管理规范》(WS/T 512-2016)执行。

当需要便盆时,建议使用一次性便盆或专用便盆。使用后的便盆直接放进密闭式便盆清洗消毒设备中,自动密闭倾倒清洗,95 ℃、3 min 热消毒,干燥后保存。使用马桶时,便后盖好马桶盖再冲洗,避免污染周围环境,每次使用后应对马桶表面进行有效的清洁和消毒,马桶刷不交叉使用。便盆和马桶的清洗消毒方式最好避免污染周围环境,不要使用喷洒式龙头来清洁便盆和马桶。

医用纺织物不需要特殊处理,按照常规处理流程即可。严重污染的纺织物应卷起或折叠,包裹污渍。可以使用戴手套的手和卫生纸先清除纺织物上的固体粪便物。避免在病房抖动和清点,防止污染扩散。

医院要制定环境清洁消毒工作方案,并定期评估清洁消毒工作执行的依从性。确保患者病房内的环境表面、医疗设备和电子设备(如电脑)得到充分、有效的清洁与消毒。可以建立环境清洁核查表,使用荧光标记或 ATP 检测等方式检查环境清洁效果,由于环境清洁人员流动性大,需要经常对环境清洁人员进行技术培训与指导。

(七)暴发时的应急处置

关于艰难梭菌感染暴发的定义,不同指南有所差异。SHEA 将暴发定义为在特定的时间或空间内,艰难梭菌感染的发生率较散发状态升高。英国卫生部 2008 年发布的艰难梭菌防控指南中则将艰难梭菌感染暴发定义为:由同一菌株引起的两例及两例以上病例,其发病的时间和地点在根据首发病例的发病时间确定的时间段内相关。

出现 CDI 的医院感染暴发时,应及时采取应对措施,包括流行病学调查和控制措施,这需要我们做到以下几点:

(1)医护人员与感染防控人员之间要保持及时、通畅的沟通,感染防控专职人员应保证及时获取 HA-CDI 病例增加或病情加重的信息(通过建立上报机制,以及监测系统运行顺畅)。

(2)当发生艰难梭菌相关性腹泻暴发时,所有的卫生措施都应加强。

1)增加清洁消毒次数。

2)要求手卫生使用皂液及流动水以去除艰难梭菌芽孢。

3)必要时可在落实其他预防措施的基础上,使用杀灭芽孢的消毒剂进行日常清洁消毒,或使用杀芽孢的自动消毒机如过氧化氢自动消毒机。

(3)回顾环境清洁消毒的执行标准以确保高质量及高频率的环境去污效果。若有可能,为艰难梭菌相关性腹泻患者居住的房间安排受过良好培训的人员进行保洁。

(4)推行抗菌药物管理(AMS)。抗菌药物(频率、用药持续时间、类型)应该及时审查,强调除非诊疗需要,否则对于处于艰难梭菌感染风险中的患者避免使用高危抗菌药物(如头孢菌素、氟喹诺酮类以及克林霉素等)。

(5)艰难梭菌相关性腹泻患者的粪便标本应该妥善保存,确保后续在本院或其他实验室中的培养和分型工作顺利完成。

（6）为阐明艰难梭菌的流行病学特征，来源于感染患者的菌株需使用分子生物学方法进行分析，确定暴发是否与高毒力菌株有关。

（7）为预防艰难梭菌的交叉感染，制定患者入院、安置（如单间隔离）和人员配备的政策支持。

（8）艰难梭菌相关感染患者是病原菌传播的源头，宜单间隔离；若做不到单间隔离，则应考虑将同样是艰难梭菌感染的患者一起收治；若仍条件有限，则需指定病区收治艰难梭菌感染患者。

（9）艰难梭菌相关感染患者的厕所或便盆应专人专用。

（10）宜安排专人负责艰难梭菌感染患者的分组护理，以最小化艰难梭菌交叉传播的风险。

（11）CDI 患者症状缓解且粪便性状恢复正常 48 h 后，可考虑解除隔离。若所有预防措施均按照标准执行后，CDI 发生率仍较高，则可延长接触隔离措施直至患者出院。

（12）若包括安排专人护理在内的所有预防措施均不能控制艰难梭菌感染继续蔓延暴发，则应考虑关闭病区甚至医院，停止收治新患者，甚至清空病房，加强环境清洁消毒以消除所有潜在环境中艰难梭菌的污染。

（13）设置较低的阈值和早期诊断方法要优先考虑。早诊断，早采取干预措施。隔离与环境清洁消毒也需要尽快跟上以将艰难梭菌传播的风险最小化。

【思考题】

(1) 简述艰难梭菌感染的流行病学。
(2) 简述艰难梭菌的定义和诊断。
(3) 艰难梭菌医院感染的防控具体措施。
(4) 艰难梭菌暴发时的应急处置。

（臧金成）

第五章 医院感染监测

【学习目标】
(1) 掌握医院感染监测定义、类型、内容及方法。
(2) 熟悉医院感染监测数据收集和资料分析方法。
(3) 了解医院感染监测目的、意义、新进展、监测结果的反馈等。

第一节 医院感染监测概述

一、定义与目的

(一) 医院感染监测的定义

医院感染(healthcare-associated infection, HAI)是指住院患者在医院内获得的感染,包括在住院期间发生的感染和在医院内获得出院后发生的感染,但不包括入院前已开始或入院时已存在的感染。医院工作人员在医院内获得的感染也属医院感染。

医院感染监测(healthcare-associated infection surveillance)是指长期、系统、连续地收集、分析医院感染在一定人群中的发生、分布及其影响因素,并将监测结果报送和反馈给有关部门和科室,为医院感染的预防、控制和管理提供科学依据。

(二) 医院感染监测的目的

(1) 提供医院感染的本底率:医院感染的监测可以提供医院感染的本底率,建立可供比较和评价的医院感染发病率基线,如同期比或者环比。

(2) 及时发现(疑似)医院感染暴发:一旦确定散发基线,医院感染管理人员和临床医务人员能够从基线识别偏差,这种偏差有时预示(疑似)医院感染暴发。

(3) 利用监测和调查资料更好指导医务人员遵守感染控制规范与指南,增强临床医务人员和其他医院工作人员(包括管理者)有关医院感染和细菌耐药的意识,可以使医务人员理解并易于接受推荐的预防措施,降低医院感染率。

(4)减少医院感染的危险因素:通过充分利用监测过程并在监测过程中不断改进感染控制工作,减少医院感染的危险因素,取得控制医院感染的预期效果。

(5)评价感染控制措施的效果:通过持续的监测判断感染控制效果,调整和修改感染控制规范。有的措施看起来应该有效,但通过监测发现是无效的,反之,又可能是有效的。评价医院感染控制措施的效果应从效果和效益两方面加以考虑。

(6)为医院在医院感染方面受到的指控提供辩护依据,有时医院会接到患者在医院感染方面的投诉指控,完整的监测资料能反映医院感染存在的现状和医院在医院感染控制方面的工作实际情况,以及是否违反医院感染管理相关的法律、法规、规范和操作规程等,为医院进行辩护。

(三)监测管理与要求

(1)医院应建立有效的医院感染监测与报告制度,及时诊断医院感染病例,定期分析发生医院感染的危险因素,采取针对性的预防与控制措施。并应将医院感染监测的质量控制纳入医疗质量管理考核体系。

(2)医院应培养医院感染管理专职人员和临床医务人员识别医院感染暴发的意识与能力。对医院感染暴发、疑似暴发、聚集应按《医院感染暴发控制指南》(WS/T 524—2016)执行。

(3)医院发生的医院感染和医院感染暴发属于法定传染病的,还应当按照《中华人民共和国传染病防治法》和《国家突发公共卫生事件应急预案》的规定进行报告。

(4)医院应根据风险评估结果制定切实可行的医院感染监测计划,如年度计划、季度计划等。监测计划内容主要包括人员、方法、对象、时间、总结分析与反馈等。

(5)医院应按以下要求开展医院感染监测。

1)新建或未开展过医院感染监测的医院,应先开展全院综合性监测,监测时间应不少于 2 年。其他医院宜充分利用信息化手段开展全院综合性监测。

2)已经开展 2 年以上全院综合性监测的医院应开展目标性监测,目标性监测持续时间应连续 12 个月以上。

3)医院感染现患率调查应每年至少开展一次。

(6)医院应用漏报率评估医院感染发病率监测的质量。

(7)在院时间超过 48 h 的急诊患者(如急诊抢救室、急诊监护病房的患者)以及日间手术患者可参照住院患者进行监测。

(8)人员与设施。

1)人员要求:医院应按每 150~200 张实际使用病床,至少配备 1 名医院感染管理专职人员;专职人员应定期接受监测与感染管理知识、技能的培训并熟练掌握。

2)设施要求:应在医院信息系统建设中,完善医院感染信息化监测系统以满足监测工作需求。

(四) 监测信息的收集

(1) 应主动、前瞻地收集资料。

(2) 宜使用医院感染信息化监测系统收集资料,应对信息化监测资料的准确性进行验证。

(3) 患者感染资料的收集包括查房、病例讨论、查阅医疗与护理记录、实验室与影像学报告和其他部门的资料以及流行病学调查等。

(4) 病原学资料的收集包括临床微生物学、病理学、血清学和生物信息学等检查结果。

(5) 收集和登记患者基本资料、医院感染信息、相关危险因素、病原菌的药物敏感试验结果和抗菌药物的使用情况。

(6) 使用医院感染信息化监测系统收集的资料至少应满足《医院感染监测基本数据集》的要求。

(7) 监测信息的要进行总结、分析与反馈,定期对监测资料进行总结分析,整理监测中发现的问题,向临床科室反馈监测结果和提出改进建议。

二、监测类型与方法

(一) 医院感染监测类型

医院感染监测的类型根据监测范围,分为全院综合性监测和目标性监测。目标性监测又分为手术部位感染监测、成人及儿童重症监护病房(ICU)医院感染监测、新生儿病房医院感染监测、细菌耐药性监测、临床抗菌药物使用监测、血液净化感染事件监测及血液净化患者血源性病原体监测、医院工作人员感染性疾病职业暴露监测、手卫生监测和医院环境卫生学及消毒灭菌效果监测。

(二) 医院感染监测的调查方法

1. 全院综合性监测

医院宜采用主动、前瞻监测,医院感染管理专职人员主动、前瞻、持续地对调查对象的医院感染发生情况进行跟踪观察与记录。

(1) 医院应建立医院感染报告制度,临床科室医师应及时报告医院感染病例。

(2) 医院应制定符合本院实际的、切实可行的医院感染监测计划并落实。

(3) 专职人员应以查阅病历和临床调查相结合的方式调查医院感染病例。

(4) 医院感染信息的来源,包括以患者为基础和以实验室检查结果为基础的信息。

(5) 进行资料分析,统计医院感染发病率、医院感染日发病率、医院感染漏报率和现患率。

（6）结合历史同期和上月医院感染发病情况，对监测资料进行总结分析，发现监测中的问题，报告医院感染管理委员会，并向临床科室反馈监测结果和提出改进建议。

2.目标性监测

开展目标性监测前宜进行风险评估，根据风险大小确定监测目标以及启动和终止监测。

（1）手术部位感染监测。

医院宜采用主动、前瞻的监测方法，也可专职人员监测与临床医务人员报告相结合，宜住院监测与出院监测相结合。每例监测对象按照危险因素评分标准和 ASA 评分表获取手术部位感染监测登记表。进行资料分析和相关指标统计，包括手术部位感染率、不同风险指数手术部位感染率、不同切口类别手术部位感染率、外科医师感染发病率、Ⅰ类切口手术抗菌药物预防使用率。同时结合历史同期和前期感染情况进行总结分析，发现监测中的问题，报告医院感染管理委员会，并向临床科室反馈监测结果和提出改进建议。

（2）成人及儿童重症监护病房（ICU）医院感染监测。

宜采用主动、前瞻、持续监测，可专职人员监测与临床医务人员报告相结合，获取医院感染病例信息。每天获取 ICU 患者日志和 ICU 患者各危险等级登记表，每周固定时间进行临床病情等级评定，对当时住在 ICU 的患者按"临床病情分类标准及分值"进行病情评定。每次评定后记录各等级（A、B、C、D 及 E 级）的患者数。进行资料分析和相关指标统计，包括 ICU 医院感染发病率和医院感染日发病率、器械使用率及其相关感染发病率（导尿管相关尿路感染发病率、中心静脉导管相关血流感染发病率和有创呼吸机相关肺炎感染发病率）、调整感染发病率等，并结合历史同期和前期感染情况进行总结分析，发现监测中的问题，报告医院感染管理委员会，并向临床科室反馈监测结果和提出改进建议。

（3）新生儿病房医院感染监测。

宜采用主动、前瞻、持续监测，也可专职人员监测与临床医务人员报告相结合。新生儿发生感染时获取医院感染病例相关信息。获取新生儿病房日志和月报表，进行资料分析和相关指标统计，包括新生儿室医院感染日发病率和器械使用率及其相关感染发病率（不同体重组新生儿脐及中心静脉导管使用率、有创呼吸机使用率、总器械使用率和不同体重组新生儿血管导管相关血流感染发病率、有创呼吸机相关肺炎发病率），并结合历史同期、前期医院感染情况进行总结分析，提出监测中发现的问题，报告医院感染管理委员会，并向临床科室反馈监测结果和提出改进建议。

（4）细菌耐药性监测。

监测临床分离细菌耐药性发生情况，包括临床上一些重要的耐药细菌的分离率，如耐碳青霉烯肠杆菌科细菌（CRE）、耐甲氧西林金黄色葡萄球菌（MRSA）、耐万古霉素肠球菌（VRE）、耐碳青霉烯鲍曼不动杆菌（CRABA）、耐碳青霉烯铜绿假单胞菌（CRPAE）等。

监测微生物室分离的细菌和药物敏感结果需剔除同一患者同一部位重复菌株。由微生物室人员或/和感染管理专职人员监测。通过分析不同细菌的构成比，主要革兰阳性细菌的构成比及对抗菌药物的耐药率，重点菌的发现率、检出率及绝对分离数，各类多重耐药菌的标本来源构成比，多重耐药菌医院感染发病率等，结合历史同期、前期分离情况总结并公布监测结果，向临床医师、医院药事管理委员会和医院感染管理委员会反馈，并提出抗菌药物和多重耐药菌感染防控建议。

（5）临床抗菌药物使用监测。

可采用普查或抽样调查方法，调查某日或某时间段住院（出院）患者抗菌药物使用情况。宜采用专职人员与临床医师和临床药师共同调查出院病历、运行病历或门诊处方。进行资料分析，包括住院患者抗菌药物使用率、抗菌药物使用强度、Ⅰ类切口手术抗菌药物预防使用率、抗菌药物治疗前病原学送检率等，通过及时总结和反馈，对抗菌药物临床应用中存在的问题，提出解决办法，实施后再进行评价。

（6）血液净化感染事件监测及血液净化患者血源性病原体监测。

宜采用主动、前瞻、持续监测，也可专职人员监测与临床医务人员报告相结合。填写血液净化患者月报表和血液净化感染事件监测表，统计血液净化感染事件发生率、血管通路感染发生率、血管通路相关性血流感染发生率、血管穿刺部位感染发生率等，并结合历史同期、前期感染情况进行总结分析，提出监测中发现的问题，报告医院感染管理委员会，并向临床科室反馈监测结果和提出改进建议。

血液净化患者血源性病原体感染监测，主要是对血液净化患者血源性病原体感染情况进行筛查及复查，监测病原体主要包括HBV、HCV、HIV、梅毒螺旋体，统计每年此四类传染病标志物检验完成率及阳转率。首次筛查：第一次开始血液净化治疗的患者或由其他医疗机构转入的患者应在治疗前进行HBV、HCV、HIV和梅毒螺旋体检测。长期血液净化患者应定期复查血源性病原体标志物，HBV和HCV应至少每6个月复查一次，HIV、梅毒螺旋体至少每年复查一次。

监测人员填写血液净化患者血源性病原体监测信息，统计每年血液净化患者数、阳转患者数、患病患者数，并计算阳转率。统计分析新入患者传染病标志物检验完成率、维持性血液净化患者传染病标志物定时检验完成率、HBV阳转率、HCV阳转率、HIV阳转率、梅毒阳转率等，结合历史同期、前期感染情况进行总结分析，提出监测中发现的问题，报告医院感染管理委员会，并向临床科室反馈监测结果和提出改进建议。

（7）医院工作人员感染性疾病职业暴露监测。

监测医务人员在日常工作中可能发生的感染性职业疾病，主要包括乙肝、丙肝、HIV、梅毒、活动性肺结核及其他需要监测的传染病。暴露方式包括针刺伤或锐器割伤、黏膜暴露、破损皮肤接触、呼吸道吸入、消化道摄入。

（8）手卫生监测。

包括手卫生依从性的监测和手卫生消毒效果的监测，依从性监测方法采用直接观察法。在日常医疗护理活动中,不告知观察对象,随机选择观察对象,填写监测表格,观察并记录医务人员手卫生时机及执行的情况,计算手卫生依从率,以评估手卫生的依从性。

(9)医院环境卫生学及消毒灭菌效果监测。

按照 GB15982 执行,监测标准参照相应具体规范。

三、国内外医院感染监测进展

医院感染,更准确地称为医疗保健相关感染(HAI),近几十年来得到了卫生保健专业人员、患者和政策制定者越来越多的关注。命名法从"医院"或"医院发病"向"医疗保健相关"的转变,反映了医院以外的医疗机构对感染的识别增加,如检验、影像或病理中心、透析中心和疗养院,防控的范围发生较大变化,防控难度也有新的提升。根据目前国际医院感染发展,对目前感染监测进展进行介绍,修订了相关定义,如医疗保健相关感染。其定义为如果感染发生在入院第 3 d 及之后,这种感染称之为 HAI(这跟国内的定义一样)。对于新生儿而言,如果感染发生在入院后 2 d 内,那么则是社区感染,如果是在第 3 d 或之后,那么则认为是 HAI,包括经胎盘获得的感染(如单纯疱疹,弓形体病,风疹,巨细胞病毒或梅毒)或通过产道获得的感染(如 B 组链球菌)(这个跟我国的定义不一致)。潜在感染被激活(例如带状疱疹,单纯疱疹,梅毒或肺结核)则不被认为 HAI(这个跟我国的定义也不一致)。

新增感染窗口期(IWP),它是指可以满足任何一个感染诊断条件的 7 d 时间,即第一次诊断性检测阳性或无诊断性检测方法时第一次描述有阳性的症状和体征(如腹泻)那一天的前后 3 d。对于不包括诊断性检测的特定部位的感染标准,首次记录到的局部体征或症状的日期将被用作特定部位感染标准的一个要素来定义感染窗口期,例如腹泻、部位特异性疼痛、引流脓性液体。要注意的是,像发热这样的非特异性体征或症状是非局限性的,不能用于定义感染窗口期。当满足特定部位感染定义的多个标准时,需根据导致事件发生的最早日期来确定感染窗口期。当满足心内膜炎(ENDO)定义时,感染窗口期定义为必须符合所有特定部位感染标准的 21 d。心内膜炎感染窗口期包括满足 ENDO 感染标准条件的第一个阳性诊断测试日期、及其 10 个日历日前和 10 个日历日后的日期。这是为适应临床诊断心内膜炎经常需要的扩展诊断时间表,从而延长了心内膜炎的感染窗口期。

加入了重复感染期(RIT)概念,它指从感染第一天起至之后的 14 d 内不会有新的相同类型的感染重复出现,在这期间即使同一感染部位有不同病原体检出也不应认为是新的感染,而应该属于同一次感染。RIT 经常用于血流感染、尿路感染和肺部感染中。注意:在 RIT 内,培养阴性不影响重复感染期的长短。在 RIT 内,不要将原有的感染改变成导管相关性感染。

对继发性血流感染归因期进行说明,它是指阳性的血培养是由于原发感染灶病原体入血导致继发血流感染的时间段,这个时间段是感染窗口期和 RIT 的累加。根据感染发生日期的不同,继发性血流感染归因期从 14 d 到 17 d 不等。

修订了对特殊类型感染的监测定义,细化了骨关节系统中涉及假体感染,心血管系统感染心内膜炎、动脉或静脉感染(包含或不包含血流感染的情况),消化系统感染中艰难梭菌感染、坏死性小肠结肠炎,呼吸系统中除肺炎外的下呼吸道感染,将外阴切口感染归并到生殖道感染,新生儿包皮环切感染归并到皮肤和软组织感染。

【思考题】
(1) 简述医院感染监测的目的及意义。
(2) 医院感染监测的内容包括哪些?
(3) 试述各类医院感染监测资料来源及方法。

(臧金成)

第二节 医院感染病例监测

一、医院感染病例识别

(一) 判定原则

(1) 住院患者及医疗机构工作人员在医疗机构内获得的感染判定为医院感染,门急诊患者未住院,但因医疗活动等导致的感染也应判定为医院感染。医院感染病例分类及名称参见附表 5-1。

(2) 符合不同部位医疗机构感染判定标准的感染,如手术部位感染、导尿管相关尿路感染、中心静脉导管相关血流感染、呼吸机相关肺炎等。

(3) 医疗机构感染的判定应依据临床表现、流行病学、影像学和实验室检查结果及其他临床资料综合判断。临床表现包括患者的症状、体征,如对感染部位(如伤口)的直接观察。

(4) 判定为医疗机构感染时应排除非感染性疾病引起相应的症状、体征、影像学改变和实验室结果。

(5) 判定为医疗机构感染时应排除入院时已经存在的感染和入院时已经处于潜伏期的感染。

(6) 判定为医疗机构感染时应注意医疗机构感染可以在医疗机构内出现临床表现,也可以在出院后出现临床表现。

(7) 判定为医疗机构感染时宜明确感染的病原体,判定病原体时应排除污染或定植菌。

（8）临床医师及医疗机构感染防控人员应及时判定医疗机构感染病例。

（二）判定依据

患者出现下列情况应判定为医疗机构感染：

（1）无明确潜伏期的感染，规定入院48 h后发生的感染为医院感染；有明确潜伏期的感染，自入院时起超过平均潜伏期后发生的感染为医院感染。

（2）本次感染直接与上次住院有关。

（3）在原有感染基础上出现其他部位新的感染（除外脓毒血症迁徙灶），或在原感染已知病原体基础上又分离出新的病原体（排除污染和原来的混合感染）的感染。

（4）新生儿在分娩过程中和产后获得的感染。

（5）由于诊疗措施激活的潜在性感染，如疱疹病毒、结核杆菌等的感染。

（6）医务人员在医院工作期间获得的感染。

（三）排除依据

（1）皮肤黏膜开放性伤口只有细菌定植而无炎症表现。

（2）由于创伤或非生物性因子刺激而产生的炎症表现。

（3）新生儿经胎盘获得（出生后48 h内发病）的感染，如单纯疱疹病毒、风疹病毒、巨细胞病毒、梅毒螺旋体、弓形虫等感染。鉴于潜伏期长且多为社区获得性感染的原因，以下病原体导致的感染不被判定为医疗机构感染：芽生菌、组织胞浆菌、球孢子菌、副球孢子菌、隐球菌、肺孢子菌。

（4）患者原有的慢性感染在医院内急性发作。

表5-1 医院感染病例分类及名称

按系统感染分类	医院感染病例名称
尿路感染	尿路感染（导尿管相关或非导尿管相关）
	无症状尿路感染（导尿管相关或非导尿管相关）
	其他尿路感染（肾、输尿管、膀胱、尿道、腹膜后组织、肾周组织）
手术部位感染	切口浅部组织感染
	切口深部组织感染
	器官/腔隙感染
血流感染	实验室证实血流感染（中心静脉导管相关）
上呼吸道感染	咽炎、喉炎、扁桃腺炎

续表 5-1

按系统感染分类	医院感染病例名称
下呼吸道感染	肺炎（呼吸机相关、手术后肺炎、与呼吸机或手术无关）
	不伴肺炎的支气管炎、气管支气管炎、细支气管炎、气管炎
	其他下呼吸道感染，如肺脓肿、支气管肺炎
骨关节感染	骨髓炎
	椎间隙感染
	关节或滑膜感染
	关节假体周围感染
中枢神经系统感染	颅内脓肿
	脑膜炎或脑室炎
	脊髓脓肿
心血管系统感染	血管感染，如动静脉移植、分流、瘘的感染
	心内膜炎
	心肌炎或心包炎
	纵隔炎
眼耳鼻喉口腔感染	结膜炎
	结膜炎外的其他眼部感染
	外耳炎、中耳炎
	口腔感染（口、舌、牙龈）
	鼻窦炎
胃肠道感染	胃肠炎
	胃肠道感染（除外胃肠炎和阑尾炎的胃肠道感染）
	病毒性肝炎（有明确依据为医疗机构内获得）
	腹腔内感染
	坏死性结肠炎
	抗生素相关性腹泻（包括艰难梭菌感染所致的伪膜性肠炎）
生殖道感染	子宫内膜炎
	外阴切开术后感染
	阴道穹窿感染
	其他生殖道感染

续表 5-1

按系统感染分类	医院感染病例名称
皮肤软组织感染	皮肤感染
	软组织感染
	压疮感染
	烧伤感染
	乳腺脓肿或乳腺炎
	脐炎
	新生儿脓疱病
	包皮环切术后感染
全身性感染	播散性感染（如麻疹、风疹、腮腺炎、其他出疹性传染病等病毒感染）

（四）医院感染判断

医院感染按临床诊断报告，力求做出病原学诊断。

1.呼吸系统

（1）上呼吸道感染。

1）临床诊断：发热（≥38.0 ℃超过 2 d），有鼻咽、鼻旁窦和扁桃腺等上呼吸道急性炎症表现。

2）病原学诊断：在临床诊断基础上，分泌物涂片或培养可发现有意义的病原微生物。

3）说明：必须排除普通感冒和非感染性病因（如过敏等）所致的上呼吸道急性炎症。

（2）下呼吸道感染。

1）临床诊断：符合下述两条之一即可诊断。

a.患者出现咳嗽、痰黏稠，肺部出现湿罗音，并有下列情况之一：发热；白细胞总数和（或）嗜中性粒细胞比例增高；X 线显示肺部有炎性浸润性病变。

b.慢性气道疾患患者稳定期（慢性支气管炎伴或不伴阻塞性肺气肿、哮喘、支气管扩张症）继发急性感染，并有病原学改变或 X 线胸片显示与入院时比较有明显改变或新病变。

2）病原学诊断：在临床诊断基础上，符合下述六条之一即可诊断。

a.经筛选的痰液，连续两次分离到相同病原体。

b.痰细菌定量培养分离病原菌数 $\geq 10^6$ cfu/mL。

c.血培养或并发胸腔积液者的胸液分离到病原体。

d.经纤维支气管镜或人工气道吸引采集的下呼吸道分泌物病原菌数 $\geq 10^5$ cfu/mL；经支气管肺泡灌洗（BAL）分离到病原菌数 $\geq 10^4$ cfu/mL；或经防污染标本刷（PSB）、防污染支气管肺泡灌洗(PBAL)采集的下呼吸道分泌物分离到病原菌,而原有慢性阻塞性肺病包括支气管扩张者病原菌数必须≥10^3 cfu/mL。

e.痰液或下呼吸道采样标本中分离到通常非呼吸道定植的细菌或其他特殊病原体。

f.免疫血清学、组织病理学的病原学诊断证据。

3)说明。

a.痰液筛选的标准为痰液涂片镜检鳞状上皮细胞<10个/低倍视野和白细胞>25个/低倍视野,或鳞状上皮细胞:白细胞≤1:2.5;免疫抑制和粒细胞缺乏患者见到柱状上皮细胞或锥状上皮细胞与白细胞同时存在,白细胞数量可以不严格限定。

b.应排除非感染性原因如肺栓塞、心力衰竭、肺水肿、肺癌等所致的下呼吸道胸片的改变。

c.病变局限于气道者为医院感染气管-支气管炎;出现肺实质炎症(X线显示)者为医院感染肺炎(包括肺脓肿),报告时需分别标明。

2.胸膜腔感染

(1)临床诊断:发热,胸痛,胸水外观呈脓性或带臭味,常规检查白细胞计数≥1 000×10^6/L。

(2)病原学诊断:在临床诊断基础上,符合下述两条之一即可诊断。

1)胸水培养分离到病原菌。

2)胸水普通培养无菌生长,但涂片见到细菌。

(3)说明。

1)胸水发现病原菌,则不论胸水性状和常规检查结果如何,均可做出病原学诊断。

2)应强调胸水的厌氧菌培养。

3)邻近部位感染自然扩散而来的胸膜腔感染,如并发于肺炎、支气管胸膜瘘、肝脓肿者不列为医院感染;诊断操作促使感染扩散者则属医院感染。若肺炎系医院感染,如其并发脓胸按医院感染肺炎报告,另加注括号标明脓胸。

4)结核性胸膜炎自然演变成结核性脓胸不属于医院感染。

5)患者同时有上呼吸道和下呼吸道感染时,仅需报告下呼吸道感染。

3.心血管系统

(1)侵犯心脏瓣膜(包括人工心脏瓣膜)的心内膜炎。

1)临床诊断:患者至少有下列症状或体征中的两项且无其他明确原因可以解释:发热、新出现心脏杂音或杂音发生变化、栓塞性改变、皮肤异常表现(如瘀斑、出血、疼痛性皮下肿块)、充血性心力衰竭、心脏传导异常,并合并有下列情况之一。

a.外科手术或病理组织学发现心脏赘生物。

b.超声心动图发现赘生物的证据。

2)病原学诊断:在临床诊断基础上,符合下述三条之一即可诊断。

a.心脏瓣膜或赘生物培养出病原体。

b.在临床诊断基础上,两次或多次血液培养阳性。

c.在临床诊断基础上,心脏瓣膜革兰染色发现病原菌。

(2)心肌炎或心包炎。

1)临床诊断:符合下述两条之一即可诊断。

a.患者至少有下列症状或体征中的两项且无其他明确原因可以解释,如发热、胸痛、奇脉、心脏扩大,并合并有下列情况之一,如有心肌炎或心包炎的异常、心电图改变、心脏组织病理学检查证据、影像学发现心包渗出。

b.患者至少有下列症状或体征中的两项且无其他明确原因可以解释,如发热、胸痛、奇脉或心脏扩大,呼吸暂停,心动过缓,并至少有下列情况之一,如有心肌炎或心包炎的异常心电图改变、心脏组织病理学检查证据、影像学发现心包渗出。

2)病原学诊断:在临床诊断基础上,符合下述两条之一即可诊断。

a.心包组织培养出病原菌或外科手术/针吸取物培养出病原体。

b.在临床诊断基础上,血中抗体阳性(如流感嗜血杆菌、肺炎球菌),并排除其他部位感染。

4.血液系统

(1)血管相关性感染。

1)临床诊断:符合下述三条之一即可诊断。

a.静脉穿刺部位有脓液排出,或有弥散性红斑(蜂窝组织炎的表现)。

b.沿导管的皮下走行部位出现疼痛性弥散性红斑并除外理化因素所致。

c.经血管介入性操作,发热>38 ℃,局部有压痛,无其他原因可解释。

2)病原学诊断:导管尖端培养和/或血液培养分离出有意义的病原微生物。

3)说明。

a.导管管尖培养其接种方法应取导管尖端5 cm,在血平板表面往返滚动一次,细菌菌数≥15 cfu/平板即为阳性。

b.从穿刺部位抽血定量培养,细菌菌数≥100 cfu/mL,或细菌菌数相当于对侧同时取血培养的4~10倍,或对侧同时取血培养出同种细菌。

(2)败血症。

1)临床诊断:发热>38 ℃或低体温<36 ℃,可伴有寒战,并合并下列情况之一。

a.有入侵门户或迁徙病灶。

b.有全身中毒症状而无明显感染灶。

c.有皮疹或出血点、肝脾肿大、血液中性粒细胞增多伴核左移,且无其他原因可以解释。

d.收缩压低于12 kPa(90 mmHg),或较原收缩压下降超过5.3 kPa(40 mmHg)。

2)病原学诊断:在临床诊断基础上,符合下述两条之一即可诊断。

a.血液培养分离出病原微生物。

b.血液中检测到病原体的抗原物质。

3)说明。

a.入院时有经血液培养证实的败血症,在入院后血液培养又出现新的非污染菌,或医院败血症过程中又出现新的非污染菌,均属另一次医院感染败血症。

b.血液培养分离出常见皮肤菌,如类白喉杆菌、肠杆菌、凝固酶阴性葡萄球菌、丙酸杆菌等,需不同时间采血,有两次或多次培养阳性。

c.血液中发现有病原体抗原物质,如流感嗜血杆菌、肺炎链球菌、乙种溶血性链球菌,必须与症状、体征相符,且与其他感染部位无关。

d.血管相关败(菌)血症属于此条,导管相关动静脉炎计入心血管感染。

e.血培养有多种菌生长,在排除污染后可考虑复数菌败血症。

(3)输血相关感染。

常见有病毒性肝炎(乙、丙、丁、庚型等)、艾滋病、巨细胞病毒感染、疟疾、弓形体病等。

1)临床诊断:必须同时符合下述三种情况才可诊断。

a.从输血至发病,或从输血至血液中出现病原免疫学标志物的时间超过该病原体感染的平均潜伏期。

b.受血者受血前从未有过该种感染,免疫学标志物阴性。

c.证实供血员血液存在感染性物质,如血中查到病原体、免疫学标志物阳性、病原 DNA 或 RNA 阳性等。

2)病原学诊断:在临床诊断基础上,符合下述四条之一即可诊断。

a.血液中找到病原体。

b.血液特异性病原体抗原检测阳性,或其血清在 IgM 抗体效价达到诊断水平,或双份血清 IgG 呈 4 倍升高。

c.组织或体液涂片找到包涵体。

d.病理活检证实。

3)说明。

a.患者可有症状、体征,也可仅有免疫学改变。

b.艾滋病潜伏期长,受血者在受血后 6 个月内可出现 HIV 抗体阳性,后者可作为初步诊断依据,但需进一步进行确证试验。

5.腹部和消化系统

(1)感染性腹泻。

1)临床诊断:符合下述三条之一即可诊断。

a.急性腹泻,粪便常规镜检白细胞≥10 个/高倍视野。

b.急性腹泻,或伴发热、恶心、呕吐、腹痛等。

c.急性腹泻每天 3 次以上,连续 2 d,或 1 d 水泻 5 次以上。

2)病原学诊断:在临床诊断基础上,符合下述四条之一即可诊断。

a.粪便或肛拭子标本培养出肠道病原体。

b.常规镜检或电镜直接检出肠道病原体。

c.从血液或粪便中检出病原体的抗原或抗体,达到诊断标准。

d.从组织培养的细胞病理变化(如毒素测定)判定系肠道病原体所致。

3)说明。

a.急性腹泻次数应≥3次/24 h。

b.应排除慢性腹泻的急性发作及非感染性因素如诊断治疗原因、基础疾病、心理紧张等所致的腹泻。

(2)胃肠道感染。

1)临床诊断:患者出现发热(≥38 ℃)、恶心、呕吐和(或)腹痛、腹泻,无其他原因可解释。

2)病原学诊断:在临床诊断基础上,符合下述三条之一即可诊断。

a.从外科手术或内镜取得的组织标本或外科引流液培养出病原体。

b.上述标本革兰染色或氢氧化钾浮载片可见病原体、多核巨细胞。

c.手术或内镜标本显示感染的组织病理学证据。

(3)抗菌药物相关性腹泻。

1)临床诊断:近期曾应用或正在应用抗生素,出现腹泻,可伴大便性状改变如水样便、血便、黏液脓血便或见斑块条索状伪膜,并合并下列情况之一。

a.发热≥38 ℃。

b.腹痛或腹部压痛、反跳痛。

c.周围血白细胞升高。

2)病原学诊断:在临床诊断基础上,符合下述三条之一即可诊断。

a.大便涂片有菌群失调或培养发现有意义的优势菌群。

b.如情况许可时,作纤维结肠镜检查见肠壁充血、水肿、出血,或见到2~20 mm灰黄(白)色斑块伪膜。

c.细菌毒素测定证实。

3)说明。

a.急性腹泻次数≥3次/24 h。

b.应排除慢性肠炎急性发作或急性胃肠道感染及非感染性原因所致的腹泻。

(4)病毒性肝炎。

1)临床诊断:有输血或应用血液制品史、不洁食物史、肝炎接触史,出现下述症状或体征中的任何两项并有肝功能异常,无其他原因可解释:发热、厌食、恶心、呕吐、肝区疼痛、黄疸。

2)病原学诊断:在临床诊断基础上,血清甲、乙、丙、丁、戊、庚等任何一种肝炎病毒活动性标志物阳性。

3）说明：应排除非感染性病因（如：α1-抗胰蛋白酶缺乏、酒精、药物等）和胆道疾病引起的肝炎或损害。

（5）腹（盆）腔内组织感染。

包括胆囊、胆道、肝、脾、胰、腹膜、膈下、盆腔、其他组织或腔隙的急性感染，也包含持续腹膜透析继发性腹膜炎。

1）临床诊断：具有下列症状、体征中任何两项，无其他原因可以解释，同时发现有检验、影像学检查的相应异常。

a.发热>38 ℃。

b.恶心、呕吐。

c.腹痛、腹部压痛或反跳痛，或触及包块状物伴触痛。

d.黄疸。

2）病原学诊断：在临床诊断基础上，符合下述两条之一即可诊断。

a.经手术切除、引流管、穿刺吸引或内镜获取的标本检出病原体。

b.血培养阳性，且与局部感染菌相同或与临床相符。

3）说明。

a.应排除非生物因子引起的炎症反应及慢性感染的急性发作。

b.原发性脏器穿孔所致的感染不计为医院感染。

（6）腹水感染。

1）临床诊断：腹水原为漏出液，出现下述两条之一即可诊断。

a.腹水检查变为渗出液。

b.腹水不易消除，出现腹痛、腹部压痛或反跳痛。腹水常规检查白细胞>$200×10^6$/L，中性粒细胞>25%。

2）病原学诊断：在临床诊断基础上，腹水细菌培养阳性。

6.中枢神经系统

（1）细菌性脑膜炎、脑室炎。

1）临床诊断：符合下述三条之一即可诊断。

a.发热、颅高压症状（头痛、呕吐、婴儿前囟张力高、意识障碍）之一、脑膜刺激征（颈抵抗、布、克氏征阳性、角弓反张）之一、脑脊液（CSF）炎性改变。

b.发热、颅高压症状、脑膜刺激征及脑脊液白细胞轻至中度升高，或经抗菌药物治疗后症状体征消失，脑脊液恢复正常。

c.在应用抗生素过程中，出现发热、不典型颅高压症状体征、脑脊液白细胞轻度增多，并具有下列情况之一：脑脊液中抗特异性病原体的 IgM 达到诊断标准，或 IgG 呈 4 倍升高，或脑脊液涂片找到细菌；有颅脑侵袭性操作（如颅脑手术、颅内穿刺、颅内植入物）史，或颅脑外伤或腰椎穿刺史；脑膜附近有感染灶（如头皮切口感染、颅骨骨髓炎等）或有脑脊液漏者;新生儿血培养阳性。

2)病原学诊断:在临床诊断基础上,符合下述三条之一即可诊断。

a.脑脊液中培养出病原菌。

b.脑脊液病原微生物免疫学检测阳性。

c.脑脊液涂片找到病原菌。

3)说明。

a.一岁以内婴儿有发热(>38 ℃)或低体温(<36 ℃),出现意识障碍、呼吸暂停或抽搐,如无其他原因可解释,应疑有脑膜炎并及时进行相关检查。

b.老年人反应性低,可仅有嗜睡、意识活动减退、定向困难表现,应及时进行相关检查。

c.细菌性脑膜炎与创伤性脑膜炎、脑瘤脑膜反应的区别要点是脑脊液糖量的降低,C-反应蛋白增高等。

(2)颅内脓肿(包括脑脓肿、硬膜下和硬膜外脓肿等)。

1)临床诊断:符合下述两条之一即可诊断。

a.发热、颅高压症状之一、颅内占位体征(功能区定位征),并具有以下影像学检查证据之一:CT 扫描、脑血管造影、核磁共振扫描、核素扫描。

b.外科手术证实。

2)病原学诊断:在临床诊断基础上,穿刺脓液或组织活检找到病原体,或细菌培养阳性。

(3)椎管内感染(包括硬脊膜下脓肿和脊髓内脓肿)。

1)临床诊断:符合下述两条之一即可诊断。

a.发热、有神经定位症状和体征,或局限性腰背痛和脊柱运动受限,并具有下列情况之一:棘突及棘突旁有剧烈压痛及叩击痛;神经根痛;完全或不完全脊髓压迫症;检查证实,包括脊髓 CT、椎管内碘油造影、核磁共振、X 线平片、脑脊液蛋白及白细胞增加,并且奎氏试验有部分或完全性椎管梗阻。

b.手术证实。

2)病原学诊断:手术引流液细菌培养阳性。

3)说明。

a.并发脑膜炎的椎管内感染,归入细菌性脑膜炎统计报告。

b.此类医院感染少见,多发生于败血症、脊柱邻近部位有炎症、脊柱外伤或手术有高位椎管麻醉史者。

c.应排除败血症的转移性病灶或脊柱及其临近部位炎症的扩散所致。

7.泌尿系统

(1)临床诊断:患者出现尿频、尿急、尿痛等尿路刺激症状,或有下腹触痛、肾区叩痛,伴或不伴发热,并具有下列情况之一。

1)尿检白细胞男性≥5 个/高倍视野,女性≥10 个/高倍视野,插导尿管患者应结合尿培养。

2)临床已诊断为泌尿道感染,或抗菌治疗有效而认定的泌尿道感染。

(2)病原学诊断:在临床诊断基础上,符合下述四条之一即可诊断。

1)清洁中段尿或导尿留取尿液(非留置导尿)培养革兰阳性球菌菌数$\geq 10^4$ cfu/mL、革兰阴性杆菌菌数$\geq 10^5$ cfu/mL。

2)耻骨联合上膀胱穿刺留取尿液培养细菌菌数$\geq 10^3$ cfu/mL。

3)新鲜尿液标本经离心应用相差显微镜检查(1×400),在30个视野中有半数视野见到细菌。

4)无症状性菌尿症:患者虽然无症状,但在近期(通常为1周)有内镜检查或留置导尿史,尿液培养革兰阳性球菌菌数$\geq 10^4$ cfu/mL、革兰阴性杆菌菌数$\geq 10^5$ cfu/mL,应视为泌尿系统感染。

(3)说明。

1)非导尿或穿刺尿液标本细菌培养结果为两种或两种以上细菌,需考虑污染可能,建议重新留取标本送检。

2)尿液标本应及时接种:若尿液标本在室温下放置超过2 h,即使其接种培养结果细菌菌数$\geq 10^4$或10^5 cfu/mL,亦不应作为诊断依据,应予重新留取标本送检。

3)影像学、手术、组织病理或其他方法证实的、可定位的泌尿系统(如肾、肾周围组织、输尿管、膀胱、尿道)感染,报告时应分别标明。

8.手术部位

(1)表浅手术切口感染:仅限于切口涉及的皮肤和皮下组织,感染发生于术后30天内。

1)临床诊断:具有下述两条之一即可诊断。

a.表浅切口有红、肿、热、痛,或有脓性分泌物。

b.临床医师诊断的表浅切口感染。

2)病原学诊断:在临床诊断基础上细菌培养阳性。

3)说明。

a.创口包括外科手术切口和意外伤害所致伤口,为避免混乱,不用"创口感染"一词,与伤口有关感染参见皮肤软组织感染诊断标准。

b.切口缝合针眼处有轻微炎症和少许分泌物不属于切口感染。

c.切口脂肪液化,液体清亮,不属于切口感染。

(2)深部手术切口感染:无植入物手术后30天内、有植入物(如人工心脏瓣膜、人造血管、机械心脏、人工关节等)术后1年内发生的与手术有关并涉及切口深部软组织(深筋膜和肌肉)的感染。

1)临床诊断:符合上述规定,并具有下述四条之一即可诊断。

a.从深部切口引流出或穿刺抽到脓液,感染性手术后引流液除外。

b.自然裂开或由外科医师打开的切口,有脓性分泌物或有发热≥38 ℃,局部有疼痛或压痛。

c.再次手术探查、经组织病理学或影像学检查发现涉及深部切口脓肿或其它感染证据。

d.临床医师诊断的深部切口感染。

2)病原学诊断:在临床诊断基础上,分泌物细菌培养阳性。

(3)器官(或腔隙)感染:无植入物手术后30 d、有植入物手术后1年内发生的与手术有关(除皮肤、皮下、深筋膜和肌肉以外)的器官或腔隙感染。

1)临床诊断:符合上述规定,并具有下述三条之一即可诊断。

a.引流或穿刺有脓液。

b.再次手术探查、经组织病理学或影像学检查发现涉及器官(或腔隙)感染的证据。

c.由临床医师诊断的器官(或腔隙)感染。

2)病原学诊断:在临床诊断基础上,细菌培养阳性。

3)说明。

a.临床和(或)有关检查显示典型的手术部位感染,即使细菌培养阴性,亦可以诊断。

b.手术切口浅部和深部均有感染时,仅需报告深部感染。

c.经切口引流所致器官(或腔隙)感染,不须再次手术者,应视为深部切口感染。

9.皮肤和软组织

(1)皮肤感染。

1)临床诊断:符合下述两条之一即可诊断。

a.皮肤有脓性分泌物、脓疱、疖肿等。

b.患者有局部疼痛或压痛,局部红肿或发热,无其他原因解释者。

2)病原学诊断:在临床诊断基础上,符合下述两条之一即可诊断。

a.从感染部位的引流物或抽吸物中培养出病原体。

b.血液或感染组织特异性病原体抗原检测阳性。

(2)软组织感染:软组织感染包括坏死性筋膜炎、感染性坏疽、坏死性蜂窝组织炎、感染性肌炎、淋巴结炎及淋巴管炎。

1)临床诊断:符合下述三条之一即可诊断。

a.从感染部位引流出脓液。

b.外科手术或组织病理检查证实有感染。

c.患者有局部疼痛或压痛、局部红肿或发热,无其他原因解释。

2)病原学诊断:在临床诊断基础上,符合下述两条之一即可诊断。

a.血液特异性病原体抗原检测阳性,或血清IgM抗体效价达到诊断水平,或双份血清IgG呈4倍升高。

b.从感染部位的引流物或组织中培养出病原体。

(3)压疮感染:压疮感染包括压疮浅表部和深部组织感染。
1)临床诊断:压疮局部红、压痛或压疮边缘肿胀,并有脓性分泌物。
2)病原学诊断:在临床诊断基础上,分泌物培养阳性。
(4)烧伤感染。
1)临床诊断:烧伤表面的形态或特点发生变化,如焦痂迅速分离,焦痂变成棕黑、黑色或紫罗兰色,烧伤边缘水肿。同时具有下述两条之一即可诊断。
a.创面有脓性分泌物。
b.患者出现发热>38℃或低体温<36℃,合并低血压。
2)病原学诊断:在临床诊断基础上,符合下述两条之一即可诊断。
a.血液培养阳性并除外有其他部位感染。
b.烧伤组织活检显示微生物向临近组织浸润。
3)说明。
a.单纯发热不能诊断为烧伤感染,因为发热可能是组织损伤的结果或患者在其他部位有感染。
b.移植的皮肤发生排斥反应并伴有感染临床证据(炎症或脓液),视为医院感染。
c.供皮区感染属烧伤感染。
(5)乳腺脓肿或乳腺炎。
1)临床诊断:符合下述三条之一即可诊断。
a.红、肿、热、痛等炎症表现或伴有发热,排除授乳妇女的乳汁淤积。
b.外科手术证实。
c.临床医生诊断的乳腺脓肿。
2)病原学诊断:在临床诊断基础上,引流物或针吸物培养阳性。
(6)脐炎。
1)临床诊断:新生儿脐部有红肿或有脓性渗出物。
2)病原学诊断:在临床诊断基础上,符合下述两条之一即可诊断。
a.引流物或针吸物培养阳性。
b.血液培养阳性,并排除其他部位感染。
3)说明:与脐部插管有关的脐动静脉感染应归于心血管系统感染。
(7)婴儿脓疱病。
1)临床诊断:符合下述两条之一即可诊断。
a.皮肤出现脓疱。
b.临床医生诊断为脓疱病。
2)病原学诊断:在临床诊断基础上,分泌物培养阳性。
10.骨关节
(1)关节和关节囊感染。

1)临床诊断:符合下述两条之一即可诊断。

a.患者有下列症状或体征中的两项且无其他原因可以解释:关节疼痛、肿胀、触痛、发热、渗出或运动受限。并合并下列情况之一:关节液检验发现白细胞,关节液的细胞组成及化学检查符合感染且不能用风湿病解释,有感染的影像学证据。

b.外科手术或组织病理学检查发现关节或关节囊感染的证据。

2)病原学诊断:符合下述两条之一即可诊断。

a.关节液或滑囊活检培养出病原体。

b.在临床诊断基础上,关节液革兰染色发现病原体。

(2)骨髓炎。

1)临床诊断:符合下述两条之一即可诊断。

a.患者有下列症状或体征中的两项且无其他原因可以解释:发热(>38 ℃),局部肿块、触痛、发热或感染灶有引流物,并有感染的影像学证据。

b.外科手术或组织病理学检查证实。

2)病原学诊断:符合下述两条之一即可诊断。

a.骨髓培养出病原体。

b.在临床诊断基础上,血液培养出病原体或血液中查出细菌抗体(如流感嗜血杆菌、肺炎球菌),并排除其他部位感染。

(3)椎间盘感染。

1)临床诊断:符合下述三条之一即可诊断。

a.患者无其他原因解释的发热或椎间盘疼痛,并有感染的影像学证据。

b.外科手术或组织病理学检查发现椎间盘感染的证据。

c.手术切下或针吸的椎间盘组织证实有感染。

2)病原学诊断:在临床诊断基础上,符合下述两条之一即可诊断。

a.感染部位组织中培养出病原体。

b.血或尿中检出抗体(如流感嗜血杆菌、肺炎球菌、脑膜炎球菌或B组链球菌),并排除其他部位感染。

11.生殖道

(1)外阴切口感染:经阴道分娩,患者外阴切口感染发生于产后2周内。

1)临床诊断:符合上述规定,并有下述两条之一即可诊断。

a.外阴切口有红、肿、热、痛或有脓性分泌物。

b.外阴切口有脓肿。

2)病原学诊断:临床诊断基础上,细菌培养阳性。

3)说明。

a.外阴切口感染含会阴切开或会阴裂伤缝合术。

b.切口缝合针眼处有轻微炎症和少许分泌物不属外阴切口感染。

(2)阴道穹隆部感染。

1)临床诊断:符合下述两条之一即可诊断。

a.子宫切除术后,患者阴道残端有脓性分泌物。

b.子宫切除术后,患者阴道残端有脓肿。

2)病原学诊断:临床诊断基础上,细菌培养阳性。

3)说明:阴道穹隆部感染仅指子宫全切术后阴道残端部位的感染。

(3)急性盆腔炎。

1)临床诊断:符合下述两条之一即可诊断。

a.有下列症状或体征且无其他原因解释:发热、恶心、呕吐、下腹痛或触痛,尿频、尿急或腹泻,里急后重,阴道分泌物增多呈脓性。

b.后穹隆或腹腔穿刺有脓液。

2)病原学诊断:在临床诊断基础上,宫颈管分泌物细菌培养阳性。

3)说明:仅限于入院48 h后,或有宫腔侵袭性操作、自然分娩24 h后出院一周内发生者。

(4)子宫内膜炎。

1)临床诊断:发热或寒战,下腹痛或压痛,不规则阴道流血或恶露有臭味。

2)病原学诊断:在临床诊断基础上,宫腔刮出子宫内膜病理检查证实或分泌物细菌培养阳性。

3)说明。

a.入院时,患者无羊水感染,羊膜破裂时间不超过48 h。

b.子宫内膜炎仅包括早孕流产、中孕引产、分娩后一周内。

(5)男女性生殖道的其他感染。

1)临床诊断:符合下述两条之一即可诊断。

a.患者有下列症状或体征中的两项,且无其他原因解释:发热、局部疼痛、触痛或尿痛,并有影像学证实或病理学证实。

b.外科手术或组织病理学发现感染部位脓肿或其他感染的证据。

2)病原学诊断:符合下述两条之一即可诊断。

a.从感染部位的组织或分泌物中培养出病原体。

b.临床诊断基础上,血液中培养出病原体。

12.口腔

(1)临床诊断:符合下述三条之一即可诊断。

1)口腔组织中有脓性分泌物。

2)通过外科手术或组织病理学检查而证实的口腔感染或脓肿。

3)临床医生诊断的感染并采用口腔抗真菌治疗。

(2)病原学诊断:在临床诊断基础上,符合下述五条之一即可诊断。

1) 革兰染色检出病原微生物。
2) 氢氧化钾染色阳性。
3) 黏膜刮屑显微镜检有多核巨细胞。
4) 口腔分泌物抗原检测阳性。
5) IgM 抗体效价达到诊断水平或双份血清 IgG 呈 4 倍增加。
(3) 说明：原发性单纯疱疹应属于此类感染。

13.其他部位

涉及多个器官或系统,而又不适合归于某系统的感染,通常为病毒感染,如麻疹、风疹、传染性单核细胞增多症,病毒性皮疹也应列入此类,如单纯疱疹、水痘、带状疱疹等。

二、医院感染病例数据统计分析

医院感染病例统计分析是医院感染管理的重要手段,通过医院感染统计分析所收集的资料,准确地掌握医院感染发生的强度、分布特征和影响因素,发现医院感染管理中存在的薄弱环节,迅速地采取有效对策和措施,为医院感染决策提供依据。建立医院感染统计分析的指标体系是医院感染管理工作评价的重要工具。目前大部分指标可实现信息化自动采集,通过数据分析和信息反馈,为实现实时抓取数据的信息化质控奠定基础。

(一) 常见的统计指标

1.感染人数分析

统计各医院感染人数情况,主要包括医院感染人数 1 个指标。医院感染人数=医院感染记录表中感染患者人数。医院感染新发病例是指观察期间发生的医院感染病例,即观察开始时没有发生医院感染,观察开始后直至结束时发生的医院感染病例,包括观察开始时已发生医院感染,在观察期间又发生新的医院感染的病例。

2.感染率分析

统计各医院感染率情况,反映医院感染总体发病情况。一般指月发病(例次)率和年发病(例次)率。主要包括医院感染发病率、血管内导管相关血流感染发病率、呼吸机相关肺炎发病率、导尿管相关泌尿系统感染发病率等指标。

3.风险因素分析

统计各医院感染风险因素情况,主要包括易感因素例数、尿道插管使用率、中央血管导管使用率、呼吸机使用率等 4 个指标。

易感因素例数=按易感因素分组统计感染患者人数

$$尿道插管使用率(\%) = \frac{住院患者尿道插管天数}{同期患者住院天数} \times 100\%$$

$$中央血管导管使用率(\%) = \frac{住院患者中央血管导管使用天数}{同期患者住院天数} \times 100\%$$

$$呼吸机使用率(\%) = \frac{住院患者使用呼吸机天数}{同期患者住院的天数} \times 100\%$$

4.感染部位分析

统计各医院感染部位情况,主要包括院内感染部位情况1个指标。感染部位例数=按感染部位分组统计感染患者人数。

(二)医院感染发病率

目前世界各个国家和地区,主要以确定感染发病率控制值,或者要求医院感染发生率的下降水平不低于本国或地区的平均下降幅度,来进行管理和评价医院感染管理水平。医院感染发病率,即新发医院感染病例,其日常性监测方法主要采用回顾性调查。

1.开展医院感染发病率监测的目的

(1)了解全院医院感染的情况,包括各科室的医院感染发生率、医院感染高危科室、医院感染部位构成比、各种危险因素、医院感染病原体种类及耐药性等。

(2)及时发现医院感染暴发趋势或聚集现象,尽早进行调查,尽快采取干预措施,防止事态进一步扩大。

2.医院感染发病率监测的定义

医院感染发病率监测是指在一定时期内,对医疗机构中所有住院患者进行监测,患者在住院期间甚至在出院后(如手术患者的监测)都是被观察和监测的对象。它是一种持续的、纵向的监测,是一个长期而连续的过程。其判断参照国家卫生部2001年《医院感染诊断标准(试行)》。

3.监测内容

监测内容包括但不限于患者的一般资料、住院资料、危险因素、手术情况、医院感染资料、病原学检测、抗菌药物使用情况等。利用医院感染监测系统的医院,将监测内容置于医院信息系统中,内容除少部分需要填写外,大部分可由系统自动抓取生成数据后报告医院感染管理部门;也可以是纸质的,由临床医务人员手工填写后报告医院感染管理部门。

4.监测资料的应用

(1)全院及各科室的医院感染发生率和例次发生率:医院感染发病率实际指的是医院感染人数发病率,而有部分患者在观察期间发生多次或多部位的医院感染,故需要计算医院感染例次发病率。医院感染例次发病率一般等于大于医院感染发病率。由于医院感染发病率监测主要采用回顾性调查方法,受到临床医生病程记录的限制,如原始病案记载不完整、不详细,使得一些感染病例无从发现,漏报难以避免,容易产生偏倚,影响调查的真实性和准确性,所以不能反映真实的医院感染情况。所以医院应用漏报率评估医院感染发病率监测的质量。

患者医院感染日发病率是一种累计暴露时间内的发病密度,指单位住院时间内住院患者新发医院感染的频率,单位住院时间通常用1 000个患者住院日表示。

医院感染例次发病率是指在观察期间住院患者中发生医院感染新发病例(例次)的比例。

(2)医院感染部位构成比:用于计算常见医院感染部位在整个医院感染中所占的比例,例如下呼吸道、泌尿道、血液等在医院感染例次中所占的比例。一般在分析报告中用饼图呈现,可以直观地看出各个感染部位的比例,从而发现医院感染的高发部位。

(3)医院感染病例病原体标本送检率:用于计算病原体标本送检数在例次医院感染总数中所占的比例。病原体标本送检项目包括涂片、细菌培养、C反应蛋白以及降钙素检测等。

(4)医院感染病原体的构成比:通过医院感染病原体的构成比可以了解本院医院感染的主要致病菌,尤其是多重耐药菌的流行趋势,再根据其流行的特征采取有针对性的隔离预防措施,控制该菌的医院感染流行;也可以为本院抗菌药物的合理应用提供依据。

(5)发现医院感染暴发趋势或聚集现象:一段时间内,在同一科室或某一病房患者群体中,某种医院感染病例不断发生,其发病率超过平常水平,或在较短时间内发生3例及以上同种病原体感染且有相同症候群的现象,均应及时电话报告感染管理部门,并填写医院感染疑似暴发报告表。接到科室报告后医院感染管理部门应立即进行复核,再根据复核情况决定是否组织人员进行流行病学调查和启动《医院感染暴发调查和处置预案》。医院感染病例中确诊为传染病者,除在院内感染报告系统中填写报告表,还须按《中华人民共和国传染病防治法》的时限进行传染病疫情报告。

(三)医院感染现患率调查

医院感染现患率是利用普查或抽查的方法收集特定的时间内(即在某一个时间点或一段时间内)实际处于医院感染状态的病例资料,从而描述医院感染及其与影响因素的关系。

1.开展医院感染现患率的目的

与医院感染发病率监测相比,医院感染现患率由经过统一培训的调查人员进行调查,故更能真实地反映医院感染情况。每年1次的现患率调查,不但可以为目标性监测提供依据,还可以用于分析医院感染的长期趋势,以此间接评价感染控制措施的效果。

2.确定调查时间和对象

医院感染现患率调查一般调查当日所有住院患者,包括调查当日尚未治愈和调查日新发生的医院感染病例,但不包括当日新入院患者。根据医院自身的情况确定在一段时间内或在一个时间点(一日)之内完成调查。按照《医院感染监测规范》要求,医院感染现患率调查应每年至少开展一次。因此每年现患率调查的时间应基本一致,这样调查资料才有可比性。

3.调查内容

通常按照全国医院感染培训基地统一制订的调查方案实施调查,调查人员由医院感染控制科人员和各科室兼职感染控制医生组成。调查前对调查人员进行统一培训,以保证调查的准确性。调查内容包括基本资料(监测月份、住院号、科室、床号、姓名、性别、年龄、调查日期、疾病诊断、切口类型)、医院感染情况(感染日期、感染诊断、医院感染培养标本名称、送检日期、检出病原体名称)、医院感染危险因素(动静脉插管、泌尿道插管、使用呼吸机、气管插管、气管切开、使用肾上腺糖皮质激素、放射治疗、抗肿瘤化学治疗、免疫抑制剂)及相关性。采取查阅运行病历和床旁调查患者相结合的方式,填写统一的医院感染现患率调查表。填写完成后,由医院感染控制专职人员对调查表进行核对,检查是否规范准确。

4.调查资料分析应用

现患率调查能真实反映医院感染情况,通过各科室感染率、医院感染部位构成比、抗菌药物使用率确定医院感染的高危科室、高危部位、高危环节,进行重点关注和干预,使医院感染预防与控制工作有的放矢。

各省(区、市)可通过对地区每年监测数据进行横向和纵向分析,发现本医院现患率趋势性问题,了解本医院医院感染现患率与其他医院的差异,在考虑地区差异的基础上发现异常值,及早进行原因分析和改进。

医院感染现患率实查率=实际调查住院患者数/应调查住院患者数

医院感染现患(例次)率是确定时间段或时间点住院患者中,同期存在的新旧医院感染例(次)数占观察期间实际调查的住院患者人数的比例。

(四)医院感染干预性研究

验证医院感染发生原因的假设需通过干预措施的效果进行评价,常用医院内感染控制措施实施前后的发病率进行比较。但不同规模和类型医院之间患者病情的严重程度、侵袭性操作使用频率等有较大差别,其医院感染的发病率缺乏可比性,以致单纯使用医院感染率评价医院感染控制工作不够准确,而一些具体的过程指标,如手卫生依从率、正确率,则往往具有好的可比性。手卫生、环境卫生、抗菌药物应用和围手术期抗菌药物使用是控制医院感染的重要干预措施,以此作为医院感染控制的评价指标,能较准确地反映各医院的医院感染控制过程。

多重耐药菌感染发现率(isolation rate of multi-drug resistant bacterial infection)是指多重耐药菌感染住院患者数(例次数)与同期住院患者总数的比例。多重耐药菌包括:耐碳青霉烯肠杆菌科细菌(CRE)、耐甲氧西林金黄色葡萄球菌(MRSA)、耐万古霉素肠球菌(VRE)、耐碳青霉烯鲍曼不动杆菌(CRABA)、耐碳青霉烯铜绿假单胞菌(CRPAE)等。

多重耐药菌检出率(isolation rate of multi-drug resistant bacterial)是指多重耐药菌检出菌株数占同期该病原体检出菌株总数的比例。

医务人员手卫生依率(compliance rate of medical staff in hand hygiene)是指受调查的医务人员实际实施手卫生次数占同期调查中应实施手卫生次数的比例。

三、监测预警与干预

医院感染监测的结果需要分析和预警,从中长期看感染率、多重耐药菌检出率和发现率的变化,近期感染病例数、同种感染病例数或同种病原微生物如多重耐药菌检出突然增多,可能会发生医院感染暴发或疑似暴发,都是需要进行干预的。

(一) 监测预警

从组织层面说,医疗机构应建立医院感染暴发报告责任制,明确法定代表人或主要负责人为第一责任人,制定并落实医院感染监测、医院感染暴发报告、调查和处置过程中的规章制度、工作程序和处置工作预案,明确医院感染管理委员会、医院感染管理部门及各相关部门在医院感染暴发报告及处置工作中的职责。医疗机构应根据《医院感染监测规范》的要求,建立医院感染监测工作制度和落实措施,及时发现医院感染散发病例、医院感染聚集性病例和医院感染暴发。建议通过信息化预警的方式,每天对重点科室、重点人群、重点病原体进行监测,及时发现病例聚集,处置医院感染暴发或疑似暴发。

(二) 监测干预

医疗机构应建立医院感染管理部门牵头、多部门协作的医院感染暴发管理工作机制,成立医院感染应急处置专家组,指导医院感染暴发调查及处置工作。医疗机构应确保实施医院感染暴发调查处置的人员、设施和经费。

医疗机构发现疑似医院感染暴发时,应遵循"边救治、边调查、边控制、妥善处置"的基本原则,分析感染源、感染途径,及时采取有效的控制措施,积极实施医疗救治,控制传染源,切断传播途径,并及时开展或协助相关部门开展现场流行病学调查、环境卫生学检测以及有关标本采集、病原学检测等工作。按照《医院感染管理办法》《医院感染暴发报告及处置管理规范》的要求,按时限上报上级卫生行政主管部门。报告包括初次报告和订正报告,订正报告应在暴发终止后一周内完成。如果医院感染暴发为突发公共卫生事件,应按照《突发公共卫生事件应急条例》处理。

医疗机构在医院感染暴发调查与控制过程中,医院感染管理专职人员、临床医务人员、微生物实验室人员及医院管理人员等应及时进行信息的交流、更新、分析与反馈,必要时应向社会公布暴发调查的进展、感染人员的现况以及最终的调查结果等内容。

【思考题】
(1) 简述医院感染病例判别依据。
(2) 试述医院感染发病率与现患率调查的优缺点。

(郭芳芳　臧金成)

第三节 目标性监测

一、重症监护病房(ICU)感染监测

(一)定义

(1)重症监护病房(intensive care unit,ICU)感染是指患者在ICU发生的感染,即患者住进ICU时,该感染不存在也不处于潜伏期;患者转出ICU到其他病房后,48 h内发生的感染仍属ICU感染。

(2)器械相关感染(device-associated infection)是指患者在使用某种相关器械期间或在停止使用某种器械(如呼吸机、导尿管等)48 h内出现的与该器械相关的感染。如果停止使用相关器械时间超过48 h后出现了相关感染,应有证据表明此感染与该器械使用相关,但对器械最短使用时间没有要求。

(3)中央导管相关血流感染(central line associated-bloodstream infection,CLABSI)是指患者在留置中央导管期间或拔除中央导管48 h内发生的原发性且与其他部位存在的感染无关的血流感染。

(4)呼吸机相关肺炎(ventilator-associated pneumona,VAP)是指建立人工气道(气管插管或气管切开)并接受机械通气时所发生的肺炎,包括发生肺炎48 h内曾经使用人工气道进行机械通气者。

(5)导尿管相关尿路感染(catheter-associated urinary tract infection,CAUTI)是指患者留置导尿管期间或拔除导尿管后48 h内发生的尿路感染。

(二)监测对象

ICU住院患者。

(三)监测内容

(1)基本资料:监测月份、住院号、科室、床号、姓名、性别、年龄、疾病诊断、疾病转归(治愈、好转、未愈、死亡、其他)。

(2)医院感染情况:感染日期、感染诊断、感染与侵入性操作相关性(中央导管插管、泌尿道插管、使用呼吸机)、医院感染培养标本名称、送检日期、检出病原体名称、药物敏感结果。

(3)ICU患者日志:每日记录新住进患者数、在住患者数、中央导管插管、泌尿道插管及使用呼吸机人数、临床病情分类等级及分值(表5-2)。

表 5-2 临床病情分类标准及分值

分类级别	分值	分类标准
A 级	1 分	需要常规观察,不需加强护理和治疗,包括手术后只需观察的患者,这类患者常在 48 h 内从 ICU 转出
B 级	2 分	病情稳定,但需要预防性观察,不需要加强护理和治疗的患者,例如某些患者因需要排除心肌炎、心肌梗死以及因需要服药而在 ICU 过夜观察
C 级	3 分	病情稳定,但需要加强护理和/或监护的患者,如昏迷患者或出现慢性肾衰的患者
D 级	4 分	病情不稳定,需要加强护理和治疗,需要经常评价和调整治疗方案的患者,如心律不齐、糖尿病酮症酸中毒(但尚未出现昏迷、休克、DIC)
E 级	5 分	病情不稳定,且处于昏迷或休克状态,需要心肺复苏或需要加强护理治疗,并需要经常评价护理和治疗效果的患者

(四)监测方法

(1)宜采用主动监测,也可专职人员监测与临床医务人员报告相结合。
(2)填写医院感染病例登记表。
(3)每天填写 ICU 患者日志(表 5-3)。

表 5-3 ICU 患者日志

ICU 科别:内科、外科、妇科、儿科、综合、其他　　　　　　　　监测月份:　年　月

日期	新住进患者数 a	在住患者数 b	留置导尿管患者数 c	中央导管插管患者数 d	使用呼吸机患者数 e
1					
2					
3	……	……	……	……	……
……					
31					
合计 f					

a:指当日新住进 ICU 的患者。
b:包括新住进和已住进 ICU 的患者。
c、d、e:均指当日使用的患者数。
f:为 ICU 患者日志各项的累计。

"本月 1 日 ICU 患者数"指监测月份的第 1 日已住在 ICU 患者数,即上月未转出 ICU

的患者数,在本表中为 1 日的 b-a。

"本月新住进患者数"指本月新住进 ICU 的患者数,在本表中为 a 列的合计。

"本月处在危险中的患者数"指本月在 ICU 中住过的患者数,即"本月 1 日 ICU 患者数"+"本月新住进患者数"。

"本月住在 ICU 患者天数"指本月住在 ICU 的患者住在 ICU 总天数。

"本月留置导尿管患者天数""本月留置中央导管插管患者天数"和"本月使用呼吸机患者天数"指本月住在 ICU 的患者应用该器械天数,即在本表中分别为 c 列的合计、d 列的合计和 e 列的合计。

(4) ICU 患者各危险等级登记表(表 5-4)。

(5) 临床病情等级评定:对当时住在 ICU 的患者按"临床病情分类标准及分值"(表 5-2)进行病情评定,每周一次(时间相对固定),按当时患者的病情进行评定。每次评定后记录各等级(A、B、C、D 及 E 级)的患者数(表 5-4)。在评定时,按当时患者的病情进行评定,与过去的情况以及将来要出现的情况无关。有相同诊断的患者,可能不属于同一临床分类级别。并非所有的患者均受到评定,为了方便,每月定为 4 周。

表 5-4　ICU 患者各危险等级登记表

临床病情等级	分值	第1周	第2周	第3周	第4周
A	1				
B	2				
C	3				
D	4				
E	5				

(6) 根据 ICU 患者日志形成 ICU 月总结,可提供处在某种危险因素(即 ICU)的人群资料,在计算各种概率时使用。

(五) 数据收集

(1) 医院感染专职人员各自分工,监测的 ICU 均应有专人负责。

(2) 医院感染专职人员每天查看微生物实验室报告,掌握发生医院感染的可疑线索。

(3) 医院感染专职人员应每日查看信息系统中 ICU 患者病情情况及预警信息,并及时与床位医生沟通,每周至少 2 次到监测的 ICU 床旁了解患者情况,尽量与 ICU 医务人员一同查房。监测时应注意如下信息。

1) 基础疾病:高血压、糖尿病等。

2) 症状体征:发热、咳嗽等阳性症状,辅助检查阳性结果(血尿常规及微生物培养等)。

3)一般情况:皮肤、黏膜的完整性,神志情况,是否有侵入性操作等。
4)带管情况:导管留置情况,侵入性导管周围有无红肿或脓性分泌物,对留置超过5 d的导管应每天评估是否可以尽早拔除。
5)治疗方案:如抗菌药物使用情况,特别应注意抗菌药物调整情况。
6)影像学:胸部 X 线或 CT 检查是否发现有阳性表现。

(4)医院感染诊断标准参见卫生部《医院感染诊断标准》。发现医院感染病例时应认真填写《医院感染病例登记表》并上报。

(5)监测中若发现医院感染暴发或疑似暴发,应及时向医院感染部门负责人汇报,并采取相应调查、处置措施。

(六)资料分析

1.病例感染发病率和患者日感染发病率

$$病例(例次)感染发病率=\frac{感染患者(例次)数}{处在危险中的患者数}\times100\%$$

$$患者(例次)日感染发病率=\frac{感染患者(例次)数}{患者总住院日数}\times1\,000\text{‰}$$

2.器械使用率及其相关感染发病率

(1)器械使用率。

$$尿道插管使用率=\frac{尿道插管日数}{患者总住院日数}\times100\%$$

$$中央导管插管使用率=\frac{中央导管插管日数}{患者总住院日数}\times100\%$$

$$呼吸机使用率=\frac{使用呼吸机日数}{患者总住院日数}\times100\%$$

(2)器械相关感染发病率。

$$导尿管相关尿路感染发病率=\frac{尿道插管患者中泌尿道感染人数}{患者尿道插管总日数}\times1\,000\text{‰}$$

$$中央导管相关血流感染发病率=\frac{中央导管插管患者中血流感染人数}{患者中央导管插管总日数}\times1\,000\text{‰}$$

$$呼吸机相关肺炎感染发病率=\frac{使用呼吸机患者中肺部感染人数}{患者使用呼吸机总日数}\times1\,000\text{‰}$$

3.调整感染发病率

(1)平均病情严重程度。

$$平均病情严重程度(分)=\frac{每周根据临床病情分类标准评定的患者总分值}{每周参加评定的 ICU 患者总数}$$

(2) 调整感染发病率。

$$\text{调整感染发病率} = \frac{\text{感染发病率}}{\text{平均病情严重程度}}$$

为了比较各种 ICU 的感染率，必须考虑住在 ICU 的患者病情。只有根据病情严重程度进行适当调整后，才能具备相同的基础进行比较。

(七) 总结和反馈

结合历史同期资料进行总结分析，提出监测中发现的问题，报告医院感染管理委员会，并向临床科室反馈监测结果和分析建议。

(1) 定期横向、纵向比较各项感染指标，如：与本院历年来的医院感染率进行比较、与本省(市)平均医院感染率进行比较，与其他国家的监测数据进行比较。若感染率过高，应查找原因，采取相应的控制措施；若感染率过低，应分析是否存在漏报等原因。

(2) 定期将监测分析数据反馈给相关部门，并采取相应干预措施。

(3) 定期评估干预措施的有效性。

二、高危新生儿感染监测

(一) 定义

新生儿病房(包括新生儿重症监护室)医院感染：发生在新生儿病房或新生儿重症监护室的医院感染。

(二) 监测对象

新生儿病房或新生儿重症监护室进行观察、诊断和治疗的新生儿。

(三) 监测内容

(1) 基本资料：住院号、姓名、性别、天数、出生体重(BW 分为≤1 000 g,1 001 g~1 500 g,1 501 g~2 500 g,>2 500 g 四组)。

(2) 医院感染情况：感染日期、感染诊断、感染与侵入性操作相关性(脐或中央导管插管、使用呼吸机)、医院感染培养标本名称、送检日期、检出病原体名称、药物敏感结果。

(3) 新生儿日志：按新生儿体重每日记录新住进新生儿数、已住在新生儿数、脐或中央导管插管及使用呼吸机的新生儿数。

(四) 监测方法

(1) 宜采用主动监测，也可医院感染专职人员监测与临床医务人员报告相结合。

(2) 新生儿发生感染时填写医院感染病例登记表。

(3)填写新生儿病房日志(表5-5)和月报表(表5-6)。

表5-5 新生儿病房日志

监测月份： 年 月

日期	BW≤1 000 g				BW 1 001 g~1 500 g				BW 1 501 g~2 500 g				BW>2 500 g			
	新入院新生儿数 a	已住新生儿数 b	脐/中央导管插管数 c	使用呼吸机数 d	新入院新生儿数 a	已住新生儿数 b	脐/中央导管插管数 c	使用呼吸机数 d	新入院新生儿数 a	已住新生儿数 b	脐/中央导管插管数 c	使用呼吸机数 d	新入院新生儿数 a	已住新生儿数 b	脐/中央导管插管数 c	使用呼吸机数 d
1																
2																
3																
……																
31																
合计																

a:指当日新住进新生儿病房或新生儿重症监护室的新生儿数。
b:指当日住在新生儿病房或新生儿重症监护室的新生儿数,包括新住进和已住进新生儿病房或新生儿重症监护室的新生儿。
c:指当日应用该器械的新生儿数。若患者既置脐导管又置中央导管,只记数一次。
d:指当日应用该器械的新生儿数。

表5-6 新生儿病房或新生儿重症监护室月报表

监测时间： 年 月

体重组别(g)	新住进新生儿数	已住新生儿数	脐或中央导管使用日数	使用呼吸机日数
≤1 000				
1 001~1 500				
1 501~2 500				
>2 500				

(五)资料分析

1. 日感染发病率

$$\text{不同体重组新生儿日感染发病率} = \frac{\text{不同出生体重组感染新生儿数}}{\text{不同出生体重组总住院日数}} \times 1\,000‰$$

2. 器械使用率及其相关感染发病率

(1) 器械使用率。

$$\text{不同体重组新生儿血管导管使用率} = \frac{\text{不同体重组新生儿脐或中央导管使用日数}}{\text{不同体重组新生儿总住院日数}} \times 100\%$$

$$\text{不同体重组新生儿呼吸机使用率} = \frac{\text{不同体重组新生儿使用呼吸机日数}}{\text{不同体重组新生儿总住院日数}} \times 100\%$$

$$\text{不同体重组新生儿总器械使用率} = \frac{\text{不同体重组新生儿器械(血管导管+呼吸机)应用日数}}{\text{不同体重组新生儿住院日数}} \times 100\%$$

(2) 器械相关感染发病率。

$$\text{不同体重组新生儿血管导管相关血流感染发病率} = \frac{\text{不同体重组脐或中央导管插管血流感染新生儿数}}{\text{不同体重组新生儿脐或中央导管插管日数}} \times 1\,000‰$$

$$\text{不同体重组新生儿呼吸机相关肺炎发病率} = \frac{\text{不同体重组使用呼吸机新生儿肺炎人数}}{\text{不同体重组新生儿使用呼吸机日数}} \times 1\,000‰$$

(六)总结和反馈

结合历史同期资料进行总结分析,提出监测中发现的问题,报告医院感染管理委员会,并向临床科室反馈监测结果和建议。

三、手术部位感染监测

外科手术必然会带来手术部位皮肤和组织的损伤,当手术切口的微生物污染达到一定程度时,会发生手术部位的感染。手术部位的感染包括切口感染和手术涉及的器官或腔隙的感染。通过对外科手术后患者发生的手术部位感染的监测,了解各类手术的手术部位感染发病率及危险因素,采取措施,控制手术部位感染;还可计算出外科手术医生感染专率并反馈给手术医生,使医生们知道各自手术后患者感染的情况,从各方面寻找造成感染的原因,有效地降低手术部位感染率。由于每位手术医生处理的患者有不同程度的危险因素,发生感染的概率有高有低,必须进行调整后才能进行比较。

(一)定义

手术部位感染(SSI)是指发生在手术切口及手术脏器的感染,分为3类:切口浅部组织感染、切口深部组织感染和器官/腔隙感染。

(1) 切口浅部组织感染:仅限于切口涉及皮肤和皮下组织的感染,感染发生于术后

30 d 内。

（2）切口深部组织感染：是指无植入物手术后 30 d 内、有植入物（如人工心脏瓣膜、人造血管、机械心脏、人工关节等）手术后 1 年内发生的与手术有关并涉及切口深部软组织（筋膜和肌层）的感染，并符合下列条件之一。

1）从切口深部引流或穿刺出脓液，但脓液不是来自器官/腔隙部分。

2）切口深部组织自行裂开或者由外科医师开放的切口。同时患者具有感染的症状或者体征，包括局部发热、肿胀及疼痛。

3）经直接检查，再次手术探查，病理学或者影像学检查，发现切口深部组织脓肿或其他感染证据。

（3）器官/腔隙感染：无植入物手术后 30 d 内、有植入物手术后 1 年内发生的与手术有关（除皮肤、皮下、深筋膜和肌肉以外）的器官或腔隙感染，并符合下列条件之一。

1）器官或腔隙穿刺引流或穿刺出脓液。

2）从器官或腔隙的分泌物或组织中培养分离出致病菌。

3）从直接检查再次手术病理学或者影像学检查，发现器官或者腔隙脓肿或者其他器官或腔隙感染的证据。

危险指数：由于影响外科手术后感染的危险因素多种多样，医生之间的外科手术医生感染专率不能直接进行比较，必须进行调整。不同的研究得出了许多不同的调整方法。为方便处理，本法只选用有较普遍意义的 3 项危险因素：即手术时间、伤口清洁度、ASA 病情分级（表 5-7）。利用打分方法反映这些危险因素所起的综合作用（表 5-8）。将这些分数相加就可计算出每一台手术的危险指数，最低危险指数为 0，最高为 3，共 4 个等级。

（二）监测对象

被选定监测手术的所有择期和急诊手术患者。选择手术类型时要遵循以下几个原则：

（1）该类手术的手术部位感染率相对高。

（2）有一定的手术量。

（3）一旦感染，后果较严重。例如：冠状动脉搭桥术患者是高危人群，可能发生严重的不良后果，且为常见手术；关节置换术、子宫切除术为常见手术，可以成为比较标准；腹腔镜手术为医院开展数量较多的手术，约占手术量的一半以上。综合分析，以上手术可以作为手术部位感染的目标性监测对象。手术监测类型不是一成不变的，至少每年进行评估一次，将病例数少、感染率低的手术排除，重新确定新的手术类型。

（三）监测内容

（1）基本资料：监测月份、住院号、科室、床号、姓名、年龄、调查日期、疾病诊断、切口类型(清洁切口、清洁-污染切、污染切口)。

(2)手术资料:手术日期、手术名称、手术腔镜使用情况、危险因素评分标准(表5-8),包括手术持续时间、手术切口清洁度分类、美国麻醉协会(ASA)评分(表5-7)、围手术期抗菌药物使用情况、手术医师。

(3)手术部位感染资料:感染日期与诊断、病原体。

(四)监测方法

(1)宜采用主动的监测方法,也可专职人员监测与临床医务人员报告相结合。宜住院监测与出院监测相结合。

(2)每例监测对象应填写手术部位感染监测登记(表5-7、5-8)。

表5-7 ASA评分表

分级	分值	标准
Ⅰ级	1	健康,除局部病变外,无全身性疾病。如全身情况良好的腹股沟疝
Ⅱ级	2	有轻度或中度的全身性疾病。如轻度糖尿病和贫血,新生儿和80岁以上老年人
Ⅲ级	3	有严重的全身性疾病,日常活动受限,但未丧失工作能力。如重症糖尿病
Ⅳ级	4	有生命危险的严重全身性疾病,已丧失工作能力
Ⅴ级	5	病情危急,属紧急抢救手术。如主动脉瘤破裂等

表5-8 危险因素评分标准

危险因素	评分标准	分值
手术时间(h)	≤75百分位数	0
	>75百分位数	1
切口清洁度	清洁、清洁—污染	0
	污染	1
ASA评分	Ⅰ、Ⅱ	0
	Ⅲ、Ⅳ、Ⅴ	1

(五)资料分析

1.手术部位感染发病率

$$手术部位感染发病率 = \frac{指定时间内某种手术患者的手术部位感染数}{指定时间内某种手术患者数} \times 100\%$$

2. 不同危险指数手术部位感染发病率

$$某危险指数手术部位感染发病率 = \frac{指定手术该危险指数患者的手术部位感染数}{指定手术某危险指数患者的手术数} \times 100\%$$

3. 外科医师感染发病专率

(1) 外科医师感染发病专率。

$$某外科医师感染发病专率 = \frac{该医师在该时期的手术部位感染病例数}{某医师在某时期进行的手术病例数} \times 100\%$$

(2) 不同危险指数的外科医师感染发病专率。

$$某医师不同危险指数感染发病专率 = \frac{该医师不同危险指数等级患者的手术部位感染例数}{某医师不同危险指数等级患者手术例数} \times 100\%$$

(3) 平均危险指数。

$$平均危险指数 = \frac{\sum(危险指数等级 \times 手术例数)}{手术例数总和}$$

(4) 医师调正感染发病专率。

$$医师调正感染发病专率 = \frac{某医师的感染发病专率}{某医师的平均危险指数等级}$$

(六) 总结和反馈

结合历史同期资料进行总结分析,提出监测中发现的问题,报告医院感染管理委员会,并向临床科室反馈监测结果和建议。

四、耐药菌感染监测

(一) 定义

多重耐药菌(multidrug-resistant organism, MDRO)主要是指对临床使用的三类或三类以上抗菌药物同时呈现耐药的细菌。常见的多重耐药菌包括耐甲氧西林金黄色葡萄球菌(MRSA),耐万古霉素肠球菌(VRE),泛耐药的鲍曼不动杆菌(PDR-AB)和泛耐药的铜绿假单胞菌(PDR-PA),产超广谱β-内酰胺酶(ESBLs)的革兰阴性细菌等。

(二) 监测对象

临床标本分离的病原菌。

(三) 监测内容

细菌,抗菌药物,药物敏感结果。

(四) 监测方法

统计、分析微生物实验室分离的细菌和药物敏感结果。常用的监测方法包括日常监测、主动筛查和暴发监测。

日常监测包括临床标本和环境目标MDRO监测,临床标本的监测可以及时发现耐药菌及耐药菌暴发风险。临床标本MDRO监测中需注意排除影响监测结果的各种因素。感染患者标本送检率高低会影响监测结果。应用广谱抗菌药物后采集标本将影响目标MDRO株的检出率。血标本的采集套数和采集量会影响培养阳性率。培养基的种类、质量和培养方法也会影响目标MDRO株的检出率。不同药敏试验方法(如纸片法、MIC测定、E-test等)及判定标准也会影响细菌药敏检测结果。

除科学研究需要,不建议常规开展环境MDRO监测,仅当有流行病学证据提示MDRO的传播可能与医疗环境污染相关时才进行监测。环境标本的采集通常包括患者床单位,如床栏、床头柜、呼叫器按钮、输液架等;诊疗设备设施;邻近的物体表面,尤其是手频繁接触的部位,如门把手、水龙头、计算机键盘、鼠标、电话、电灯开关、清洁工具等公用设备;可能接触患者的医护、陪护、清洁等人员的手,甚至包括鼻腔等可能储菌部位;必要时应包括地面、墙面等。

主动筛查是通过对无感染症状患者的标本(如鼻拭子、咽拭子、肛拭子或大便)进行培养、检测,发现MDRO定植者。MDRO主动筛查通常选择细菌定植率较高,且方便采样的2个或2个以上部位采集标本,以提高检出率。MRSA主动筛查常选择鼻前庭拭子,并结合肛拭子或伤口取样结果;VRE主动筛查常选择粪便、肛拭子样本;多重耐药革兰阴性菌主动筛查标本为肛拭子,并结合咽喉部、会阴部、气道内及伤口部位的标本。

暴发监测指重点关注短时间内一定区域患者分离的同种同源MDRO及其感染情况。有条件的医院可开展对特定MDRO的分子生物学同源性监测,观察其流行病学特征。运用分子流行病学方法可以提高监测结果和揭示不同分离株之间的关系,及时预警。

(五) 资料分析

(1) 不同病原体的构成比。
(2) 主要革兰阳性细菌的构成比及对抗菌药物的耐药率。
(3) 主要革兰阴性细菌的构成比及对抗菌药物的耐药率。
(4) 多重耐药菌感染发现率:反映医院内多重耐药菌感染的情况

$$多重耐药菌感染发现率 = \frac{多重耐药菌感染患者数(例次数)}{同期住院患者总数} \times 100\%$$

(5) 多重耐药菌感染检出率:反映医院内多重耐药菌感染的总体情况和某种特定菌种多重耐药菌感染情况。

$$多重耐药菌感染检出率 = \frac{多重耐药菌检出菌株数}{同期该病原体检出菌株总数} \times 100\%$$

(六) 监测中应注意的问题

(1) 区分感染与定植、污染，通常需综合患者有无感染临床症状与体征，标本的采集部位和采集方法是否正确，采集标本的质量评价，分离细菌种类与耐药特性，以及抗菌药物的治疗反应等信息进行全面分析。痰液、创面分泌物等是易被定植菌污染的标本，若标本采集过程操作不规范，将影响培养结果的可靠性。应高度重视血、脑脊液等无菌部位培养出的多重耐药革兰阴性杆菌的阳性结果，但仍应注意排除因标本采集不规范造成的污染。

(2) 为避免高估 MDRO 感染或定植情况，分析时间段内，1 名患者住院期间多次送检多种标本分离出的同种 MDRO 应视为重复菌株，只计算第 1 次的培养结果。

(七) 总结和反馈

结合以往资料总结并公布监测结果，提出监测中发现的问题，向临床科室和医院感染管理委员会反馈。

【思考题】

(1) 简述重症监护病房感染监测的方法、数据收集与分析指标。

(2) 什么是手术部位感染？感染类型包括哪些？

(3) 《医院感染管理质量控制指标》中的多重耐药菌包括哪些？试述多重耐药菌监测统计分析指标的意义和计算方法。

(刘玉岭)

第四节　环境卫生学监测

医院环境卫生学监测是医院感染监测的重要组成部分，是检查和评价医院卫生、消毒工作质量的重要方法，在医院感染预防与控制工作中应用较早，也相对较为成熟。监测项目主要包括空气、物体表面和医疗用水监测等，不同感染风险诊疗环境，空气、物体表面和医疗用水的菌落总数卫生标准也不相同。《医院消毒卫生标准》（GB 15982—2012）把医院诊疗环境按感染风险划分为四类，Ⅰ类环境为采用空气洁净技术的诊疗场所，分为洁净手术部（室）和其他洁净场所，Ⅱ类、Ⅲ类和Ⅳ类环境为非采用空气洁净技术的诊疗场所。Ⅱ类环境为非洁净手术部（室）、产房、导管室、血液病房、烧伤病房等保护性隔离病区、重症监护病房、新生儿室等。Ⅲ类环境为母婴同室、消毒供应室的检查包装灭菌区和无菌物品存放区、血液透析中心(室)、普通住院病区等。Ⅳ类环境为普通门急诊及其检查、治疗室,感染性疾病科门诊和病区。

一、空气监测

(一) 监测科室

医院应对感染高风险部门如手术部(室)、产房、导管室、层流洁净病房、骨髓移植病房、器官移植病房、重症监护病房、新生儿室、母婴同室、血液透析室、烧伤病房等的空气净化与消毒质量进行监测。也可根据医院自身工作实际及监测需求对普通临床科室病房、治疗室、换药室的空气质量进行监测。

(二) 监测频次

医院对感染高风险部门每季度进行空气监测;洁净手术部(室)及其他洁净场所,可以根据房间数量,合理安排每次监测的房间数量,保证每个房间每年至少监测一次;新建与改建验收时以及更换高效过滤器后应及时进行监测;储血冰箱内空气监测应按《临床输血技术规范》要求每月进行;药学部门的生物安全柜、洁净工作台及其洁净取液的空气质量监测应按《静脉用药集中调配质量管理规范》每月进行;检验科生物安全柜内空气每年监测一次;遇有医院感染暴发或疑似暴发与空气污染有关时,应随时进行监测,并进行相应致病微生物的检测。

(三) 监测时间

Ⅰ类环境:应在全室环境表面清洁消毒并洁净系统至少运行 30 min、从事医疗活动前进行采样;若为竣工验收检测或更换高效过滤器后检测,应在风速、换气次数、静压差、洁净度、照度、噪声、温湿度等其他项目全部检测完毕后进行空气采样。

Ⅱ-Ⅳ类环境:应在消毒或规定的通风换气后、从事医疗活动前采样;采样前,应对室内环境物体表面进行清洁消毒后,关闭门、窗,在无人走动的情况下,静止 10 min 以上采样;或怀疑与医院感染暴发有关时采样;或在工作繁忙时采样以了解实情,便于采取措施。

(四) 监测方法

1. Ⅰ类环境采用沉降法或浮游菌法

(1) 浮游菌法可选择六级撞击式空气采样器或其他经验证的空气采样器。

监测时将采样器置于室内中央 0.8~1.5 m 高度,在手术区检测时应无手术台。当手术台已固定时,台面上测点应高出台面 0.25 m。按采样器使用说明书操作,当在 5 级区域检测时,采样口应对着气流方向;当在其他级别区域检测时,采样口均向上。房间面积>10 m²者,每增加10 m²增设一个采样点。当送风口集中布置时,应对手术区和周边区分别检测,测点数和位置应符合表5-9中的规定,测点数不少于3点;当附近有显著障碍物时,可适当避开;应避开送风口正下方。当送风口分散布置时,应按全室统一布点检测,测点可均布,但不应布置在送风口正下方。每次采样应满足表5-10规定的最小采样量的要求。每次粒子计数器采样的最小采样量5级区域为8.6 L,以下各级区域应为2.83 L。每次采样时间不应超过30 min。

表5-9 I类环境空气监测最少测点数和布点位置

区域	最少测点数	手术区图示
I级洁净手术室手术区和洁净辅助用房局部100级区	5点(双对角线布点)	居中送风面正投影区 0.12 m
I级周边区	8点,每边内2点	
II~III级洁净手术室手术区	3点	居中送风面正投影区 0.12 m
II~III级周边区	6点,长边内2点,短边内1点	
IV级洁净手术室及分散布置送风口的洁净室	测点数 = $\sqrt{\text{面积平方米数}}$ 均匀布点	

表5-10 I类环境浮游菌法最小采样量

被测区域洁净度级别	每点最小采样量 m³(L)		空气洁净度级别	
	手术区	周边区	手术区	周边区
I	1(1 000)	0.3(300)	5级(100级)	6级(1 000级)
II	0.3(300)	0.2(200)	6级(1 000级)	7级(10 000级)
III	0.2(200)	0.1(100)	7级(10 000级)	8级(10万级)
IV	0.1(100)		8.5(30万级)	

(2)沉降法测定细菌浓度。

沉降法也称平板暴露法,当用沉降法测定沉降菌浓度时,应选择Φ90 mm普通琼脂平皿,在各采集点处打开平皿盖,扣放于边缘,暴露30 min后盖上平皿盖,及时送检。细菌浓度测点数应和被测区域含尘浓度测点数相同,同时应满足表5-11中最少培养皿数的要求。

细菌浓度宜在其他项目检测完毕,对全室表面进行常规消毒之后进行,不得进行空气消毒。当送风口集中布置时,应对手术区和周边区分别检测;当送风口分散布置时,全室统一检测。采样点可布置在地面上或不高于地面 0.8 m 的任意高度上,最少测点数见表 5-11。

细菌浓度检测方法,应有 2 次空白对照。第 1 次对用于检测的培养皿或培养基条做对比试验,每批一个对照皿。第 2 次是在检测时,应每室或每区设 1 个对照皿,对操作过程做对照试验:模拟操作过程,但培养皿或培养基条打开后应立即封盖。两次对照结果都必须为阴性。整个操作应符合无菌操作的要求,操作动作幅度应轻柔,遵循该区域着装要求进行着装。

布皿和收皿的检测人员必须遵守无菌操作的要求。布皿时,可以先把平皿放置于采样点处,然后遵循从里往外的原则逐一打开平皿盖,检测人员退出房间;收皿时,应从门口依次往里收集平皿。

表 5-11 沉降法最少测点数

被测区域洁净度级别	每区最小培养皿数(Φ90,以沉降 30 min 计)		空气洁净度级别		合计点数
	手术区	周边区	手术区	周边区	
Ⅰ	13(均匀布点)	8(每边 2 点)	5 级(100 级)	6 级(1 000 级)	21
Ⅱ	4(四角布点)	6(长边 2 点,短边 1 点)	6 级(1 000 级)	7 级(10 000 级)	10
Ⅲ	3(单对角线布点)	6(长边 2 点,短边 1 点)	7 级(10 000 级)	8 级(10 万级)	9
Ⅳ	2(均匀布点)		8.5(30 万级)		2

注:如沉降时间适当延长,则最少培养皿数可按比例减少,但不得少于含尘浓度的最少测点数。采样时间略低于或高于 30 min 时,可进行换算。

2. Ⅱ、Ⅲ、Ⅳ类环境采用沉降法

室内面积≤30 m²,设内、中、外对角线三点,内、外点应距墙壁 1 m 处;室内面积>30 m²,设四角及中央五点,四角的布点位置应距墙壁 1 m 处。将普通营养琼脂平皿(Φ90 mm)放置于各采样点,采样高度为距地面 0.8~1.5 m;采样时将平皿盖打开,扣放于平皿旁,暴露规定时间后盖上平皿盖,及时送检。其中Ⅱ类环境暴露 15 min,Ⅲ、Ⅳ类环境暴露 5 min。整个操作应符合无菌操作的要求。

3. 特殊区域采用平板暴露法

(1)储血冰箱:将储血冰箱进行清洁消毒后,取普通营养琼脂平皿(Φ90 mm)放在冰箱冷藏柜(室)上、中、下三层的中间位置,每层各放 1 个平皿,共 3 个。打开平皿盖,扣放于平皿旁,关闭冰箱门,暴露 15 min 后盖上平皿盖,及时送检。

(2)生物安全柜:打开生物安全柜送风 30 min 后,采用五点布点法,将普通营养琼脂平皿(Φ90 mm)放在工作区对角线 4 角及中央 5 点,且每点并列放置 3 个平皿,共 15 个。暴露 30 min 后盖上平皿盖,及时送检。

(3)洁净工作台:洁净工作台正常运行 30 min 后,采用五点布点法,将普通营养琼脂平皿(Φ90 mm)放在工作区对角线 4 角及中央 5 点,且 4 角应距离工作区内表面或工作窗 10 cm,共 5 个平皿。暴露 30 min 后盖上平皿盖,及时送检。

4.监测

采样后的空气平皿应在 4 h 内送至微生物室,若保存于 2~8 ℃ 条件下,不得超过 24 h。将送检平皿置 36±1 ℃ 恒温箱培养,Ⅰ 类环境采集的空气培养 24 h,Ⅱ、Ⅲ、Ⅳ 类环境采集的空气培养 48 h,计数菌落数。若怀疑与医院感染暴发有关时,进行目标微生物的检测。当某个平皿菌落数太大受到质疑时,应重测,当结果仍很大以两次均值为准;如果结果很小可再重测或分析判定。菌落数的平均值均四舍五入进位到小数点后 1 位。

(五) 监测标准

(1) 洁净手术部(室)和其他洁净场所,空气中的细菌菌落总数标准见表 5-12、5-13。

表 5-12 洁净手术室用房分级的细菌菌落数标准

洁净用房等级	沉降法(浮游菌法)细菌最大平均浓度		空气洁净度级别	
	手术区	周边区	手术区	周边区
Ⅰ	0.2 cfu/30 min·Φ90 皿(5 cfu/m³)	0.4 cfu/30 min·Φ90 皿(10 cfu/m³)	5 级(100 级)	6 级(1 000 级)
Ⅱ	0.75 cfu/30 min·Φ90 皿(25 cfu/m³)	1.5 cfu/30 min·Φ90 皿(50 cfu/m³)	6 级(1 000 级)	7 级(10 000 级)
Ⅲ	2 cfu/30 min·Φ90 皿(75 cfu/m³)	4 cfu/30 min·Φ90 皿(150 cfu/m³)	7 级(10 000 级)	8 级(10 万级)
Ⅳ	6 cfu/30 min·Φ90 皿		8.5(30 万级)	

注:(1) 浮游菌法的细菌最大平均浓度采用括号内数值。细菌浓度是直接所测的结果,不是沉降法和浮游菌法互相换算的结果。

(2) 眼科专用手术室周边区比手术区可低 2 级。

表 5-13 洁净辅助用房分级的空气菌落数标准

洁净用房等级	沉降法(浮游菌法)细菌最大平均浓度	空气洁净度级别
Ⅰ	局部集中送风区域:0.2 cfu/30 min·Φ90 皿,其他区域:0.4 cfu/30 min·Φ90 皿	局部 5 级,其他区域 6 级
Ⅱ	1.5 cfu/30 min·Φ90 皿	7 级
Ⅲ	4 cfu/30 min·Φ90 皿	8 级
Ⅳ	6 cfu/30 min·Φ90 皿	8.5 级

注:浮游菌法的细菌最大平均浓度采用括号内数值。细菌浓度是直接所测的结果,不是沉降法和浮游菌法互相换算的结果。

(2) Ⅱ类环境:非洁净手术部(室)、非洁净骨髓移植病房、产房、导管室、新生儿室、器官移植病房、烧伤病房、重症监护病房、血液病病区空气中的细菌菌落总数≤4 cfu/(15 min·Φ90 mm 平皿)。

(3) Ⅲ、Ⅳ类环境:儿科病房、母婴同室、妇产科检查室、人流室、治疗室、注射室、换药室、输血科、消毒供应中心、血液透析中心(室)、急诊室、化验室、各类普通病室、感染疾病科门诊及其病房空气中的细菌菌落总数≤4 cfu/(5 min·Φ90 mm 平皿)。

二、物体表面监测

(一) 监测科室

医院应对高度风险区域如手术部(室)、产房、导管室、层流洁净病房、骨髓移植病房、器官移植病房、重症监护病房、新生儿室、母婴同室、血液透析室、烧伤病房、感染性疾病科等,中度风险区域如普通住院病房、门诊科室等的患者和医务人员手高频接触的表面,如监护仪、呼吸机、微量泵、呼叫按钮、门把手、床栏、电脑键盘及鼠标、血液透析机以及各类仪器操作表面等的清洁消毒质量进行监测。

(二) 监测频次

每季度对环境物体表面清洁消毒效果进行监测,当怀疑医院感染暴发或疑似暴发与医院环境物体表面污染有关时,应及时对未处理的表面进行采样,并进行目标性微生物检测。

(三) 监测时间

在消毒处理后或怀疑与医院感染暴发有关时进行采样。或在工作繁忙时采集标本,以了解实情,便于采取措施。

(四) 监测方法

目前对医院环境清洁卫生质量审核方法包括目测法、化学法和微生物法。目测法以检查人员现场目测检查环境是否干净、干燥、无尘、无污垢、无碎屑、无异味等为标准。化学法包括荧光标记法、荧光粉迹法和 ATP 法,检测及时,是过程的监测。微生物法是清洁消毒工作质量的金标准。

1.微生物法
(1)采样方法。
1)棉拭子涂抹法。
规则物体表面:用 5 cm×5 cm 灭菌规格板放在被检物体表面,用浸有无菌 0.03 mol/L 磷酸盐缓冲液(PBS)或生理盐水采样液的棉拭子 1 支,在规格板内横竖往返各涂抹 5 次,并随之转动棉拭子,连续……个规格板面积。被采表面<100 cm²,取全部表面;被采面积≥100 cm²,取……去手接触部分,将棉拭子放入装有10 mL无菌检验用洗脱液的试管中……

……规则物体表面:面积不足100 cm²则采用棉拭子直接涂抹物体表面……cm²的不规则物体表面,涂抹高频接触的操作面或按钮等处至涂抹面积……

……物体表面有消毒剂残留时,采样液应含相应中和剂。采样时应严格注意无菌操……者应佩戴口罩、帽子,采样前应进行手卫生。采样时棉拭子应处于湿润状态,禁……用干燥棉拭子涂抹采样。

2)压印法:选用无菌接触平皿直接压贴在被检物体表面停留10~20 s,盖上平皿盖,……时送检。

压印法采样适用于平整物体表面,采样面积受限,不适用于大面积、大范围物体表面采样,且菌落数偏差较多。但具有直观显示物体表面清洁消毒效果及污染程度的优点,可起到直观宣传教育的作用,通常不作为首选监测方法。

(2)检测方法:充分震荡采样管后,取不同稀释倍数的洗脱液1.0 mL接种平皿,将冷却至40~45 ℃的熔化营养琼脂培养基每皿倾注15~20 mL,36±1℃恒温箱培养48 h,计数菌落数。怀疑与医院感染暴发有关时,进行目标微生物的检测。若为压印法,直接将采样后的接触平皿放置36±1 ℃恒温箱培养48 h,计数菌落数。

(3)结果计算方法。

$$物体表面菌落总数(cfu/cm^2) = \frac{平均每皿菌落数 \times 洗脱液稀释倍数}{采样面积(cm^2)}$$

$$小型物体表面菌落数(cfu/件) = 平均每皿菌落数 \times 洗脱液稀释倍数$$

$$压印法物体表面菌落数(cfu/cm^2) = \frac{平皿菌落数}{平皿面积(cm^2)}$$

2.化学法

(1)荧光标记法:将荧光标记在邻近患者诊疗区域内高频接触的环境表面。在环境清洁服务人员实施清洁工作前预先标记,清洁后借助紫外线灯检查荧光标记是否被有效清除,计算有效的荧光标记清除率,考核环境清洁工作质量。

(2)荧光粉迹法:将荧光粉撒在邻近患者诊疗区域内高频接触的环境表面。在环境清洁服务人员实施清洁工作前预先标记,清洁后借助紫外线灯检查荧光粉是否被扩散,统计荧光粉扩散的处数,考核环境清洁工作"清洁单元"的依从性。

(3)ATP法:三磷酸腺苷(adenosine triphosphate,ATP)存在于所有活的生物细胞中,包括动物、植物、微生物细胞。因此检测ATP含量,不仅能反映物体表面被细菌等微生物污染的情况,还能反映其表面血液、体液、分泌物及食物残渣等有机物残留的情况,具有灵敏度高、检测快速的优点,特别适用于现场检测与反馈督导。

医疗机构可选用经验证的ATP荧光检测仪抽查院内中度风险区域(普通病房、门诊科室及功能检查室等)及高度风险区域(手术室、产房、重症监护病房、移植病房、烧伤病房、早产儿室等)的物体表面,尤其是高频接触物体表面,记录监测表面的相对光单位值(RLU),考核其清洁工作质量。具体操作方法与合格标准参考说明书。

(五) 监测标准

(1) Ⅰ类和Ⅱ类环境如洁净手术部、其他洁净场所,非洁净手术部(室)、非洁净骨髓移植病房、产房、导管室、新生儿室、器官移植病房、烧伤病房、重症监护病房、血液病病区等,物体表面细菌菌落总数≤5 cfu/cm^2。

(2) Ⅲ类和Ⅳ类环境如儿科病房、母婴同室、妇产科检查室、人流室、治疗室、注射室、换药室、输血科、消毒供应中心、血液透析中心(室)、急诊室、化验室、各类普通病室、感染疾病科门诊及其病房等,物体表面细菌菌落总数≤10 cfu/cm^2。

(3) 中度危险性医疗器材的菌落数≤20 cfu/件(cfu/g 或 cfu/100 cm^2),低度危险性医疗器材的菌落数≤200 cfu/件(cfu/g 或 cfu/100 cm^2),不得检出致病性微生物。

(4) 荧光标记法、荧光粉迹法以无荧光痕迹或荧光扩散为合格,ATP法合格标准按照说明书规定。

三、医疗用水监测

人的生产生活离不开水,同样医院诊疗、器械清洗等操作也离不开水,其水源主要为市政供水,部分经二次供水设施储存后直接用于临床诊疗,部分经水处理设备生成自制医疗用水以满足不同诊疗需要,另有部分为采购的商品包装水。医疗机构的水路管网的设计不同于居民小区,其内部的输水管路系统十分复杂,不合理的走线、大量的接口以及直角设计等都给细菌形成生物膜创造了有利条件。重点科室也不会制定末端水的使用管理制度,以致某一水龙头成为医务人员洗手、患者卫生用水、清洁工具清洗等功能合用,其水龙头也是极易受到污染,为水源性病原微生物的传播埋下隐患。近年来,水处理系统在医疗机构的应用日益广泛,但其供水网络复杂、盲端多,在提高医疗质量的同时也带来了新的感染风险。医疗用水水质污染是造成医疗机构水源性感染和传染病传播的重要危险因素之一,尤其透析用水的质量严重影响患者的透析质量与长期预后。医院医疗用水有很多,如吸氧湿化用水、透析用水、医疗器械清洗用水、口腔诊疗用水等。《医院消毒卫生标准》(GB 15982—2012)中规定,不同治疗用水应符合相应卫生标准。

(一) 监测对象

临床各科室诊疗操作用水均为监测对象,包括血液透析相关治疗用水、消毒内镜与消毒供应室清洗器械的洗涤用水、软水和纯化水、各种湿化液、口腔治疗椅用水、各类药剂配制用水、生活用水等。其中血液透析相关治疗用水包括透析用水、透析液、酸性浓缩液(A 液)、碳酸氢盐浓缩物(B 液)、透析器的再处理用水、透析浓缩液的制备用水和在线置换液的制备用水等。湿化液包括氧气湿化瓶、雾化器、呼吸机、婴儿暖箱等的湿化装置中用水。

(二) 监测频次

透析用水及透析液应每月细菌培养至少 1 次,每季度内毒素检测至少 1 次,每台透析机每年至少检测 1 次透析液细菌和内毒素。透析用水化学污染物每年检测 1 次或更换反渗透膜时重做 1 次。血液透析器复用用水最初应每周检测 1 次,连续 2 次检测结果符合要求后,细菌学检测每月 1 次,内毒素每季度 1 次。若检测结果超标,须复查。怀疑或确定患者在透析过程中有菌血症或热源反应时,应随时监测,并对目标微生物进行检测,必要时增加采样点,如原水出口、软化水出口等。对于软化水、使用中湿化液等其他医疗用水进行细菌培养,可根据医院实际情况开展监测,建议每季度 1 次,必要时开展目标性致病性微生物如铜绿假单胞菌、沙门氏菌及大肠菌群等检测。

(三) 监测方法

1.血液透析相关治疗用水

(1)采样部位。

1)透析用水:适用于细菌培养、化学污染物检测和内毒素检测。

水样本应从不同位置采集,在透析装置和供水回路的连接处收集样本,取样点应包括供水回路的末端或在混合室的入口处。

2)透析液:适用于细菌培养、化学污染物检测和内毒素检测。

在 A 液、B 液与透析用水混合后,且进入透析器前采样。

3)当怀疑透析用水、透析液污染或发生严重感染病例时,应增加采样点,如水处理系统的进水口与出水口、A 液和 B 液。

细菌培养供试液的配制:透析液浓缩液直接取样成供试液;对于干粉,取样品 20 g,按使用说明书用 pH 7.0 无菌氯化钠-蛋白胨缓冲液配制成浓缩液供试液。

内毒素供试液的制备:透析液浓缩液直接取样成供试液;对于干粉,取样品 5 g,用细菌内毒素检查用水按使用说明配制成浓缩液供试液。

注意事项:样本应在收集后 4 h 内进行检测或立即冷藏,但不应超过 24 h。

(2)采样方法。

用浸湿 75% 乙醇的无菌棉签对采样口及样本容器口外表面由内向外旋转擦拭消毒,待乙醇完全挥发后方可采样,不能使用其他消毒剂或漂白剂。

用一次性无菌注射器从采样口抽取 3~5 mL 水样本,如检测化学污染物,采集至少 50 mL 水样本,盛放试管或容器应经过消毒、无内毒素。样本应在水处理设备进行消毒前采集。样本取样口应保持开启并放水至少 60 s 后,再从水流中无菌抽取水样,注意针尖不能触碰管路内壁。

若采集 A 液和 B 液,则直接在盛装液体的桶内无菌抽取即可。

(3)检测方法。

细菌检测:应采用常规的微生物检测方法(倾注平板法、涂布平板法和薄膜过滤法)获得细菌总数(标准培养皿计数),薄膜过滤法是首选的检测方法,但不接受接种环法。选择胰化蛋白胨葡萄糖培养基、R2A 营养琼脂培养基或其他确认能提供相同结果的培养基,不能使用血琼脂培养基和巧克力琼脂培养基,推荐 17~23 ℃的培养温度和 7 d 的培养时间。

内毒素检测:应使用鲎试剂法测定内毒素,或其他确认能提供相同结果的检测方法。

2.使用中湿化液及其他医疗用水

(1)采样部位。

1)使用中湿化液可直接在使用的瓶、罐、槽中采样。

2)消毒内镜和医疗器械清洗使用的洗涤用水、外科洗手与卫生洗手用水等医疗用水直接在管路出水口采样。

(2)采样方法。

若采集使用中湿化水,用无菌注射器直接在使用的瓶、罐、槽中抽取 3~5 mL,注入无菌试管内。若采集其他医疗用水,先将管路出水口擦拭消毒,打开开关至最大,放水 30 s以上,直接用无菌试管(瓶)接取 3~5 mL 即可。

(3)检测方法。

无菌吸取 1 mL 水样接种于灭菌普通琼脂平皿,每一样本可同时平行接种 2 个平皿,置 36 ± 1 ℃培养箱中培养 48 h,计数每皿上的菌落数。菌落总数=平均每皿菌落总数/mL。

3.口腔用水

(1)采样时间:每日牙科综合治疗台使用前。

(2)采样部位:牙科手机出水口、三用枪出水口、洁牙机出水口、漱口水出水口。根据临床需求,至少选择 2 个采样点,建议选择牙科手机出水口、三用枪出水口或洁牙机出水口。

(3)采样方法。

1)方法一:采样前首先冲洗管路 30 s,然后用 75%酒精棉球擦拭采样点,干燥后用无菌采样管收集 10 mL 水样。

2)方法二:将灭菌的牙科手机机头直接安装在牙科综合治疗台相对应的插口上,然后冲洗管路 30 s,再用无菌采样管收集 10 mL 水样。

如果牙科综合治疗台的水路是通过化学消毒剂持续处理的,水样中应加入相应中和剂。

(4)检测方法。

无菌吸取 1 mL 水样接种于灭菌普通琼脂平皿,每一样本可同时平行接种 2 个平皿,置 36±1 ℃培养箱中培养 48 h,计数每皿上的菌落数。菌落总数 = 平均每皿菌落总数/mL。发生与水路污染相关的(疑似)医院感染病例时,可进行目标微生物的检测。

4.纯化水

临床主要用于消毒内镜的终末漂洗

(1)采样部位。

可在纯水机出水口、进入内镜清洗消毒机前管道处,或内镜清洗消毒机内出水口处采集。

(2)采样方法。

1)若在纯水机出水口处采样,应先将出水口擦拭消毒 2 遍,打开开关至最大,放水至少 30 s,用无菌容器直接接取水样 100 mL。

2)若在进入内镜清洗消毒机前管道处或机内出水口处采样,则用一次性无菌注射器抽取 100 mL 水样注入无菌容器内。

(3)检测方法。

1)无菌吸取 1 mL 水样接种于灭菌平皿,每一样本须同时平行接种 2 个普通营养琼脂平皿。

2)将剩余的 98 mL 水样用一次性无菌滤膜(0.22 μm)过滤后贴种于普通营养琼脂平板上,注意不要产生气泡。

3)置 36±1 ℃培养箱中培养 48 h,计数每皿上的菌落数。

(4)结果报告。

1)当滤膜上菌落数不可计时:菌落总数(cfu/100 mL) = m(cfu/平板)×100

式中,m 为两平行平板的平均菌落数。

2)当滤膜上菌落数可计时:菌落总数(cfu/100 mL) = m(cfu/平板)×2+mf(cfu/滤膜)

式中,m 为两平行平板的平均菌落数,mf 为滤膜上菌落数。

(四) 监测标准

1.血液透析用水和透析液

(1)透析用水:细菌数不能超过 100 cfu/mL,干预水平是最大允许水平的 50%;内毒素不能超过 0.25 EU/mL,干预水平是最大允许水平的 50%。

(2)透析液:含碳酸氢盐的浓缩透析液的细菌数不能超过 100 cfu/mL,真菌总数应不大于 10 cfu/mL,大肠埃希菌不得检出;内毒素不能超 0.5 EU/mL,干预水平是最大允许水平的 50%。

标准透析液细菌数不能超过 100 cfu/mL,内毒素不能超过 0.5 EU/mL,干预水平是最大允许水平的 50%。

超纯透析液的细菌总数不能超过 0.1 cfu/mL,内毒素水平不能超过 0.03 EU/mL,一般情况下干预水平为最大允许水平的 50%。

(3)化学污染物:见表5-14。

表5-14 透析用水中有毒化学物和微量元素、透析溶液电解质的最大允许量

污染物	最高允许浓度(mg/L)
血透中已证明毒性的污染物	
铝	0.01
总氯	0.1
铜	0.1
氟化物	0.2
铅	0.005
硝酸盐(氮)	2
硫酸盐	100
锌	0.1
透析溶液中的电解质	
钙	2(0.05 mmol/L)
镁	4(0.15 mmol/L)
钾	8(0.2 mmol/L)
钠	70(3.0 mmol/L)
透析用水中微量元素	
锑	0.006
砷	0.005
钡	0.1
铍	0.0004
镉	0.001
铬	0.014
汞	0.0002
硒	0.09
银	0.005
铊	0.002

注:铁的含量没有限量值,水处理设备供应商应提供给水的铁含量。

2.湿化液及其他医疗用水

由于缺乏针对医疗机构水样采集制定的规范,通常医疗用水的采样方法是参考城市生活饮用水。氧气湿化瓶、雾化器、呼吸机、婴儿暖箱的湿化装置应当使用无菌水。生活

用水、洗涤用水等医疗用水的细菌菌落总数≤100 cfu/mL。

3.口腔用水

口腔诊疗用水的菌落总数合格标准为≤100 cfu/mL,且不得检出总大肠菌群、耐热大肠杆菌群和大肠埃希氏菌。每台牙椅的每个采样点菌落总数不超标,且未检出上述微生物,方可判定该台牙椅的水质合格。口腔种植科和口腔外科的治疗用水应使用无菌水。

4.纯化水

纯化水细菌菌落总数≤10 cfu/100 mL。

四、监测要求与结果应用

(1)准备要求:每次监测前应做好充分的准备,先对实验室和操作台的物体表面和空气进行消毒,再根据监测项目将需要的用具准备齐全,包括但不限于采样棉拭子、含有中和剂的试管、酒精灯、5×5 cm 的规格板等。

(2)人员要求:采样和实验室检测工作人员采样或实验室检测时均应穿工作服,佩戴口罩和帽子。采样时严格执行手卫生和遵循无菌操作原则。

(3)采样要求:按照不同监测项目的方法和时间进行采样。采样时应对样本一一编号,记录采样时间、采样科室、采样地点以及样本名称。如果发生污染,均应重新采样,以免影响监测结果。采样后应尽快将样本送检进行相应指标的检测,常规保存送检时间不得超过4 h。若样本保存于0~4 ℃,送检时间不得超过24 h。

(4)结果应用:应对监测结果进行认真判断,若出现超标情况,应分析和查找原因,采取有针对性的措施进行整改,整改后重新再次采样,直至整改结果符合标准。

【思考题】

(1)Ⅰ类、Ⅱ类、Ⅲ类和Ⅳ类环境包括哪些?其空气、环境物体表面的监测标准是多少?

(2)试述医院重要的医疗用水监测方法与监测标准。

(张　静)

第五节　消毒灭菌效果监测

一、医务人员手卫生监测

手卫生是洗手、卫生手消毒和外科手消毒的总称。手卫生主要是针对医护人员在工作中存在交叉感染的风险而采取的措施,是医院感染控制的重要手段。有研究表明,严格执行手卫生措施,可以有效降低30%的医院感染。研究表明,多重耐药菌能在环境中长期存活,可以通过医务人员的手进行传播。因此,做好手卫生对控制医院感染工作与医务人员职业安全尤为重要。

(一)手卫生监测对象

全院各科室医护人员。其中重点科室为产房、手术室、母婴室、血液透析室、烧伤病房、感染性疾病科、重症监护病房、新生儿室、导管室、层流洁净病房、骨髓移植病房、口腔科等部门的医务人员。

(二)手卫生监测频率

每季度进行一次消毒效果监测。当怀疑医院感染暴发与医务人员手卫生有关时,应及时进行监测,并进行相应致病性微生物的监测。

(三)手卫生监测方法

1.采样时间

(1)常规监测:应在医务人员执行手卫生后,接触患者、进行诊疗活动前采样。

(2)流行病学调查:可随机对相关医务人员手部进行监测,判断其是否携带致病性微生物。

2.采样方法

(1)常规监测:被检人五指并拢,用浸有含相应中和剂的无菌棉拭子在双手指屈面从指根到指端往返涂擦2次(一只手涂面积约30 cm^2),涂擦过程中同时转动棉拭子,将棉拭子接触操作者的部分剪去,投入10 mL含相应中和剂的无菌洗脱液试管内及时送检。

(2)流行病学调查:用浸有生理盐水的棉拭子涂擦医务人员的双手,再将棉拭子在血平皿上进行分区画线接种。

3.检测方法

(1)常规监测:将采样管在混匀器上震荡20 s或用力振打80次,用无菌吸管吸取1.0 mL样品接种于灭菌平皿,每一样本接种2个平皿,平皿内加入已溶化的45~48 ℃的营养琼脂15~18 mL,边倾注边摇匀,待琼脂凝固,置36±1 ℃培养箱培养48 h,计数菌落数。

(2)流行病学调查:将灭菌平皿直接放于36±1 ℃培养箱中培养,18~24 h后观察细菌生长情况。细菌生长良好可直接鉴定,反之可进行细菌转种,生长良好后可进行鉴定查找细菌微生物。

(3)依从性监测:见表5-15。

表 5-15 手卫生依从性观察表

医院名称：_____　　日期：___年___月___日　　阶段编号：_____

科室/病房：_____

开始/结束时间：_____/_____　　观察持续时间：_____　　观察者：_____

专业类编码				专业类编码			
人数				人数			
时机	手卫生指征	手卫生措施	手卫生是否正确	时机	手卫生指征	手卫生措施	手卫生是否正确
1	□接触患者前 □无菌操作后 □接触体液后 □接触患者后 □接触环境后	□擦手 □洗手 □未采取 □手套	□是 □否	1	□接触患者前 □无菌操作后 □接触体液后 □接触患者后 □接触环境后	□擦手 □洗手 □未采取 □手套	□是 □否
2	□接触患者前 □无菌操作后 □接触体液后 □接触患者后 □接触环境后	□擦手 □洗手 □未采取 □手套	□是 □否	2	□接触患者前 □无菌操作后 □接触体液后 □接触患者后 □接触环境后	□擦手 □洗手 □未采取 □手套	□是 □否
3	□接触患者前 □无菌操作后 □接触体液后 □接触患者后 □接触环境后	□擦手 □洗手 □未采取 □手套	□是 □否	3	□接触患者前 □无菌操作后 □接触体液后 □接触患者后 □接触环境后	□擦手 □洗手 □未采取 □手套	□是 □否
4	□接触患者前 □无菌操作后 □接触体液后 □接触患者后 □接触环境后	□擦手 □洗手 □未采取 □手套	□是 □否	4	□接触患者前 □无菌操作后 □接触体液后 □接触患者后 □接触环境后	□擦手 □洗手 □未采取 □手套	□是 □否
5	□接触患者前 □无菌操作后 □接触体液后 □接触患者后 □接触环境后	□擦手 □洗手 □未采取 □手套	□是 □否	5	□接触患者前 □无菌操作后 □接触体液后 □接触患者后 □接触环境后	□擦手 □洗手 □未采取 □手套	□是 □否

6	□接触患者前 □无菌操作后 □接触体液后 □接触患者后 □接触环境后	□擦手 □洗手 □未采取 □手套	□是 □否	6	□接触患者前 □无菌操作后 □接触体液后 □接触患者后 □接触环境后	□擦手 □洗手 □未采取 □手套	□是 □否
7	□接触患者前 □无菌操作后 □接触体液后 □接触患者后 □接触环境后	□擦手 □洗手 □未采取 □手套	□是 □否	7	□接触患者前 □无菌操作后 □接触体液后 □接触患者后 □接触环境后	□擦手 □洗手 □未采取 □手套	□是 □否
8	□接触患者前 □无菌操作后 □接触体液后 □接触患者后 □接触环境后	□擦手 □洗手 □未采取 □手套	□是 □否	8	□接触患者前 □无菌操作后 □接触体液后 □接触患者后 □接触环境后	□擦手 □洗手 □未采取 □手套	□是 □否

1) 直接观察法:由接受过标准化培训的手卫生观察员,以便于能够识别在诊疗点的医疗操作活动中的洗手指征,观察者必须公开在现场进行观察,依从性的监测应以 WHO 推荐的洗手依从性的 5 个指征为参考标准。采用直接观察法能够保持定义、参考标准及工具的一致性。

2) 后台观察法:在需要观察手卫生的地方安装摄像头,由观察员在后台观察手卫生依从性。该方法由于成本投入较大及不利于保护隐私,故医院实际使用较少。一般用于手术室观察外科手消毒的依从性。

3) 基于信息化的实时监测:在患者床旁等需要执行手卫生的区域安装一体机(包括全智能出液器以及速干手消毒液),医务人员佩戴智能胸卡或其他感应器,在其靠近一体机时,一体机会自动读取智能胸卡或感应器的记录,并将医务人员是否进行手卫生的相关数据上传到服务器,可自动统计任意时间、部门、医务人员的手卫生依从性并生成统计报表。该方法由于成本较高,且无法判断医务人员执行手卫生的指征,只能间接反映手卫生的状况,实际很少使用。

其余还有患者评价、自我报告等方法。间接方法包括监测物品如肥皂或手揉搓剂的消耗量,以及电子监测洗手池的使用率等。直接方法对于确定依从性是必需的。依据手卫生指征,直接方法应统计具有不同洗手要求的医务人员完成手卫生过程的数量。进行手卫生行为的反馈对于提高医务人员手卫生的依从性至关重要。

(四) 结果计算

(1) 常规监测:细菌菌落总数$(cfu/cm^2) = \dfrac{\text{平皿上菌落平均数} \times \text{稀释倍数}}{\text{采样面积}(cm^2)} \times 100\%$

(2) 流行病学调查：根据鉴定的结果来判断医务人员双手是否携带细菌微生物。

(3) 手卫生依从性计算方法：手卫生依从性 = $\dfrac{\text{手卫生实际执行时机数}}{\text{观察期应执行手卫生时机数}} \times 100\%$

(4) 手卫生正确性计算方法：手卫生正确性 = $\dfrac{\text{手卫生正确执行时机数}}{\text{观察期手卫生实际执行时机数}} \times 100\%$

（五）监测资料的应用

为了不断提高医务人员的手卫生依从性，医疗机构可将手卫生依从性的结果反馈给临床，如现场反馈（感染控制专职人员观察手卫生后立即将观察结果反馈）及其他反馈（如通过晨交班、微信等方式将手卫生观察结果反馈）。

（六）手卫生消毒效果检测判断标准

按照国家《医院消毒卫生标准》，医务人员双手应达到：
(1) 外科手消毒后医务人员双手表面菌落总数为≤5 cfu/cm^2。
(2) 卫生手消毒后医务人员双手表面菌落总数为≤10 cfu/cm^2。
(3) 各区域工作人员双手均不得查出致病微生物。

二、清洗质量监测

清洗是消毒供应中心消毒灭菌必要的前期工作，是消毒灭菌的第一步，没有哪种灭菌方法可以代替清洗，没有清洗就不可能有好的消毒灭菌效果，彻底清洗是保证消毒灭菌质量的关键，也是最重要的环节。清洗方法分为手工清洗和清洗消毒器清洗。用后的医疗器械被污染，不彻底的清洗导致器械上残留的血、脓、黏液、分泌物、油污等有机物形成生物被膜，将微生物包裹其中，阻止消毒灭菌因子的穿透而影响灭菌效果。医疗器械使用后应进行彻底的清洗，去掉附在上面的血液、脓等有机物，是灭菌成功的关键环节。

（一）相关概念

(1) 清洁：指去除物体表面有机物、无机物以及可见污染物的过程，适用于各类物体表面。

(2) 消毒：是指清除或杀灭传播媒介上的病原微生物，使其达到无害化处理，能杀灭传播媒介上的微生物。

(3) 灭菌：指杀灭或清除医疗器械、器具和物品上一切微生物的处理，并达到灭菌保障水平的方法。

（二）清洗消毒方法

清洗效果的测试物是采用监测产品进行清洗质量定性或定量分析的方法。

（1）清洗水质的选择：水作为溶剂和转运介质，对清洗过程非常重要。根据需要选择相应水用于器械的初步清洗去污，与进一步清洗和漂洗。

（2）清洗剂的选择：清洗剂的选用应与物品及污染物种类相匹配，使之有效地去除有机污染物。碱性清洗剂对脂类有机物清洗有效，酸性清洗剂主要用于去除无机物，多酶清洗剂能分解蛋白质、脂肪和碳水化合物等有机物。

（3）清洗方法：清洗方法包括手工清洗法和机械清洗法。清洗设备包括有专用器械清洗洗水槽、器械架、超声波清洗器、高压水枪、高压气枪、管道清洗器、清洗毛刷等。

1）手工清洗法：在流水与污染器械相匹配的洗涤剂中，用毛刷或洁布去除黏附在器械上的污物，以达到清洁的目的。适用于精密、复杂器械的清洗和有机物污染较重器械的初步处理。当刷洗无法有效去除器械上的病原微生物时，可用高压喷枪进行清洗。

2）机械清洗法：可分为超声波清洗消毒机、半自动清洗消毒机等。其中超声波清洗消毒机是利用超声波高频率的水震动直接作用于已被溶解的血液、体液及组织残留物等污垢，将其粉碎成微小颗粒，使其与器械分离而达到彻底清洗的目的，适用于金属器械、玻璃等材质器械。

(三) 清洗质量的监测方法

1.器械、器具和物品清洗质量监测

（1）日常监测：医务人员监测器械清洗质量，应目测和借助带光源放大镜检查器械清洁度，器械表面及其关节、齿牙应光洁，无血渍、污渍、水垢等残留物。检查器械完好度，对不合格器械维修、更换。

（2）定期抽查：每日应至少随机抽查3~5个灭菌包内全部物品的清洗质量，检查的内容同日常监测，并记录监测结果。检查各种器械是否清洗干净，应无锈、无污垢、无血迹；器械性能良好，剪刀应锋利，轴节性能良好，针头应锐利、光滑、无钩、坡度适当。记录检测结果。

2.清洗消毒器质量监测

应每批次监测清洗消毒器的物理参数及转运情况，并记录。对清洗消毒器的效果可每年用清洗效果指示物进行监测。

（1）日常监测。

1）操作程序应遵循生产厂家的使用说明或指导手册。

2）设备运行中，应确认清洗消毒程序的有效性，观察程序的打印记录并保存。

3）被清洗的器械和物品应充分接触水流，器械轴节应充分打开，可拆卸的零部件应拆开，管腔类器械应使用专用清洗架。

4）精细器械和锐利器械应固定放置。

5）设备内舱、旋臂应每天清洗、除垢。

6）根据程序设定，记录"预洗、洗涤、漂洗、终末漂洗、润滑消毒、干燥"的相应温度和运行时间。

7) 检查清洗剂泵管是否通畅,确保清洁剂用量准确。

8) 冲洗、洗涤时应使用软水,终末消毒时应使用纯净水。金属器械在终末漂洗阶段应使用润滑剂,塑胶类和软质金属材料器械不应使用酸性清洗剂和润滑剂。

(2) 定期监测:对于消毒器的清洗效果,可每年采用清洗效果测试指示物进行监测。当清洗物品或清洗程序发生改变时,也可采用清洗效果测试指示物进行清洗效果的监测。

可采用蛋白残留物测定、ATP 生物荧光法等定期测定诊疗器械和物品的蛋白残留,监测清洗与清洁的效果及灵敏度。

(3) 消毒质量的监测。

1) 化学消毒:应根据消毒剂的种类特点,定期监测消毒剂的浓度、消毒时间和消毒时的温度,并记录,结果应符合该消毒剂的规定。

2) 消毒效果监测:消毒后直接使用物品应每季度进行监测,监测方法及监测结果符合《医院消毒卫生标准》的要求。每次检测 3~5 件有代表性的物品。

(4) 灭菌质量的监测:对灭菌质量采用物理监测法、化学监测法和生物监测法进行,监测结果应符合本标准的要求。对于不合格的灭菌物品不得发放,并应分析原因进行改进,直至监测结果符合要求。

(四) 清洗质量监测标准

清洗后的器械表面及其关节、齿牙应光洁,无血渍、污渍、水垢等残留物质和锈斑。

(1) 目测方法:通过肉眼或借助放大镜对清洗后物品进行监测。

1) 玻璃类:光明透亮、无血迹、无裂痕及破损、不挂水珠。

2) 金属类:光亮清洁、无锈、无污迹,剪、刀、钳、镊等轴节灵活、刃面锋利。

3) 针头:针栓内清洁无污垢,针头要求锐利、无钩、斜面适当,针梗无弯曲,针尖锋利。

4) 不锈钢类:清洁光滑、无污、无锈、无漏、无变形。

5) 橡胶管道类:表面光滑,无变色老化、无破损、无粘连与裂痕。

6) 布类:干净完整、无破损,未被染色。一用一换洗。

7) 呼吸管道:核对管道完好无损,管道连接正确,附件干燥。

8) 有螺丝的器械:检查器械完整性、固定性,防止螺丝松动滑脱。

(2) 细菌培养:对清洗后的物品定时进行细菌培养,监测清洗消毒效果。

(五) 影响清洗质量的因素

(1) 器械结构的复杂程度:结构复杂的器械清洗难度较大。

(2) 临床科室使用复用器械后是否对其进行了有效的预处理(使用后及时去除器械上附着的血迹和其他污染物,并对器械进行保湿),如果预处理较差,残留血迹或其他污染物较多,不仅会损伤器械,还会增加清洗难度。

三、无菌物品监测

医院感染是影响医疗质量的一大关键,是评价医护质量及管理水平的一个重要环节。随着医院侵入性诊疗手段的增多,回收的污染器械不断增加。做好污染器械的清洁、消毒、灭菌工作的同时,做好无菌物品的监测及管理,也是保证无菌物品质量和安全使用的重要环节。

(一)无菌物品监测对象

以消毒供应室常见的消毒物品、器械、敷料和存放环境为监测对象。无菌物品监测方法包括对灭菌器、灭菌物品和环境质量的监测等。

(二)无菌物品监测方法及分类

(1)采样时间:在消毒或灭菌处理后,存放有效期内采样。

(2)采样液:压力蒸汽灭菌后物品,用普通营养肉汤培养基;化学方法灭菌消毒的物品(浸泡或熏蒸后物品),用含有相应中和剂的营养肉汤培养基。

(3)监测方法分类。

1)物理监测:又称工艺监测,指通过灭菌器设备自动控制系统对关键物理参数进行监测和记录的方法,能直接反映灭菌器灭菌物理参数的动态变化。

2)化学监测:利用某些化学物质针对某一杀菌因子的敏感性,使其发生颜色或形体改变,以指示杀菌因子和作用时间是否符合灭菌要求。

根据颜色或形状等改变判断结果,其方法简单直观、判读快、误差较小,是医院普遍使用的方法。

3)生物监测:使用活的微生物芽孢制成指示剂,根据微生物芽孢的死亡情况来判断灭菌是否成功,可以考核灭菌器负荷是否达到无菌保障水平,能够直接反映灭菌过程对微生物的杀灭能力和效果,是最重要的监测手段。

可使用标准生物测试包或一次性标准生物测试包对灭菌器的灭菌质量进行生物监测。

(4)采样方法。

1)敷料类:纱布、棉球、无菌包内物品,于无菌操作下(戴帽子、口罩、手套、工作服、在酒精灯下操作),剪取面积约 1 cm×3 cm 的样品,全部置于培养试管中,然后放于 37 ℃ 温箱培养 48 h,观察结果。

2)医用缝线:用无菌剪刀剪取中间层缝线,或将线圈置入肉汤管送检。

3)缝合针、针头、手术刀片等小件:各取 5 枚,分别投入肉汤管中送检。

4)一般器械(持物钳、手术剪、镊子等):无菌操作下,用浸有含中和剂的肉汤棉拭子涂擦持物钳、镊子内外侧尖端,将棉拭子放入肉汤试管内送检。

5)引流条:无菌操作下剪取1~3 cm,放入肉汤试管中送检。

(三)无菌物品监测判断标准

(1)无菌物品物理监测、化学监测和生物监测均合格。

(2)确认每个无菌物品的包外化学指示物变色合格。

(3)确认每个无菌物品的标签符合要求。标签内容正确,无漏项,包括无菌物品名称、包装/复核者、灭菌日期、失效日期等项目信息,确认灭菌标识有效。

(4)无菌物品包装要确保清洁、干燥、闭合状态良好,如包裹松散、封包胶带散开、包装破损、包装污渍、包布有水渍或手感潮湿等情况应退回。

(5)纸塑包装应清洁、干燥密封,检查密封处有无裂口、缝隙、气泡、皱褶以及塑面水雾、水滴或纸面潮湿、水渍等现象。

(四)无菌物品监测注意事项

(1)化学指示卡和指示胶带只能代表其所在这个包裹的灭菌情况,不能反映其他无菌物品的情况。

(2)生物指示剂存放时应避免与化学物质、消毒剂接触。

(3)生物监测出现阳性结果,表示灭菌失败,物品不能使用,查找原因,并进行处理。

(4)无菌物品灭菌失败时,可根据医院内感染控制、风险管理等部门制定的灭菌物品召回书面管理制度和流程进行处理。当出现以下情况时物品需立即召回。

1)灭菌后生物监测不合格时应立即执行缺陷物品召回制度。

2)在使用中发现单个或多个化学包内指示卡变色不合格或湿包。

3)临床使用灭菌物品疑似造成患者感染的同批次、同物种或同规格的无菌物品(包括一次性无菌物品)。

4)无菌包外标识错误信息。

四、使用中消毒液监测

通过监测临床常用消毒液的染菌量,掌握医院使用中消毒液状况,加强消毒液使用的管理,预防医源性感染,降低医源性感染的风险。

(一)常用消毒剂分类

(1)高效消毒剂可杀灭一切细菌繁殖体(包括分枝杆菌)、病毒、真菌及其孢子等,对细菌芽孢也有一定杀灭作用,达到高水平消毒要求,包括含氯消毒剂、二溴海因、甲基乙内酰脲类化合物、甲醛等。

1)含氯消毒剂类。
a.优点:可杀灭所有类型微生物,使用方便,价格低廉。
b.缺点:易受有机物及酸碱度的影响,对物品有漂白和腐蚀作用。
2)甲醛。
a.优点:杀菌广泛且作用强,对细菌繁殖体、芽孢、病毒和真菌均有杀灭作用,可硬化组织。
b.缺点:使用受限,有刺激性、毒性,长期使用会致痛,易造成皮肤上皮细胞死亡。
(2)中效消毒剂仅可杀灭分枝杆菌、真菌、病毒及细菌繁殖体等微生物,达到消毒要求,包括含碘消毒剂、醇类消毒剂、酚类消毒剂等。
1)含碘消毒剂。
a.优点:气味小,毒性低,性能稳定。
b.缺点:碘可在室温下升华,成本较高。
2)醇类消毒剂。
a.优点:杀菌广,可作灭菌剂,性质稳定,易储存。
b.缺点:有一定的毒性与刺激性,有臭味。
(3)低效消毒剂仅可杀灭细菌繁殖体和亲脂病毒,达到消毒剂要求,包括苯扎溴铵等季铵盐类消毒剂、氯己定(洗必泰)等双胍类消毒剂,汞、银、铜等金属离子类消毒剂及中草药消毒剂。

(二)监测时间

各类消毒剂可在使用过程中进行采样。

(三)检测方法

(1)在无菌条件下,用无菌吸管或注射器按无菌方法吸取 1 mL 消毒液,加入 9 mL 稀释液中混匀。对于醇类消毒剂,稀释液用普通营养肉汤即可;对于含氯消毒剂、含碘消毒剂和过氧化物消毒剂需加入 0.1%硫代硫酸钠的中和剂;对于醛类消毒剂用含 0.3%甘氨酸中和剂;氯己定(洗必泰)、季铵盐类消毒剂用含 0.3%吐温-80 和 0.3%卵磷脂的中和剂。

(2)G-1 型消毒剂浓度试纸操作。

1)监测范围:用于过氧乙酸、含氯消毒剂(如漂白粉、次氯酸钠、二氧化氯)等消毒剂测试。

2)检测方法:取试纸浸于消毒液中,即刻取出,半分钟内在自然光下与标准色块比较,读出所含有效成分含量。

3)结果判定:对应标准色块上所示浓度为该消毒剂溶液的有效成分浓度。

(四)使用中消毒剂染菌量检测方法

(1)方法:用无菌吸管或注射器吸取 1 mL 混合后的中和液接种平皿,每份样品平行接种 2 个平皿。将冷至 40~45 ℃ 的融化营养琼脂培养基每皿倾注 15~18 mL,边倾注便摇匀。凝固后将平皿置于 37 ℃ 培养箱中培养 72 h,计数菌落数,必要时分离致病微生物。

(2)计算方法:消毒液染菌量(cfu/mL)= 平均每皿菌落数×10(稀释倍数)。

(3)结果判断。

1)灭菌用消毒液的菌落数为 0 cfu/mL。

2)皮肤黏膜使用中消毒液的菌落数应为≤10 cfu/mL,不得检出致病性微生物。

3)其他使用中消毒液的菌落数应为≤100 cfu/mL,不得检出致病性微生物。

(五)注意事项

采样后 4 h 内尽快检测。

五、紫外线强度监测

医院里利用紫外线的辐射强度杀菌消毒是最常见的方法,但紫外线灯管由于生产制造、使用方法以及照射时间等诸多方面的因素,紫外线灯照射的紫外线辐射很难达到标准的杀菌强度。

紫外线杀菌的关键因素是紫外线消毒灯辐射 253.7 nm 波长的紫外线强度,因为该波段范围最强,最能杀死破坏细菌和病毒。此波段能与微生物细胞核中的脱氧核糖核酸的紫外线吸收和光化学敏感性范围相重合,使生物体丧失蛋白质的合成和复制繁殖能力。

(一)监测范围

紫外线杀菌作用较强,但对物体的穿透能力很弱。它适用于手术室、烧伤病房、传染病房和无菌间及不耐热物品和台面,空气、物体表面和水及其他液体的消毒。紫外线消毒分为紫外线消毒灯消毒和紫外线消毒器消毒。

(二)监测频次

使用中的紫外线灯管,每 100 h 监测强度一次,大于 800 h 每 30 h 监测一次。紫外线强度低于 70 $\mu W/cm^2$,灯管功率≥30 W 及使用时间超过有效寿命时,应及时更换灯管。

(三)检测方法

1.紫外线强度照射指示卡监测法

(1)适用范围:监测紫外线灯管在垂直 1 mL 处的照射强度。

(2)使用方法。

1)开启紫外线灯 5 min 后,将化学指示卡置于紫外线灯下垂直距离 1m 处,有图案一面朝上。

2)照射 1 min(紫外线照射后,图案正中光敏色块由乳白色变为不同程度的淡紫色)。

3)观察指示卡色块的颜色,将其与标准色块对比,读出照射强度。

2.紫外线辐照计测定法

开启紫外线灯 5 min 后,将测定波长为 253.7 nm 的紫外线辐照计探头置于被检测紫外线灯下垂直距离 1 m 的中央处,仪表所示数据即为该紫外线灯管的辐射照度值。

(四)检测结果判定

(1)普通 30W 直管型紫外线灯,新灯辐照强度≥90 $\mu W/cm^2$ 为合格。

(2)使用中紫外线灯辐照强度≥70 $\mu W/cm^2$ 为合格。

(3)30W 高强度紫外线灯,新灯辐照强度≥180 $\mu W/cm^2$ 为合格。

(五)注意事项

(1)紫外线照射时应严格控制时间,否则测定时间不准确。

(2)指示卡保存时应避光。

(3)每支灯管重复测定 3 次,各次数据均达标准可判定为辐照强度合格。

【思考题】

(1)简述手卫生监测的方法。

(2)无菌物品采样的方法有哪些?

(3)如何进行紫外线消毒的日常监测?

(张 莉)

第六章 抗菌药物合理使用

【学习目标】
(1) 掌握常见抗菌药物的特点及适应证,如青霉素类、头孢类、喹诺酮类、氨基糖苷类等。
(2) 熟悉抗菌药物应用现状以及不合理使用抗菌药物的危害。
(3) 熟悉抗菌药物预防性使用、治疗性使用的基本原则。
(4) 了解抗菌药物的概念及作用机制。

第一节 抗菌药物应用现状

抗菌药物指的是能够对细菌、支原体、衣原体、立克次体、螺旋体、真菌等病原微生物起到抑制或杀灭作用的药物,此类药物常用于针对感染性疾病的治疗之中。抗菌药物对保障人类健康具有重要作用,但在实际应用过程中仍存在相应毒副作用、细菌耐药性不断增强等问题。尤其是抗菌药物的滥用现象是当前我国乃至全世界面临的难题,同时也是亟待解决的问题。

一、抗菌药物临床应用现状

抗菌药物在整体用药中属于应用数量最多、应用范围最广的一类,这一点在我国尤其突出。抗菌药物能够有效对抗病原菌引起的感染性疾病,但是不合理应用的现象也会导致一系列不良反应的发生,例如菌群失调、耐药菌株产生、药物本身毒性影响等,给患者的健康和经济也造成一定程度的影响。目前不合理应用抗菌药物的现象普遍严重,尽管卫生行政部门和医疗机构采取多项举措加以控制,但仍存在诸多问题。

(一) 抗菌药物使用率较高

抗菌药物在临床使用的过程中,需要根据患者的实际情况合理选用,以此保证用药的安全性和有效性。但在实际的使用过程中,仍有较多的医疗机构习惯大量、高频率地使用抗菌药物。在相关研究中显示,当前我国住院患者抗菌药物使用率在70%左右,而外科患者抗菌药物使用率接近97%,由此可见,抗菌药物在我国滥用现象还比较严重。国家卫健委在对抗菌药物使用的规范中明确规定,三级医院的住院患者抗菌药物使用率不能超过60%,门诊患者抗菌药物使用率不能超过20%。然而在实际治疗过程中,抗菌药物的使用率远高于此标准,尤其在围术期,为了预防手术部位感染,抗菌药物的使用率偏高。部分医疗机构在进行接诊治疗时,对患者的病情缺乏充分的评估,即使在患者的病情较为稳定或是以局部的轻微伤口为主,并不会出现某种感染的状况下,仍然大量使用抗菌药物。此外,部分患者在接受治疗的过程中,由于其本身对于抗菌药物的了解相对较少,会主动要求医务人员开具抗菌药物,或自行购买和服用抗菌药物,综合上述多种原因,导致抗菌药物使用率较高。

(二)盲目地联合使用抗菌药物

部分感染性疾病,单一抗菌药物的使用无法达到有效的治疗效果,故需要使用多种抗菌药物进行联合治疗;但多数疾病使用单一或者两种抗菌药物即可取得比较良好的治疗效果。而在实际工作中,部分医务人员对抗菌药物合理使用意识薄弱,习惯经验性用药,忽略用药指征和药物之间的协同作用,盲目联合使用抗菌药物进行治疗。

(三)围手术期患者抗菌药物使用不合理

在围手术期不合理使用抗菌药物,也是造成当前我国抗菌药物泛滥的重要原因之一。抗菌药物由于能够有效地抑制或杀灭病原微生物,因而对围手术期患者使用抗菌药物可以预防或控制感染,促进患者早日恢复健康。但是抗菌药物不合理使用会造成患者自身菌群失调,面临术后发生双重感染的风险。另一方面,围手术期抗菌药物不合理使用主要表现在使用率较高,以山东某县医院为例,在该院4 806例围手术期患者中,术前抗菌药物的使用比例高达81.5%,术后抗菌药物的使用比例高达100%。由此可见,抗菌药物的不合理使用,对患者和公共卫生安全构成了比较严重的威胁。抗菌药物在围手术期的滥用已经对患者的治疗造成了不利影响,甚至导致多重耐药菌的出现,因而各级各类医疗机构在针对围手术期患者进行抗菌药物使用时,应当更加慎重。

(四)抗菌药物的选择和相关医务人员的认识问题

医务人员在进行治疗时,应当针对患者的实际情况选择合适的抗菌药物,以围手术期患者为例,由于需要考虑患者体内菌群平衡等问题,医务人员在进行抗菌药物类型、用量选择时,需要以科学、合理的方式来进行。然而临床应用抗菌药物时,部分医务人员对患者的具体病情并没有进行深入的了解,没有病原微生物的结果,没有针对患者具体的感染状况制定抗菌药物使用方案,存在抗菌药物滥用的现象。但部分医疗机构并未监测抗菌药物治疗性用药前病原学送检率,从而致使抗菌药物的使用长期处于缺乏监管的状态。

二、抗菌药物不合理使用危害

(一) 细菌耐药性严重

细菌耐药指原来对某抗菌药物敏感的生物(尤为病原微生物),经突变后,变成对其高度耐受的特性。在过去,抗菌药物的出现,使得很多细菌性疾病得到了有效的治疗,但随着抗菌药物的使用频率越来越高,一些细菌也开始突变成了具有耐药性的超级细菌,这一突变又改写了抗菌药物的辉煌历程,原本"万能"的抗菌药物突然间就"失灵"了,不但治不了疾病,还使得病情越发严重。而导致这一情况的根本原因就是抗菌药物的滥用,如使用指征不明确、未遵医嘱用药、未按疗程用药或用量不足,均会使细菌产生耐药性。据2020年全国52所医院临床分离菌的分布特征和对受试抗菌药物的耐药性监测显示,我国临床分离菌中甲氧西林耐药菌(MRSA、MRSE和MRCNS)、万古霉素耐药肠球菌(VRE)、青霉素不敏感的肺炎链球菌(PNSP)、肠杆菌目细菌中产ESBL菌、大肠埃希菌中氟喹诺酮类耐药菌(FQR)、碳青霉烯类耐药革兰阴性杆菌(CRO)等多年来仍以较高的检出率存在于我国临床。

(二) 引起二重感染

二重感染又称重复感染,是指长期使用广谱抗菌药物,可使敏感菌群受到抑制,而一些不敏感菌(如真菌等)趁机生长繁殖,产生新的感染的现象。由于抗菌药物的使用可致菌群改变,使耐该种抗菌药物的微生物引发新的感染。引起新感染的细菌,也有可能是在正常情况下对身体无害的寄生菌,但由于抗菌药物的使用,而使得机体内的菌群发生改变,其他能抑制该菌生长的无害菌为药物所抑杀后转变为致病性菌,或者原发感染菌的耐药菌株也有可能出现,如并发鹅口疮,伪膜性肠炎等。

(三) 药品不良反应增加

部分抗菌药物在应用过程中可导致药物性耳聋、胃肠道反应、心律失常及呼吸系统反应等不适。如不合理使用氨基糖苷类抗菌药物可造成患者听力下降,甚至导致药源性疾病等严重后果。

(四) 导致资源浪费

抗菌药物的不合理使用在一定程度上增加了医疗成本,盲目选用高价抗菌药物、延长用药疗程,大大增加了患者的经济负担。抗菌药物资源有限,新药研发周期远长于细菌耐药性的产生周期,加大了社会医疗成本的投入。

(五)破坏生态平衡

微生物作为食物链中重要的一环,在生物界占有重要地位,益生菌是微生物的主体,是生物界进化的重要助推剂。抗菌药物的不合理使用对益生菌的生存造成了不利影响。总之,抗菌药物是药物的一种,除了具有治疗疾病的作用外,也会对机体产生一定程度的不良反应或者副作用。如果只是盲目随意地使用抗菌药物,不仅不能达到治疗疾病的作用,反而可能会加重病情,尤其是滥用抗菌药物的危害最大。因此,为了减少抗菌药物的不合理使用所带来的不良影响,正确合理地使用抗菌药物是非常有意义的。

【思考题】
(1)我国抗菌药物应用现状如何?
(2)抗菌药物不合理使用危害有哪些?

(李中士)

第二节 抗菌药物分类

抗菌药物是指对细菌有抑制或杀灭作用的药物,包括抗菌药物和人工合成抗菌药物(磺胺类和喹诺酮类等)。抗菌药物(antibacterial agents)是由各种微生物(包括细菌、真菌、放线菌属)产生的,能杀灭或抑制其他微生物的物质。抗菌药物分为天然抗菌药物和人工半合成抗菌药物,前者由微生物产生,后者是对天然抗菌药物进行结构改造获得的半合成产品。抗菌药物的作用机制主要是通过特异性干扰细菌的生化代谢过程,影响其结构和功能,使其失去正常生长繁殖能力,达到抑制或杀灭细菌的作用。根据抗菌药物结构及治疗目的,主要分为以下几类:青霉素类、头孢菌素类、喹诺酮类、氨基糖苷类、其他 β-内酰胺类,本章节主要介绍这几类抗菌药物。

一、青霉素类

青霉素类(penicillins)除青霉素 G 为天然青霉素外,其余均为半合成青霉素。本类基本结构均含有母核 6-氨基青霉烷酸(6-aminopenicillanic acid,6-APA)和侧链(CO-R)(图 6-1)。母核由噻唑环(A)和 β-内酰胺环(B)骈合而成,为抗菌活性重要部分,β-内酰胺环破坏后抗菌活性即消失。侧链则主要与抗菌谱、耐酸、耐酶等药理特性有关。青霉素类按抗菌谱和耐药性分为以下 5 类。

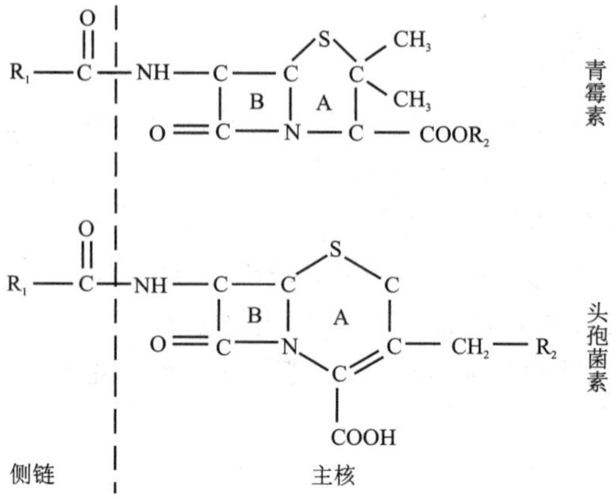

图 6-1 青霉素类抗菌药物的基本化学结构图

（一）窄谱青霉素类

窄谱青霉素类以注射用青霉素 G 和口服用青霉素 V 为代表。

青霉素 G(penicillin G,benzylpenicillin,苄青霉素)的侧链为苄基,是青霉菌培养液中提取的 5 种青霉素(X,F,G,K,双 H)之一,因其化学性质相对较稳定,抗菌作用强,产量高,毒性低,价格低廉等,故常用。青霉素为一种有机酸,常用其钠盐或钾盐,其干燥粉末在室温中保存数年仍有抗菌活性。但溶于水后极不稳定,易被酸、碱、醇、氧化剂、金属离子分解破坏,且不耐热,在室温中放置 24 h 大部分降解失效,还可生成具有抗原性的降解产物,故应临用现配。本药剂量用国际单位 U 表示,理论效价为青霉素 G 钠 1 670 U ≈ 1 mg,青霉素 G 钾 1 598 U ≈ 1 mg。其他半合成青霉素均以毫克(mg)为剂量单位。

青霉素 G 抗菌作用很强,在细菌繁殖期低浓度抑菌,较高浓度杀菌。对病原菌有高度抗菌活性:①大多数革兰阳性球菌,如溶血性链球菌、肺炎链球菌、草绿色链球菌、敏感金黄色葡萄球菌和表皮葡萄球菌等;②革兰阳性杆菌,如白喉棒状杆菌、炭疽杆菌、产气荚膜梭菌、破伤风梭菌、乳酸杆菌等;③革兰阴性球菌,如脑膜炎奈瑟菌、敏感淋病奈瑟菌等;④少数革兰阴性杆菌,如流感嗜血杆菌、百日咳鲍特菌等;⑤螺旋体、放线杆菌,如梅毒螺旋体、钩端螺旋体、回归热螺旋体、牛放线菌等。对大多数革兰阴性杆菌作用较弱,对肠球菌不敏感,对真菌、原虫、立克次体、病毒等无作用。金黄色葡萄球菌、淋病奈瑟菌、肺炎球菌、脑膜炎奈瑟菌等对本药极易产生耐药性。

本药肌内注射或静脉滴注为治疗敏感的革兰阳性球菌和杆菌、革兰阴性球菌及螺旋体所致感染的首选药,如溶血性链球菌引起的蜂窝织炎、丹毒、猩红热、咽炎、扁桃体炎、心内膜炎等;肺炎链球菌引起的大叶性肺炎、脓胸、支气管肺炎等;草绿色链球菌引起的心内膜炎,由于病灶部位形成赘生物,药物难透入,常需特大剂量静滴才能有效;淋病奈瑟菌所致的生殖道淋病;敏感的金黄色葡萄球菌引起的疖、痈、败血症等;脑膜炎奈瑟菌引起的流行性脑脊髓膜炎;也可用于放线杆菌病、钩端螺旋体病、梅毒、回归热的治疗。

还可用于白喉、破伤风、气性坏疽和流产后产气荚膜梭菌所致的败血症的治疗。但因青霉素 G 对细菌产生的外毒素无效,故必须加用抗毒素血清。

青霉素最常见的不良反应为变态反应,在各种药物中居首位,Ⅰ、Ⅱ和Ⅲ型变态反应总发生率为 3%~10%。各种类型的变态反应都可出现,以Ⅱ型即溶血性贫血、药疹、接触性皮炎、间质性肾炎、哮喘和Ⅲ型即血清病样反应较多见,但多不严重,停药后可消失。最严重的是Ⅰ型即过敏性休克,发生率占用药人数的 0.4~1.5/万,死亡率约为 0.1/万。另外还会有赫氏反应以及其他不良反应,比如肌内注射青霉素 G 可产生局部疼痛、红肿或硬结。剂量过大或静脉给药过快时可对大脑皮层产生直接刺激作用。鞘内注射可引起脑膜或神经刺激症状。

青霉素 V(penicillin V)为广泛使用的口服青霉素类药物,抗菌谱和抗菌活性同青霉素 G。最大的特点为耐酸,口服吸收好。成人口服本品 250 mg 后约 60% 由十二指肠吸收,45 min 左右达高峰浓度,但食物可减少药物的吸收。血浆蛋白结合率为 80%,肾排泄率为 20%~40%,约 30% 经肝脏代谢。$t_{1/2}$ 为 1~2 h。本品主要用于轻度敏感菌感染、恢复期的巩固治疗和防止感染复发的预防用药。

(二) 耐酶青霉素类

本类药物通过改变青霉素化学结构的侧链,通过其空间位置障碍作用保护了 β-内酰胺环,使其不易被青霉素酶水解。本类药物的抗菌谱同青霉素 G,但抗菌活性较低,不及青霉素 G。甲氧西林(methicillin)是第一个耐酶青霉素,对大多数 β-内酰胺酶具有高度抵抗力。金黄色葡萄球菌对本药可以显示出特殊耐药,一旦耐药,则与 β-内酰胺酶无关,系产生了新的 PBPs(如 PBP_{2a})所致,该菌株将对所有 β-内酰胺类抗菌药物产生耐药,称为耐甲氧西林金黄色葡萄球菌(methicillin resistant staphylococcus aureus,MRSA)。本品不耐酸,只能肌内或静脉注射给药。临床主要用于耐药菌株感染的治疗。供注射和口服的有:苯唑西林(oxacillin)、萘夫西林(nafcillin)、氯唑西林(cloxacillin)等,它们共同的特点是耐酶、耐酸,但抗菌作用不及青霉素 G,主要用于耐青霉素 G 的金黄色葡萄球菌感染,其中以双氯西林和氟氯西林作用较强。本类药物主要以原形从肾脏排泄,排泄速度较青霉素 G 慢,有效血药浓度的维持时间较长。不良反应较少,除与青霉素 G 有交叉过敏反应外,少数患者口服后可出现嗳气、恶心、腹胀、腹痛、口干等胃肠道反应。

(三) 广谱青霉素类

本类药物的共同特点是耐酸、可口服,对革兰阳性菌和革兰阴性菌都有杀菌作用,疗效与青霉素 G 相当,但因不耐酶而对耐药金黄色葡萄球菌感染无效。

氨苄西林(ampicillin,氨苄青霉素)是青霉素苄基上的氢被氨基取代。虽耐酸可口服,但吸收不完全,严重感染仍需注射给药。正常人空腹口服 T_{peak} 为 2 h,肌内注射 T_{peak} 为 0.5~1 h。体内分布广,尤以肝肾浓度最高,在胆汁中的浓度为平均血药浓度的 9 倍。

主要以原形(80%)从肾脏排出,$t_{1/2}$为1~1.5 h。

对革兰阴性杆菌有较强的抗菌作用,如对伤寒沙门菌、副伤寒沙门菌、百日咳鲍特菌、大肠埃希菌、痢疾志贺菌等均有较强的抗菌作用,对铜绿假单胞菌无效,对球菌、革兰阳性杆菌、螺旋体的抗菌作用不及青霉素G,但对粪链球菌作用优于青霉素G。临床用于治疗敏感菌所致的呼吸道感染、尿路感染、胃肠道感染、软组织感染、脑膜炎、败血症等,严重病例应与氨基糖苷类抗菌药物合用。

(四)抗铜绿假单胞菌广谱青霉素类

该类药物皆为广谱抗菌药物,特别是对铜绿假单胞菌有强大作用。

羧苄西林(carbenicillin,羧苄青霉素)不耐酸,仅能注射给药,血浆蛋白结合率为50%。其体内分布与青霉素G相似,脑脊液的浓度尚不足以治疗铜绿假单胞菌引起的脑膜炎,$t_{1/2}$为1 h左右。抗菌谱与氨苄西林相似,特点是对革兰阴性杆菌作用强,尤其是对铜绿假单胞菌有特效,且不受病灶脓液的影响,对耐氨苄西林的大肠埃希菌仍有效,常用于治疗烧伤继发铜绿假单胞菌感染。对革兰阳性菌作用与氨苄西林相似,但抗菌活性稍弱。不耐酶,对产酶金黄色葡萄球菌无效。也可用于治疗铜绿假单胞菌、大肠埃希菌、变形杆菌引起的尿路感染。常与阿米卡星或依替米星等联合应用,有协同作用,但不能将两者置于同一容器中,以防止相互作用导致药效降低。与青霉素G有交叉过敏反应,大剂量注射时应注意防止电解质紊乱、神经系统毒性及出血。

哌拉西林(piperacillin,氧哌嗪青霉素)采用肌内注射和静脉给药,血浆蛋白结合率低(17%~22%),脑中药物浓度较高,$t_{1/2}$为1 h。对革兰阴性杆菌,包括铜绿假单胞菌有很强的抗菌作用,较氨苄西林和羧苄西林强。脆弱类杆菌和多种厌氧菌对本品敏感。对革兰阳性菌的作用与氨苄西林相似,不耐酶,对产青霉素酶的金黄色葡萄球菌无效。主要用于治疗铜绿假单胞菌、大肠埃希菌、变形杆菌、流感杆菌、伤寒沙门菌等所致的呼吸道、泌尿道、胆道感染和败血症。该药可出现皮疹、皮肤瘙痒等反应,约3%的患者可发生以腹泻为主的胃肠道反应。

本类药物供注射用的还有磺苄西林(sulbenicillin)、呋苄西林(furbenicillin,呋苄青霉素)、替卡西林(ticarcillin,羧噻吩青霉素)、美洛西林(mezlocillin)等。供口服用的药物主要为羧苄西林的酯化物,在体内水解出羧苄西林而发挥作用,如卡茚西林(carindacillin)和卡非西林(carfecillin)。

(五)抗革兰阴性杆菌青霉素类

本类药物供注射用的包括美西林(mecillinam)和替莫西林(temocillin),供口服用的有匹美西林(pivmecillinam)。本类药对革兰阴阳性杆菌作用强,但对铜绿假单胞菌无效,对革兰阴阳性菌作用弱。匹美西林在体内水解为美西林而发挥作用。美西林和匹美西林仅对部分肠道革兰阴阳性杆菌有效,替莫西林对大部分革兰阴阳性杆菌有效。抗菌作用靶位是 PBP$_2$，被药物结合后细菌变为圆形，代谢受抑制，但细菌并不死亡。因此，本类药物为抑菌药，若与作用于其他 PBPs 的抗菌药合用可提高疗效。不良反应主要为胃肠道反应和一般过敏反应。

二、头孢菌素类

头孢菌素类(cephalosporins)是由真菌培养液中提取的多种抗菌成分之一的头孢菌素 C，水解得到母核 7-氨基头孢烷酸(7-aminocephalosporanic acid,7-ACA)，接上不同侧链制成的一系列半合成抗菌药物。本类抗菌药物的活性基团也是 β-内酰胺环，与青霉素类有着相似的理化特性、生物活性、作用机制和临床应用。具有抗菌谱广、杀菌力强、对 β-内酰胺酶较稳定以及过敏反应少等特点。该类药物发展极快，日益受到临床重视。根据头孢菌素的抗菌谱、抗菌强度、对 β-内酰胺酶的稳定性及肾脏毒性可分为四代。

第一代头孢菌素注射用的有头孢唑啉、头孢拉定等，口服的有头孢氨苄、头孢拉定、头孢羟氨苄等。第一代头孢菌素对革兰阳性菌抗菌作用较第二、三代强，但对革兰阴阳性菌的作用差，可被细菌产生的 β-内酰胺酶所破坏。主要用于治疗敏感菌所致呼吸道和尿路感染、皮肤及软组织感染。

第二代头孢菌素对革兰阳性菌作用略逊于第一代，对革兰阴性菌有明显作用，对厌氧菌有一定作用，但对铜绿假单胞菌无效，对多种 β-内酰胺酶比较稳定。可用于治疗敏感菌所致肺炎、胆道感染、菌血症、尿路感染和其他组织器官感染等。注射用的有头孢呋辛、头孢孟多、头孢西丁、头孢美唑等，口服的有头孢呋辛酯、头孢克洛等。

第三代头孢菌素对革兰阳性菌的作用不及第一、二代，对革兰阴性菌包括肠杆菌类、铜绿假单胞菌及厌氧菌有较强的作用，对 β-内酰胺酶有较高的稳定性。可用于危及生命的败血症、脑膜炎、肺炎、骨髓炎及尿路严重感染的治疗，能有效控制严重的铜绿假单胞菌感染。注射用的有头孢噻肟、头孢他定、头孢曲松、头孢哌酮、头孢唑肟等，口服的有头孢克肟、头孢泊肟脂等。

第四代头孢菌素对革兰阳性菌、革兰阴性菌均有很强的抗菌作用，对 β-内酰胺酶高度稳定，可用于治疗对第三代头孢菌素耐药的细菌感染。目前已上市的有注射用的头孢吡肟、头孢匹罗。

头孢菌素类抗菌药物具有抗菌谱广、抗菌作用强、毒性低、过敏反应较青霉素少等优点，但价格较为昂贵。有可能发生青霉素交叉过敏反应，有青霉素过敏史者慎用。应用第三代、第四代头孢菌素后因其可将体内正常有益细菌杀死，易发生菌群失调、引起二重感染等，应引起重视。

头孢菌素类药物毒性较低，不良反应较少，常见的是过敏反应，多为皮疹、荨麻疹等，过敏性休克罕见，但与青霉素类有交叉过敏现象，青霉素过敏者有 5%～10% 对头孢菌素类发生过敏。口服给药可发生胃肠道反应，静脉给药可发生静脉炎。第一代头孢菌素部分品种大剂量使用时可损害近曲小管细胞而出现肾脏毒性，第二代头孢菌素较之减轻，第三代头孢菌素对肾脏基本无毒、第四代头孢菌素则几乎无肾毒性。第三、四代头孢菌素偶见二重感染,头孢孟多、头孢哌酮可引起低凝血酶原症或血小板减少而导致严重出血。有报道大剂量使用头孢菌素类可发生头痛、头晕以及可逆性中毒性精神病等中枢神经系统反应。

三、喹诺酮类

喹诺酮类药物分为4代。1962年美国Sterling-Winthrop研究所开发的萘啶酸为第1代喹诺酮类(quinolones),国内已不再使用。1973年合成的第2代药物吡哌酸(pipemidic acid),对大多数革兰阴性菌有效,口服易吸收;因其血药浓度低而尿中浓度高,仅限于治疗泌尿道和肠道感染,现较少使用。20世纪70年代末至20世纪90年代中期研制的氟喹诺酮类(fluoroquinolones)为第3代喹诺酮类。常用氟喹诺酮类药物包括诺氟沙星(norfloxacin)、环丙沙星(ciprofloxacin)、氧氟沙星(ofloxacin)、左氧氟沙星(levofloxacin)等。20世纪90年代后期至今新研制的氟喹诺酮类为第4代,已用于临床的有莫西沙星(moxifloxacin)、加替沙星(gatifloxacin)、吉米沙星(gemifloxacin)和加雷沙星(garenoxacin)等。本节重点介绍临床广泛使用的氟喹诺酮类药物。

氟喹诺酮类属广谱杀菌药,其杀菌浓度相当于MIC的2~4倍。20世纪90年代后期研制的莫西沙星、加替沙星等,除保留了对革兰阴性菌的良好抗菌活性外,进一步增强了对革兰阳性菌、结核分枝杆菌、军团菌、支原体及衣原体的杀灭作用,特别是提高了对厌氧菌如脆弱类杆菌、梭杆菌属、消化链球菌属和厌氧芽孢梭菌属等的抗菌活性。对于铜绿假单胞菌,环丙沙星的杀灭作用仍属最强。

氟喹诺酮类口服吸收良好,食物一般不影响药物的吸收,但富含Fe^{2+}、Ca^{2+}、Mg^{2+}的食物可降低药物的生物利用度。药物的血浆蛋白结合率均较低,很少超过40%(但莫西沙星和加雷沙星可高达54%和80%)。肺、肾、前列腺、尿液、胆汁、粪便、巨噬细胞和中性粒细胞中的药物含量均高于血药浓度,但脑脊液、骨组织和前列腺液中的药物浓度低于血药浓度。药物尚可分布到泪腺、唾液腺、泌尿生殖系统和呼吸道黏膜。培氟沙星(pefloxacin)主要在肝脏代谢并通过胆汁排泄;氧氟沙星、左氧氟沙星、洛美沙星和加替沙星,约80%以上以原形经肾排泄;其他多数药物的肝、肾消除两种方式均同等重要。

氟喹诺酮类具有抗菌谱广、抗菌活性强、口服吸收良好、与其他类别的抗菌药物之间较少交叉耐药等特点,但是临床存在滥用倾向。临床主要应用以下几个方面。

(1)泌尿生殖系统感染:环丙沙星、氧氟沙星与β-内酰胺类同为首选药,用于治疗单纯性淋病奈瑟菌性尿道炎或宫颈炎,但对非特异性尿道炎或宫颈炎疗效差。环丙沙星是铜绿假单胞菌性尿道炎的首选药。氟喹诺酮类对敏感菌所致的急、慢性前列腺炎以及复杂性前列腺炎,均有较好效果。

(2)呼吸系统感染:万古霉素与左氧氟沙星或莫西沙星联合用药是治疗青霉素高度耐药肺炎链球菌感染的首选药。氟喹诺酮类(除诺氟沙星)可替代大环内酯类用于支原体肺炎、衣原体肺炎、嗜肺军团菌引起的军团病。

（3）肠道感染与伤寒：首选用于治疗志贺菌引起的急、慢性菌痢和中毒性菌痢，以及鼠伤寒沙门菌、猪霍乱沙门菌、肠炎沙门菌引起的胃肠炎（食物中毒）。对沙门菌引起的伤寒或副伤寒，应首选氟喹诺酮类或头孢曲松。本类药也可用于旅行性腹泻。

氟喹诺酮类对脑膜炎奈瑟菌具有强大的杀菌作用，其在鼻咽分泌物中浓度高，可用于流行性脑脊髓膜炎鼻咽部带菌者的根除治疗。对其他抗菌药物无效的儿童重症感染可选用氟喹诺酮类；囊性纤维化患儿感染铜绿假单胞菌时应选用环丙沙星。

喹诺酮类的副作用最主要表现为胃肠道反应、中枢神经系统毒性、光敏反应（光毒性）、心脏毒性、软骨损害等，特别是心脏毒性，会导致QT间期延长、尖端扭转型室性心动过速，后果严重。

四、氨基糖苷类

氨基糖苷类（aminoglycosides）抗菌药物因其化学结构中含有氨基醇环和氨基糖分子，并由配糖键连接成苷而得名。包括两大类：一类为天然来源，由链霉菌和小单胞菌产生，如链霉素（streptomycin）、卡那霉素（kanamycin）、妥布霉素（tobramycin）、巴龙霉素（paromomycin）、大观霉素（spectinomycin）、阿司米星（astromicin）等；另一类为半合成品，如奈替米星（netilmicin）、依替米星（etimicin）、异帕米星（isepamicin）、卡那霉素 B（bekanamycin）、阿米卡星（amikacin）等。

本类药物为有机碱，制剂为硫酸盐，除链霉素水溶液性质不稳定外，其他药物水溶液性质均稳定。与 β-内酰胺类合用时不能混合于同一容器，否则易使氨基糖苷类失活。

氨基糖苷类对各种需氧革兰阴性杆菌包括大肠埃希菌、铜绿假单胞菌、变形杆菌属、克雷伯菌属、肠杆菌属、志贺菌属和枸橼酸杆菌属具有强大抗菌活性；对沙雷菌属、沙门菌属、产碱杆菌属、不动杆菌属和嗜血杆菌属也有一定抗菌作用；对淋病奈瑟菌、脑膜炎奈瑟菌等革兰阳性球菌作用较差；对 MRSA 和 MRSE 也有较好抗菌活性，链球菌作用微弱，对肠球菌和厌氧菌不敏感。本类药物的抗菌谱基本相同，链霉素、卡那霉素还对结核分枝杆菌有效。氨基糖苷类主要用于敏感需氧革兰阴性杆菌所致的全身感染。如脑膜炎、呼吸道、泌尿道、皮肤软组织、胃肠道、烧伤、创伤及骨关节感染等。卡那霉素、庆大霉素、妥布霉素、阿米卡星和奈替米星对上述感染的疗效并无显著差别，但对于败血症、肺炎、脑膜炎等严重感染，单独应用时可能失败，需联合应用其他抗革兰阴性杆菌的抗菌药，如广谱半合成青霉素、第三代头孢菌素及氟喹诺酮类等。利用该类药物口服不吸收的特点，可以治疗消化道感染、肠道术前准备、肝昏迷用药，如新霉素。制成外用软膏或眼膏或冲洗液治疗局部感染。此外，链霉素、卡那霉素可作为结核治疗药物。

氨基糖苷类的主要不良反应是耳毒性和肾毒性，尤其在儿童和老人中更易引起。毒性产生与服药剂量和疗程有关，也随药物不同而异，甚至在停药以后，也可出现不可逆的毒性反应。

五、其他 β-内酰胺类

本类包括碳青霉烯类、头霉素类、氧头孢烯类、单环 β-内酰胺类。

(一) 碳青霉烯类

碳青霉烯类(carbapenems)抗菌药物的化学结构与青霉素类似,主要是在噻唑环中的 C_2 和 C_3 间为不饱和键,以及 1 位上的 S 被 C 取代。第一个抗菌药物为硫霉素(thienamycin),具有抗菌谱广、抗菌活性强和毒性低等优点,但稳定性极差,临床不适用。对其进行化学结构改造后得到优点突出、临床可用的亚胺培南(imipenem),又称亚胺硫霉素。该药对 PBPs 亲和力强,具有抗菌谱广、抗菌作用强、耐酶且稳定(但可被某些细菌产生的金属酶水解)等特点。本品不能口服,在体内易被脱氢肽酶水解失活。临床所用的制剂是与脱氢肽酶抑制药西司他丁(cilastatin)等量配比的复方注射剂,称为泰能,仅供注射用。临床主要用于革兰阳性和革兰阴性需氧菌和厌氧菌所致的各种严重感染,且为其他常用药物疗效不佳者,如尿路、皮肤软组织、呼吸道、腹腔、妇科感染,以及败血症、骨髓炎等。常见不良反应为恶心、呕吐、腹泻、药疹和静脉炎,一过性肝脏氨基转氨酶升高。药量较大时可致惊厥、意识障碍等严重中枢神经系统反应,以及肾损害等。肌内注射粉针剂因含利多卡因而不能用于严重休克和传导阻滞患者。美罗培南(meropenem)对肾脱氢肽酶稳定,因此,不需要配伍脱氢肽酶抑制药。帕尼培南(panipenem)与一种氨基酸衍生物倍他米隆(betamipron)组成复方制剂,供临床使用。倍他米隆可抑制帕尼培南在肾皮质的积蓄而减轻其肾毒性。其他同亚胺培南。同类药物还有厄他培南(ertapenem)、法罗培南(faropenem)、多利培南(doripenem)等。

(二) 头霉素类

头霉素类(cephamycins)的化学结构与头孢菌素相似,主要是在 7-ACA 的 C_7 上增加了一个甲氧基,使其对 β-内酰胺酶的稳定性较头孢菌素强。头霉素分 A、B、C 三型,其中 C 型抗菌作用最强,临床常用其衍生物。头孢西丁(cefoxitin)为该类药物的代表药,抗菌谱广,对革兰阳性菌和革兰阴性菌均有较强的杀菌作用,与第二代头孢菌素相同,对厌氧菌有高效。由于对 β-内酰胺酶高度稳定,故对耐青霉素金黄色葡萄球菌以及对头孢菌素的耐药菌有较强活性。该药在组织中分布广泛,在脑脊液中含量高,以原形自肾排泄,$t_{1/2}$ 约为 0.7 h。用于治疗由需氧和厌氧菌引起的盆腔、腹腔及妇科的混合感染。常见不良反应有皮疹、静脉炎、蛋白尿、嗜酸性粒细胞增多等。本类中还有头孢美唑(cefmetazole)、头孢替坦(cefotetan)、头孢米诺(cefminox)等。

(三) 氧头孢烯类

氧头孢烯类(oxacephems)抗菌药物的化学结构主要是 7-ACA 上的 S 被 O 取代。此类药物的代表药为拉氧头孢(latamoxef),具有与第三代头孢菌素相似的抗菌谱广和抗菌作用强的特点。对β-内酰胺酶极稳定。脑脊液中浓度高,在痰液中浓度高。血药浓度维持较久,$t_{1/2}$为2.3~2.8 h。临床主要用于治疗尿路、呼吸道、妇科、胆道感染及脑膜炎、败血症。不良反应以皮疹最为多见,偶见凝血酶原减少或血小板功能障碍而致出血。

(四) 单环β-内酰胺类

单环β-内酰胺类(monobactams)抗菌药物是由土壤中多种寄生细菌产生,但不能用于临床,化学结构经修饰后得到第一个应用于临床的药物——氨曲南(aztreonam),对革兰阴阳性菌有强大的抗菌作用,对革兰阳性菌、厌氧菌作用弱,并具耐酶、低毒等特点。该药进入体内分布广泛,肾、肺、胆囊、骨骼肌、脑脊液、皮肤等组织中浓度较高,前列腺、痰、支气管分泌物中均含有一定的药量。$t_{1/2}$为1.7 h。临床用于大肠埃希菌、沙门菌属、克雷伯菌和铜绿假单胞菌等所致的下呼吸道、尿路、软组织感染及脑膜炎、败血症的治疗。不良反应少而轻,主要为皮疹、血清转氨酶升高、胃肠道不适等。

【思考题】
(1) 常用的抗菌药物包括哪几种?
(2) 青霉素类、头孢菌素类药物作用特点有哪些?

(李中士)

第三节 抗菌药物使用管理

抗菌药物的应用涉及临床各个科室,合理应用抗菌药物是提高疗效、降低不良反应发生率以及减少或延缓细菌耐药发生的关键。我国是抗菌药物使用大国,在医院用药量排名前十位的药品中,抗菌药物占2~6个。由于抗菌药物种类繁多、特征各异,缺乏合理用药指导、监管力度较弱,临床抗菌药物使用存在较多问题,在抗菌药物的使用量和使用方式(剂量、给药方式)等方面不合理使用的现象较为普遍,导致细菌耐药性增长,耐药菌种类及其感染日渐增多,造成治疗费用增加以及医药资源的不合理利用。因此必须遵循抗菌药物合理使用的原则,真正做到"安全、有效、经济",并阻止耐药细菌的增长。

一、抗菌药物应用基本原则

(一) 抗菌药物治疗性应用的基本原则

1.诊断为细菌性感染者方有指征应用抗菌药物
根据患者的症状、体征、实验室检查或放射、超声等影像学结果,诊断为细菌、真菌感染者方有指征应用抗菌药物;由结核分枝杆菌、非结核分枝杆菌、支原体、衣原体、螺旋体、立克次体及部分原虫等病原微生物所致的感染亦有指征应用抗菌药物。缺乏细菌及上述病原微生物感染的临床或实验室证据,诊断不能成立者,以及病毒性感染者,均无应用抗菌药物指征。

2.尽早查明感染病原体

根据病原种类及药物敏感试验结果选用抗菌药物。抗菌药物品种的选用,原则上应根据病原菌种类及病原菌对抗菌药物敏感性,即细菌药物敏感试验(以下简称药敏试验)的结果而定。因此有条件的医疗机构,对临床诊断为细菌性感染的患者应在开始抗菌治疗前,及时留取相应合格标本(尤其血液等无菌部位标本)送病原学检测,以尽早明确病原菌和药敏结果,并据此调整抗菌药物治疗方案。

3.抗菌药物的经验治疗

对于临床诊断为细菌性感染的患者,在未获知细菌培养及药敏结果前,或无法获取培养标本时,可根据患者的感染部位、基础疾病、发病情况、发病场所、既往抗菌药物用药史及其治疗反应等推测可能的病原体,并结合当地细菌耐药性监测数据,先给予抗菌药物经验治疗。待获知病原学检测及药敏结果后,结合先前的治疗反应调整用药方案;对培养结果阴性的患者,应根据经验治疗的效果和患者情况采取进一步诊疗措施。

4.按照药物的抗菌作用及其体内过程特点选择用药

各种抗菌药物的药效学和人体药动学特点不同,因此各有不同的临床适应证。临床医师应根据各种抗菌药物的药学特点,按临床适应证正确选用抗菌药物。

5.综合患者病情、病原菌种类及抗菌药物特点制订抗菌治疗方案

根据病原菌、感染部位、感染严重程度和患者的生理、病理情况及抗菌药物药效学和药动学证据制订抗菌治疗方案,包括抗菌药物的选用品种、剂量、给药次数、给药途径、疗程及联合用药等。在制订治疗方案时应遵循下列原则。

(1)品种选择:根据病原菌种类及药敏试验结果尽可能选择针对性强、窄谱、安全、价格适当的抗菌药物。进行经验治疗者可根据可能的病原菌及当地耐药状况选用抗菌药物。

(2)给药剂量:一般按各种抗菌药物的治疗剂量范围给药。治疗重症感染(如血流感染、感染性心内膜炎等)和抗菌药物不易达到的部位的感染(如中枢神经系统感染等),抗菌药物剂量宜较大(治疗剂量范围高限);而治疗单纯性下尿路感染时,由于多数药物尿药浓度远高于血药浓度,则可应用较小剂量(治疗剂量范围低限)。

(3)给药途径:对于轻、中度感染的大多数患者,应予口服治疗,选取口服吸收良好的抗菌药物品种,不必采用静脉或肌肉注射给药。仅在下列情况下可先予以注射给药:①不能口服或不能耐受口服给药的患者(如吞咽困难者);②患者存在明显可能影响口服药物吸收的情况(如呕吐、严重腹泻、胃肠道病变或肠道吸收功能障碍等);③所选药物有合适抗菌谱,但无口服剂型;④需在感染组织或体液中迅速达到较高药物浓度以达杀菌

作用者(如感染性心内膜炎、化脓性脑膜炎等);⑤感染严重、病情进展迅速,需给予紧急治疗的情况(如血流感染、重症肺炎患者等);⑥患者对口服治疗的依从性差。肌肉注射给药时难以使用较大剂量,其吸收也受药动学等众多因素影响,因此只适用于不能口服给药的轻、中度感染者,不宜用于重症感染者。接受注射用药的感染患者经初始注射治疗病情好转并能口服时,应及早转为口服给药。

抗菌药物的局部应用宜尽量避免:皮肤黏膜局部应用抗菌药物后,很少被吸收,在感染部位不能达到有效浓度,反而易导致耐药菌产生,因此治疗全身性感染或脏器感染时应避免局部应用抗菌药物。抗菌药物的局部应用只限于少数情况:①全身给药后在感染部位难以达到有效治疗浓度时,加用局部给药作为辅助治疗(如治疗中枢神经系统感染时某些药物可同时鞘内给药,包裹性厚壁脓肿脓腔内注入抗菌药物等);②眼部及耳部感染的局部用药等;③某些皮肤表层及口腔、阴道等黏膜表面的感染可采用抗菌药物局部应用或外用,但应避免将主要供全身应用的品种作局部用药。局部用药宜采用刺激性小、不易吸收、不易导致耐药性和过敏反应的抗菌药物。青霉素类、头孢菌素类等较易产生过敏反应的药物不可局部应用。氨基糖苷类等耳毒性药物不可局部滴耳。

(4)给药次数:为保证药物在体内能发挥最大药效,杀灭感染灶病原菌,应根据药动学和药效学相结合的原则给药。青霉素类、头孢菌素类和其他 β-内酰胺类、红霉素、克林霉素等时间依赖性抗菌药,应一日多次给药。氟喹诺酮类和氨基糖苷类等浓度依赖性抗菌药可一日给药一次。

(5)疗程:抗菌药物疗程因感染不同而异,一般宜用至体温正常、症状消退后 72~96 h,有局部病灶者需用药至感染灶控制或完全消散。但血流感染、感染性心内膜炎、化脓性脑膜炎、伤寒、布鲁菌病、骨髓炎、B 组链球菌咽炎和扁桃体炎、侵袭性真菌病、结核病等需较长的疗程方能彻底治愈,并减少或防止复发。

(6)抗菌药物的联合应用:单一药物可有效治疗的感染不需联合用药,仅在下列情况时有指征联合用药。

1)病原菌尚未查明的严重感染,包括免疫缺陷者的严重感染。

2)单一抗菌药物不能控制的严重感染,需氧菌及厌氧菌混合感染,2 种及 2 种以上复数菌感染,3 种以及多重耐药菌或泛耐药菌感染。

3)需长疗程治疗,但病原菌易对某些抗菌药物产生耐药性的感染,如某些侵袭性真菌病;或病原菌含有不同生长特点的菌群,需要应用不同抗菌机制的药物联合使用,如结核和非结核分枝杆菌。

4)毒性较大的抗菌药物,联合用药时剂量可适当减少,但需有临床资料证明其同样有效。如两性霉素 B 与氟胞嘧啶联合治疗隐球菌脑膜炎时,前者的剂量可适当减少,以减少其毒性反应。联合用药时宜选用具有协同或相加作用的药物联合,如青霉素类、头孢菌素类或其他 β-内酰胺类与氨基糖苷类联合。联合用药通常采用 2 种药物联合,3 种及 3 种以上药物联合仅适用于个别情况,如结核病的治疗。此外必须注意联合用药后,药物不良反应亦可能增多。

(二)抗菌药物预防性应用的基本原则

1.非手术患者抗菌药物的预防性应用

(1)预防用药目的:预防特定病原菌所致的或特定人群可能发生的感染。

(2)预防用药基本原则。

1)用于尚无细菌感染征象但暴露于致病菌感染的高危人群。

2)预防用药适应证和抗菌药物选择应基于循证医学证据。

3)应针对一种或两种最可能感染的细菌进行预防用药,不宜盲目地选用广谱抗菌药或多药联合预防多种细菌多部位感染。

4)应限于针对某一段特定时间内可能发生的感染,而非任何时间可能发生的感染。

5)应积极纠正导致感染风险增加的原发疾病或基础状况。可以治愈或纠正者,预防用药价值较大;原发疾病不能治愈或纠正者,药物预防效果有限,应权衡利弊决定是否预防用药。

6)以下情况原则上不应预防使用抗菌药物:普通感冒、麻疹、水痘等病毒性疾病,昏迷、休克、中毒、心力衰竭、肿瘤、应用肾上腺皮质激素等患者,留置导尿管、留置深静脉导管以及建立人工气道(包括气管插管或气管切口)患者。

(3)对某些细菌性感染的预防用药指征与方案。

在某些细菌性感染的高危人群中,有指征地预防性使用抗菌药物。此外,严重中性粒细胞缺乏(ANC≤$0.1×10^9$/L)持续时间超过7 d的高危患者和实体器官移植及造血干细胞移植的患者,在某些情况下也有预防应用抗菌药物的指征,但由于涉及患者基础疾病、免疫功能状态、免疫抑制剂等药物治疗史等诸多复杂因素,其预防用药指征及方案需参阅相关专题文献。

2.围手术期抗菌药物的预防性应用

(1)预防用药目的:主要是预防手术部位感染,包括浅表切口感染、深部切口感染和手术所涉及的器官/腔隙感染,但不包括与手术无直接关系的、术后可能发生的其他部位感染。

(2)预防用药原则:围手术期抗菌药物预防用药,应根据手术切口类别、手术创伤程度、可能的污染细菌种类、手术持续时间、感染发生机会和后果严重程度、抗菌药物预防效果的循证医学证据、对细菌耐药性的影响和经济学评估等因素,综合考虑决定是否预防应用抗菌药物。但抗菌药物的预防性应用并不能代替严格的消毒、灭菌技术和精细的无菌操作,也不能代替术中保温和血糖控制等其他预防措施。

1)清洁手术(Ⅰ类切口):手术脏器为人体无菌部位,局部无炎症、无损伤,也不涉及呼吸道、消化道、泌尿生殖道等人体与外界相通的器官。手术部位无污染,通常不需预防应用抗菌药物。但在下列情况时可考虑预防用药:①手术范围大、手术时间长、污染机会增加;②手术涉及重要脏器,一旦发生感染将造成严重后果者,如头颅手术、心脏手术等;③异物植入手术,如人工心脏瓣膜植入、永久性心脏起搏器放置、人工关节置换等;④有感染高危因素如高龄、糖尿病、免疫功能低下(尤其是接受器官移植者)、营养不良等患者。

2)清洁-污染手术(Ⅱ类切口):手术部位存在大量人体寄殖菌群,手术时可能污染手术部位引起感染,故此类手术通常需预防应用抗菌药物。

3)污染手术(Ⅲ类切口):已造成手术部位严重污染的手术,此类手术需预防应用抗菌药物。

4)污秽-感染手术(Ⅳ类切口):在手术前即已开始治疗性应用抗菌药物,术中、术后继续,此不属预防应用范畴。

(3)抗菌药物品种选择。

1)根据手术切口类别、可能的污染菌种类及其对抗菌药物敏感性、药物能否在手术部位达到有效浓度等综合考虑。

2)选用对可能的污染菌针对性强、有充足的循证医学证据、使用安全及价格适当的品种。

3)应尽量选择单一抗菌药物预防用药,避免不必要的联合使用。预防用药应针对手术路径中可能存在的污染菌。如心血管、头颈、胸腹壁、四肢软组织手术和骨科手术等经皮肤的手术,通常选择针对金黄色葡萄球菌的抗菌药物。结肠、直肠和盆腔手术,应选用针对肠道革兰阴性菌和脆弱拟杆菌等厌氧菌的抗菌药物。

4)头孢菌素过敏者,针对革兰阳性菌可用万古霉素、去甲万古霉素、克林霉素,针对革兰阴性杆菌可用氨曲南、磷霉素或氨基糖苷类。

5)对某些手术部位感染会引起严重后果者,如心脏人工瓣膜置换术、人工关节置换术等,若术前发现有耐甲氧西林金黄色葡萄球菌(MRSA)定植的可能或者该机构 MRSA 发生率高,可选用万古霉素、去甲万古霉素预防感染,但应严格控制用药持续时间。

6)不应随意选用广谱抗菌药物作为围手术期预防用药。鉴于国内大肠埃希菌对氟喹诺酮类药物耐药率高,应严格控制氟喹诺酮类药物作为外科围手术期预防用药。

(4)给药方案。

1)给药方法:给药途径大部分为静脉输注,仅有少数为口服给药。静脉输注应在皮肤、黏膜切开前 0.5~1 h 内或麻醉开始时给药,在输注完毕后开始手术,保证手术部位暴露时局部组织中抗菌药物已达到足以杀灭手术过程中沾染细菌的药物浓度。万古霉素或氟喹诺酮类等由于需输注较长时间,应在手术前 1~2 h 开始给药。

2)预防用药维持时间:抗菌药物的有效覆盖时间应包括整个手术过程。手术时间较短(<2 h)的清洁手术术前给药一次即可。如手术时间超过 3 h 或超过所用药物半衰期的 2 倍以上,或成人出血量超过 1 500 mL,术中应追加一次。清洁手术的预防用药时间不超过 24 h,心脏手术可视情况延长至 48 h。清洁-污染手术和污染手术的预防用药时间亦

为 24 h，污染手术必要时延长至 48 h。过度延长用药时间并不能进一步提高预防效果，且预防用药时间超过 48 h，耐药菌感染机会增加。

3. 侵入性诊疗操作患者的抗菌药物的预防应用

随着放射介入和内镜诊疗等微创技术的快速发展和普及，我国亟待规范接受这些诊疗操作患者的抗菌药物预防应用。根据现有的循证医学证据、国际有关指南推荐和国内专家的意见，对部分常见特殊诊疗操作的预防用药提出了建议。

二、抗菌药物合理使用管理

抗菌药物临床应用管理的宗旨是根据国家卫生健康委员会 2015 年发布的《抗菌药物临床应用管理办法》的要求，通过科学化、规范化、常态化的管理，促进抗菌药物合理使用，减少和遏制细菌耐药，安全、有效、经济地治疗患者。

(一) 医疗机构建立抗菌药物临床应用管理体系

各级医疗机构应建立抗菌药物临床应用管理体系，制定符合本机构实际情况的抗菌药物临床合理应用的管理制度。制度应明确医疗机构负责人和各临床科室负责人在抗菌药物临床应用管理的责任，并将其作为医院评审、科室管理和医疗质量评估的考核指标，确保抗菌药物临床应用管理得到有效的行政支持。

(1) 设立抗菌药物管理工作组：医疗机构应由医务、感染、药学、临床微生物、医院感染管理、信息、质量控制、护理等多学科专家组成抗菌药物管理工作组，多部门、多学科共同合作，各部门职责、分工明确，并明确管理工作的牵头单位。

(2) 建设抗菌药物临床应用管理专业技术团队：医疗机构应建立包括感染性疾病、药学(尤其临床药学)、临床微生物、医院感染管理等相关专业人员组成的专业技术团队，为抗菌药物临床应用管理提供专业技术支持，对临床科室抗菌药物临床应用进行技术指导和咨询，为医务人员和下级医疗机构提供抗菌药物临床应用相关专业培训。不具备条件的医疗机构应与邻近医院合作，通过聘请兼职感染科医师、临床药师，共享微生物诊断平台等措施，弥补抗菌药物临床应用管理专业技术力量的不足。

(3) 制定抗菌药物供应目录和处方集：医疗机构应按照《抗菌药物临床应用管理办法》的要求，严格控制抗菌药物供应目录的品种、品规数量。抗菌药物购用品种遴选应以"优化结构、确保临床合理需要"为目标，保证抗菌药物类别多元化，在同类产品中择优选择抗菌活性强、药动学特性好、不良反应少、性价比优、循证医学证据多和权威指南推荐的品种。同时应建立对抗菌药物供应目录定期评估、调整制度，及时清退存在安全隐患、疗效不确定、耐药严重、性价比差和频发违规使用的抗菌药物品种或品规。临时采购抗菌药物供应目录之外的品种应有充分理由，并按相关制度和程序备案。

(4) 制定感染性疾病诊治指南：各临床科室应结合本地区、本医疗机构病原体构成及细菌耐药监测数据，制定或选用适合本机构感染性疾病诊治与抗菌药物应用指南，并定期更新,科学引导抗菌药物临床合理应用。

(5)抗菌药物临床应用监测。

1)应调查抗菌药物临床应用基本情况,医疗机构应每月对院、科两级抗菌药物临床应用情况开展调查。项目包括:①住院患者抗菌药物使用率、使用强度和特殊使用级抗菌药物使用率、使用强度;②Ⅰ类切口手术抗菌药物预防使用率和品种选择,给药时机和使用疗程合理率;③门诊抗菌药物处方比例、急诊抗菌药物处方比例;④抗菌药物联合应用情况;⑤感染患者微生物标本送检率;⑥抗菌药物品种、剂型、规格、使用量、使用金额,抗菌药物占药品总费用的比例;⑦分级管理制度的执行情况;⑧其他反映抗菌药物使用情况的指标;⑨临床医师抗菌药物使用合理性评价。

2)医疗机构应按国家卫生健康委员会抗菌药物临床应用监测技术方案,定期向全国抗菌药物临床应用监测网报送本机构相关抗菌药物临床应用数据信息。

(6)信息化管理:医疗机构应当充分利用信息化管理手段,通过信息技术实施抗菌药物临床应用管理,抗菌药物临床应用的信息化管理体现在以下几方面。

1)抗菌药物管理制度、各类临床指南、监测数据等相关信息的发布。

2)抗菌药物合理应用与管理的网络培训与考核。

3)实现医师抗菌药物处方权限和药师抗菌药物处方调剂资格管理。

4)对处方者提供科学的实时更新的药品信息。

5)通过实施电子处方系统,整合患者病史、临床微生物检查报告、肝肾功能检查结果、药物处方信息和临床诊治指南等形成电子化抗菌药物处方系统,根据条件自动过滤出不合理使用的处方、医嘱。辅助药师按照《处方管理办法》进行处方、医嘱的审核,促进合理用药。

6)加强医嘱管理,实现抗菌药物临床应用全过程控制,控制抗菌药物使用的品种、时机和疗程等,做到抗菌药物处方开具和执行的动态监测。

7)实现院、科两级抗菌药物使用率、使用强度等指标信息化手段实时统计、分析、评估和预警。

(二)抗菌药物临床应用实行分级管理

抗菌药物临床应用的分级管理是抗菌药物管理的核心策略,有助于减少抗菌药物过度使用,降低抗菌药物选择性压力,延缓细菌耐药性上升趋势。医疗机构应当建立健全抗菌药物临床应用分级管理制度,按照"非限制使用级""限制使用级"和"特殊使用级"的分级原则,明确各级抗菌药物临床应用的指征,落实各级医师使用抗菌药物的处方权限。

(1)抗菌药物分级原则 根据安全性、疗效、细菌耐药性、价格等因素,将抗菌药物分为三级。

1)非限制使用级:经长期临床应用证明安全、有效,对病原菌耐药性影响较小,价格相对较低的抗菌药物。应是已列入基本药物目录,《国家处方集》和《国家基本医疗保险、工伤保险和生育保险药品目录》收录的抗菌药物品种。

2) 限制使用级:经长期临床应用证明安全、有效,对病原菌耐药性影响较大,或者价格相对较高的抗菌药物。

3) 特殊使用级:具有明显或者严重不良反应,不宜随意使用的;抗菌作用较强、抗菌谱广,经常或过度使用会使病原菌过快产生耐药的;疗效、安全性方面的临床资料较少,不优于现用药物的;新上市的,在适应证、疗效或安全性方面尚需进一步考证的、价格昂贵的抗菌药物。

(2) 抗菌药物分级管理目录的制定:由于不同地区社会经济状况、疾病谱、细菌耐药性的差异,各省级卫生行政主管部门制定抗菌药物分级管理目录时,应结合本地区实际状况,在三级医院和二级医院的抗菌药物分级管理上应有所区别。各级、各类医疗机构应结合本机构的情况,根据省级卫生行政主管部门制定的抗菌药物分级管理目录,制定本机构抗菌药物供应目录,并向核发其《医疗机构执业许可证》的卫生行政主管部门备案。

(3) 处方权限与临床应用。

1) 二级以上医院按年度对医师和药师进行抗菌药物临床应用知识和规范化管理的培训,按专业技术职称授予医师相应处方权和药师抗菌药物处方调剂资格。

2) 根据感染部位、严重程度、致病菌种类以及细菌耐药情况、患者病理生理特点、药物价格等因素综合考虑,参照"各类细菌性感染的治疗原则及病原治疗",对轻度与局部感染患者应首先选用非限制使用级抗菌药物进行治疗;严重感染、免疫功能低下者合并感染或病原菌只对限制使用级或特殊使用级抗菌药物敏感时,可选用限制使用级或特殊使用级抗菌药物治疗。

3) 特殊使用级抗菌药物的选用应从严控制。临床应用特殊使用级抗菌药物应当严格掌握用药指征,经抗菌药物管理工作机构指定的专业技术人员会诊同意后,按程序由具有相应处方权的医师开具处方。①特殊使用级抗菌药物会诊人员应由医疗机构内部授权,具有抗菌药物临床应用经验的感染性疾病科、呼吸科、重症医学科、微生物检验科、药学等部门具有高级专业技术职务任职资格的医师和抗菌药物等相关专业临床药师担任。②特殊使用级抗菌药物不得在门诊使用。③有下列情况之一可考虑越级应用特殊使用级抗菌药物:感染病情严重者,免疫功能低下患者发生感染时,已有证据表明病原菌只对特殊使用级抗菌药物敏感的感染。使用时间限定在 24 h 之内,其后需要补办审办手续并由具有处方权限的医师完善处方手续。

(三) 病原微生物检测

(1) 加强病原微生物检测工作,提高病原学诊断水平:医师应根据临床微生物标本检测结果合理选用抗菌药物,因此需要不断提高微生物标本尤其无菌部位标本的送检率和标本合格率,重视临床微生物(科)室规范化建设,提高病原学诊断的能力、效率和准确性,促进目标治疗、减少经验治疗,以达到更有针对性的治疗目的。符合质量管理标准的临床微生物(科)室,应具备以下条件。

1)检测项目涵盖细菌、真菌、非典型病原体等。

2)配备相应设备及专业技术人员。

3)制定临床微生物检验标本采集、细菌鉴定和药敏试验等环节的质量控制流程规范。

4)正确开展病原微生物的形态学检查、分离、培养、鉴定和抗菌药物敏感性试验,采用先进技术,做好病原微生物快速检测和鉴定工作,及时报告结果并加以正确解释。

5)定期参加国家或省、市级临床检验中心组织的微生物室间质控。

6)符合生物安全管理有关规定。

(2)细菌耐药监测:医疗机构、地区和全国性的细菌耐药监测有助于掌握临床重要病原菌对抗菌药物的敏感性,为抗感染经验治疗、耐药菌感染防控、新药开发以及抗菌药物的遴选提供依据。医疗机构的临床微生物(科)室应对本医疗机构常见病原微生物(重点为细菌)的耐药性进行动态监测,在机构内定期公布监测数据和检测数据,定期报送地区和全国细菌耐药监测网。临床微生物(科)室应按照所在机构细菌耐药情况,设定重点监测耐药菌,定期向临床科室发布耐药警示信息,并与抗菌药物管理工作组和医院感染管理科协作开展预防控制工作。抗菌药物临床应用管理工作组应根据本机构监测结果提出各类病原菌感染治疗的抗菌药物品种选择建议,优化临床抗菌药物治疗方案。

(四)注重综合措施,预防医院感染

医院感染是影响抗菌药物过度使用与细菌耐药性增长恶性循环的重要因素。抗菌药物管理工作组应与医院感染管理科密切合作,制定手术部位感染、导管相关血流感染、呼吸机相关肺炎、导尿管相关尿路感染等各类医院感染的预防制度,纠正过度依赖抗菌药物预防感染的理念和医疗行为。通过加强全院控制感染的环节管理,如手卫生管理、加强无菌操作、消毒隔离和耐药菌防控、缩短术前住院时间、控制基础疾病、纠正营养不良和低蛋白血症、控制患者术中血糖水平、重视手术中患者保温等综合措施,降低医院感染的发生率,减少抗菌药物过度的预防应用。

(五)培训、评估和督查

1.加强各级人员抗菌药物临床应用和管理培训

医疗机构应强化对医师、药师等相关人员的培训,提倡基于循证医学证据的感染性疾病诊治指南,严格掌握抗菌药物尤其联合应用的适应证,争取目标治疗,减少经验治疗,确保抗菌药物应用适应证、品种选择、给药途径、剂量和疗程对患者是适宜的。

2. 评估抗菌药物使用合理性

（1）根据医疗机构实际情况及各临床科室不同专业特点，科学设定医院和科室的抗菌药物临床应用控制指标，对抗菌药物使用趋势进行分析。

（2）重视抗菌药物处方、医嘱的专项点评。抗菌药物管理工作组应组织感染、临床微生物、药学等相关专业技术人员组成点评小组，结合医院实际情况设定点评目标，重点关注特殊使用级抗菌药物、围手术期（尤其是Ⅰ类切口手术）的预防用药以及重症医学科、感染科、血液科、外科、呼吸科等科室抗菌药物应用情况。

3. 反馈与干预

根据点评结果对不合理使用抗菌药物的突出问题在全院范围内进行通报，对责任人进行告知，对问题频发的责任人，按照有关法律法规和《抗菌药物临床应用管理办法》规定进行处罚。

（1）抗菌药物管理工作组应根据处方点评结果，研究制定针对性的临床用药质量管理等药事管理改进措施，并责成相关部门和科室予以落实。

（2）抗菌药物管理工作组应对存在问题的相关科室、个人进行重点监测以跟踪其改进情况，通过监测-反馈-干预-追踪模式，促进抗菌药物临床应用的持续改进。

4. 加强监督检查

卫生行政部门应当将医疗机构抗菌药物临床应用情况纳入医疗机构考核指标体系，将抗菌药物临床应用情况作为医疗机构定级、评审、评价的重要指标。各级卫生行政部门应当建立抗菌药物临床应用情况公布和诫勉谈话制度，对本行政区域内医疗机构抗菌药物使用量、使用率和使用强度等情况进行监测，定期向本行政区域进行社会公布，并报上级卫生行政部门备案。县级以上地方卫生行政部门负责对辖区内包括乡镇卫生院（村卫生室）、社区卫生服务中心（站）抗菌药物临床应用使用量、使用率等情况进行监控，并予以公示。

【思考题】

（1）简述抗菌药物治疗性使用的基本原则。

（2）简述抗菌药物预防性使用的基本原则。

（3）简述抗菌药物合理使用的管理措施。

（阎　颖）

第七章 重点部门医院感染管理

第一节 重症监护室(ICU)感染预防与控制

【学习目标】
(1)掌握重症监护室医院感染预防与控制、环境卫生学要求。
(2)熟悉重症监护室医院感染危险因素。
(3)了解重症监护室布局流程、功能分区及设施要求。

重症监护病房(intensive care unit, ICU)是医院集中监护和救治重症患者的专业病房,为因各种原因导致一个或多个器官与系统功能障碍危及生命或具有潜在高危因素的患者,及时提供系统的、高质量的医学监护和救治技术。由于大多数患者病情危重、免疫功能受损和频繁接受侵入性操作等原因,ICU 内发生医院感染的危险性远高于其他普通病房,因此,ICU 成为医院感染预防与控制的重点部门。有效的医院感染预防与控制,既可以保障危重患者的安全,同时还可以避免医疗资源的浪费。

一、布局流程、功能分区及设施

(一)布局流程、功能分区

(1)ICU 应位于方便患者转运、检查和治疗的区域,宜接近手术室、医学影像科室、检验科和输血科等。
(2)整体布局遵循洁污分开的原则,医疗区域、医疗辅助用房区域、污物处理区域等相对独立。
(3)有探视通道或探视设备。
(4)床单元使用面积应不少于 15 m²,床间距应大于 1 m。
(5)ICU 内至少配备 1 个单间病室(房),使用面积不少于 18 m²。

(6)有条件的可配备1~2间负压隔离病房,负压病房宜为单人间设计。

(7)具备良好的通风采光条件。

(8)医疗区域内的温度应维持在24±15 ℃,相对湿度维持在30%~60%。

(9)装饰遵循不产尘、不积尘、耐腐蚀、防潮防霉、防静电、容易清洁和消毒的原则。

(10)不应在室内摆放干花、鲜花或盆栽植物,不宜在室内及走廊铺设地毯,不宜在门把手上缠绕织物。

(二)手卫生设施

(1)应配备足够的非手触式洗手设施和速干手消毒剂,洗手设施与床位数比例应不低于1:2,单间病房应每床1套。应使用一次性包装的皂液。

(2)每床应配备速干手消毒剂,医务人员对选用的手消毒剂有良好的接受性。

(3)病室入口处、探视人员更衣处应有手卫生设施。

(4)干手用品宜使用一次性干手纸巾。

二、环境卫生学要求

(一)空气

(1)按照《医院消毒卫生标准》(GB 15982)的要求,重症监护病房属于Ⅱ类环境,空气细菌菌落数应≤4.0 cfu/(皿·15 min)。

(2)ICU空气消毒可采用以下方法之一,并符合相应的技术要求。

1)医疗区域定时开窗通风,每日至少通风2~3次,每次不少于30 min。

2)安装具备空气净化消毒装置的集中空调通风系统,空气净化系统出/回风口应每周清洁消毒1~2次。

3)空气洁净技术:应做好空气洁净设备的维护与监测,保持洁净设备的有效性。

4)空气消毒器:使用者应按照产品说明书正确使用并定期维护,保证空气消毒器的消毒效果。

5)紫外线灯照射消毒。

6)能够使空气达到卫生标准值要求的合法有效的其他空气消毒产品。

(3)新建ICU时,医院应根据自身需求和建设能力,合理选择空气消毒设备,不推荐设计为洁净ICU。

(4)负压隔离病室气体交换每小时至少6次(已建)或12次(新建)。

(二)地面、物体表面

地面、物体表面应保持清洁,每天清洁消毒≥2次。被患者血液、体液、排泄物、分泌物等污染时,应随时清洁并消毒。

(1)计算机键盘等不易清洁的物体宜使用膜覆盖表面,膜表面每天清洁消毒1~2次或更换。

(2)一般性诊疗器械(如听诊器、叩诊锤、手电筒、软尺等)宜专床专用,如交叉使用应一用一消毒。

(3)普通患者持续使用的医疗设备(如监护仪、输液泵、氧气流量表等)表面,应每天清洁消毒1~2次。

(4)普通患者交叉使用的医疗设备(如超声诊断仪、除颤仪、心电图机等)表面,直接接触患者的部分应每位患者使用后立即清洁消毒,不直接接触患者的部分应每周清洁消毒1~2次。

(5)多重耐药菌感染或定植患者使用的医疗器械、设备应专人专用,或一用一消毒。

(6)呼吸机及附属物品的消毒。

1)呼吸机外壳及面板应每天清洁消毒1~2次。

2)呼吸机外部管路及配件应一人一用一消毒或灭菌,长期使用者应每周更换。

3)呼吸机内部管路的消毒按照厂家说明书进行。

(三)床单元

(1)床栏、床旁桌、床头柜等应每天清洁消毒1~2次,达到中水平消毒。

(2)床单、被罩、枕套、床间隔帘应保持清洁,定期更换,如有血液、体液或排泄物等污染,应随时更换。

(3)枕芯、被褥等使用时应保持清洁,防止体液浸湿污染,定期更换,如有血液、体液或排泄物等污染,应随时更换。

(四)便器

(1)便盆及尿壶应专人专用,每天清洗、消毒。

(2)腹泻患者的便盆应一用一消毒。

(3)有条件的医院宜使用专用便盆清洗消毒机处理,一用一消毒。

三、感染危险因素

ICU医院感染危险因素大致归纳为4个方面,即患者方面因素、侵入性操作方面的因素、直接损害免疫系统功能方面的因素和其他因素。

(一)患者方面

患者方面的危险因素包括年龄、合并基础疾病和意识状态等。

(1)年龄:高龄(>60岁),随着年龄的增长,机体各种器官功能老化,免疫功能降低,抵抗力下降,各种慢性疾病不易彻底治愈,出现医院感染后临床表现多不典型,且易与原发病、慢性病互相混淆或被其表现所掩盖。

(2)合并基础疾病:ICU 住院患者多合并基础疾病,如高血压、糖尿病等。其感染因素可能与此类疾病在发展过程中过度消耗机体正常能量,影响机体免疫细胞的杀菌和吞噬能力,从而导致患者免疫力降低,对病原菌易感。

(3)意识状态:由于重症患者病情危重,多数处于昏迷状态,咳嗽和吞咽反射的能力丧失,气道分泌物排出困难,不同程度地造成呼吸衰竭,导致炎症反应。另外,处于昏迷状态的危重患者,胃肠蠕动功能下降,容易发生食物潴留和胃内容物反流,增加误吸的可能性,使医院感染发生的可能性进一步增加。

(二)侵入性操作

侵入性操作主要包括大血管插管、气管切开和插管、人工机械辅助通气、留置导尿等因素。这些因素破坏皮肤和黏膜的屏障,损害了机体的防御系统,把致病菌带入或者为致病菌侵入创造了机会。

(1)大血管插管:包括体外膜肺氧合(extracorporeal membrane oxygenation,ECMO)、主动脉内球囊反搏泵(intra-aortic balloon pump,IABP)、右心漂浮导管(Swan — Gans)监测、血液净化、深静脉置管输液等。这些有创性操作破坏了患者的皮肤黏膜屏障,同时暴露在体外的循环管路和静脉三通等附加装置也极大地增加了医院感染风险。

(2)气管切开或气管插管:危重患者多伴有呼吸衰竭,气管切开或插管留置时间过长,破坏呼吸道屏障和损害防御功能,使口腔及咽部的定植菌侵入下呼吸道,且不利于患者自主咳痰和痰液排出,易发生医院内肺部感染。人工机械辅助通气患者,随着呼吸机通气时间的延长,增加气道与外界直接接触暴露的时间,使病原菌更容易入侵下呼吸道,从而增加诱发肺部感染的可能。

(3)留置导尿:ICU 住院患者病情危重、生活不能自理,留置导尿管对于 ICU 患者是常用的一项基本操作。由于留置尿管使尿道的正常生理环境被破坏,免疫系统的中性粒细胞吞噬功能被减弱,影响了膀胱对细菌的生理性冲刷作用,使细菌容易逆行至膀胱、输尿管、肾脏等泌尿系统器官诱发感染,随着置管时间的不断延长,细菌逆行感染的可能性增大。

(三)免疫系统功能的直接损害

(1)免疫抑制剂的应用:心肺移植、肝肾移植、小肠移植等脏器移植术后为防止机体发生排斥反应,需应用大量免疫抑制剂,从而导致机体免疫系统功能直接损害。

(2)肾上腺皮质激素的应用:肾上腺皮质激素对治疗急危重症患者、结缔组织疾病及过敏性疾病患者起到了重要作用,但应用不当或时间过长则易抑制免疫系统功能,发生医院感染。

(四)其他因素

包括抗生素的应用、住院时间等。

(1)抗生素的应用:抗菌药物在ICU内广泛使用,且使用起点高、时间长,极易促使内源性感染和多重耐药菌株的产生。

(2)住院时间:住院时间长(>4周)与医院感染互为因果关系。住院时间越长,发生医院感染的危险性越大;反之,医院感染又使住院时间延长。

四、医院感染预防与控制

(一)基本要求

(1)建立由科主任、护士长与兼职感染控制人员等组成的ICU医院感染管理小组,全面负责本科室医院感染管理工作。

(2)制定并不断完善ICU医院感染管理相关规章制度,并落实于诊疗、护理工作实践中。

(3)定期研究ICU医院感染预防与控制工作存在的问题和改进方案。

(4)医院感染管理专职人员对ICU医院感染预防与控制措施落实情况进行督查,做好相关记录,并及时反馈检查结果。

(5)针对ICU医院感染特点建立人员岗位培训和继续教育制度。所有工作人员,包括医生、护士、进修人员、实习学生、保洁人员等,接受医院感染预防与控制相关知识和技能的培训。

(6)抗菌药物的应用和管理在相应章节有详细叙述。

(7)医疗废物分类收集,做好交接登记。

(8)医务人员向患者家属宣讲医院感染预防和控制的相关规定。

(二)人员管理

1.医务人员的管理

(1)ICU配备足够数量、受专门训练、具备独立工作能力的专业医务人员,ICU专业医务人员掌握重症医学的基本理论、基础知识和基本操作技术,掌握医院感染预防与控制知识和技能。护士人数与实际床位数之比应不低于3:1。

(2)护理多重耐药菌感染或定植患者时,宜分组进行,人员相对固定。

(3)患有呼吸道感染、腹泻等感染性疾病的医务人员,避免直接接触患者。

2.医务人员的职业防护

(1)医务人员应采取标准预防,防护措施具体如下。

1)口罩的使用:护理免疫功能低下患者、进行体腔穿刺等操作时应戴外科口罩,接触经空气传播或近距离接触经飞沫传播的呼吸道传染病患者时,应戴医用防护口罩。

2)护目镜、防护面罩的使用:在进行诊疗、护理操作,可能发生患者血液、体液、分泌物等喷溅时或近距离接触经飞沫传播的传染病患者时应戴护目镜或防护面罩。为呼吸道传染病患者进行气管切开、气管插管等近距离操作,可能发生患者血液、体液、分泌物喷溅时,应使用全面型防护面罩。

3)手套的使用:接触患者的血液、体液、分泌物、排泄物、呕吐物及污染物品时,应戴清洁手套;进行无菌操作、接触患者破损皮肤、黏膜时,应戴无菌手套。一次性手套应一次性使用。

4)隔离衣与防护服的使用:下列情况应穿隔离衣:接触经接触传播的感染性疾病患者如传染病患者、多重耐药菌感染患者等时;对患者实行保护性隔离时,如大面积烧伤患者、骨髓移植患者等的诊疗、护理时;可能受到患者血液、体液、分泌物、排泄物喷溅时。下列情况应穿防护服:接触甲类或按甲类传染病管理的传染病患者时;接触经空气传播或飞沫传播的传染病患者,可能受到患者血液、体液、分泌物、排泄物喷溅时。

5)帽子的使用:分为布制帽子和一次性帽子。进入污染区和洁净环境前、进行无菌操作时等应戴帽子。被患者血液、体液污染时,应立即更换。布制帽子应保持清洁,每次或每天更换与清洁。一次性帽子应一次性使用。

(2)配备足量的、方便取用的个人防护用品,防护用品应符合国家相关标准,在有效期内使用。

(3)掌握防护用品的正确使用方法。

(4)保持工作服的清洁。

(5)进入ICU可不更鞋,必要时可穿鞋套或更换专用鞋。

(6)乙肝表面抗体阴性者,上岗前宜注射乙肝疫苗。

3.患者的安置与隔离

(1)将感染、疑似感染与非感染患者分区安置。

(2)在标准预防的基础上,根据疾病的传播途径(接触传播、飞沫传播、空气传播),采取相应的隔离与预防措施。

(3)多重耐药菌、泛耐药菌感染或定植患者,单间隔离;如隔离房间不足,可将同类耐药菌感染或定植患者集中安置,并设醒目的标识。

4.探视者的管理

(1)明示探视时间,限制探视者人数。

(2)探视者进入ICU宜穿专用探视服。探视服专床专用,探视日结束后清洗消毒。

(3)探视者进入ICU可不更鞋,必要时可穿鞋套或更换专用鞋。

(4)探视呼吸道感染患者时,探视者应戴一次性帽子、医用防护口罩,如患者有血液、体液、分泌物、排泄物喷溅时,戴护目镜、穿隔离衣。

(5)谢绝患有呼吸道感染性疾病的探视者。

(三)器械相关感染的预防和控制措施

1.中央导管相关血流感染的预防和控制措施

(1)严格掌握中央导管留置指征,每日评估留置导管的必要性,尽早拔除导管。

(2)操作时严格遵守无菌技术操作规程,采取最大无菌屏障。

(3)宜使用有效含量>2 g/L氯已定-乙醇(70%体积分数)溶液局部擦拭2~3遍进行皮肤消毒,作用时间遵循产品的使用说明。

(4)根据患者病情尽可能使用腔数较少的导管。

(5)置管部位不宜选择股静脉。

(6)保持穿刺点干燥,密切观察穿刺部位有无感染征象。

(7)如无感染征象时,不宜常规更换导管。

(8)当怀疑中央导管相关性血流感染时,如无禁忌,立即拔管,导管尖端送微生物检测,同时送静脉血进行微生物检测。

2.导尿管相关尿路感染的预防和控制措施

(1)严格掌握留置导尿指征,每日评估留置导尿管的必要性,尽早拔除导尿管。

(2)操作时严格遵守无菌技术操作规程。

(3)保持尿液引流系统的密闭性,不常规进行膀胱冲洗。

(4)做好导尿管的日常维护,防止滑脱,保持尿道口及会阴部清洁。

(5)保持集尿袋低于膀胱水平,防止返流。

(6)长期留置导尿管宜定期更换,普通导尿管7~10d,更换特殊类型导尿管按说明书更换。

(7)更换导尿管时将集尿袋同时更换。

3.呼吸机相关肺炎的预防和控制措施

(1)每天评估呼吸机及气管插管的必要性,尽早脱机或拔管。

(2)若无禁忌证应将患者头胸部抬高30°~45°,并协助患者翻身拍背及震动排痰。

(3)使用有消毒作用的口腔含漱液进行口腔护理,每6~8 h一次。

(4)在进行与气道相关的操作时,严格遵守无菌技术操作规程。

(5)宜选择经口气管插管。

(6)保持气管切开部位的清洁、干燥。

(7)宜使用气囊上方带侧腔的气管插管,及时清除声门下分泌物。

(8)气囊放气或拔出气管插管前应确认气囊上方的分泌物已被清除。

(9)呼吸机管路湿化液使用无菌水。

(10)呼吸机内外管路做好清洁消毒。

(11)每天评估镇静药使用的必要性,尽早停用。

(四)手术部位感染预防和控制措施

(1)严格掌握患者出入 ICU 的指征,缩短住 ICU 天数。
(2)医务人员接触患者手术部位或者更换手术切口敷料前后应当进行手卫生。
(3)为患者更换切口敷料时,要严格遵守无菌操作技术原则及换药流程。
(4)术后保持引流通畅,根据病情尽早为患者拔除引流管。
(5)医务人员要定时观察患者手术部位切口情况,出现分泌物时应当进行微生物培养,结合微生物报告及患者手术情况,对手术部位感染及时诊断、治疗和监测。

(五)医院感染的监测

(1)常规监测 ICU 患者医院感染发病率、感染部位构成比、病原微生物等,做好医院感染监测相关信息的记录。
(2)积极开展目标性监测,包括呼吸机相关肺炎(VAP)、血管导管相关血流感染(CLBSL)、导尿管相关尿路感染(CAUTI)、多重耐药菌监测,对于疑似感染患者,应采集相应标本做微生物检验和药敏试验。
(3)早期识别医院感染暴发,实施有效的干预措施,具体如下。
1)制定医院感染暴发报告制度,医院感染暴发或疑似暴发时及时报告相关部门。
2)通过收集病例资料、流行病学调查、微生物检验,分析确定可能的传播途径,据此制定并采取相应的控制措施。
3)对疑有某种微生物感染的聚集性发生时,做菌种的同源性鉴定,以确定是否暴发。
(4)每季度对物体表面、医务人员手和空气进行消毒效果监测,当怀疑医院感染暴发、ICU 新建或改建以及病室环境的消毒方法改变时,随时进行监测。
(5)对监测资料进行汇总,分析医院感染发病趋势、相关危险因素和防控工作存在的问题,及时采取积极的预防与控制措施。
(6)有条件时,采用信息系统进行监测。

【思考题】
(1)简述重症监护室医院感染的危险因素。
(2)重症监护室医院感染预防与控制措施包括哪些?
(3)试述重症监护室的布局流程及设施要求。

(徐恭霞)

第二节　新生儿病区感染预防与控制

【学习目标】
(1) 掌握新生儿医院感染预防与控制措施。
(2) 熟悉新生儿医院感染危险因素。
(3) 了解新生儿病区布局流程、功能分区及设施要求。

新生儿病区住院患儿一部分是早产儿或低出生体重儿,一部分是患有各种疾病的新生儿,免疫系统发育不成熟,免疫功能较差,且皮肤黏膜屏障较为薄弱,对外界抵抗力弱,是院内感染的高发人群。近年来,我国发生了多起新生儿医院感染暴发事件,造成了很多家庭的悲剧,社会影响恶劣。因此,加强新生儿病区医院感染预防与控制工作,是医院管理的重点。

一、布局流程、功能分区及设施

新生儿病区建筑布局应当符合环境卫生学和医院感染预防与控制的原则,做到布局流程合理、洁污分区明确、标识正确清晰。新生儿病区应设置在相对独立的区域,规模、床位数应满足患儿医疗救治和医院感染控制的需要,且具备相适应的设备、设施和技术力量。每床净建筑面积为抢救单元≥6 m^2,其他床位≥3 m^2,床间距≥0.9 m。

新生儿病区应当独立设置治疗室、器械处置室、配奶室、洗婴室、隔离室等;必须设置探视通道/设施,监控设施病区全覆盖;应当具备良好的通风、采光条件;应当配备必要的清洁和消毒设施;每个房间内至少设置1套洗手设施,包括洗手池、非手触式流动水洗手设施、清洁剂、干手设施和洗手流程图等,每床配备速干手消毒剂。

二、环境卫生学要求

新生儿病区住院患儿免疫力较弱,侵入性操作多,医护人员与患儿接触频繁。环境中的病原体和条件致病菌可以通过空气、医护人员手接触等传播途径感染患儿。因此,环境卫生对新生儿病区医院感染的预防与控制有重要意义。

新生儿病区为Ⅱ类环境,空气中的细菌菌落总数≤4.0(15 min)cfu/皿,物体表面平均菌落数≤5.0 cfu/cm^2,卫生手消毒后医务人员手表面的菌落总数≤10 cfu/cm^2。新生儿病区应建立手卫生、环境清洁消毒及卫生学监测制度等;建立科室医院感染管理小组,负责落实科室医院感染管理各项要求,培训、指导和督查科内医务人员落实各项措施。

(一)空气消毒方法和要求

新生儿病区应当保持空气清新与流通,每日通风不少于2次,每次15~30 min。可采取自然通风,也可采取机械通风。通风不良的区域可安装空气净化消毒装置,如紫外线消毒、空气消毒器、空气过滤技术等,并按照说明书定期维护空气净化消毒装置。

(二)物体表面消毒方法和要求

新生儿病区室内地面、物体表面每日湿式清洁>2次,高频接触的环境表面每日实施中、低水平消毒>2次。遇到污染,及时清洁消毒。发生感染暴发或物体表面检出多重耐药菌时,应强化清洁与消毒,增加清洁与消毒频率,并根据病原体类型选择消毒剂。使用中的暖箱内表面、新生儿床应用清水清洁即可,不宜使用任何消毒剂。患儿出院后,应对床单元进行终末消毒。

各区域清洁用品(拖把、抹布)、清洁工具应分区使用,实行颜色标记,宜使用微细纤维材料的擦拭布巾和地巾;消毒床单元布巾一床一用,使用后清洗消毒,晾干,分类放置。

三、感染危险因素

新生儿病区患儿发生医院感染的可能性很大,这是由于新生儿免疫系统发育不成熟,治疗过程较复杂且涉及诸多侵入性操作,以及不合理使用抗菌药物等。

(一)新生儿自身因素

新生儿普遍易感,尤其低出生体重儿和早产儿。低出生体重儿和早产儿身体发育不良,身体器官功能不发达,血浆中免疫活性物质水平低、皮下脂肪薄、皮肤防御功能差,因此清除入侵细菌的能力较弱。

(二)侵入性操作因素

侵入性操作如气管插管、静脉置管等,破坏了新生儿皮肤黏膜的完整性,为微生物侵入机体提供了途径,增加了医院感染的危险性。尤其是机械通气,可造成气管黏膜损伤,使气管抵御侵入细菌的能力下降,大大增加了发生感染的机会。有研究显示机械通气是新生儿感染的独立危险因素。

(三)广谱抗菌药物的使用

广谱抗菌药物容易造成新生儿正常菌群紊乱,引起菌群失调、耐药菌株产生等,导致医院感染率上升。

(四)窒息

围生期胎儿因胎盘、脐带、产程异常等因素发生窒息,缺氧状态下二氧化碳刺激呼吸中枢,引起喘息样呼吸,喉部括约肌失去屏障作用,导致大量羊水或胎粪吸入,出现新生儿感染。

四、医院感染预防与控制

新生儿病区应当加强医院感染管理,建立并落实医院感染预防与控制相关规章制度和工作规范,并按照医院感染控制原则设置工作流程,降低医院感染危险。

(一)人员管理

(1)新生儿病区工作人员必须树立严肃认真的工作态度,严格的无菌观念,认真执行各项制度和标准操作规程。

(2)工作人员进入工作区要换(室内)工作服、工作鞋。

(3)工作人员患有皮肤感染、腹泻、呼吸道感染等有传播风险的感染病时,应暂时离岗,待隔离期结束后再返岗。

(4)在流行性感冒、麻疹、病毒性腮腺炎、风疹和水痘等疾病流行期间,或者病区出现此类感染病患者时,照护患儿的工作人员可接种相关疫苗。

(5)根据感染疾病传播途径采取相应的隔离措施,隔离标识明确,医务人员应采取相应的防护措施;发现特殊或不明原因感染的患儿,要按照传染病管理有关规定实施单间隔离、专人护理,并采取相应消毒措施。

(6)若非必要,应限制病房内探视,尽量使用电子探视设施;若必须病房内探视,入室前应进行手卫生,穿隔离衣或清洁探视服,探视服专床专用,探视日结束后清洗消毒;社区发生某种疾病流行或高发时,对探视人员进行筛查,限制探视或提升探视人员防护级别;禁止患有皮肤、呼吸道感染病的人员探视。

(二)物品管理

(1)一次性使用的医疗器械、器具应当符合国家有关规定,不得重复使用。

(2)呼吸机湿化瓶、氧气湿化瓶、吸痰瓶应当每日更换清洗消毒,呼吸机管路消毒按照有关规定执行。

(3)蓝光箱和暖箱应当每日清洁并更换湿化液,一人一用一消毒。同一患儿长期连续使用暖箱和蓝光箱时,应当每周消毒一次,用后终末消毒。

(4)接触患儿皮肤、黏膜的器械、器具及物品应当一人一用一消毒,如雾化吸入器、面罩、氧气管、体温表、吸痰管、浴巾、浴垫等。

(5)患儿使用后的奶嘴用清水清洗干净,高温或微波消毒;奶瓶由配奶室统一回收清洗、高温或高压消毒;盛放奶瓶的容器每日必须清洁消毒;保存奶制品的冰箱要定期清洁与消毒。

(6)新生儿使用的被服、衣物等应当保持清洁,每日至少更换一次,污染后及时更换。

(7) 新生儿应流动水洗澡,所用扑粉、油膏、眼药水等应一人一用,普通新生儿与感染性新生儿应分开洗浴,浴巾应一人一用一消毒,浴池每天用后应及时消毒。特殊或不明原因感染患儿,所用物品优先选择一次性物品,非一次性物品必须一人一用一消毒,不得交叉使用。

(三) 操作管理

(1) 新生儿医务人员在诊疗过程中应当实施标准预防,并严格执行手卫生规范和无菌操作技术,尤其是在进行气管导管、中央静脉导管、导尿管的置管和维护时。

(2) 医务人员在接触患儿前后均应当认真实施手卫生。诊疗和护理操作应当以先早产儿后足月儿、先非感染性患儿后感染性患儿的原则进行。接触血液、体液、分泌物、排泄物等操作时应当戴手套,操作结束后应当立即脱掉手套并洗手。

(四) 合理使用抗菌药物

长期使用抗菌药物易使体内菌群紊乱,破坏体内生态平衡,机体防御屏障遭到破坏,增加革兰阴性杆菌和真菌感染机会。医生应严格掌握抗菌药物的应用指征,根据本区域新生儿感染病原菌的流行分布和耐药情况,结合新生儿的用药特点及药敏结果选用抗菌药物,尽可能不使用广谱抗菌药物,并减少联合应用抗菌药物。

(五) 监测

新生儿病区按照规定建立新生儿病室医院感染监控和报告制度,开展必要的环境卫生学监测和新生儿医院感染目标性监测。针对监测结果,应当进行分析和整改。存在严重医院感染隐患时,应当立即停止接收新患儿,并将在院患儿转出。

(六) 医疗废物管理

医疗废物和生活垃圾分开存放。按要求做好医疗废物的分类收集、处置,由专人密闭转运到指定地点。明确患有传染病或不明原因感染患儿产生的生活垃圾需按照医疗废物处理。

【思考题】
(1) 发现特殊或不明原因感染患儿,如何实施隔离措施?
(2) 蓝光箱和暖箱怎样清洁消毒?
(3) 新生儿病区探视人员管理要求有哪些?

(王 云)

第三节 手术部(室)感染预防与控制

【学习目标】
(1)掌握手术部(室)医院感染预防与控制的具体管理要求。
(2)熟悉手术部(室)的布局流程、功能分区、手术部位感染危险因素。
(3)了解手术部(室)的建筑要求、设施设备要求和环境卫生学要求。

手术室作为医院重要的组成部分,担负着对危急症患者进行手术和抢救的任务,其工作质量可直接影响手术患者的预后和治疗效果。手术室亦是医院感染的重点部门,其发生医院感染的危险性较普通病房高 5~10 倍。手术部位感染(surgical site infection, SSI)是外科手术后常见的严重并发症,SSI 增加患者痛苦,延长住院时间,增加患者的经济负担,严重的甚至可危及生命,做好手术室医院感染预防与控制是降低手术部位感染的重要环节。

一、布局流程、功能分区及设施

(一)建筑要求

(1)手术部(室)所在楼宇应远离污染源,处于上风侧,不宜设在首层和高层建筑的顶层。
(2)手术部(室)应设置在独立区域,靠近手术科室、重症医学科、消毒供应中心、病理科、输血科、放射科等部门。
(3)手术部(室)天花板、墙面应光滑、无裂隙、耐腐蚀、保温、隔声、防火,便于清洁和消毒;地面应防滑、耐腐蚀、易清洗。不设地漏,墙面与地面、天花板处呈弧形,防止积尘。
(4)手术部(室)温度保持 22~25 ℃,相对湿度 40%~60%,噪声≤40~50 dB,走廊宽度应不小于 2.5 m,手术室的净高宜为 2.8~3.0 m,手术间门的净宽不宜小于 1.4 m。
(5)目前国内手术部(室)通常分为非洁净手术部(室)和洁净手术部(室),手术室面积和手术间数量应符合医院建设方面的有关规定,并与医院的规模、性质、功能服务相适应,兼顾未来发展规划的需要。

(二)布局流程及功能分区

应符合便于疏散、流程路径便捷和洁污分明的原则,设工作人员出入通道、患者出入通道和器械敷料循环供应通道,物流做到洁污分开、流向合理。

1.非洁净手术部(室)

(1)设限制区(无菌手术间、隔离手术间、刷手间、器械敷料及药品存放区)、半限制区(污染手术间、器械敷料准备室、麻醉准备室、通向限制区的走廊等)和非限制区(更衣室、石膏室、标本间、污物处理间、麻醉复苏室、护士办公室、医护人员休息室、餐厅、手术患者家属休息室等),各区标识明确,区域间有物理屏障。

(2)感染手术间设在靠近手术室入口处,自成独立区域并设缓冲间(面积不小于3 m²)。

(3)外科手消毒设施应便捷有效,洗手池不应设门。

2.洁净手术部(室)

洁净手术部(室)是采用空气净化技术,把手术环境空气中的微生物粒子及微粒总量降到允许水平的手术室,洁净用房等级可分为Ⅰ级、Ⅱ级、Ⅲ级、Ⅳ级(数字越高,净化级别越低)。

(1)分为洁净区(洁净手术室用房和洁净辅助用房)和非洁净区(非洁净辅助用房),两区之间设缓冲间或传递窗。

(2)洁净区内按对空气洁净度级别的不同要求分区,不同区之间宜使用分区隔断门,相互连通的不同洁净度级别的洁净用房之间,洁净度高的用房应对洁净度低的用房保持相对正压。最小静压差应大于或等于5 Pa,最大静压差应小于20 Pa,不应因压差而产生哨音或影响开门。高洁净级别的手术间设置在手术室内干扰较小的区域。

(3)中间通道为洁净走廊(Ⅳ级),外走廊为清洁走廊;负压手术间应设置在靠近手术室入口处,自成独立区域并设缓冲间(面积不小于3 m²);外科手消毒设施应便捷有效,洗手池不应设门。

(4)每2~4间洁净手术室应单独设立1间刷手间,刷手间不应设门;如刷手池设在洁净走廊上,应不影响交通和环境卫生。

(5)医护人员应在非洁净区换鞋、更衣后进入洁净区,并在手卫生后进入手术室,术前穿手术衣和戴手套,术毕应原路退出手术部。患者从非洁净区进入后,应在洁净区换洁车或清洁车辆,并应在洁净区进行麻醉、手术和恢复,术后退出手术部至病房或ICU。无菌物品在消毒供应中心消毒后,通过密闭转运或专用洁净通道进入洁净区,并应在洁净区无菌储存,按要求送入手术室。

(三)设施设备要求

(1)洁净手术室(部)基本设备见表7-1,非洁净手术室(部)设备可根据实际医疗服务需求配备设施装备。

(2)洗手间应配备非接触式水龙头、抗菌洗手液、手消毒液、非接触式出液器、干手设施及洗手流程图、计时器等。

表 7-1 洁净手术室基本设备

装备名称	每间最低配置数量
无影灯	1 套
手术台	1 台
计时器	1 只
医用气源装置	2 套
麻醉气体排放装置	1 套
医用吊塔、吊架	根据需要配置
免提对讲电话	1 部
观片灯(嵌入式)或终端显示屏	根据需要配置
保暖柜	1 个
药品柜(嵌入式)	1 个
器械柜(嵌入式)	1 个
麻醉柜(嵌入式)	1 个
净化空调参数显示调控面板	1 块
微压计(最小分辨率达 1 Pa)	1 台
记录板	1 块

二、环境卫生学要求

(1)每季度开展环境空气、物体表面消毒效果监测。

1)非洁净手术室(部)为Ⅱ类环境,空气平均菌落数≤4 cfu/(15 min · Φ90 mm 平皿),物体表面平均菌落数≤10 cfu/cm^2。

2)洁净手术室(部)为Ⅰ类环境,根据洁净用房数量合理安排每次监测的房间数,保证每个洁净房间每年至少监测 1 次。空气平均菌落数要求见表 7-2 和表 7-3,物体表面平均菌落数≤5 cfu/cm^2。

(2)每季度开展手卫生消毒效果监测,外科手消毒后医务人员手表面的菌落总数≤5 cfu/cm^2。

(3)每季度开展消毒液染菌量监测,使用中手消毒剂的菌落总数应≤100 cfu/mL,不得检出致病性微生物。

(4)洁净手术室(部)每日监测性能指标(温度、相对湿度和静压差等),每季度进行洁净度级别检验,要求见表 7-4。

(5)洁净手术室(部)新建、改建验收,空气消毒设备与净化空调设备检修或更换后,应进行手术部(室)静态空气细菌菌落总数监测。

（6）怀疑医院感染暴发或疑似暴发与医院环境有关时,应进行目标微生物检测。

表 7-2 洁净手术室(部)用房分级标准

洁净用房等级	沉降法(浮游法)细菌最大平均浓度		空气洁净度级别	
	手术区	周边区	手术区	周边区
Ⅰ	0.2 cfu/30 min·Φ90 皿(5 cfu/m³)	0.4 cfu/30 min·Φ90 皿(10 cfu/m³)	5 级	6 级
Ⅱ	0.75 cfu/30 min·Φ90 皿(25 cfu/m³)	1.5 cfu/30 min·Φ90 皿(50 cfu/m³)	6 级	7 级
Ⅲ	2 cfu/30 min·Φ90 皿(75 cfu/m³)	4 cfu/30 min·Φ90 皿(150 cfu/m³)	7 级	8 级
Ⅳ	6 cfu/30 min·Φ90 皿		8.5 级	

表 7-3 洁净辅助用房的分级标准

洁净用房等级	沉降法(浮游法)细菌最大平均浓度	空气洁净度级别
Ⅰ	局部集中送风区域:0.2 个/30 min·Φ90 皿 其他区域:0.4 个/30 min·Φ90 皿	局部 5 级,其他区域 6 级
Ⅱ	1.5 cfu/30 min·Φ90 皿	7 级
Ⅲ	4 cfu/30 min·Φ90 皿	8 级
Ⅳ	6 cfu/30 min·Φ90 皿	8.5 级

表 7-4 洁净室的洁净度级别规定

洁净级别	≥0.5 μm 的粒子数(N)/m³	≥5 μm 的粒子数(N)/m³
5	350<N≤3 500	0
6	3 500<N≤35 200	N≤293
7	35 200<N≤352 000	293<N≤2 930
8	352 000<N≤3 520 000	2 930<N≤29 300
8.5	3 520 000<N≤11 120 000	29 300<N≤92 500

三、感染危险因素

(一) 患者对感染的抵抗力下降

患者术前患有基础疾病(糖尿病、肥胖、恶性肿瘤、贫血、营养不良等),机体应激能力和免疫功能均处于较低水平,影响术后机体对创伤的修复,延缓机体组织愈合,降低抗感染能力。术前住院时间长,进行侵入性操作,手术难度大,发生手术部位感染(SSI)的风险增加。

(二) 患者术前皮肤准备不到位

患者术前皮肤清洁不彻底、备皮时机和方法不正确,术区皮肤消毒不到位,手术时皮肤一经切开,切开处的组织即可被自身细菌污染。

(三) 手术人员因素

手术人员着装、外科洗手和外科手消毒不符合要求,手部、头发和鼻部的暂居菌污染切口;手术技术不娴熟,切口的处理方法不当,手术持续时间大于 3 h,术中无菌操作不严,组织处理不当,出血量过多,切口冲洗不够完善,切口缝合时张力过高,缝合部位的缺血,引流管放置不当或局部存在无效死腔等,均可增加术后手术部位感染的机会。

(四) 手术室环境因素

手术过程中参观人员过多、活动频繁导致手术室内空气流动的细菌增加,手术室空气洁净设备运行障碍或管理问题导致手术室空气洁净度未达到无菌手术操作要求,两台手术间隔时间较短。

(五) 手术室物品因素

手术器械使用后预处理不到位,形成生物膜导致清洗消毒难度大,灭菌不彻底;器械清洗后漂洗不充分,清洗剂残留;手术器械、无菌辅料、用品等存放或使用过程中被污染。

四、医院感染预防与控制

(一) 改善患者的全身情况

(1)术前积极改善患者的全身情况,使患者处于手术的最佳状态,严格控制患者的血糖水平(血糖<11.2 mmol/L);择期手术患者术前要增加营养,改善营养不良状况;积极治疗原有感染,尽量缩短手术前住院时间。

(2)术后在能进食的情况下,给予高蛋白、高热量饮食,以改善局部和全身情况,增加机体防御能力,促进手术切口的早日愈合,降低切口感染率。

(二)加强手术室人员管理

(1)限制与手术无关人员进入手术室,每间手术间参观人数不超过3人,手术人员及参观人员进入手术室后,尽量减少活动,不可互串手术间,参观人员与术者距离大于30 cm,参观手术脚蹬高度不应超过3人。

(2)进入手术室的工作人员按手术室规定着装,术者(医生、护士)按规范进行外科手消毒,手术全过程严格无菌操作,不断提升手术人员的外科技术和技巧。

(3)患者术前一晚沐浴或擦浴后穿清洁的病患服,进手术室前戴一次性医用帽,脱除鞋袜。不建议剃除手术部位的毛发,如必须剃除毛发,应在临近手术时使用剪刀或脱毛剂。

(4)术前根据指南合理预防性使用抗菌药物(针对术中可能的污染菌选择药物,术前30~60 min给药,并考虑药物半衰期),严格对手术区皮肤进行消毒(应用以酒精为主的消毒液进行消毒,消毒方法为以手术切口为中心向外15 cm以上,由内向外,由上向下)。

(5)在手术中和麻醉复苏阶段后立即予以较高流量的氧气,闭合切口后应持续吸氧至少2 h;患者在围手术期应保持深部体温≥36 ℃。

(6)特殊感染患者(传染病或多重耐药菌感染等),手术人员应根据传播途径采取额外预防措施,将患者安置在隔离手术间或负压手术间,条件不允许时,安排在当日的最后一台手术,手术结束后进行终末消毒。

(三)加强手术室环境清洁消毒

(1)实施湿式清洁,不同区域、不同级别手术间使用的清洁用具应标识明确,分开使用,使用后清洗、消毒后干燥备用。

(2)每日开始手术前30 min,对手术间所有物体表面完成清洁;连台手术时,物体表面若无可见污染,宜用清水擦拭,若有可见污染,应及时清洁消毒;当日手术全部结束后,对手术间各种设施、仪器等物体表面及地面进行终末消毒。

(3)洁净手术室(部)各功能区域的空气净化系统应独立设置,手术间内保持正压(负压手术间保持负压),各等级用房的最小换气次数(Ⅱ级24次/h、Ⅲ级18次/h、Ⅳ级12次/h)和最小新风量(15~20 m³/h)应符合要求。

(4)洁净手术室(部)空气净化系统应在手术前30 min开启,连续运行至手术结束清洁消毒工作完成后;手术间的门随时保持关闭状态,减少手术门打开频次;接台手术时,应满足各等级用房自净时间要求(Ⅰ级10 min,Ⅱ级和Ⅲ级20 min,Ⅳ级30 min)。

(四)加强手术室物品质量控制

(1)进入手术室的物品、仪器设备应去除外包装,彻底清洁后方可进入。

(2)无菌物品与非无菌物品应分开分室放置,安排专人负责,限制无关人员出入,储存区温湿度符合规范要求;使用前确认有效期和包装的完整性。

(3)使用后的复用手术器械手术护士应及时使用酶清洗液进行预处理,擦除器械上的血液及黏染物,分类清点后放置在专用回收容器内,经器械敷料专用污染通道封闭式送至消毒供应中心,选择合适的清洗消毒灭菌方法,并监测灭菌效果,合格后方可使用。朊病毒等特殊污染器械处理应当符合国家发布的要求。

(4)外来器械及植入物的使用应登记齐全,按照产品说明进行清洗消毒和灭菌,并达到国家规定的要求。

(5)外用冲洗溶液现开现用,手术结束后未用完的应弃去;复用麻醉器材应一人一用一消毒,特殊感染患者尽可能使用一次性器材。

(6)接送患者的平车应保持清洁,平车上的铺单一人一换。

【思考题】

(1)论述手术部(室)医院感染预防与控制的主要措施。
(2)简述手术部(室)的布局流程、功能分区。
(3)简述手术部位感染的危险因素。

(索继江　夏婷婷)

第四节　消毒供应中心医院感染预防与控制

【学习目标】

(1)了解消毒供应中心建筑布局及设备设施要求。
(2)了解器械、外来医疗器械及植入物、设备设施、职业暴露的感染危险因素。
(3)熟悉器械、外来医疗器械及植入物、设备设施、职业暴露的感染预防与控制措施。

消毒供应中心是医院内承担各科室所有重复使用诊疗器械、器具和物品的清洗、消毒、灭菌以及无菌物品供应的部门。现代医院消毒供应中心供应器械物品种类繁多,器械结构复杂、精密、贵重,涉及科室广,使用周转快,每项工作均关系到医疗、教学、科研的质量。如果消毒灭菌不彻底会引起医院感染的发生,供应物品不完善可影响诊断与治疗,因此做好消毒供应中心的工作是十分重要的,是防止医院感染发生的重要组成部分。

一、布局流程、功能分区及设施

(一) 消毒供应中心建筑要求与布局流程

1. 基本原则

医院消毒供应中心的新建、扩建和改建,应遵循医院感染预防与控制的原则,遵守国家法律法规对医院建筑和职业防护的相关要求,进行充分论证。

2. 建筑要求

(1) 消毒供应中心宜接近手术室、产房和临床科室,或与手术室之间有物品直接传递专用通道,不宜建在地下室或半地下室。

(2) 周围环境应清洁、无污染源,区域相对独立,内部通风、采光良好。

(3) 建筑面积应符合医院建设方面的有关规定并与医院的规模、性质、任务相适应,兼顾未来发展规划的需要。

(4) 工作区域的天花板、墙壁应无裂隙,不落尘,便于清洗和消毒;地面与墙面踢脚及所有阴角均应为弧形设计;电源插座应采用防水安全型;地面应防滑、易清洗、耐腐蚀;地漏应采用防返溢式;污水应集中至医院污水处理系统。

3. 布局流程

(1) 消毒供应中心分为工作区域和辅助区域,工作区域包括去污区、检查包装及灭菌区(含独立的敷料制备或包装间)、无菌物品存放区;辅助区域包括工作人员更衣室、值班室、办公室、休息室、卫生间等。

(2) 工作区整体布局应呈单向分布式,区域按由"污"到"洁"的作业流程进行分布,即依次为回收、分类、清洗、消毒、干燥、器械检查与保养、包装、灭菌、储存及无菌物品发放。去污区和清洁区应分别设置缓冲。采用强制性卫生通道方式,将人流、物流分开,不交叉、不逆行。去污区与检查包装及灭菌区之间应设物品传递窗,方便物品传递,并分别设置人员出入缓冲间(带)。各区之间应有建筑隔断,标识明显。

(二) 消毒供应中心功能分区

(1) 去污区:消毒供应中心内对重复使用的诊疗器械、器具和物品,进行回收、分类、清洗、消毒(包括运送器具的清洗消毒等)的区域,为污染区域。

(2) 检查包装及灭菌区:消毒供应中心内对去污后的诊疗器械、器具和物品,进行检查、装配、包装及灭菌(包括敷料制作等)的区域,为清洁区域。

(3) 无菌物品存放区:消毒供应中心内存放、保管、发放无菌物品的区域,为清洁区域。

(三) 消毒供应中心设备设施

(1) 医院应根据消毒供应中心的规模、任务及工作量,合理配置清洗消毒设备及配套设施。设备设施应符合国家相关规定。

（2）应配有污物回收器具、分类台、手工清洗池、压力水枪、压力气枪、超声清洗装置、干燥设备及相应清洗用品等,应配备机械清洗消毒设备。

（3）应配有器械检查台、包装台、器械柜、敷料柜、包装材料切割机、医用热封机、清洁物品装载设备及带光源放大镜、压力气枪、绝缘检测仪等。

（4）应配有压力蒸汽灭菌器,无菌物品装载、卸载设备等。根据需要配备灭菌蒸汽发生器、低温灭菌、干热灭菌及相应的监测设备等。各类灭菌设备应符合国家相关标准,并设有配套的辅助设备。

（5）应配有水处理设备。

（6）应配备无菌物品存放设施及运送器具等。

（7）宜在环氧乙烷、过氧化氢低温等离子、低温甲醛蒸汽灭菌等工作区域配置相应环境有害气体浓度超标报警器。

（8）根据工作岗位的不同需要,应配备相应的个人防护用品,包括圆帽、口罩、隔离衣或防水围裙、手套、专用鞋、护目镜、面罩等。去污区应配置洗眼装置。

二、环境卫生学要求

1.空气质量要求

（1）消毒供应中心的空气流向由洁到污;采用机械通风的,去污区保持相对负压,检查包装及灭菌区保持相对正压。工作区域温度、相对湿度、机械通风的换气次数宜符合表7-5的要求,照明宜符合表7-6的要求。

表7-5　工作区域温度、相对湿度及机械通风换气次数要求

工作区域	温度/℃	相对湿度/%	换气次数/(次/h)
去污区	16~21	30~60	≥10
检查包装及灭菌区	20~23	30~60	≥10
无菌物品存放区	低于24	低于70	4~10

表7-6　工作区域照明要求

工作面/功能	最低照度/lx	平均照度/lx	最高照度/lx
普通检查	500	750	1 000
精细检查	1 000	1 500	2 000
清洗池	500	750	1 000
普通工作区域	200	300	500
无菌物品存放区域	200	300	500

(2)检查包装及灭菌区和无菌物品存放区属于Ⅲ类环境,空气平均菌落数≤4.0 (5 min) cfu/皿。

(3)应每年对环氧乙烷灭菌环境进行浓度监测,环氧乙烷灭菌器工作环境的环氧乙烷浓度应<2 mg/m³。

2.物体表面要求

(1)各区域物体表面、地面保持清洁,如遇明显污染时,先去除可见污染物,然后清洁,并根据病原体种类采取相应的消毒方法进行处理。

(2)对桌面、台面、门把手、灯开关、水龙头、电脑键盘、鼠标等频繁接触的物体表面应每天清洁、消毒。

(3)拖布(头)和抹布应分区域使用,使用后清洗、消毒,干燥后备用。推荐使用脱卸式拖头。

(4)物体表面平均菌落数≤10.0 cfu/cm²。

三、感染危险因素

(一)器械的感染危险因素

1.回收的感染危险因素

(1)临床使用后的诊疗器械、器具和物品未及时进行预处理或未放在封闭容器中,导致器械处理难度增加、感染风险增加。

(2)特殊感染的诊疗器械、器具和物品未双层封闭包装,做明显标记,或未单独回收,存在交叉污染的风险。

(3)回收时在诊疗场所清点污染器械、器具和物品,有造成周围环境污染的风险。

(4)回收过程中手卫生执行不到位,未及时更换手套或戴污染手套触摸公共环境,造成周围环境污染的风险。

(5)未按固定的污染物品回收线路进行回收,与清洁物品或人员共用通道,存在污染的风险。

2.清洗、消毒、干燥的感染危险因素

(1)清洗消毒流程不符合要求。未根据器械、器具和物品的结构、污染种类和材质进行分类清洗,可拆卸器械未拆开后清洗。

(2)清洗消毒用水水质不符合要求,或清洗剂、消毒剂质量不符合要求。

(3)清洗剂或消毒剂的配置及使用方法不正确,未按照说明书要求进行配制和使用。

(4)机械清洗时清洗程序选择错误、装载不符合要求或物理参数不符合要求等,导致器械清洗不彻底,或未达到消毒水平。

(5)化学消毒的消毒液浓度、消毒时间、消毒液温度不符合要求。

(6)器械清洗质量不符合要求,器械上有血渍、污渍、水垢、白斑等残留物质。

(7)器械潮湿,干燥不彻底,或干燥温度、干燥时间等不符合要求。

3.检查、包装的感染危险因素

(1)未逐一检查清洗消毒后的器械、器具和物品的清洗质量、功能状态,导致清洗质量、干燥质量、功能状态等不合格的器械进行包装。

(2)锐利器械未采取保护措施,有刺破包装材料的风险。

(3)器械阀门未处于开放状态,或软质管腔器械未盘绕放置等,存在灭菌介质不易穿透的风险。

(4)器械包、敷料包重量或体积超标。

(5)包装材料和包装方法不符合无菌屏障的要求。

4.灭菌的感染危险因素

(1)灭菌条件未达到要求即开始灭菌。

(2)未根据待灭菌物品、包装材料的性质和类别选择合适的灭菌方式。

(3)灭菌程序选择错误。

(4)灭菌物品装载不符合要求,装载量过大或摆放、叠放,导致灭菌介质难以穿透灭菌物品。

5.无菌物品存放、发放的感染危险因素

(1)压力蒸汽灭菌物品未降至室温进行卸载或发放,导致湿包的产生。

(2)储存环境不符合要求,储存温度、相对湿度超标,易造成细菌滋生。

(3)未落实无菌物品发放查对制度,发放不合格的灭菌物品,如发放湿包、破损包、过期包等。

(4)运送的容器不清洁或密闭不严,运送途中灭菌物品被污染或存在被污染的风险等。

6.监测的感染危险因素

(1)未及时监测。

(2)监测方法不正确或不规范,或未按要求进行清洗、消毒或灭菌效果等监测。

(3)监测结果不合格未及时发现,或判断错误后进行物品的发放。

(4)未及时对不合格的物品进行召回,或召回物品不齐全,患者已经使用。

(5)监测资料记录不完整,质量控制不到位。

(二)外来医疗器械及植入物的感染危险因素

外来医疗器械是由器械供应商租借给医院可重复使用,主要用于与植入物相关手术的器械。植入物是放置于外科操作造成的或者生理存在的体腔中,留存时间为30 d或者以上的可植入性医疗器械。常见于骨科、神经外科、口腔科、耳鼻喉科、胸外科等手术。

由于外来医疗器械价格昂贵,且为了配合植入性手术使用,一般医院不购买此类器械,由植入物供应商免费提供外来医疗器械供医院使用,器械供应商为节约成本,一套器械会在多家医院甚至不同城市间进行流转使用,各家医院处理水平参差不齐,加上器械结构复杂难以清洗,因此,存在较大安全隐患。主要的感染危险因素包括:

(1)器械结构复杂,清洗难度大,操作人员不固定,没有经过专业培训,造成清洗不彻底,影响灭菌效果。

(2)器械供应商与消毒供应中心人员交接不清,造成器械缺失,影响患者使用。

(3)器械数量多,品种繁杂,超大超重,未遵循说明书进行清洗、消毒、包装及灭菌,造成灭菌失败。

(4)灭菌植入物时未做生物监测即发放使用,易引发感染风险。

(5)器械周转快,专业性强,价格昂贵,患者使用后没有进行清洗消毒即送往另外医院循环使用,造成器械清洗难度加大,器械腐蚀或导致生物膜的产生,增加感染风险。

(三)设备设施相关的感染危险因素

1.清洗消毒设备的感染危险因素

(1)使用前未进行设备工作条件的检查,清洗剂的储量不足导致清洗过程中清洗剂缺失。

(2)清洗时喷淋臂故障不能正常旋转或装载不合理阻挡喷淋臂旋转、喷淋孔堵塞水流不能正常喷淋等,造成器械清洗不彻底。

(3)清洗消毒设备维护保养不及时,未定期对清洗剂抽吸量的准确性进行校验或未及时更换抽吸泵管,导致清洗剂抽吸量不准确,清洗不彻底。

(4)未对清洗消毒设备的参数定期进行校验,存在参数不准确现象,影响清洗和消毒效果。

(5)清洗消毒设备故障,维修不及时。

2.灭菌设备的感染危险因素

(1)压力蒸汽灭菌器的感染危险因素。

1)灭菌器使用前未进行设备工作条件及安全检查。水压、电压、蒸汽及压缩空气压力不符合使用要求;压力表未处于"零"的位置;灭菌器冷凝水排水口有异物未及时清理,柜门密封圈不平整或出现破损未及时发现,柜内壁不清洁等。

2)未对灭菌器进行预热或预热不充分。

3)开始灭菌前未进行B-D试验,或未按要求空载进行B-D试验。

4)设备操作流程不符合要求,装载不符合要求。

5)未根据说明书的要求定期进行灭菌设备参数准确性的检测,灭菌参数不符合要求。

6)未定期进行设备维护和保养,密封圈和空气过滤器等未及时更换。

7)压力表、安全阀未定期进行检测。

8)灭菌设备故障未及时发现并处理,存在安全隐患。

(2)过氧化氢气体等离子体低温灭菌器的感染危险因素。

1)灭菌器使用前未进行设备工作条件及安全检查。

2)灭菌物品与灭菌方式不兼容,或灭菌物品与灭菌器型号、灭菌程序不兼容。

3)灭菌物品干燥不彻底,导致灭菌过程终止或灭菌失败。

4)灭菌物品触碰灭菌器舱门、电极网,或遮挡紫外线浓度检测灯。

5)包装材料与灭菌方式不兼容,存在吸附作用,影响灭菌效果。

6)设备操作流程不符合要求,装载不符合要求。

7)未根据说明书的要求定期进行设备维护和保养、灭菌设备参数准确性的检测,灭菌参数不符合要求。

8)灭菌设备故障未及时发现并处理,如故障导致未刺破灭菌剂胶囊或灭菌剂未完全被抽出。

(3)环氧乙烷灭菌器的感染危险因素。

1)灭菌器使用前未进行设备工作条件及安全检查。

2)灭菌物品选择不正确,与灭菌方式不兼容。

3)包装材料不符合要求,与灭菌方式不兼容。

4)未执行标准的灭菌操作流程,装载不符合要求。

5)未根据说明书的要求定期进行设备维护及保养、灭菌设备参数准确性的检测,灭菌参数不符合要求。

6)未及时监测环境中环氧乙烷残留气体的浓度。

7)灭菌设备故障未及时发现并处理。

(4)低温蒸汽甲醛灭菌器的感染危险因素。

1)灭菌器使用前未进行设备工作条件及安全检查。

2)灭菌物品选择不正确,与灭菌方式不兼容。

3)包装材料不符合要求,与灭菌方式不兼容。

4)未执行标准的灭菌操作流程,装载不符合要求。

5)未根据说明书的要求定期进行设备维护和保养、灭菌设备参数准确性的检测,灭菌参数不符合要求。

6)环境中甲醛浓度不符合国家规范要求。

7)灭菌设备故障未及时发现并处理。

3.其他设备的感染危险因素

(1)干燥柜的感染危险因素。

1)干燥方法选择不正确。

2)干燥柜的干燥温度及干燥时间设置不符合要求。

3)物品装载不规范。

4)干燥柜未定期维护和保养,设置温度与实际温度存在较大误差。

(2)医用热封机的感染危险因素。
1)医用热封机的压力和温度不符合要求。
2)操作流程不规范。
3)未按要求进行定期维护保养,清除滚轮上异物。
4)每天使用前未进行封口性能测试,或测试方法不正确。
(3)空气压缩机的感染危险因素。
1)压缩空气为非洁净压缩空气。
2)压缩空气气罐未及时按照说明书要求进行维护、排水。
3)空气压缩机未安装过滤措施,或过滤装置未达到标准要求,或未及时更换过滤器材,导致压缩空气质量不达标。
(4)压力水枪、气枪的感染危险因素。
1)气枪未安装空气过滤装置。
2)压力水枪和气枪的压力调节不正确,压力过大或过小。
3)消毒后直接使用的物品采用气枪干燥操作不规范,未对气枪进行清洁消毒,气枪存在污染现象。
(5)水处理设备的感染危险因素。
1)过滤装置未定期更换滤材。
2)未及时添加树脂盐或反洗不及时。
3)水质不符合要求。
4)盐桶、储水罐及输水管路未定期清洁消毒。

(四)职业暴露的感染危险因素

1.物理性因素

(1)锐器伤:在工作人员回收、清洗被污染过的玻璃用品、针头、穿刺针头、手术器械,拿取锐器或清洗方法不当时,造成皮肤黏膜的损伤。

(2)烫伤:在采用煮沸消毒、取出干燥柜的器械、清洗消毒后器械卸载、开启压力蒸汽灭菌器、灭菌后物品卸载等工作过程中,未使用防烫伤防护用具、违反操作规程及其他原因,导致高温固体、液体、气体对工作人员造成伤害。

(3)机械性运动伤:工作人员在操作时,如人力搬运货物、装卸载、推车过程中,姿势不正确,工具或操作台不符合人体功能学,负荷超重,操作不当等引起扭伤、拉伤、撞击伤等。

(4)噪声:清洗机和灭菌器在运行过程中以及在使用压力气枪时产生的噪音,对工作人员造成的听力伤害。

(5)空气污染:工作人员在刷洗器械、使用压力气枪或压力水枪时,产生的气溶胶对未戴防护面罩的人员造成的伤害。

2.化学性因素

(1)清洗剂:在使用清洗剂时,工作人员操作不当或未采取防护措施时,对皮肤黏膜造成的伤害。

(2)消毒剂:工作人员在使用消毒剂时,未能遵循操作规范,裸手接触消毒剂或溅在皮肤上,可引起局部灼伤,溅入眼内可导致烧伤。

(3)灭菌剂:工作人员在使用环氧乙烷低温化学灭菌器的过程中,由于操作不当、未安装合格的排风系统及机器发生故障等原因,会造成环氧乙烷残余量增加或泄露,增加职业伤害的危险。

3.生物性因素

在回收、分类、清洗时,工作人员接触污染的诊疗器械、器具和物品,发生职业暴露对其造成的伤害。

4.心理性因素

由于工作紧张,心理压力大、超负荷工作等因素对工作人员造成的伤害。

(五)医疗废物的感染危险因素

(1)医疗废物未及时收集。

(2)医疗废物处置不规范。

四、医院感染预防与控制

(一)器械的感染预防与控制

1.回收的感染预防与控制

(1)使用者在使用后及时去除诊疗器械、器具和物品上的明显污物,根据需要做保湿处理。

(2)使用后的诊疗器械、器具和物品置于封闭的容器中进行密闭回收,精密器械采用保护措施。

(3)避免在公共场所进行污染器械的清点,应在消毒供应中心的去污区对污染的器械、器具和物品进行清点。

(4)回收过程中严格执行手卫生,及时更换污染手套,避免戴污染手套触摸公共环境。

(5)被朊病毒、气性坏疽及突发原因不明的传染病病原体污染的诊疗器械、器具和物品,使用者应双层封闭包装并标明感染性疾病名称,由消毒供应中心单独回收处理。

(6)回收污染物品时固定专用路线,避免与清洁物品或人员共用,减少污染的风险。

(7)回收工具每次使用后,应清洗、消毒、干燥以备用。

2.清洗、消毒的感染预防与控制

(1)应根据器械物品材质、污染程度、污染种类、精密程度等进行分类处理,可拆卸器械进行拆开后清洗。

(2)根据器械、器具、物品的性质选择清洗方法,如机械清洗或手工清洗。

(3)根据污染种类选择合适的清洗剂,根据耐湿热程度选择消毒方法,清洗剂及消毒剂在有效期内使用,按照厂家说明书要求进行合理配置与使用。

(4)清洗步骤应包括冲洗、洗涤、漂洗、终末漂洗,终末漂洗用水电导率应≤15 μS/cm(25 ℃)。

(5)清洗后的器械、器具和物品应进行消毒处理,首选机械湿热消毒,也可采用75%的乙醇、酸性氧化电位水或其他消毒剂进行消毒。

(6)湿热消毒应采用经纯化的水,电导率≤15 μS/cm(25 ℃)。湿热消毒方法的温度及时间应符合表7-7的要求。消毒后直接使用的诊疗器械、器具和物品湿热消毒温度应≥90 ℃,时间≥5 min,或 A_0 值≥3 000;消毒后继续灭菌处理的其湿热消毒温度应≥90 ℃,时间≥1 min,或 A_0 值≥600。其他消毒剂的应用遵循产品说明书。

表7-7 湿热消毒的温度及时间

湿热消毒方法	温度/℃	最短消毒时间/min
消毒后直接使用	93	2.5
	90	5
消毒后继续灭菌处理	90	1
	80	10
	75	30
	70	100

3.检查、包装的感染预防与控制

(1)采用目测或使用带光源放大镜对干燥后的每件器械、器具和物品进行检查。器械表面及其关节、齿牙处应光洁,无血渍、污渍、水垢等残留物质和锈斑;功能完好,无损毁。

(2)清洗质量不合格的,应重新处理;器械功能损毁或锈蚀严重,应及时维修或报废。

(3)带电源器械应进行绝缘性能等安全性检查。

(4)应使用医用润滑剂进行器械保养,不应使用石蜡油等非水溶性的产品作为润滑剂。

(5)器械与敷料应分室包装,包装材料和包装方法应符合规范要求。

(6)包装包括装配、包装、封包、注明标识等步骤。

(7)包装前应依据器械装配的技术规程或图示,核对器械的种类、规格和数量。

(8)手术器械应摆放在篮筐或有孔的托盘中进行配套包装,手术所用盘、盆、碗等器皿,宜与手术器械分开包装。

(9)剪刀和血管钳等轴节类器械不应完全锁扣;有盖的器皿应开盖,摞放的器皿间应用吸湿布、纱布或医用吸水纸隔开,包内容器开口朝向一致;软质管腔类物品应盘绕放置,保持管腔通畅;精细器械、锐器等应采取保护措施。

(10)压力蒸汽灭菌器械包的重量不宜超过 7 kg,敷料包重量不宜超过 5 kg。下排气压力蒸汽灭菌器灭菌包的体积不宜超过 $30×30×25\ cm^3$,预真空压力蒸汽灭菌器灭菌包的体积不宜超过 $30×30×50\ cm^3$。

(11)手术器械若采用闭合式包装方法,应由 2 层包装材料分 2 次包装。密封式包装方法应采用纸袋、纸塑袋等材料。硬质容器的使用与操作,应遵循生产厂家的使用说明或指导手册。

4.灭菌的感染预防与控制

(1)灭菌前检查灭菌条件符合要求再开始灭菌。

(2)根据灭菌物品的性质选择正确的灭菌方法,灭菌程序符合要求。

(3)根据灭菌方式不同正确装载,以利于灭菌介质穿透,达到灭菌效果。

(4)灭菌器操作方法及维护保养应遵循生产厂家的使用说明或指导手册,出现故障应及时维修,必要时监测合格方可使用。

5.无菌物品存放的感染预防与控制

(1)无菌物品存放环境符合要求。

(2)灭菌后物品应分类、分架存放在无菌物品存放区。一次性使用无菌物品应去除外包装后,进入无菌物品存放区。

(3)物品存放架或存放柜应距地面高度≥20 cm,距离墙≥5 cm,距天花板≥50 cm。

(4)物品放置应固定位置,设置标识。

(5)消毒后直接使用的物品应干燥、包装后专架存放。

(6)无菌物品在发放时遵循先进先出的原则,在有效期内使用。

(7)无菌物品存放区环境的温度、湿度达到规范要求时,使用普通棉布材料包装的无菌物品有效期宜为 14 d;未达到环境标准时,使用普通棉布材料包装的无菌物品有效期不应超过 7 d。医用一次性纸袋包装的无菌物品,有效期宜为 30 d;使用一次性医用皱纹纸、医用无纺布包装的无菌物品,有效期宜为 180 d;使用一次性纸塑袋包装的无菌物品,有效期宜为 180 d。硬质容器包装的无菌物品,有效期宜为 180 d。

6.监测的感染预防与控制

(1)应专人负责质量监测工作。

(2)应定期对医用清洗剂、消毒剂、清洗用水、医用润滑剂、包装材料等进行质量检查。

(3)设备的监测。

1）清洗消毒器应遵循生产厂家的使用说明或指导手册进行检测。
2）压力蒸汽灭菌器应每年对灭菌程序的温度、压力和时间进行检测。
3）压力蒸汽灭菌器应定期对压力表和安全阀进行检测。
4）低温灭菌器应每年定期遵循生产厂家的使用说明或指导手册进行检测。
5）医用热风机应每年定期遵循生产厂家的使用说明或指导手册进行检测。

（4）清洗质量的监测。

1）每月应至少随机抽查3~5个待灭菌包内全部物品的清洗质量,检查内容同日常监测,并记录监测结果。
2）可定期采用定量检测的方法,对诊疗器械、器具和物品的清洗效果进行评价。
3）应每批次监测清洗消毒器的物理参数及运转情况,并记录。
4）对清洗消毒器的清洗效果可每年采用清洗效果测试物进行监测。当清洗物品或清洗程序发生改变时,也可采用清洗效果测试物进行清洗效果的监测。
5）清洗效果测试物的监测方法应遵循生产厂家的使用说明或指导手册。
6）清洗消毒器新安装、更新、大修、更换清洗剂、改变消毒参数或装载方法等时,应遵循生产厂家的使用说明或指导手册进行检测,清洗消毒质量检测合格后,清洗消毒器方可使用。

（5）消毒质量的监测。

1）应监测、记录每次消毒的温度与时间或A_0值,监测结果应符合规范要求。应每年检测清洗消毒器的温度、时间等主要性能参数,结果应符合生产厂家的使用说明或指导手册的要求。
2）应根据消毒剂的种类特点,定期监测消毒剂的浓度、消毒时间和消毒时的温度,并记录,结果应符合该消毒剂的使用规定。使用中消毒剂的细菌菌落数≤100 cfu/mL,无致病微生物检出为合格。
3）消毒后直接使用的物品应每季度进行监测,监测方法应符合规范要求,监测结果细菌菌落数≤20 cfu/件,无致病微生物检出为合格。每次监测3~5件有代表性的物品。

（6）灭菌质量的监测。

1）对灭菌质量采用物理监测法、化学监测法和生物监测法。
2）物理监测不合格的灭菌物品不得发放,并应分析原因进行改进,直至监测结果符合要求。
3）包外化学监测不合格和包外湿包的灭菌物品不得发放,包内化学监测不合格的灭菌物品和包内湿包不得使用,并应分析原因进行改进,直至监测结果符合要求。
4）生物监测不合格时,应尽快召回上次生物监测合格以来所有尚未使用的灭菌物品,重新处理;并应分析不合格的原因进行改进,生物监测连续三次合格后方可使用。
5）使用特定的灭菌程序灭菌时,应使用相应的指示物进行监测。
6）按照灭菌装载物品的种类,可选择具有代表性的PCD进行灭菌效果的监测。

7)灭菌硬质容器、超大超重包,应遵循厂家提供的灭菌参数,首次灭菌时对灭菌参数和有效性进行测试,并进行湿包检查。

(7)质量控制过程的记录及追溯。

1)应建立清洗、消毒、灭菌操作的过程记录。

a.应留存清洗消毒器和灭菌器运行参数打印资料或记录。

b.应记录灭菌器每次运行情况,包括灭菌日期、灭菌器编号、批次号、装载的主要物品、灭菌程序号、主要运行参数、操作员签名或代号及灭菌质量的监测结果等,并存档。

2)应对清洗、消毒、灭菌质量的日常监测和定期监测进行记录。

3)记录应具有可追溯性,清洗、消毒监测资料和记录的保存期应≥6个月,灭菌质量监测资料和记录的保留期应≥3年。

(8)持续质量改进。

1)应建立持续质量改进制度及措施,发现问题及时处理,并应建立灭菌物品召回制度。

a.生物监测不合格时,应通知使用部门停止使用,并召回上次监测合格以来尚未使用的所有灭菌物品。同时应书面报告相关管理部门,说明召回的原因。

b.相关管理部门应通知使用部门对已使用该期间无菌物品的患者进行密切观察。

c.应检查灭菌过程的各个环节,查找灭菌失败的可能原因,并采取相应的改进措施后,重新进行生物监测3次,合格后该灭菌器方可正常使用。

d.应对该事件的处理情况进行总结,并向相关管理部门汇报。

2)应定期对监测资料进行总结分析,做到持续质量改进。

(二)外来医疗器械及植入物的感染预防与控制

(1)建立植入物与外来医疗器械专岗负责制,人员相对固定。加强对消毒供应中心人员关于植入物与外来医疗器械处置的培训。

(2)消毒供应中心应根据手术通知单接收外来医疗器械及植入物。依据器械供应商提供的器械清单,双方共同清点核查,确认签名记录应保存备查。

(3)遵循器械供应商提供的外来医疗器械与植入物的清洗、消毒、包装、灭菌方法和参数,首次灭菌时对灭菌参数和有效性进行测试,并进行湿包检查。

(4)植入物的灭菌应每批次进行生物监测,生物监测合格后方可发放。紧急情况须使用灭菌植入物时应用含第五类化学指示物的生物PCD进行监测,化学指示物合格可提前放行。生物监测结果应及时通报使用部门。

(5)使用后的外来医疗器械应由消毒供应中心清洗消毒后,方可交器械供应商。

(三)设备设施的感染预防与控制

1.清洗消毒设备的感染预防与控制

(1)每日设备运行前应确认水、电、蒸汽、压缩空气达到设备工作条件,应根据清洗需要选择适宜的医用清洗剂,储量充足,定期检查清洗剂用量是否准确。冲洗、洗涤、漂洗时应使用软水,冲洗阶段水温应<45 ℃,终末漂洗、消毒用水电导率应≤15 μS/cm(25 ℃)。终末漂洗程序中宜对需要润滑的器械使用医用润滑剂。

(2)检查设备清洁状况,包括设备的舱壁、排水网筛、排水槽、清洗架和清洗旋转臂等。舱门开启应达到设定位置,密封圈完整;清洗旋转臂转动灵活;喷淋孔无堵塞;清洗架进出轨道无阻碍。清洗物品应充分接触水流,器械轴节应充分打开,可拆卸的部分应拆卸后清洗,容器应开口朝下或倾斜摆放,根据器械类型使用专门清洗架和配件。精密器械和锐利器械的装载应使用固定保护装置。每次装载结束应检查清洗旋转臂,其转动情况不应受到器械、器具和物品的阻碍。应观察设备运行中的状态,其清洗旋转臂工作应正常,排水应通畅。每日清洗结束时,应检查舱内是否有杂物,并做清洁处理。

(3)各类器械、器具和物品清洗程序的设置应遵循生产厂家的使用说明或指导手册。设备运行结束,应对设备物理参数进行确认,应符合设定程序的各项参数指标,并将其记录。

(4)应定期做好清洗消毒器的维护保养,必要时定期更换清洗剂抽吸泵管。设备故障应及时维修。

2.灭菌设备的感染预防与控制

(1)压力蒸汽灭菌器的感染预防与控制。

1)每天设备运行前应进行安全检查,包括灭菌器压力表处在"零"的位置;记录打印装置处于备用状态;灭菌器柜门密封圈平整无损坏,柜门安全锁扣灵活、安全有效;灭菌柜内冷凝水排出口通畅,柜内壁清洁;电源、水源、蒸汽、压缩空气等运行条件符合设备要求。遵循产品说明书对灭菌器进行预热。大型预真空压力蒸汽灭菌器应在每日开始灭菌运行前空载进行 B-D 试验。

2)耐湿、耐热的器械、器具和物品应首选压力蒸汽灭菌。应根据待灭菌物品性质选择适宜的压力蒸汽灭菌器和灭菌程序。常规灭菌周期包括预排气、灭菌、后排汽和干燥等过程。管腔器械不应使用下排气压力蒸汽灭菌方式进行灭菌。硬质容器和超大超重包装,应遵循厂家提供的灭菌参数。快速压力蒸汽灭菌程序不应作为物品的常规灭菌程序,应在紧急情况下使用。

3)灭菌器操作方法应遵循生产厂家的使用说明或指导手册。应使用专用灭菌架或篮筐装载灭菌物品,灭菌包之间应留间隙。宜将同类材质的器械、器具和物品,置于同一批次进行灭菌。材质不相同时,纺织类物品应放置于上层、竖放,金属器械类放置于下层;手术器械包、硬质容器应平放;盆、盘、碗类物品应斜放,玻璃瓶等底部无孔的器皿类物品应倒立或侧放;纸袋、纸塑包装物品应侧放,利于蒸汽进入和冷空气排出。选择下排气压力蒸汽灭菌程序时,大包宜摆放于上层,小包宜摆放于下层。

4)压力蒸汽灭菌器运行过程中应观察并记录灭菌时的温度、压力和时间等灭菌参数及设备运行状况。

(2)过氧化氢低温等离子灭菌器的感染预防与控制。

1)过氧化氢低温等离子灭菌适用于不耐热、不耐湿的诊疗器械,如电子仪器、光学仪器等诊疗器械的灭菌,不适用于布类、纸类、水、油剂、粉剂等材质的灭菌。

2)应遵循过氧化氢低温等离子体灭菌器生产厂家的操作使用说明书,在专用的过氧化氢低温等离子体灭菌器内进行,一次灭菌过程包含若干个循环周期,每个循环周期包括抽真空、过氧化氢注入、扩散、等离子化、通风五个步骤。根据灭菌物品种类、包装、装载量与方式不同,选择合适的灭菌程序,每种程序应满足相对应的温度、过氧化氢浓度和用量、灭菌时间等灭菌参数。

3)待灭菌物品应清洗干净、干燥。包装材料应符合国家规范要求,同时应与灭菌方式相兼容,无吸附作用。装载时灭菌包不应叠放,不应接触灭菌腔内壁。

(3)环氧乙烷灭菌器的感染预防与控制。

1)环氧乙烷灭菌适用于不耐热、不耐湿的诊疗器械、器具和物品,如电子仪器,纸质制品,化纤制品,塑料制品,陶瓷及金属制品等诊疗用品,不适用于食品、液体、油脂类、粉剂类等灭菌。

2)灭菌程序包括预热、预湿、抽真空、通入气体环氧乙烷达到预定浓度、维持灭菌时间、清除灭菌柜内环氧乙烷气体、解析灭菌物品内环氧乙烷的残留等过程。灭菌时应采用100%纯环氧乙烷或环氧乙烷和二氧化碳混合气体,不应使用氟利昂。应按照环氧乙烷灭菌器生产厂家的操作使用说明或指导手册,根据灭菌物品种类、包装、装载量与方式不同,选择合适的温度、浓度和时间等灭菌参数,采用新的灭菌程序、新类型诊疗器械、新包装材料使用环氧乙烷气体灭菌前,应验证灭菌效果。

3)灭菌物品应彻底清洗干净,包装应采用专用的包装材料,包装材料符合国家规范要求,且与灭菌方式相兼容。灭菌柜内装载物品周围应留有空隙,物品应放于金属网状篮筐内或金属网架上,纸塑包装应侧放。物品装载量不应超过柜内总体积的80%。除金属和玻璃材质以外的灭菌物品,灭菌后应经过解析,不应采用自然通风法进行解析。

4)环氧乙烷灭菌气瓶或气罐应远离火源和静电,通风良好,无日晒,存放温度低于40 ℃,不应置于冰箱中,应严格按照国家制定的有关易燃易爆物品储存要求进行处理。每年对环境中环氧乙烷浓度进行监测记录,在每日8 h工作中,环氧乙烷时间加权平均浓度(TWA)应不超过1.82 mg/m^3(1 ppm)。

(4)低温蒸汽甲醛灭菌器的感染预防与控制。

1)低温蒸汽甲醛灭菌适用于不耐湿、不耐热的诊疗器械、器具和物品,如电子仪器、光学仪器、管腔器械、金属器械、玻璃器皿、合成材料等器械物品。

2)低温甲醛蒸汽灭菌器安装及使用应遵循生产厂家使用说明书或指导手册。灭菌程序应包括:预热、预真空、排气、蒸汽注入、湿化、升温,反复甲醛蒸发、注入,甲醛穿透,灭菌(在预设的压力、温度下持续一定时间),反复蒸汽冲洗灭菌腔内甲醛,反复空气冲洗、干燥、冷却,恢复灭菌舱内正常压力。使用专用灭菌溶液进行灭菌,不应采用自然挥发或熏蒸的灭菌方法,灭菌参数为:温度55~80 ℃,灭菌维持时间为30~60 min。

3)灭菌包装材料应根据设备说明书的要求,使用与灭菌设备相兼容的纸塑包装袋、特卫强包装袋或医用无纺布等,不应使用可吸附甲醛或甲醛不易穿透的材料如布类、普通纸类、聚乙烯膜、玻璃纸等。装载时,灭菌物品应摊开放置,中间留有一定的缝隙,物品表面应尽量暴露。使用纸塑包装材料时,包装应竖立,纸面对塑面依序排放。

4)运行时的周围环境甲醛浓度应<0.5 mg/m³,排水内的甲醛浓度应符合国家有关规定,灭菌物品上的甲醛浓度均值≤4.5 μg/cm²。灭菌后,应解析去除残留甲醛气体。在灭菌器内经过甲醛残留处理的灭菌物品,取出后可直接使用。低温甲醛蒸汽灭菌器操作者应培训上岗,并具有相应的职业防护知识和技能。

3.其他设备的感染预防与控制

(1)干燥柜的感染预防与控制。

1)高温干燥柜适用于清洗消毒后耐热材质的器械、器具和物品;低温真空干燥柜适用于清洗消毒后不耐高温、细长管腔、盲端管腔及精密器械、器具和物品等。

2)根据器械的材质选择适宜的干燥温度,金属类干燥温度70~90 ℃,塑胶类干燥温度65~75 ℃。低温真空干燥柜一般温度设置在50 ℃左右。

3)待干燥的器械应均匀地摆放在干燥柜内,不叠放。管道类物品使用专用的干燥架,保持管腔通畅,容器类物品需将开口朝下。

4)应定期检测干燥柜的干燥温度,定期维护保养。

(2)医用热封机的感染预防与控制。

1)医用热封机在每日使用前应检查参数的准确性和闭合完好性。开启医用热封机电源开关,将医用热封机接缝处的温度加热到预先设定的封口温度,将装放好的封口性能测试条进行塑封,取出测试物并判定检测结果。封口处边沿应整齐,为同一连续的形态,没有皱纹或漏道为合格,操作者签全名、记录日期,统一装订存放。

2)根据不同包装材料的封口参数说明,设置合适的密封温度,通常密封温度120~200 ℃,封口压力通常设置在65 N,封口时间9.8 min。封口宽度应≥6 mm,包内容物距封口处≥2.5 cm。

3)定期进行维护和保养。

(3)空气压缩机的感染预防与控制。

1)压缩空气应为洁净压缩空气。

2)空气压缩机应安装符合标准的过滤装置,定期更换过滤器材。

3)按照厂家说明书的要求定期对空气压缩机进行维护与排水。

(4)压力水枪、气枪的感染预防与控制。

1)压力气枪应安装空气过滤装置。空气过滤减压装置应符合以下要求:空气过滤减压装置能过滤直径≥0.3 μm的微粒;具有压力显示功能,显示精确度≤0.02 MPa;具备压力可调功能,可调范围0.15~0.85 MPa。

2)根据物品的材质和特性选择合适的压力。

3)每日使用后应对压力水枪、气枪进行清洁消毒,避免交叉污染。

(5)水处理设备的感染预防与控制。

1)根据产品说明书的要求定期维护和保养,及时更换滤膜。

2)每天观察树脂盐的余量,及时添加、反洗。

3)定期监测水质,如不符合质量要求及时查找原因进行改进。

4)定期对盐桶、储水罐及输水管路进行清洁消毒。

(四)标准预防与职业安全防护和职业暴露处置

1.标准预防

标准预防是指所有患者的血液、体液及被其污染的物品均视为具有传染性的病源物质,医务人员在接触这些物质时必须采取防护措施。消毒供应中心回收的所有物品均应视为感染物品。接触、清洗及处理这些器械时,要遵循标准预防的原则。

消毒供应中心标准预防的特点:既要防止血源性疾病的传播,也要防止非血源性疾病的传播;强调双向防护,既防止污染器械上的微生物传至工作人员,又防止工作人员将污染的微生物传至清洁物品及环境。消毒供应中心医院感染传播主要途径是接触传播和污染液体喷溅或气溶胶空气传播,应针对性地采取相应隔离措施。

(1)手卫生。

1)去污区和检查包装区缓冲间应设洗手设施,采用非手触式水龙头开关。应配备干手用品或设施。

2)按照《医务人员手卫生规范》实施手卫生,并结合消毒供应中心的实际情况执行手卫生时机,如进入工作区域前和离开工作区域后,接触污染或怀疑污染物品后,接触污染或怀疑污染环境后,摘去手套后,接触清洁、消毒和无菌物品前,整理环境卫生后等环节进行手卫生。

3)工作人员手卫生消毒后手表面的菌落总数应<10 cfu/cm^2。

(2)圆帽。

1)工作人员进入工作区域应戴工作圆帽,并遮住全部头发,避免头屑、毛发等污染器械和环境。

2)可使用棉布或一次性材料制作的工作帽,棉布工作帽每天下班或被污染时应更换、清洗,一次性材料制作的工作帽一用一废弃。

(3)口罩。

工作人员接触污染物品时应佩戴口罩,宜选用外科口罩,潮湿或被污染时及时更换。

(4)防水服或防水围裙。

1)进入去污区应穿防水服或防水围裙。

2)防水服或防水围裙应每天更换,中途进出去污区时要按照要求,清洁面朝外悬挂于缓冲区内。发现污染后及时更换。

(5) 专用鞋。

1) 进入消毒供应中心工作区域需更换区域专用的工作鞋,工作鞋每天清洗消毒。

2) 去污区的工作鞋应具有防水性,鞋底具有防滑性,易清洁。离开去污区时应更鞋。

3) 去污区专用鞋和其他区域工作鞋应分类放置,标识清晰。

(6) 手套。

1) 接触污染物品时应戴橡胶手套,在接触高温物品时应戴防烫伤手套。

2) 一次性手套必须一次性使用,重复使用的手套每天用后应清洗消毒和干燥。

(7) 护目镜或面罩。

1) 去污区工作人员在使用压力气枪、压力水枪、高压蒸汽喷枪及手工刷洗器械时应佩戴护目镜或面罩。

2) 在工作过程中,每次使用护目镜或面罩应保持内面清洁,使用后可将护目镜或面罩悬挂在清洁架上,污染后随时更换。

3) 每天下班前集中清洗消毒处理后备用。一次性护目镜、面罩用后按照医疗废物处理。

(8) 消毒供应中心不同区域人员防护及着装要求见表7-8。

表7-8 消毒供应中心不同区域人员防护及着装要求

区域	操作	防护着装					
		圆帽	口罩	防水服/防水围裙	专用鞋	手套	护目镜/面罩
诊疗场所	污染物品回收	√	*			√	
去污区	污染器械分类、核对、机械清洗装载	√	√	√	√	√	*
	手工清洗器械和用具	√	√	√	√	√	√
检查、包装及灭菌区	器械检查、包装	√	*			√	*
	灭菌物品装载	√				√	
	无菌物品卸载	√				√	*#
无菌物品存放区	无菌物品发放	√				√	

注:√:应使用;*:可使用;#:具有防烫伤功能的手套。

2.职业安全防护及职业暴露处置

消毒供应中心工作人员在工作过程中,常常涉及致病微生物的污染、锐器伤、化学伤及烫伤等多种职业伤害的危险,应落实职业安全防护措施。

（1）物理性。

1）锐器伤。

a.借助适宜的用具拿取锐利器械,避免直接用手接触。

b.丢弃的针头等锐器应直接放在锐器盒中,避免反复接触。

2）烫伤。

a.拿取高温物品时必须戴隔热手套,防止烫伤。

b.工作人员在进行卸载操作时,要遵守职业安全制度,压力蒸汽灭菌器开启后,物品需冷却后才能卸载。干燥柜取物时,注意防止温度过高。

3）机械性运动伤。

a.在进行体力操作前,先做初步的风险评估,应尽量避免有危险的体力操作。

b.采用正确的搬运姿势,将物品放置于肩以上高度时,应采用双人、多人搬动或用推车,有条件的可备机械升降搬运车。

4）噪声。

a.在使用压力气枪,操作清洗机、灭菌器时应佩戴防噪装置。

b.有条件的可在防噪设施内使用压力气枪。

5）空气污染。

a.使用高压水枪冲洗器械时,应在水面下操作,防止液体飞溅或气溶胶的产生。

b.在刷洗器械或使用压力水枪、压力气枪、高压蒸汽喷枪时应佩戴防护面罩或护目镜。

（2）化学性。

1）根据产品说明书正确使用清洗剂及消毒剂。

2）接触清洗剂、消毒剂及灭菌剂时应佩戴防护用品。

3）使用后的清洗剂、消毒剂和灭菌剂应按医疗废物管理规定正确处置。

（3）生物性。

1）在接触污染的诊疗器械、器具和物品时执行标准预防措施。

2）进行生物学监测芽孢时应佩戴手套、护目镜。

3）阳性对照管生物芽孢培养后应进行灭菌处理,按感染性医疗废物处置。

（4）心理性。

1）加强专业知识的学习,工作压力大时查找原因,及时和领导或同事进行沟通。

2）实行弹性排班,必要时对工作人员进行心理疏导。

（5）职业暴露的处置。

1）锐器伤的处置:立即在伤口旁端轻轻挤压,尽可能挤出损伤处的血液,再用肥皂液和流动水进行清洗。禁止进行伤口的局部挤压。伤口冲洗后,及时用75%乙醇或0.5%碘伏进行消毒,并包扎伤口。

2）皮肤暴露的处置:反复用肥皂液和流动水清洗污染的皮肤,采用75%乙醇或0.5%

碘伏进行皮肤消毒。

3)黏膜暴露的处置:在眼部和口腔黏膜受到暴露后第一时间和第一现场进行冲洗。用洗眼装置反复冲洗眼部,洗眼液可采用自来水或生理盐水冲洗。口腔黏膜受到暴露可用自来水或生理盐水漱洗。

4)化学伤的处置:化学消毒剂喷溅到皮肤、黏膜等,立即用生理盐水冲洗眼睛15 min,侵及皮肤则立即脱去污染衣物,用清水冲洗,严重时应立即就诊。

5)挫伤的处置:发生腰背扭伤、挫伤、压伤等,应立即停止操作,协助离开危险物品,并做好相关医疗处理。

6)烫伤的处置:一旦发生烫伤立即离开热源,去除烫伤部位衣物,冷水下冲洗烫伤部位 30 min,或视局部烫伤情况进行及时处理。

(五)医疗废物的预防与控制措施

(1)医疗废物处置应及时规范,使用后的一次性锐器和针头放入利器盒;被血液/体液污染的医疗废物及感染性医疗废物置于双层医疗废物包装袋内,专人回收。

(2)医疗废物达到 3/4 满时用鹅颈式包扎法封口,使用后的利器盒 3/4 满时及时封口,标识清晰,注明产生科室、类别、产生日期等。医疗废物暂存时间<48 h,由专业的医疗废物处置公司回收处理。

【思考题】

(1)消毒供应中心外来医疗器械及植入物的感染预防与控制措施有哪些?
(2)消毒供应中心灭菌设备的感染预防与控制措施有哪些?
(3)消毒供应中心不同区域人员防护及着装有哪些?发生职业暴露后怎样处置?

(李晓莉)

第五节　口腔科感染预防与控制

【学习目标】

(1)掌握口腔科医院感染预防与控制要求。
(2)熟悉口腔器械的消毒原则及感染危险因素。
(3)了解口腔科布局流程、功能分区及环境卫生学要求。

随着现代医学的发展,口腔诊疗操作项目越来越多,服务范围越来越广,与之相关的医院感染问题也日益突出。口腔科作为医疗机构预防感染的重要场所之一,其诊疗过程具有一定的特殊性,感染的对象不仅仅是患者,对于长期与患者近距离接触的医务人员来说,同样存在较高风险。另一方面,由于口腔器械结构形状复杂、腔隙多、体积小、精密程度高,增加了清洗、消毒、灭菌的难度,导致患者之间交叉感染的风险较高。我国原卫生部于2005年颁布了《医疗机构口腔诊疗器械消毒技术操作规范》,为有效预防和控制口腔医院感染起到了很大作用。2016年国家卫生和计划生育委员会发布了《口腔器械消毒灭菌技术操作规范》(WS 506—2016),进一步规范了我国口腔器械的清洗、消毒、灭菌工作。

一、布局流程、功能分区及设施

(一) 布局流程

(1)布局应与口腔诊疗服务的范围和工作量相匹配,符合医院感染预防与控制的要求。

(2)口腔科应分区明确,满足诊疗工作和诊疗器械的清洗和消毒基本要求。

(3)口腔诊室应通风良好,可采取自然通风或机械通风方式。

(4)工作流程设计应由污到洁,装饰材料应耐水、易清洁,并按照所配备的设备预留水、电、气等管线。

(5)口腔器械应一人一用一消毒和(或)灭菌。高度危险口腔器械应达到灭菌水平,中度危险口腔器械应达到灭菌水平或高水平消毒,低度危险口腔器械应达到中或低水平消毒。

(6)每日开诊前及诊疗结束后,用消毒液擦拭诊疗区内所有工作台面、牙科综合治疗台及其配套设施等。

(7)每日诊疗开始前,应冲洗诊疗用水出水口至少30 s;每日诊疗结束后,应清洗消毒吸唾管路、清洁消毒漱口水回收池、清洗痰盂集污器及吸唾器的固体过滤网。

(8)每次诊疗结束后,应冲洗与口腔器械相连的水管线至少30 s,应冲洗吸唾管路。痰盂随时保持清洁,遇污染时立即清洁消毒。

(9)对不易清洁的表面如综合治疗台拉手及牙椅控制开关、手机柄、吸唾器柄、三用枪手柄、照明灯手柄及开关、观片灯开关、头托等易被污染处,应覆盖不渗透薄膜,一人一更换。

(10)对于未覆盖、易清洁的表面如治疗台面应在每治疗一个患者后进行清洁、消毒。

(11)水管线的外表面应至少每周清洁,遇污染及时清洁消毒。

(12)使用后的口腔器械严格按操作流程进行清洗、消毒、灭菌,详见图7-1;牙科手机清洗、保养操作流程详见图7-2。

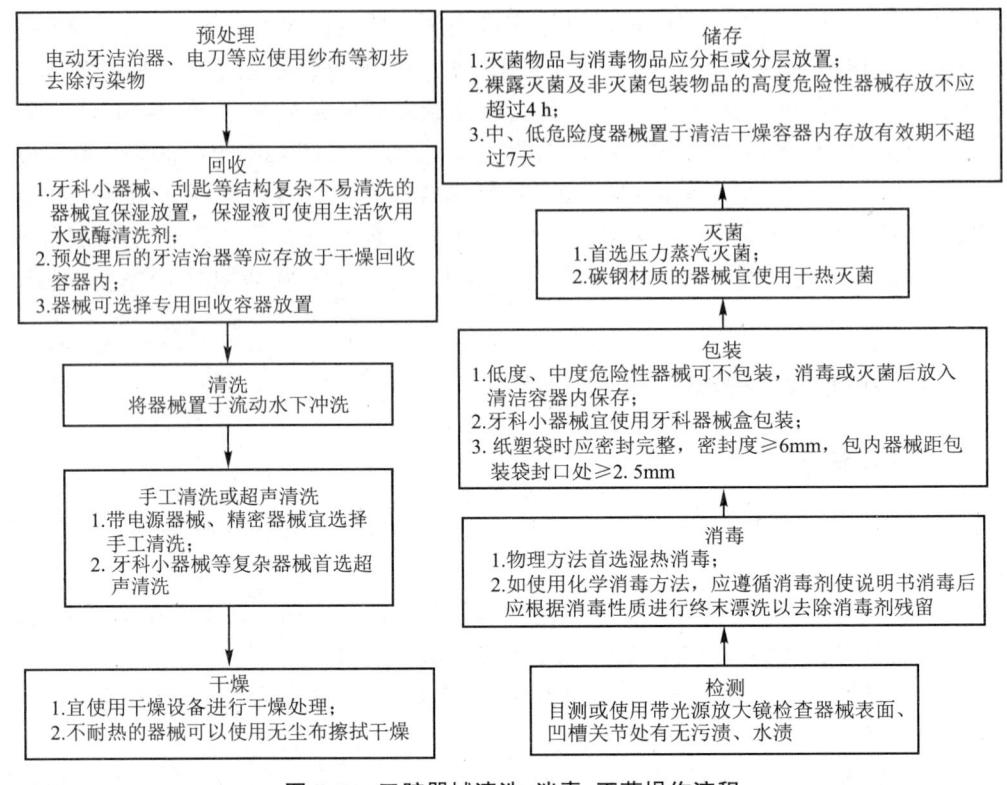

图 7-1 口腔器械清洗、消毒、灭菌操作流程

(二) 功能分区

(1) 合理设置功能区,包括诊疗区(诊室、放射室等)、医疗辅助区(压缩空气设备区、污水处理区等)、候诊区、工作人员办公区及生活区域,应设置独立的器械处理区,包括回收清洗区、保养包装及灭菌区、物品存放区。

(2) 口腔科诊疗区域和器械清洗消毒区域应分开,口腔诊疗室分为治疗室、治疗边缘区和治疗外围区。回收清洗区与保养包装及灭菌区间应有物理屏障。

(3) 规范设置物理隔断和安全距离,诊室内相邻两台牙椅之间应有物理隔断,隔断高度≥1 800 mm,或相邻两个牙科综合治疗台之间距离≥2 400 mm;牙科综合治疗台靠近墙壁端距墙壁距离≥500 mm。每个牙科综合治疗台诊疗区域净使用面积≥9 m²。

(三) 设施要求

(1) 根据口腔诊疗服务的实际情况合理配备设备、设施,并符合国家相关标准或规定。

(2) 应配备污染回收器具、手工清洗池、工作台、超声清洗器及灭菌设备。

(3) 宜配备机械清洗消毒设备、牙科手机专用自动注油养护机、医用热封机、干燥设备等。

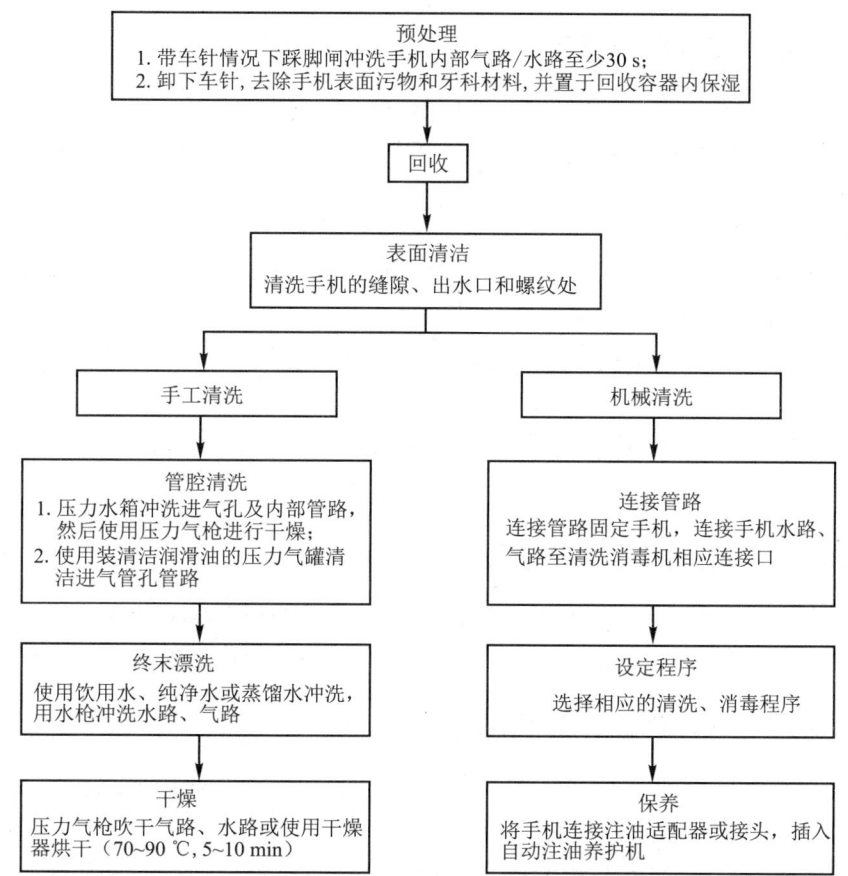

图 7-2 牙科手机清洗、保养操作流程

二、环境卫生学要求

(一) 环境空气、物体表面消毒效果监测

口腔科诊疗环境应符合 Ⅲ 类环境要求。每季度应对诊疗室、清洗消毒室、口腔综合治疗台等区域环境消毒效果进行监测,监测结果符合以下要求:
(1) 空气中菌落总数 ≤4.0 cfu(5 min · Φ90 mm 平皿)。
(2) 物体表面菌落总数 ≤10.0 cfu/cm²。

(二) 医务人员手消毒效果监测

每季度应对医务人员手消毒效果进行监测,监测结果符合以下要求:
(1) 卫生手消毒后医务人员手表面的菌落总数应 ≤10 cfu/cm²。

(2)外科手消毒后医务人员手表面的菌落总数应≤5 cfu/cm²。

(三)口腔器械清洗消毒效果监测

(1)日常监测:在检查包装时进行,应目测和(或)借助带光源放大镜检查,清洗后的器械有无血渍、污渍、水垢等残留物,每月应至少随机抽查3~5个待灭菌包内全部物品的清洗质量。

(2)消毒效果监测。

1)消毒后直接使用的物品应每季度进行监测,每次检测3~5件有代表性的物品。

2)高度危险性医疗器材应无菌。

3)中度危险性医疗器材的菌落总数≤20 cfu/件(cfu/g或cfu/100 cm²),不得检出致病性微生物。

4)低度危险性医疗器材的菌落总数≤200 cfu/件(cfu/g或cfu/100 cm²),不得检出致病性微生物。

(四)口腔综合治疗台水路监测

(1)至少每季度采样1次,合理安排采样台数,保证每台每年至少采样1次。

(2)每个采样点诊疗用水的菌落总数均不超过100 cfu/mL,方可判定合格。

(五)使用中消毒剂或灭菌剂监测

(1)浓度监测:浓度监测应遵循产品使用说明书进行,重复使用的消毒剂或灭菌剂配制后应测定一次浓度,每次使用前进行监测。

(2)染菌量监测:每季度监测1次,使用中灭菌用消毒液应无菌,其他使用中消毒液染菌量≤100 cfu/mL。

三、感染危险因素

(一)内源性感染

在人体口腔中存在大量细菌微生物定植,其中主要是链球菌属及厌氧菌,患有糖尿病等基础疾病的患者内环境代谢紊乱,免疫力下降,若在围手术期不注重感染管理,极易引起菌群紊乱导致患者术后发生口腔感染。

(二)外源性感染

1.环境因素

(1)各区域布局流程不合理,诊疗区域洁污划分不明确。

(2)诊室内通风有限,消毒设施配备不足。

(3)综合治疗台高频接触面未落实一人一消毒措施。

(4)未落实每日环境清洁、消毒措施。

2.器械因素

(1)使用后的器械未及时进行预处理,导致蛋白凝固后难于清洗。器械清洗不彻底,造成灭菌失败。

(2)无专人清洗、消毒器械,未落实清洗消毒措施,未达到一人一用一消毒或灭菌的要求。

3.人员因素

医务人员手卫生意识低,不注重无菌操作观念,防护措施落实不到位,存在交叉感染风险。

四、医院感染预防与控制

1.建立规章制度,落实医院感染防控措施

口腔科医务人员进行口腔诊疗操作时,严格遵循《口腔器械消毒灭菌技术操作规范》《医院感染管理办法》等相关规章制度,切实加强无菌操作原则及消毒制度。应建立健全岗位职责、清洗消毒操作规程、质量管理、设备管理、职业安全防护等规章制度。

2.加强医务人员培训,强化感染控制理念

医疗机构应至少每年1次组织消毒灭菌人员参加消毒灭菌专业技术培训,培训内容包括《传染病防治法》《医疗机构消毒技术规范》等相关知识,培训内容详见表7-9。

表7-9 消毒灭菌人员培训内容

类别	培训内容
回收清洗	污染器械的安全回收;器械去污和清洁;清洗设备使用;清洗方法选择;个人防护用品的正确使用
消毒与监测	消毒方法的选择;消毒药液的配比;消毒设备的使用;消毒效果的监测
消毒、灭菌前准备	清洗后器械的检查;器械保养方法的选择;待灭菌物品包装的选择;灭菌前质量检查
灭菌与监测	灭菌器使用;灭菌物品装载;灭菌程序选择;物理监测方法;化学监测方法;生物监测方法;各类监测的周期;监测结果判定;灭菌后放行标准
储存	储存条件与有效期
文件管理	灭菌监测记录;灭菌器维修保养及处理记录;各种记录保存时间

3.强化环境卫生管理,改善诊疗环境

鉴于口腔诊疗特点,在实施操作过程中所处环境易受到不同程度的污染,甚至成为某些微生物的"寄居"场所。口腔诊疗环境关注的主要因素是诊室空气及物体表面,应保持通风良好,可采取自然通风或机械通风方式。物体表面清洁消毒策略应考虑三个方面的主要因素：直接接触患者的可能性、手接触的频次、受环境微生物（如污物、水）等污染的可能性，应每日对物体表面进行清洁、消毒，遇有体液、血液污染时随时清洁消毒。每季度应对诊疗室、清洗消毒室、口腔综合治疗台等区域环境消毒效果进行监测。

4.规范器械清洗消毒和灭菌，保证医疗质量安全

对口腔清洗消毒工作应加以重视，配备相对固定的专人从事器械清洗消毒工作，由专人负责质量监测工作，且培训合格后方能上岗。根据诊疗器械的危险度和材质特点，选择适宜的消毒或灭菌方法，并遵循一人一用一消毒或灭菌原则，口腔器械危险程度分类与消毒、灭菌、储存要求详见表7-10，牙科手机灭菌后应清洁保存。

5.分区明确、布局流程合理，加强设施设备建设

口腔科建筑布局及工作流程应符合医院感染控制原则，根据开展的诊疗项目设置相应的诊疗室，分区明确。清洗消毒室保持通风，且有良好的通风排风措施，清洗室及诊疗室应配备完善的设施设备，如手工清洗池、工作台、超声清洗器、干燥设备、医用热封机等设备与医院检查患者数相匹配。特别关注口腔综合治疗台水路消毒问题，医疗机构宜选择具有防回吸装置的口腔综合治疗台与口腔器械。

6.注重标准预防，做好个人职业防护

口腔医务人员在执行过程中发生血源性暴露的风险较高，由于传染病存在潜伏期，一些处于潜伏期的感染者增加了医务在临床工作中暴露于传染病的风险，因此，应落实标准预防措施，诊疗操作时须佩戴口罩、帽子、手套，进行可能出现患者血液、体液喷溅操作时，应戴面罩或护目镜，穿隔离衣。每次操作前及操作后应进行手卫生，手套应一患者一更换，器械清洗人员加穿防渗透围裙。离开诊疗区域前应脱下个人防护用品，并立即进行手卫生。

表7-10 口腔器械危险程度分类与消毒、灭菌、储存

危险程度	口腔器械分类	消毒、灭菌水平	储存要求
高度危险	拔牙器械：拔牙钳、牙挺、牙龈分离器、牙根分离器、牙齿分离器、凿等	灭菌	无菌保存
	牙周器械：牙洁治器、刮治器、牙周探针、超声工作尖等		
	根管器具：根管扩大器、各类根管锉、各类根管扩孔钻、根管充填器等		
	手术器械：包括种植牙、牙周手术、牙槽外科手术用器械、种植牙用和拔牙用牙科手机等		
	其他器械：牙科车针、排龈器、刮匙、挖匙、电刀头等		

续表 7-10

危险程度	口腔器械分类	消毒、灭菌水平	储存要求
中度危险	检查器械:口镜、镊子、器械盘等	灭菌或高水平消毒	清洁保存
	正畸用器械:正畸钳、带环推子、取带环钳子、金冠剪等		
	修复用器械:去冠器、拆冠钳、印模托盘、垂直距离测量尺等		
	各类充填器;银汞合金输送器		
	其他器械:牙科手机、卡局式注射器、研光器、吸唾器、用于舌/唇/颊的牵引器、三用枪头、成形器、开口器、金属反光板、拉钩、挂钩、橡皮障夹、橡皮障夹钳等		
低度危险	调刀:模型雕刻刀、钢调刀、蜡刀等。	中、低水平消毒	清洁保存
	其他用具:橡皮调拌碗、橡皮障架、打孔器、牙锤、聚醚枪、卡尺、抛光布轮、技工钳等		

7.强化三级感染管理组织,促进末端落实

强化医院感染管理委员会、医院感染管理部门、科室感染控制小组三级管理职责,科室感染控制小组成员加强日常监管,对口腔诊疗操作环节及清洗质量进行监控。医院感染管理部门加强督查,确保各项制度的落实,对口腔诊疗环境及环境卫生学定期监测。医院感染管理委员会定期抽查,强化各项措施落实,保障医疗质量安全。

【思考题】

(1)简述口腔门诊建筑布局基本要求。
(2)口腔器械如何按照危险程度进行分类?
(3)口腔科发生医院感染的感染危险因素有哪些?

(杨金燕　索继江)

第六节　内镜诊疗中心(室)感染预防与控制

【学习目标】

(1)掌握内镜诊疗中心(室)医院感染预防与控制要求。
(2)熟悉内镜诊疗中心(室)建筑布局基本要求及感染危险因素。
(3)了解内镜诊疗中心(室)设施设备要求及环境卫生学要求。

随着医疗技术的发展,内镜已广泛应用于临床诊断、治疗及科学研究,但由于其结构精密复杂、材质特殊,内镜的清洗消毒工作存在难度。近年来不断报道内镜相关感染,其中也不乏暴发事件,有报道称由内镜检查引起的医院感染率达 0.8%,其中 82.24%因消毒不严引起。我国于 2004 年制定颁布了《内镜清洗消毒技术操作规范(2004 版)》,极大地促进了各类内镜清洗消毒的规范化管理。2016 年国家卫生和计划生育委员会发布了《软式内镜清洗消毒技术规范》(WS 507—2016),进一步规范了我国内镜清洗消毒工作。

一、布局流程、功能分区及设施

(一) 布局流程

(1) 布局应符合洁污流程要求,内镜操作规程以图文方式在清洗消毒室适当的位置张贴。

(2) 根据开展的内镜诊疗项目设置相应的诊疗室,建筑面积应与医疗机构的规模和功能相匹配。

(3) 清洗和消毒环境应通风良好。

(4) 灭菌内镜的诊疗环境至少应达到非洁净手术室的要求。

(5) 注水瓶内的用水应为无菌水,每天更换。

(6) 使用后的软式内镜均应进行彻底清洗和高水平消毒或灭菌。使用后软式内镜的手工清洗消毒流程应包括预处理、测漏、清洗、消毒(灭菌)、终末漂洗、干燥等步骤。也可以使用内镜清洗消毒机进行清洗消毒,使用前还应对内镜进行预处理、测漏、清洗、漂洗。软式内镜清洗消毒操作流程详见图 7-3。

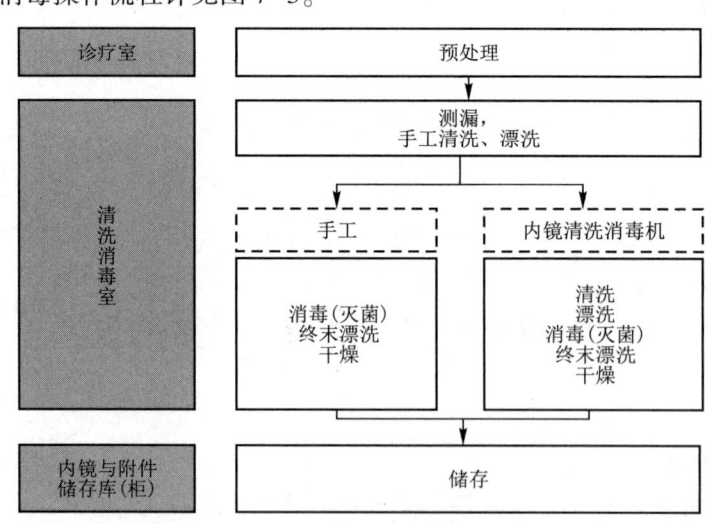

来源:WS 507—2016 软式内镜消毒技术规范

图 7-3 软式内镜清洗消毒流程

(7) 每日诊疗工作开始前,应对当日拟使用的消毒内镜进行再次消毒、终末漂洗、干燥后,方可用于患者诊疗。

(8) 内镜使用后宜每次清洗前测漏;条件不允许时,应至少每天测漏 1 次。

(9) 清洗和漂洗可在同一清洗槽内进行,每清洗 1 条内镜后清洗液应更换。

(10) 消毒后的软式内镜应储存于清洁、干燥环境中。灭菌后的内镜及附件应当按照无菌物品储存,复用附件应进行规范清洗、消毒与灭菌。

(11) 内镜干燥后应储存于内镜与附件储存库(柜)内。内镜与附件储存库(柜)应每周清洁消毒 1 次,遇污染时应随时清洁消毒。

(12) 每日清洗消毒工作结束,应对清洗槽、漂洗槽等彻底刷洗。每次更换消毒剂时,应彻底刷洗消毒槽。每日诊疗及清洗消毒工作结束后,应对内镜诊疗中心(室)的环境进行清洁和消毒处理。

(二)功能分区

(1) 不同系统(如呼吸、消化系统)软式内镜的清洗槽、内镜自动清洗消毒机应分开设置和使用。

(2) 内镜诊疗中心(室)应设立办公区、患者候诊室(区)、诊疗室(区)、清洗消毒室(区)、内镜与附件储存库(柜)等,其面积应与工作需要相匹配。

(三)设施设备要求

软式内镜及附件数量与诊疗工作量相匹配,按以下要求配备相应设施设备。

(1) 内镜诊疗室:每个单位应配备诊查床 1 张、主机(含显示器)、吸引器、治疗车、非手触式水龙头等。

(2) 清洗消毒室:独立设置,保持通风良好。如采用机械通风,宜采取"上送下排"方式,换气次数宜达到 10 次/h,最小新风量宜达到 2 次/h。配备清洗槽、漂洗槽、消毒槽、终末漂洗槽、全管道灌流器、各种内镜专用刷、压力水枪、压力气枪、测漏仪、计时器等。

(3) 内镜与附件储存库(柜):通风良好,保持干燥,内表面光滑且无缝隙,便于清洁和消毒。

(4) 清洗消毒剂:配备消毒剂、灭菌剂、消毒浓度试纸,75%~95%乙醇或异丙醇,消毒剂、灭菌剂应适用于内镜且符合国家相关规定。

(5) 内镜自动清洗机:具备清洗、消毒、漂洗、自身消毒等功能。

(6) 手卫生装置:采用非手触式水龙头,配备诊疗所需的防护物资(口罩、帽子、防护面罩等)。

二、环境卫生学要求

(一)内镜诊疗室应符合Ⅲ类环境要求

(1)每季度应对诊疗室、清洗消毒室、内镜及附件储存库(柜)等区域环境消毒效果进行监测,监测结果符合以下要求。

1)空气中菌落总数≤4.0 cfu(5 min·Φ90 mm 平皿)。

2)物体表面菌落总数≤10.0 cfu/cm^2。

(2)每季度应对医务人员手消毒效果进行监测,监测结果符合以下要求。

1)卫生手消毒后医务人员手表面的菌落总数应≤10 cfu/cm^2。

2)外科手消毒后医务人员手表面的菌落总数应≤5 cfu/cm^2。

(二)内镜清洗质量监测

(1)采用目测方法对每件内镜及其附件进行检查,内镜及其附件的表面应清洁、无污渍。清洗质量不合格的,应重新处理。

(2)可采用蛋白残留测定、ATP 生物荧光测定等方法,定期监测内镜的清洗消毒效果。

(3)消毒内镜应每季度进行生物学监测。监测采用轮换抽检的方式,每次按 25%的比例抽检。内镜数量少于等于 5 条的,应每次全部监测;多于 5 条的,每次监测数量应不低于 5 条。消毒合格标准为菌落总数≤20 cfu/件。

(4)当怀疑医院感染与内镜诊疗操作相关时,应进行致病性微生物检测。

(三)使用中消毒剂或灭菌剂监测

使用消毒剂应适用于内镜且符合国家相关规定,并对内镜腐蚀性较低,可选用邻苯二甲醛、戊二醛、过氧乙酸、二氧化氯、酸性氧化电位水等。配备 75%~95%乙醇或异丙醇作为干燥剂。

(1)浓度监测:浓度监测应遵循产品使用说明书进行,重复使用的消毒剂或灭菌剂配制后应测定一次浓度,每次使用前进行监测。

(2)染菌量监测:每季度监测 1 次,使用中灭菌用消毒液应无菌,其他使用中消毒液染菌量≤100 cfu/mL。

(四)内镜清洗水质要求

(1)应有自来水、纯化水或无菌水。

(2)自来水及纯化水水质符合 GB5749 规定。使用生产纯化水时,保证细菌总数≤10 cfu/mL,生产纯化水所使用的滤膜孔径≤0.2 μm,并定期更换,无菌水为经过灭菌工艺处理的水。

(3)终末漂洗用纯化水或无菌水对消毒后的内镜进行最终漂洗。必要时对纯化水或无菌水进行微生物学检测。

三、感染危险因素

内镜相关感染可分为内源性感染和外源性感染。

(一) 内源性感染

内源性感染亦称自身感染,引起感染的病原菌主要来自患者自身的正常菌群,由于内镜操作导致定植于胃肠道或呼吸道黏膜表面的微生物,达到血液或人体其他正常无菌部位引起感染,常见的内源性感染病原菌有肠球菌、表皮葡萄球菌、大肠埃希菌等。

(二) 外源性感染

外源性感染是因外源性病原菌污染内镜及附件后,造成病原体传播所致。常见病原菌有铜绿假单胞菌、肠杆菌属、真菌、革兰阴性菌、病毒等。

1.环境因素

各区域布局流程不合理,如诊疗室和清洗消毒室未分开,无独立内镜及附件储存库(柜),易造成交叉感染。

2.器械因素

(1)内镜干燥不彻底:内镜清洗消毒后干燥不彻底使潜在污水形成生物膜,导致内镜清洗消毒失败。

(2)内镜清洗消毒不规范:包括清洗消毒时间不足、消毒剂的选择不当、多酶洗液浓度不合格、内镜受损等导致消毒失败。

(3)内镜储存条件不合理:无专用内镜及附件储存库(柜),消毒后的内镜及附件易被污染。

3.人员因素

诊疗过程中医务人员直接与患者接触,医务人员防护措施落实不到位,存在职业暴露风险。

四、医院感染预防与控制

1.加强医务人员职业培训,建立健全规章制度

应建立健全岗位职责、清洗消毒操作规程、质量管理、设备管理、职业安全防护等规章制度,配备相对固定的专人从事内镜清洗消毒工作、专人负责质量监测工作。通过不同形式的培训提高医务人员医院感染管理及职业防护意识。

2.分区明确、布局流程合理,加强设施设备建设

内镜室建筑布局及工作流程应符合医院感染控制原则,根据开展的内镜诊疗项目设

置相应的诊疗室,不同系统(如呼吸、消化系统)软式内镜的诊疗工作应分室进行。清洗消毒室应保持通风良好,有良好的通风排风措施,清洗室及内镜诊疗室应配备完善的设施设备,内镜件数、活检钳等设备与医院检查患者数相匹配。

3.加强内镜及环境的消毒管理,确保诊疗安全

内镜的清洗消毒质量直接关系到医院感染的发生,医院管理部门应根据本院实际情况,充分考虑内镜室医务人员工作量、所配置的内镜数量等具体情况,限制每日检查患者总数,以避免因人员疲劳或设备数量不足导致清洗消毒不严格,引发医院感染。对内镜检查、清洗、消毒全过程所需的时间进行测算,配备相应数量的专职清洗消毒人员,保证能达到规定的内镜消毒时间。

4.注重标准预防,做好职业防护

提高认识,强化内镜室工作人员职业防护管理,对降低医院感染具有重要意义,内镜室的工作人员应进行必要的预防接种。内镜诊疗中心(室)不同区域人员防护着装要求详见表7-11。

5.强化三级感染管理组织

强化医院感染管理委员会、医院感染管理部门、科室感染控制小组三级管理职责,科室感染控制小组成员加强日常监管,对内镜清洗质量进行监控。医院感染管理部门加强督查,确保各项制度的落实,对内镜及环境卫生学定期监测。医院感染管理委员会定期抽查,强化各项措施落实,保障医疗质量安全。

表 7-11　内镜诊疗中心(室)不同区域人员防护着装要求

区域	防护着装						
	工作服	手术帽	口罩	手套	护目镜或面罩	防水围裙或防水隔离衣	专用鞋
诊疗室	√	√	√	√	△		
清洗消毒室	√	√	√	√	√	√	√

注:√:应使用;△:宜使用。

（杨金燕　索继江）

第七节　血液透析中心(室)感染预防与控制

【学习目标】

(1)掌握血液透析中心(室)医院感染预防与控制基本要求。

(2)熟悉血液透析中心(室)功能分区与布局流程。

(3)熟悉透析患者传染病病原微生物监测要求。

(4)了解血液透析中心(室)感染危险因素及环境卫生学要求。

血液透析医疗质量和安全直接关系到患者的生命与健康。随着血液透析技术的不断发展与应用,血液透析患者的生存率明显提高,但由于血液透析患者机体免疫力明显下降,营养不良,长期接受各种侵入性操作治疗等诸多因素,是发生医院感染的高危人群。近年来全球范围内与血液透析相关的医院感染暴发事件时有发生,感染是导致透析患者死亡的第二位原因,仅次于心血管疾病。为有效降低医院感染风险,保障医患安全,加强血液透析中心(室)感染预防与控制极其重要。

一、布局流程、功能分区及设施

(一)布局流程与功能分区

(1)血液透析中心(室)应遵循环境卫生学和感染控制的原则,做到布局合理、分区明确、标识清楚、功能流程合理,满足工作需要。

(2)区域划分包括清洁区域、潜在感染区域、污染区域,进入潜在感染区域或污染区域的被污染物品,未经消毒不得返回清洁区域。

(3)清洁区域包括治疗准备室、水处理间、清洁库房、配液间、复用后透析器储存间及医护人员办公室和生活区。

(4)潜在感染区域包括透析治疗室、专用手术室/操作室、接诊室/区、候诊区及患者更衣室。

(5)污染区域包括透析器复用间、污物处理室及洁具间。

(6)同时设置普通透析治疗室/区、乙型病毒性肝炎和丙型病毒性肝炎隔离透析治疗室/区的血液透析中心(室),并且未设置隔离透析室/区独立物品通道,物品的流动应分别从:清洁区→普通透析治疗室/区→丙型病毒性肝炎隔离透析治疗室/区→乙型病毒性肝炎隔离透析治疗室/区,被污染且未经消毒的物品不得逆向流动。

(7)传染病隔离透析治疗室/区的护理人员相对固定,同一班次的护理人员不能交叉管理传染病隔离透析治疗室/区和普通透析治疗室/区的透析患者;传染病隔离透析治疗室/区的护理人员应加强防护,进行血管通路连接或断开操作时,应佩戴护目镜/防护面罩、穿隔离衣等。

(8)建议HIV阳性或确诊传染性梅毒的血液透析患者到指定传染病专科医疗机构或卫生健康行政部门指定的医疗机构接受透析治疗,或进行居家透析治疗。

(9)合并活动性肺结核的血液透析患者应在呼吸道隔离病房或到指定医疗机构接受透析治疗;合并呼吸道感染/传染病的患者进入透析室,应佩戴一次性医用外科口罩,做好个人防护。

(10)呼吸道传染病疫情期间,透析前应对患者进行体温检测等预检分诊措施,可疑和确诊患者应在呼吸道隔离病房或到指定医疗机构接受透析治疗。

(二) 设施要求

(1) 血液透析治疗室应合理设置医务人员手卫生设施,每个分隔透析治疗区域均应配置洗手池、非手触式水龙头、洗手液、速干手消毒剂、干手物品或设备。手卫生设施的位置和数量应满足工作和感染控制的需要。

(2) 透析治疗室每个血液透析床/椅间距不小于1 m。每个透析单元应当有电源插座组、反渗水供给接口、透析废液排水接口等。

(3) 应配备足够的工作人员个人防护设备,包括手套、口罩、工作服、护目镜/防护面罩等。

(4) 具有传染性的乙型病毒性肝炎、丙型病毒性肝炎、梅毒及艾滋病等血源性传染病患者,应在隔离透析治疗室/区进行专机血液透析,也可进行居家透析治疗。

(5) 传染病隔离透析治疗室/区应配备专用的透析操作用品车,且不能在隔离透析治疗室/区和普通透析治疗室/区之间交叉使用;隔离治疗室/区的设备和物品如病历、血压计、听诊器、治疗车、机器等应有明确标识。

二、环境卫生学要求

(一) 环境空气、物体表面消毒效果监测

透析治疗室区应具备通风设施和(或)空气消毒装置,光线充足、通风良好,达到《医院消毒卫生标准》(GB 15982—2012)的Ⅲ类环境;每班次透析结束后,透析治疗室/区应通风,保持空气清新;每日透析结束后应进行有效的空气净化或消毒。

每月对透析室空气、物体、机器表面及部分医务人员手抽样进行病原微生物的培养监测,保留原始记录,建立登记表。

血液透析治疗室/区消毒合格率是血液透析中心(室)治疗室消毒合格的月份数量在当年所占的比例。合格标准:空气平均细菌菌落数≤4 cfu/(5 min·Φ90 mm 直径平皿),物体表面平均细菌菌落总数≤10 cfu/cm^2。

(二) 透析用水和透析液监测

1. 生物污染物标准

(1) 每月1次进行透析用水和透析液的细菌检测,至少每3个月1次进行内毒素检测。每年每台透析机应至少进行1次透析液的细菌和内毒素检测。

(2) 透析用水微生物污染检验合格率为血液透析中心(室)透析用水微生物污染检验合格的月份/季度在当年所占的比例。合格标准:透析用水每月检验菌落数≤100 cfu/mL,每3个月检验内毒素≤0.25EU/mL。

透析水生物监测方法:取样点至少应包括供水回路的末端。样本取样口应保持开启并放水至少60 s后,对样本取样口进行消毒,可使用75%乙醇消毒剂擦拭出水口外表面3次,待乙醇完全挥发后方可采样。不能使用其他消毒剂。

2.化学污染物标准

透析用水化学污染物包括铝、总氯、铜、氟化物等22种污染物,至少每年测定1次。

透析用水化学监测方法:取样点应至少包括供水回路的末端。取样口应开启至少60 s后用专用容器取样,送检测定。

(三)使用中消毒剂或灭菌剂监测

(1)浓度监测:浓度监测应遵循产品使用说明书进行,重复使用的消毒剂或灭菌剂配制后应测定一次浓度,每次使用前进行监测。

(2)染菌量监测:每季度监测1次,使用中灭菌用消毒液应无菌,其他使用中消毒液染菌量≤100 cfu/mL。

三、感染危险因素

血液透析患者感染类型主要包括细菌感染、病毒感染、真菌感染。其中与血管通路有关的感染以细菌感染为主,与血液有关的感染则以病毒为主。血管通路的感染一般分为导管出口部感染、隧道感染和血液扩散性感染;与血液有关的感染以乙型肝炎、丙型肝炎、梅毒和艾滋病多见,且常通过院内感染发生。

(一)患者自身因素

由于原发病的慢性长期消耗以及一些基础疾病的原因,血液透析患者比普通患者更容易发生医院感染。维持性血液透析患者感染与年龄、糖尿病、低蛋白血症、营养状态差、慢性贫血、心力衰竭、透析不充分、透析龄长相关。

(二)医源性因素

1.环境因素

(1)流程布局不合理:透析中心(室)的布局不合理致使交叉感染的环节增加,感染暴露的概率增高,如各功能区混用或交叉,三区划分不清,血液透析中心(室)诊疗面积不足。

(2)环境卫生学不符合要求:如通风不良、空气质量差,被污染的环境未及时清洁消毒。

2.器械因素

(1)透析机未严格消毒:透析班次间交替的时间紧张,不能很好地完成机器内部的消毒程序;同时外表面污染后未及时清洁消毒。

(2)透析用水系统污染：透析用水系统中存在细菌或其他代谢产物如内毒素，透析患者发生内毒素血症，常见的主要原因是设计不良的透析专用供水、供液系统使细菌繁殖增长。

(3)透析用水、透析液污染：透析用水和透析液配制过程中操作不严格均可导致感染，污染可发生在透析用水处置环节、透析液存放过程中、透析液配制过程中、透析液使用过程中，盛装透析液容器被污染等因素也可导致感染。

(4)一次性医疗用品管理不到位：一次性医疗用品准入制度把关不严，无相关资质，存放条件不符合要求，一次性医疗用品复用。

3.人员因素

(1)医护人员无菌操作流程不规范：未严格遵循无菌操作原则，手卫生依从率低，中央静脉置管未落实最大无菌屏障等。另外，未及时进行置管风险评估，透析时操作频繁等也是感染的危险因素。

(2)职业防护意识差：医务人员培训不到位，对操作规程掌握不足，标准预防意识薄弱，在诊疗过程中，存在职业暴露风险。

四、医院感染预防与控制

(一)血液透析中心(室)管理

1.完善规章制度，强化执行能力

建立至少包括血液透析中心(室)感染防控的组织机构和全员培训制度、医护人员手卫生规范和无菌操作制度、医疗机构相关感染控制及消毒隔离制度、医疗机构相关感染监测和报告制度、传染病患者隔离制度、传染病新发及播散报告制度、设备设施及一次性使用医疗物品的管理制度、透析液和透析用水质量监测制度、库房管理制度、医疗废物管理制度、职业安全防护制度，并组织血液透析中心(室)医护人员认真学习，熟练掌握，每年至少1次培训与考核。

2.建筑布局合理，优化诊疗流程

(1)血液透析中心(室)做到布局合理、分区明确、标识清楚、功能流程合理、洁污区域分开。

(2)候诊室和接诊室既是患者等候区域，也是患者称量体重，医护人员分配患者透析单元、评估生命体征等的工作区域，应保持地面清洁、防湿滑，不得摆放杂物，避免患者跌绊。

(3)治疗准备室放置各种药物和无菌物品的清洁区域，非传染病和传染病的患者应分区，宜设置传染病患者专用治疗准备室。

(4)透析治疗室/区应达到Ⅲ类环境要求，医疗物品与患者生活物品不得混放，一个透析单元不能同时放置多个患者的治疗用品，不能存放非本班次、未使用的透析耗材、浓缩液及消毒用品。透析机开机、透析管路安装及预冲期间，患者及其照护人员不能进入透析治疗室/区。

(5)水处理间与配液间应授权封闭管理，保持地面清洁、干燥，不得堆放杂物，使用过的透析液桶、消毒液桶等放置在专门存放区，不能与未使用桶装液体混放。透析浓缩液配制前，对透析干粉进行二人查对，现用现配。

(6)污物处理室是暂时存放医疗及生活废弃物的场所，第一时间、现场(透析治疗区)分类处理、封闭包装、封闭转运各种医疗废弃物。污物处理室保持干净整齐，通风良好，无异味。

(7)洁具间是存放各种保洁工具及其清洗、消毒的场所。洁具间保持干净整齐，通风良好，无异味。清洁用具应分区使用，各区域使用清洁用具分开放置，并在清洁用具上做清晰标识。清洁区与污染区(含潜在感染区域)分开配置，普通区与隔离区的水池和拖布清洗池分开，各区域使用清洁工具分别冲洗、消毒，分开干燥存放。

3.血液透析治疗过程中的规范化操作

(1)患者进行血液透析治疗时，应当严格限制非工作人员进入透析治疗室/区。

(2)以中心静脉导管或移植物内瘘作为血管通路的患者，血管通路的连接和断开均应进行无菌操作技术。

(3)进入患者组织、无菌器官的医疗器械、器具和物品达到灭菌水平。

(4)接触患者完整皮肤、黏膜的医疗器械、器具和物品达到消毒水平。

(5)各种用于注射、穿刺、采血等有创操作的医疗器具一人一用一灭菌。

(6)一次性使用的医疗器械、器具(包括注射器等)不得重复使用。

(7)血液透析中心(室)使用的消毒药械、一次性使用医疗器械和器具应当符合国家有关规定。

(8)对于需要紧急血液透析治疗，且血源性传染疾病标志物检测结果尚未回报的患者，可安排用于急诊的血液透析机治疗，透析结束后对血液透析机表面和内部进行严格消毒。

4.血液透析治疗结束后的消毒

(1)每班次透析结束后，患者使用的床单、被套、枕套等物品应当一人一用一更换。

(2)每次透析结束后，对透析单元内所有的物品表面(如透析机外部、透析床/椅、小桌板等)及地面进行清洁消毒。对血液、体液及分泌物污染的区域(地面、墙面)，按要求使用消毒液擦拭。

1)血液透析中心(室)环境、物体表面清洁与消毒，应遵循先清洁再消毒的原则，根据环境、物体表面及其污染程度选择有效的清洁剂或消毒剂。

2)采用500 mg/L的含氯消毒剂或其他有效消毒剂对透析机外部等物品表面擦拭消毒；如果有血液污染，应立即用2 000 mg/L的含氯消毒剂的一次性使用布巾擦拭或者使用可吸附的材料清除血迹后，再用500 mg/L的含氯消毒剂擦拭消毒，并做好消毒工作的记录。

（3）每次透析结束后，按照透析机使用说明书要求对机器内部管路进行消毒，必须使用经国家药品监督管理局批准的消毒液或具有所在地省级卫生健康行政部门发放的卫生许可证或备案的消毒液商品。采用中心供液自动透析系统、无透析液内部管路的透析机，可自动冲洗后开始下次透析，无须进行机器内部管路消毒；但每日透析结束后应进行透析系统的整体消毒，并做好消毒工作的记录。

（4）透析过程中如发生透析器破膜或传感器渗漏，应在透析结束时立即进行透析机消毒，传感器渗漏至根部时应更换透析机内部传感器，经处理后的透析机方可再次使用。

（5）按照水处理系统的使用说明书要求，定期对水处理系统进行冲洗消毒。

（6）护士站桌面、电话按键、电脑键盘、鼠标等应保持清洁，必要时使用消毒剂擦拭消毒。

（7）清洁用具应分区使用，不同区域使用的清洁工具应明确标识，并分别清洗、消毒，分开干燥存放。

5.医疗废物处理

（1）使用专用包装袋或容器，包装应防渗漏、遗撒和穿漏。

（2）按规定的时间、线路移送到暂时存放的专用设施，并定期清洁消毒。

（3）存放时间不得超过 24 h。

（二）透析用水处理设备及透析用品管理

（1）透析用水处理设备应具有国家药品监督管理局颁发的注册证、生产许可证等。

（2）透析用水处理设备每年应进行一次全面的维护、保养和检测，并应有相应的维护记录；根据透析用水处理设备使用说明书要求确定消毒周期。

（3）检测透析用水细菌数>50 cfu/mL，或内毒素>0.125EU/mL 时，应进行主动性干预处理。

（4）每天透析治疗前，进行 1 次软水器出水硬度及活性炭罐出水总氯检测，活性炭罐出水的总氯含量应≤0.1 mg/L。

（5）未经批准的一次性血液透析器不得重复使用；依法批准且有明确标志的可重复使用血液透析器，应严格按规定使用，使用前向患者或其委托人说明复用的意义及可能遇到不可预知的危害，并签署知情同意书。

（6）具有乙肝、丙肝、艾滋病等血源性疾病传播危险的患者透析器应一次性使用，不得复用。

（三）透析患者管理

1.透析患者传染病病原微生物监测

（1）首次开始血液透析的患者、由其他血液透析中心（室）转入或近期接受血液制品治疗的患者，即使血源性传染疾病标志物检测阴性，至少 3 个月内重复检测传染病标

志物。

(2) 长期透析的患者应每 6 个月检查 1 次乙型肝炎病毒、丙型肝炎病毒、梅毒螺旋体及人类免疫缺陷病毒标志物,保留原始记录并登记。

(3) 阳性转阴性患者前 6 个月每月 1 次,后 6 个月每 3 个月 1 次检测乙型肝炎、丙型肝炎、梅毒和艾滋病标志物。

(4) 存在不能解释的肝脏转氨酶异常升高的血液透析患者,应进行 HBV-DNA 和 HCV-RNA 定量检测。

(5) 血液透析中心(室)出现乙型肝炎病毒标志物(HBsAg 或 HBV-DNA)或丙型肝炎病毒标志物(HCV 抗体或 HCV-RNA)阳转的患者,应立即对密切接触者(使用同一台血液透析机或相邻透析单元的患者)进行乙型肝炎病毒或丙型肝炎病毒标志物(抗原和/或抗体)检测,包括 HBV-DNA 和 HCV-RNA 检测;检测阴性的患者应 3 个月内重复检测。

2.血液透析患者治疗前准备

(1) 告知患者血液透析可能带来的血源性或呼吸道传染性疾病感染的风险。

(2) 根据患者情况,确定透析患者传染病病原微生物监测方案。

(3) 首次开始血液透析的患者、由其他血液透析中心(室)转入、既往或现患肺结核的患者,应进行胸部 X 线和(或)肺部 CT,以及结核感染标志物检查。

(4) 呼吸道传染病疫情期间,透析前应检测患者体温,发热患者应进行相关呼吸道传染病检查。

(5) 建立患者病历档案,在排班表、病历及相关文件上对合并传染性疾病的患者作明确标识。

(四) 医务人员管理

1.职业安全防护

(1) 工作人员上岗前应掌握和遵循血液透析中心(室)感染控制制度和规范。

(2) 建立工作人员健康档案,定期(原则上至少 1 次/年)进行健康体检以及乙型肝炎病毒、丙型肝炎病毒、梅毒螺旋体和人类免疫缺陷病毒标志物检测,并管理保存体检资料。建议乙型肝炎病毒易感(HBsAb 阴性)的工作人员注射乙型肝炎病毒疫苗。

(3) 医护人员在执行可能暴露于血液、体液的操作(血管穿刺及血管通路连接与断开等)时,应遵循标准预防的个人防护装备使用要求,合理选择所需的个人防护装备。个人防护装备主要包括手套、口罩、面罩、隔离衣和护目镜。除了标准预防措施外,血液透析中心(室)护理人员在为患者进行穿刺、上机或下机等可能导致血液溅出的操作时,应该穿隔离衣,佩带防护面罩或护目镜。

(4) 工作人员发生职业暴露后应进行紧急处理,从近心端向远心端挤出伤口部位的血液,避免挤压伤口局部,尽可能挤出损伤处的血液,再用流动水冲洗(黏膜用生理盐水反复冲洗),然后用聚维酮碘(碘伏)或其他消毒液(如 75% 乙醇)进行消毒,必要时用防水敷料包扎伤口。紧急处置后报告医院感染防控部门,进行首次传染病病原微生物检测,经评估后采取预防控制措施(预防性用药、接种疫苗等),根据暴露情况进行监测与随访。

2.无菌操作及手卫生

手卫生的执行效果是预防医院感染发生的关键环节,医务人员进行诊疗操作时,应严格执行无菌操作原则,严格落实手卫生规范,遵循手卫生五个时机:即接触患者前,接触患者后,无菌操作前,接触患者血液、体液后,接触患者周围环境后,医务人员应洗手和(或)使用速干手消毒剂进行卫生手消毒。

【思考题】

(1)简述血液透析中心(室)布局流程要求。
(2)简述血液透析中心(室)发生医院感染的危险因素。
(3)论述血液透析中心(室)医院感染预防与控制。
(4)简述透析患者传染病病原微生物监测要求。

(杨金燕　索继江)

第八节　产房感染预防与控制

【学习目标】

(1)掌握产房的医院感染预防与控制要求。
(2)熟悉产房的布局流程、功能分区、设施设备要求。
(3)了解产房感染危险因素。

产房作为产妇的重要活动场所,也是医院的重要医疗单元,随着二胎政策的放开,产妇对于医院产房生产诊疗的环境也提出了新的、更高的要求,因为接生工作的环境与质量直接关系到母婴二人的生命安全。面对产房感染的复杂化,应逐项分析感染隐患,并提出针对性的阻断策略,强化预防措施,降低医院感染风险,从而确保产房安全管理工作的顺利开展。

一、布局流程、功能分区及设施

（一）布局流程与功能分区

（1）产房的设置应符合环境卫生学要求和感染控制原则，并与母婴同室、新生儿室和产科病房相邻近，形成相对独立的区域。

（2）布局合理，标识明确，严格分区，不同分区之间有建筑隔断或有明显标识，由外向内依次为非限制区、半限制区和限制区。

1）非限制区：包括患者接收区、换鞋更衣区、卫生间、休息室等，平车转换处应设消毒垫，且消毒垫要定期更换。

2）半限制区：包括办公室、待产室、隔离待产室、治疗室、清洁库房等。

3）限制区：包括分娩室（正常分娩室、隔离分娩室）、洗手消毒区和无菌物品存放室等。

（3）分娩室应设患者通道、工作人员通道、污物通道三条通道。患者通道靠近待产室，工作人员通道靠近更衣室，分娩室设置污物通道，以使污物直接从外走廊运出。遵守人流、物流通道，洁污通道分开的原则。

（4）每个分娩室产床不得超过2张，每张床使用面积>16m^2，墙壁、地面无裂痕，表面光滑，便于清洁与消毒。待产室应靠近分娩室与办公室，室内床位不宜过多，以1~3张为宜。

（5）孕妇产前须做抗-HIV、梅毒抗体等检测。传染病产妇应安置在隔离分娩室分娩，按照隔离技术规程助产。隔离产妇平车专用，用后及时消毒。

（6）工作人员严格执行标准预防措施和无菌操作规程。接生前必须进行外科手消毒，手刷、擦手巾一人一用一灭菌，按外科手消毒法操作。

（7）助产器械按手术器械送CSSD集中清洗、包装、灭菌。婴儿脐带结扎用品必须灭菌。

（8）在连续两台分娩手术之间要清洁地面、台面及其他物体表面，若有污染随时消毒；接触产妇所有诊疗物品应一人一用一消毒或灭菌，产床上的所有织物均一人一换。分娩室每日进行终末消毒。

（9）对患有或疑似传染病产妇的胎盘按病理性医疗废物处置，使用双层包装物，及时密封。

（二）设施要求

（1）根据产房实际工作情况合理配备设备、设施，且符合国家相关标准与规定。

（2）手卫生设施齐全，安装非手触式水龙头，同时配备抗菌洗手液、手消毒液、非接触式出液器、干手设施等。

(3)正常分娩室内应配备无菌器械柜、敷料柜、产床、手术器械台、手术照明灯、婴儿磅秤、氧气设备、电动吸引器、多普勒胎心仪、紫外线灯等。

(4)隔离分娩室除上述必要条件外,其布局和设备应便于消毒隔离。入室处应备有专用的口罩、帽子、隔离衣等。门口处备有洗手和手消毒液。有条件的设层流负压室。

二、环境卫生学要求

(1)空气菌落总数、物体表面菌落总数限值。

1)产房为Ⅱ类环境,每季度开展环境空气、物体表面消毒效果监测,空气平均菌落数≤4 cfu/(15 min·Φ90 mm 平皿),物体表面平均菌落数≤5 cfu/cm^2。

2)空气中不应检出致病性微生物(异性溶血性链球菌、金黄色葡萄球菌等)。

(2)每季度开展手卫生消毒效果监测,外科手消毒后医务人员手表面的菌落总数≤5 cfu/cm^2。

(3)每季度开展消毒液染菌量监测,使用中手消毒剂的菌落总数应≤100 cfu/mL,不得检出致病性微生物。

三、感染危险因素

(一)新生儿与产妇自身因素

(1)产妇在分娩整个过程中,体力消耗过大,身体各项机能处于疲累状态,并且在分娩过程中生殖道的防御能力降低,阴道自净能力减弱,再加上在分娩期间受到侵入性操作(会阴侧切、宫腔操作和产道组织损伤等),均会导致细菌滋生,更容易出现局部感染,甚至引起全身感染。

(2)由于新生儿体温调节中枢、自身免疫系统尚未发育成熟,当从母体娩出后,体温会骤然性下降,抵抗力较弱;此外婴儿的脐部易受到污染,若没有做好有效护理,则容易引发新生儿脐部感染。

(二)产房环境因素

产房各区域布局流程不合理,不能明确分区、分通道,空间狭小,空气难以流通,空气质量差,使感染概率增加。消毒设施配备不足,环境清洁、消毒措施不到位,产房流动人数较多等,均会提高产妇与新生儿的感染发生率。

(三)无菌操作不规范

在无菌操作过程中,如对产妇的会阴部消毒不彻底,操作前未进行严格手卫生,或进行宫腔操作未更换手套,或分娩时大量羊水污染台面未及时更换包布等,均会引起感染。此外,产妇在分娩时会受到大便污染,若没有及时更换手套对新生儿行脐带结扎,易引发

新生儿脐带感染。

(四) 消毒隔离措施不到位

术前消毒时,消毒液浓度不达标或消毒时间不够,分娩后终末处理不到位,物体表面清洁消毒未达标,紫外线消毒时间不足,可能会导致产妇之间的交叉感染。

四、医院感染预防与控制

(一) 注重标准预防措施和无菌技术操作规程

(1) 工作人员进入产房必须严格执行标准预防,戴口罩、帽子、穿隔离衣、鞋套。

(2) 对产妇进行检查前后都要进行手卫生(洗手或采用免洗手消毒液)。接生前必须进行外科手消毒,手刷、擦手巾一人一用一灭菌。

(二) 规范产房分区与布局合理性,改善医疗环境

产房布局应符合医院感染控制原则,要求分区明确,可采取自然通风或机械通风方式改善医疗环境。配备完善的设施设备(医疗设备与消毒设备),加强对物体表面的清洁、消毒。

(三) 产房的清洁与消毒

保持产房清洁卫生是消毒隔离的前提,也是预防医院感染的有效措施。产房保持通风,每天开窗换气 2 次;产房内各种物体表面保持清洁,每日擦拭 2 次。产床每天用 1 000 mg/L 含氯消毒剂或其他消毒剂擦拭 2 次,地巾、抹布分区使用、分别放置,并有明显标记。当地面有血迹污染时采用 1 000~2 000 mg/L 含氯消毒剂或其他消毒剂清洁地面;定期对空调及空气消毒器过滤板、过滤网进行清洗,保持清洁。

(四) 人员管理

待产人员进入产房应更衣、换鞋。凡有急性呼吸道感染、胃肠炎、皮肤渗出性病灶及乙肝的工作人员一律不得在产房工作。

(五) 强化督导督查,提升工作质效

科室感染控制小组成员加强日常监管,医院感染管理部门定期对产房诊疗环境进行监测,加强各项措施落实,保障医疗质量安全,减少安全隐患。

【思考题】

(1) 论述产房的医院感染预防与控制。

(2)简述产房的布局流程、功能分区、设施设备要求。
(3)简述产房感染的危险因素。

(索继江　孙　丹)

第九节　急诊科感染预防与控制

【学习目标】
(1)掌握急诊科医院感染预防与控制的措施。
(2)熟悉急诊科环境卫生学要求及感染危险因素。
(3)了解急诊科布局、功能分区与设施。

急诊科患者具有病情急、危重及不可预测等特点,医务人员为了挽救患者生命,往往需要迅速进入抢救状态。急诊科院前急救工作过程中人力资源有限、操作空间狭小及防护物资匮乏等现状,是易发生医源性感染的重要危险因素。

一、布局流程、功能分区及设施

(一)急诊科布局与分区

急诊科应当设在医院内便于患者迅速到达的区域,入口应当通畅,设有无障碍通道,方便轮椅、平车出入,并设有救护车通道和专用停靠处;有条件的急诊科可分设普通急诊患者、危重伤病患者和救护车出入通道。急诊科根据患者病情的轻重缓急,从功能结构上分为红区(复苏与抢救区)、黄区(优先诊疗区)及绿区(诊疗区)。此外,急诊科应设置挂号、各类辅助检查部门(如彩超室、DR 室、CT 室)、急诊药房、收费等部门,各区域合理布局以缩短急诊检查和抢救距离半径。三级医院应设置急诊手术室和急诊重症监护室。

(二)急诊科设施

(1)急诊科常备的仪器设备与器械包括心电图机、除颤仪、心脏复苏机、简易呼吸器、呼吸机、心电监护仪、负压吸引器(有中心负压吸引可不配备)、给氧设备(中心供氧的急诊科可配备便携式氧气瓶)、洗胃机等。三级综合医院还应配备便携式超声仪和移动式X 射线设备。有需求的医院还可以配备血液净化设备和快速床旁检验设备。

(2)预检分诊点(处)应配备体温计(枪)、手卫生设施与用品、个人防护用品和消毒产品等,以便随时取用。从事预检分诊的工作人员接诊患者时,应采取标准预防措施。

如怀疑患者患有传染病时,应依据其传播途径选择并使用适宜的防护用品,并正确指导患者使用适宜的防护用品。防护用品应符合国家相关标准要求。

(3)每辆救护车均应配备手消毒剂,每间诊室均应设置手卫生设施,包括流动水洗手设施、洗手液、干手设施(用品)、手消毒剂和手卫生流程示意图等。可能高频率接触血液、体液、分泌物的诊疗室如换药室、皮肤科、耳鼻喉科、妇科、口腔科等应设置流动水洗手设施和干手设施。新建、改建的急诊诊室均应设置流动水洗手设施和干手设施。手消毒剂应标注启用时间,开启后在有效期内使用。

(4)保持室内物体表面、地面清洁。治疗车、换药车上物品应摆放有序,上层为清洁区、下层为污染区;利器盒放置于治疗车的侧面;进入注射室、换药室的治疗车、换药车应配有手消毒剂。

(5)必须配置血液、体液溅洒处置箱、职业暴露处置箱,定点放置,专人管理,用完及时补充。

二、环境卫生学要求

(一)急诊科不同等级风险区域卫生管理等级与质量审核标准

1.低风险区域清洁卫生管理等级及质量审核标准

急诊科低风险区域包括急诊办公室、急诊药房内部、收费室内部等区域。低风险区域清洁卫生管理等级为清洁级,目测法要求为整洁卫生、无尘无碎屑、无异味,对化学法(荧光标记法、荧光粉迹法、ATP法)、微生物法无要求。

2.中风险区域清洁卫生管理等级及质量审核标准

急诊科中风险区域包括门急诊大厅、缴费窗口、候诊区、普通诊室、心电图室、超声科和其他功能检查室等区域。中风险区域清洁卫生管理等级为卫生级,目测法要求为整洁卫生、无尘无碎屑、无异味。采用荧光标记法进行质量抽查时无荧光痕迹,采用荧光粉迹法进行质量抽查时无荧光粉扩散,采用ATP法进行质量抽查时按照产品说明书判断合格标准。微生物法细菌菌落总数≤10 cfu/cm^2,或自然菌减少1个对数值以上。

3.高风险区域清洁卫生管理等级及质量审核标准

急诊科高风险区域包括创伤处置室、注射室、采血室、换药室、穿刺室、耳鼻喉科诊室、妇科诊室、口腔科诊室、急诊手术室等区域。高风险区域清洁卫生管理等级为消毒级,目测法要求为整洁卫生、无尘无碎屑、无异味。采用荧光标记法进行质量抽查时无荧光痕迹,采用荧光粉迹法进行质量抽查时无荧光粉扩散,采用ATP法进行质量抽查时按照产品说明书判断合格标准。微生物法参考GB15982,按不同环境类别评判。微生物法急诊手术室细菌菌落总数≤5 cfu/cm^2,采血室、注射室等细菌菌落总数≤10 cfu/cm^2。

(二)急诊科监测与报告

(1)标准防护依从性的监测,至少每季度1次。

(2)开展手卫生依从性的监测,至少每季度1次。

(3)开展环境卫生学监测:每季度1次对输液区、创伤处置室进行空气监测,每季度1次对急诊科各区域的环境物体表面、工作人员手、使用中消毒液、清洁用品的消毒效果进行抽查监测。

(4)如有感染暴发或疑似感染暴发,医院感染预防与控制科随时采样监测和进行流行病学调查。

(5)发现医疗相关感染病例应遵照本机构急诊医疗相关感染病例报告制度进行报告。

(6)发现特殊病原体的医院感染(指发生甲类传染病或依照甲类传染病管理的乙类传染病的医院感染)或新发病原体医院感染,应于2 h内将传染病报告卡通过网络直报。

(7)每季度开展风险评估,并根据评估结果选择优先改进项目,制定改进措施并落实;每月开展质控自查,定期会议反馈。

三、感染危险因素

(一)急诊科中老年危重症患者多

急诊科就诊的危重症患者占比高,且多为50岁以上的中老年危重症患者。急诊科危重症患者多伴有脑血管系统、心血管系统、神经系统、呼吸系统等基础疾病,急诊科中老年危重症患者因抵抗力低下,易发生医院感染。

(二)急诊科侵入性诊疗操作多

急诊科常进行气管插管、气管切开、中心静脉导管置管、创伤缝合术等侵入性操作,操作过程中未严格执行无菌原则及技术,管道维护不到位或留置时间过长等均可引起医院感染。

(三)急诊科医务人员职业暴露风险高

急诊科创伤患者较多,急诊科医务人员在诊疗活动中接触患者血液或体液的概率较高,因此接触各种病原体概率高于普通科室。此外,急诊科就诊患者未常规进行传染病筛查,急诊科医务人员破损的皮肤黏膜接触带有病毒的物质,对其来说是极其危险的因素。

(四)院前急救环境复杂

急诊科工作具有突发性、不可预见性的特点,院前急救环境较复杂且不确定,救护车空间狭小,转运过程较为颠簸,医护人员各项操作准备时间短,且院前防护用品及装备有限,因此急诊科医护人员在院前急救工作过程中易发生医院感染。

四、医院感染预防与控制

(一) 制定急诊医院感染管理制度

急诊科作为易发生医源性感染的重点科室,应成立急诊科医院感染管理小组,全面负责急诊科的医院感染管理工作,统一接受医院感染预防与控制管理部门业务指导,确保急诊科的各项防控措施落实到位。急诊科医院感染管理小组应当按照医院感染管理的规章制度和技术规范,结合急诊科医疗工作实际情况,制定急诊医院感染管理相关制度、措施与流程,加强急诊科医院感染的预防与控制工作。

(二) 合理进行急诊区域划分

急诊科设置单独出入口,布局应按照"三区两通道"要求设置,应遵循洁污分开的原则。三区包含污染区、潜在污染区、清洁区,两通道包含患者通道、工作人员通道。有条件的医院还应设置污染通道。急诊科应设置传染病预检分诊点(处),开展传染病的预检分诊。急诊科还应设置隔离抢救区域,收治疑似传染病患者。急诊科设置的即时检测(point-of-care testing,POCT)区域又称"床旁检测"区域,用于快速检测血糖、心肌标志物、血气分析等,应做到洁污区域分开、布局合理、分区明确且标识清楚。

(三) 急诊就诊多环节开展传染病预检

急诊科根据制定的预检分诊制度,通过传染病预检分诊点(处)询问、预检分诊处询问、医师接诊时询问等多种方式对急诊患者开展传染病预检,将需要隔离的传染病患者或疑似患者分诊至感染性疾病科就诊。此外,根据急诊科就诊患者特点并结合传染病的流行季节、周期、流行趋势和卫生行政部门发布的特定传染病预警信息,加强特定传染病的预检、分诊工作。

(四) 急救转运医院感染管理

急诊科应设置区域专门停放转运救护车辆,并设立专门洗消点。车上需配备防护服、护目镜或防护面罩、医用防护口罩、血液体液溅洒处理箱、职业暴露处理箱和速干手消毒剂等。出诊任务结束对转运车辆、车载医疗设备等进行终末消毒,救护车地面及物体表面无明显污染时采用湿式清洁,当有患者血液、体液等明显污染时先用吸湿材料去除可见污染物,再清洁与消毒。如果接诊传染病患者,则根据病原体特性进行消毒处理。

(五) 环境及物体表面清洁消毒

急诊科对不同污染程度的区域环境及物体表面进行清洁与消毒。对急诊办公室、急诊药房内部、收费室等低风险区域,采用湿式卫生方式进行日常清洁,频率为1~2次/d;

对急诊大厅、缴费窗口、急诊候诊区等中风险区域,采用湿式卫生方式进行日常清洁,频率为2次/d;对创伤处置室、注射室、急诊手术室等高风险区域,采用湿式卫生方式(高频接触的环境表面实施中、低水平消毒)进行日常清洁与消毒,频率为≥2次/d。

POCT检测区域应保持清洁有序,以防止交叉污染,物体表面和地面应每天消毒。当发生溢出或存在可见污染后应立即消毒。急诊平车、轮椅、诊查床应每日定时消毒,环境及物体表面一旦发生患者体液、血液、排泄物、分泌物等污染时,应立即实施污点清洁与消毒。凡侵入性操作、吸痰等高度危险的诊疗活动结束后,应立即实施环境清洁与消毒。应对环境清洁、消毒质量进行评估。

(六)空气净化

急诊科普通诊室首选自然通风,自然通风不良可采用机械通风、集中空调通风系统、循环风紫外线空气消毒器或其他合格的空气消毒器。根据产品特性、使用区域空间大小配置适宜的消毒器。诊治经空气或飞沫传播疾病的患者时,其诊室宜采用安装空气净化消毒装置的集中空调通风系统,或使用空气净化消毒设备。有条件的医疗机构,可使用负压隔离诊室。

(七)基于传播途径的预防措施

宜早期识别有呼吸道症状、腹泻、皮疹、引流伤口或皮肤损伤等可能有活动性感染的急诊患者。应在标准预防的基础上,根据疾病的传播途径,采取相应的隔离与防护措施。

(1)接触传播的隔离与预防:对急诊科常见的经接触传播疾病(如肠道感染、皮肤感染)及存在大小便失禁、分泌物、压疮、安置引流管或引流袋以及有皮疹的患者,应采取接触传播的隔离与预防措施。

(2)飞沫传播的隔离与预防:对急诊科常见的经飞沫传播疾病(如流行性感冒、病毒性腮腺炎)患者,应采取飞沫传播的隔离与预防措施。宜将患者安置于房门可关闭的诊室内,患者病情容许且能耐受时应戴外科口罩,并执行呼吸道卫生/咳嗽礼仪。

(3)空气传播的隔离和预防:对急诊科常见的经空气传播疾病(如肺结核、水痘及播散型带状疱疹)患者,应做好空气传播的隔离和预防措施。接诊此类患者的诊室宜与普通诊室分开,有条件的医疗机构宜尽快将患者安置于负压隔离诊室;宜在急诊科诊疗区和候诊区张贴呼吸道卫生宣传画,发放或播放宣传资料;对有呼吸道症状的患者,应指导其规范佩戴口罩;应避免与有呼吸道症状患者的不必要近距离(<1m)接触;有呼吸道症状的工作人员在工作期间需戴外科口罩。

(八)急诊科工作人员医院感染预防培训

依据急诊科工作人员的岗位特点开展有针对性的培训,培训对象覆盖急诊科全体医务人员以及管理人员、后勤(包括外包服务)等。培训内容为急诊科医源性感染预防与控

制工作的特点,医院感染管理相关制度,感染预防与控制措施,如手卫生、标准预防措施、血源性病原体职业防护、防护用品的正确选择和使用、清洁消毒的方法和频率、医疗废物管理、多重耐药菌管理等。疫情发生时的培训内容应包括相应的预防与控制知识及技能。急诊科从事医院感染管理的兼职人员培训内容还应包括标准预防、手卫生依从性观察、环境物体表面监测方法等。

(九)急诊科工作人员防护措施

急诊科医务人员掌握标准预防和基于传播途径的防控措施,接诊患者时应采取标准预防的措施。如怀疑患者患有传染病时,应及时穿戴适宜的防护用品,并正确指导患者和陪同人员同时穿戴适宜的防护用品,由专人引导至医院发热门诊/肠道门诊就诊。疫情发生期间,应在标准预防的基础上,根据疾病传播途径穿戴相应的个人防护用品。

(1)急诊科医务人员日常防护:急诊科所有人员穿工作服、戴工作帽、佩戴医用外科口罩,口罩一般 4 h 更换 1 次,如口罩潮湿或有污染时随时更换。

(2)手卫生:急诊科工作人员正确执行手卫生可以减少手部微生物(包括耐药菌)污染,从而降低急诊科医院感染发生的风险。手卫生设施应符合急诊科要求。手卫生指征包括接触患者前,清洁、无菌操作前,暴露患者体液风险后,接触患者后,接触患者周围环境后。注意戴手套不能代替手卫生,摘手套后应进行手卫生。

(3)各项诊疗操作提前进行风险评估:急诊科医护人员常进行吸痰、气管插管等诊疗活动,在此类诊疗过程中可能发生血液、体液、分泌物及排泄物喷溅,因此应穿防渗隔离衣、佩戴护目镜/防护面罩、医用防护口罩。对已经隔离治疗的急诊患者,检验检查尽量在床旁防护下完成,包括 POCT 检测、床旁超声检查等,以减少患者转运。

(4)特殊疫情防护:在医用外科口罩和工作帽的基础上,根据诊疗危险程度,使用隔离衣/防护服、护目镜/防护面罩、医用防护口罩、手套、鞋套,进行有创操作如给呼吸道传染病患者进行气管插管、切开吸痰、支气管镜检查时,可根据情况加用正压头套或全面防护型呼吸防护器。根据传染病的不同传播方式采取不同的防护措施。

(十)急诊安全医疗行为

(1)急诊科医务人员应掌握治疗和用药的指征,尽可能使用单剂量注射用药。

(2)急诊注射治疗应使用一次性的灭菌注射装置,保证一人一针一管一用。对患血源性传播疾病的患者实施注射时宜使用安全注射装置。使用后的注射针头等锐器应及时放入防渗漏、防穿透的锐器盒内。

(3)急诊科各种治疗、护理及换药操作应按照先清洁伤口、后感染伤口的顺序进行。特殊感染伤口(如炭疽、气性坏疽等)应就地(诊室或病室)严格隔离,处置后进行严格的终末消毒,不得进入换药室。感染性敷料应弃置于双层黄色防渗漏的医疗废物专用包装袋内,并及时密封。

(十一) 医疗废物处置

(1) 对医疗废物进行分类、密闭运送并登记，登记内容应当包括医疗废物的来源、种类、重量或者数量、交接时间、经办人签名等，相关登记保存3年。

(2) 急诊公共区域应放置生活垃圾桶，内装黑色垃圾袋。

(3) 急诊换药室、采血室、注射室、耳鼻喉科诊室、妇科诊室等可能进行诊疗操作的房间应放置医疗废物桶，内装黄色医疗废物包装袋。

(4) 传染病患者或者疑似传染病患者产生的生活垃圾，按照医疗废物进行管理和处置。

(5) 放置生活垃圾桶或医疗废物桶的区域应有醒目、清晰的标识。

【思考题】

(1) 简述急救转运中的医院感染管理措施。

(2) 试述急诊环境及物体表面清洁消毒方法。

(3) 急诊科感染危险因素有哪些？

(4) 简述急诊科工作人员的防护措施。

(李　博)

第十节　临床实验室感染预防与控制

【学习目标】

(1) 掌握临床实验室的生物安全防护水平分级、医院感染预防与控制的具体管理要求。

(2) 熟悉临床实验室的布局流程、功能分区、手术部位感染危险因素。

(3) 了解临床实验室的设施设备要求和环境卫生学要求。

临床实验室是医院患者和各类标本集中的场所，工作人员长期暴露在含有各种病原微生物的环境中，增加了针刺伤等职业暴露或医院感染事件的发生风险。近年来发生的实验室相关医院感染事件，多因工作人员未严格遵守实验室安全管理制度与安全操作规程，暴露了临床实验室医院感染管理存在一定漏洞，亟须加强临床检验室的医院感染预防与控制，从而保障医疗安全。

一、布局流程、功能分区和设施

(一) 实验室生物安全防护水平分级

根据实验室对病原微生物的生物安全防护水平,并依照国家实验室生物安全标准的规定,将实验室分为一级(biosafety level 1,BSL-1)、二级(BSL-2)、三级(BSL-3)、四级(BSL-4)。

(1) BSL-1 适用于操作在通常情况下不会引起人类或者动物疾病的微生物(第四类病原微生物)。医院临床化学实验室常为 BSL-1 实验室。

(2) BSL-2 适用于操作能够引起人类或者动物疾病,但一般情况下对人、动物或者环境不构成严重危害,传播风险有限,实验室感染后很少引起严重疾病,并且具备有效治疗和预防措施的微生物。按照实验室是否具备机械通风系统,将 BSL-2 实验室分为普通型 BSL-2 实验室、加强型 BSL-2 实验室。临床微生物和基因扩增实验室常为 BSL-2 实验室。

(3) BSL-3 适用于操作能够引起人类或者动物严重疾病,比较容易直接或者间接在人与人、动物与人、动物与动物间传播的微生物,本节不做详细介绍。

(4) BSL-4 适用于操作能够引起人类或者动物非常严重的疾病,我国尚未发现或者已经宣布消灭的微生物,本节不做详细介绍。

(二) 布局流程、功能分区

(1) 实验室分为污染区、潜在污染区和清洁区。污染区是被病原微生物污染的区域(实验室工作区域),潜在污染区是可能被病原微生物污染的区域(更衣室、缓冲间等),清洁区是没有被病原微生物污染的区域(办公区、会议室等)。各区域标识明确,区域间有物理屏障。

(2) 实验室工作人员进入实验室流程为清洁区—潜在污染区—污染区,离开实验室流程为污染区—潜在污染区—清洁区。不可逆向而行,避免交叉感染。

(三) 设施设备要求

1. BSL-1 实验室

(1) 实验室有国际通用的生物危害和安全等级标识,有门禁识别系统,实验室的门应有可视窗并可锁闭,并达到适当的防火等级,门锁及门的开启方向应不妨碍室内人员逃生,有紧急撤离路线,出口处有逃生发光指示标识。

(2) 实验室墙壁、顶板和地板应当光滑、易清洁、防渗漏并耐化学品和消毒剂的腐蚀,不得在实验室内铺设地毯。给水管道应设置倒流防止器或其他有效地防止回流污染的装置;给排水系统应不渗漏,下水应有防回流设计。

(3)实验室台(桌)柜和座椅等应稳固和坚固,边角应圆滑。实验台面应防水,并能耐受中等程度的热、有机溶剂、酸碱、消毒剂及其他化学剂。

(4)实验室工作区域配备洗眼器、冲淋装置、排风柜、非接触式水龙头洗手设施(在实验室出口处)、擦拭纸、手消毒剂、锐器盒、消毒液、护目镜等实验室防护设备和个人防护用品。

(5)实验室可以利用自然通风,开启窗户应安装防蚊虫的纱窗。如果采用机械通风,应避免气流流向导致的污染和避免污染气流在实验室之间或与其他区域之间串通而造成交叉污染。

(6)配备足够的实验室所需用水(蒸馏水、自来水等)、应急照明装置、电力供应、应急器材等。

(7)在实验室的工作区域外应当有存放外衣和私人物品的设施,应将个人服装与实验室工作服分开放置。

2.普通型 BSL-2 实验室

除符合 BSL-1 实验室要求外,还需满足以下要求。

(1)实验室主入口的门、放置生物安全柜实验间的门应可自动关闭,实验室主入口的门应有进入控制措施。

(2)实验室工作区域外应有存放备用物品的条件。

(3)应在实验室或其所在的建筑内配备压力蒸汽灭菌器或其他适当的消毒、灭菌设备。

(4)必要时,应在每个工作间配备洗眼装置。

(5)应在操作病原微生物及样本的实验区内配备二级生物安全柜,按产品的设计、使用说明书的要求安装和使用。如果使用管道排风的生物安全柜,应通过独立于建筑物其他公共通风系统的管道排出。

3.加强型 BSL-2 实验室

除符合 BSL-1 和普通型 BSL-2 实验室要求外,还需满足以下要求。

(1)加强型 BSL-2 实验室应包含缓冲间(可用于更换防护服)和核心工作间。缓冲间的门宜能互锁,如果使用互锁门,应在互锁门的附近设置紧急手动互锁解除开关。

(2)采用机械通风系统,送风口和排风口应采取防雨、防风、防杂物、防昆虫及其他动物的措施,送风口应远离污染源和排风口,排风系统应使用高效空气过滤器。实验室的排风应与送风连锁,排风先于送风开启,后于送风关闭。

(3)核心工作间内送风口和排风口的布置应符合定向气流的原则,利于减少房间内的涡流和气流死角。核心工作间气压相对于相邻区域应为负压,压差宜不低于 10 Pa。在核心工作间入口的显著位置,应安装显示房间负压状况的压力显示装置。

(4)核心工作间温度 18~26 ℃,噪音应低于 68dB。

(5)实验室内应配置压力蒸汽灭菌器,以及其他适用的消毒设备。

二、环境卫生学要求

(1) 每季度开展环境空气、物体表面消毒效果监测:临床实验室为Ⅲ类环境,空气平均菌落数≤4 cfu/(5 min·Φ90 mm 平皿),物体表面平均菌落数≤10 cfu/cm^2。

(2) 每季度开展手卫生消毒效果监测,卫生手消毒后医务人员手表面的菌落总数≤10 cfu/cm^2。

(3) 每季度开展消毒液染菌量监测,使用中手消毒剂的菌落总数应≤100 cfu/mL,不得检出致病性微生物。

(4) 每季度对生物安全柜洁净度进行监测,每年对生物安全柜的性能进行检测。

(5) 视使用时间检测紫外线辐照强度,使用中紫外线灯(30W)的辐射照度值应≥70 μW/cm^2。

(6) 怀疑医院感染暴发或疑似暴发与医院环境有关时,应进行目标微生物检测。

三、感染危险因素

(一) 工作人员个人防护不到位

(1) 实验室工作人员进入工作区域未穿工作服和盖住脚趾、脚跟的鞋,未佩戴口罩和帽子,未根据实际操作需求使用个人防护用品(医用防护口罩、手套、护目镜/防护面罩、防护服/隔离衣、鞋套/靴套)。

(2) 采集、运输、处理、检测和储存标本后,在离开实验室工作区域前未及时进行手卫生或手卫生不规范。

(3) 在实验室饮水、进食、化妆或处理隐形眼镜等。

(4) 穿着实验室内的防护用品离开实验室,脱除的防护用品和个人用品混放。

(二) 实验室安全防护不到位

(1) 工作人员戴手套随意进出实验室或触摸实验室以外的设备,如微生物室和临检室的工作人员互相串门。

(2) 标本中含有各种病原微生物,处理标本不当、标本破裂溢洒或标本在离心时可能会产生气溶胶,造成实验室环境污染。

(3) 在使用移液器等仪器取用标本时,标本易从移液管中滴出而扩散,导致仪器和操作台面污染。

(4) 如痰标本涂片、使用接种环、打开培养物等可能产生气溶胶的操作,未在生物安全柜内操作,易造成环境污染。

(三) 实验室废弃物处理不规范

(1) 实验室医疗垃圾桶未带盖或锐器盒长时间未处理,导致大量病原微生物滋生繁殖,污染环境。

(2)病原体的培养基、标本、菌种、毒种保存液等高危险废物未消毒或灭菌处理。

(3)采血针、吸管、针头等损伤性废物与感染性废物混放,患者用后的棉签随地乱扔,造成环境污染。

四、医院感染预防与控制

(一)建立健全临床实验室相关制度

(1)建立并严格遵守实验室安全管理制度与安全操作规程。定期对工作人员进行培训,保证其掌握实验室技术规范、操作规程、生物安全防护知识和实际操作技能,并进行考核。工作人员经考核合格后方可上岗。

(2)制定生物安全事故和危险品、危险设施等意外事故的应急处理预案。

(3)成立医院感染管理小组,指定专人负责监督实验室的医院感染预防和控制措施落实情况,开展医院感染防控知识培训,确保每位工作人员都熟悉实验室相关医院感染标准。

(二)加强实验室工作人员管理

(1)实验室工作人员应定期健康体检,根据情况进行免疫接种(HBV 疫苗等),发生职业暴露后做好追踪监测。

(2)工作人员严格执行生物安全操作规程,尽量使用一次性物品,一次性物品不得复用。静脉采血应一人一针一管一巾一带,微量采血应一人一针一管一玻片,棉球(签)一人一用,接触每个患者前后进行手卫生。

(3)正确使用安全防护设备和个人防护用品,严格执行手卫生,处理完感染性物质后使用流动水洗手,个人防护用品被污染摘除后、离开工作区域时应立即手卫生。

(4)实验室的门保持关闭状态,严格控制非实验室工作人员进出实验室,若必须进入的其他人员,需做好路线指导和记录。

(5)与实验工作无关的物品不得带入实验室,不得在工作区存放私人物品和进食。

(三)加强实验室清洁消毒

(1)每日对工作区域的操作台、各种物体表面和地面进行湿式清洁 2 次,每日工作结束后进行清洁消毒,遇污染随时消毒。

(2)污染器械、设备和转运容器在使用、废弃或转运前需进行清洁消毒;生物安全柜使用前后进行清洁消毒;使用后的可重复使用器械在清洗前应先进行消毒。

(3)加强空气消毒。可自然通风的实验室,每天开窗通风 2 次,每次 30 min;机械通风的实验室需关注换气次数和室内外正负压状态是否满足通风要求。每日工作结束后,使用紫外线照射或气溶胶喷雾法对空气进行终末消毒。

(4) 报告单消毒后发放或电脑打印单独发放。

(四) 规范处理实验室废弃物

(1) 实验室指定专人负责医疗废物管理,不随意丢弃,及时收集后密闭转运。

(2) 病原体的培养基、标本、菌种、毒种保存液等高危险废物,就地化学消毒或压力蒸汽灭菌处理后按感染性废物处置。

(3) 废弃的医学标本、血液、血清、大小便标本常规检测后按感染性废物处置。

(4) 根据实际需求选择合适容量的锐器盒,避免长时间仍不能达到 3/4 封口量而在科室放置时间较长的情况。

【思考题】

(1) 论述病原微生物分类和临床实验室的生物安全防护水平分级。

(2) 论述临床实验室医院感染预防与控制的主要措施。

(3) 简述临床实验室的布局流程、功能分区、感染危险因素。

(索继江　夏婷婷)

第十一节　感染性疾病门诊及病房感染预防与控制

【学习目标】

(1) 掌握感染性疾病门诊及病房医院感染预防与控制基本要求。

(2) 熟悉感染性疾病门诊及病房布局流程及功能分区。

(3) 了解感染性疾病门诊及病房设施设备要求。

在 2003 年非典催化下,有关感染性疾病科的反思迎来了热潮。2004 年全国二级及以上综合性医院建立了感染性疾病科,结合各地实际,将呼吸道(发热)、肠道门诊和传染病科统一整合为感染性疾病科。当传染病疫情发生时,感染性疾病科作为前沿阵地,要在治疗和预防上做更多的工作。因此感染性疾病科的规范建设是保证医疗安全、避免医院感染和控制传染病疫情的重要支撑。本节主要从感染性疾病科规划设计、布局流程、环境卫生学要求、感染危险因素及医院感染预防与控制方面进行阐述。

一、布局流程、功能分区及设施

(一)感染性疾病门诊布局流程、功能分区

(1)感染性疾病门诊承担着感染性疾病的预诊与分诊,选址必须与普通门(急)诊分开,避免患者之间交叉感染;并且通风良好,有明显标识,指引患者抵达感染性疾病门诊就诊。普通门(急)诊也要设有引导标识,与其他建筑物建议保持20~25 m间距。

(2)未设立感染性疾病门诊的医院应制订隔离和转诊预案,在门(急)诊应设有可供疑似或确诊传染性疾病患者就地隔离的诊室等待转诊,避免发生医院感染。

(3)感染性疾病门诊设置应符合传染病防控与防治要求,对"三区两通道(清洁区、潜在污染区、污染区,清洁通道、污染通道)"合理分区布局,要求相互无交叉,各区有醒目标识。

1)清洁区包括工作人员休息区、库房等。

2)潜在污染区包括护士站、治疗准备区域等。

3)污染区包括挂号收费室、诊室、候诊区、留观室、检查室、输液室、卫生间等。

(4)不同种类传染病门诊应设专门出入口,分室诊疗,呼吸道发热门诊与肠道、肝炎门诊完全分隔。

(二)感染性疾病病房布局流程、功能分区

(1)感染性疾病病房应设立在医院相对独立的区域,远离儿科病房、重症监护病房和生活区。设单独出入口,中小型医院可在建筑物的一端设立感染性疾病病房。

(2)严格实施医患分区,流程合理,标识清楚,病区可分为清洁区、污染区,潜在污染区和缓冲间。

1)清洁区包括医务人员更衣室、卫生间、淋浴间、清洁库房、值班室等。

2)潜在污染区包括医护办公室、治疗准备室及库房等,医护走廊及防护用品穿脱均位于此区。

3)污染区包括所有病房和患者接受诊疗的区域。

4)缓冲间设置在清洁区与潜在污染区之间,潜在污染区与污染区之间,室内有机械通风设施。

(3)不同种类传染病患者应分室安置,疑似患者应单独安置。同种疾病患者可安置于一室,病室不应超过4人,病床间距不少于1.1 m,呼吸道传染病患者床间距不少于1.2 m。

(4)负压隔离病房。

适用于隔离通过空气传播的疑似或者确诊传染病患者的隔离病区。

1)负压病房内分为清洁区、潜在污染区和污染区,各区相对集中布置,有能阻隔控制传播的物理屏障和明显的警示标志,区域之间应设置缓冲间,缓冲间宜便于医用推车和

普通医疗设施的进出。

2)病室采用负压通风,上送风、下排风;送风口应远离排风口,排风口应置于病床床头附近,排风口下缘靠近地面但应高于地面 10 cm。送风应经过初、中效过滤处理,排风应经过高效过滤处理,换气达到 6 次/h 以上。病室的气压宜为 -30 Pa,缓冲间的气压宜为 -15 Pa,门窗应保持关闭。

3)负压病室内应设置独立卫生间,有流动水洗手和卫浴设施,配备室内对讲设备。

4)一间负压病室宜安排一个患者,无条件时可安排同种呼吸道感染疾病患者,并限制患者到本病室外活动。

5)负压隔离病房应在与其相邻走廊的潜在污染区的墙上设置内外侧窗门互锁的传递窗,传递窗结构应密闭。传递窗主要是用于污染区与潜在污染区之间小件物品传递,减少开门的次数,最大限度降低不同区之间的交叉污染。传递窗设置为双门互锁(即一次只能打开一扇窗,打开一扇窗之后,另一扇窗就不能打开),内置紫外线灯。

(三)感染性疾病科设施设备

(1)空调通风系统:发热、结核门诊内应采用新风系统,上送风、下排风,送风口置于诊治医师位置上方,排风口置于患者位置下方,且每小时换气次数达 12 次以上。肠道、肝炎门诊可使用中央空调,气流方向从清洁区到潜在污染区,再到污染区,污染区内保持相对负压。不设空调系统的诊室,应确保自然通风。

病房应通风良好,负压隔离病房通风系统的送风机与排风机应联锁控制,启动通风系统时,先启动排风机,后启动送风机;关停通风系统时,应先关闭送风机,后关闭排风机。污染区排风要经过高效过滤器过滤后排放。

(2)污水处理设备:感染性疾病科产生的污水应单独收集,然后进行污水处置,各医疗机构结合实际情况,专人管理,并做好日常监测以及污水采样监测,达到国家《医疗机构水污染物排放标准》要求。

(3)清洁消毒设施:感染性疾病科应配备专用的消毒设备,各业务用房必须安装紫外线灯或经卫生部门批准使用的空气消毒机。

(4)手卫生设施:感染性疾病科应合理设置医务人员手卫生设施,每个医疗用房均应配置洗手池、非手触式水龙头、洗手液、干手物品。手卫生设施的位置和数量应满足工作、感染控制的需要。

(5)诊疗器械:接触患者的诊疗器械、用品等相对固定,使用后按要求消毒或灭菌,尽量采用一次性医疗用品。

(6)污物间:诊室与病区内应设污物间,收集存放所有医疗废物(诊室、病区产生的所有废物均按医疗废物处理)。有条件的医疗机构,污物间可设对外通道,减少医疗废物运输过程对医疗环境造成的影响;没有条件的,按照感染性医疗废物收集要求出病房时加套黄色医疗废物袋,鹅颈式封口,专桶存放,定时收集,并从患者出口运出。

二、环境卫生学要求

(1) 室内空气、物体表面细菌总数限值:①感染性疾病病房、诊室;②空气中细菌总数;③≤4 cfu/5 min Φ90 mm 平皿;④物体表面平均菌落数;⑤≤10 cfu/cm²。

(2) 空气中不应检出致病性微生物(异性溶血性链球菌、金黄色葡萄球菌等)。

(3) 负压隔离病房的温度宜控制在 20~26 ℃ 范围内,相对湿度宜控制在 30%~70% 范围内。

三、感染危险因素

(一) 患者方面的因素

有基础疾病(包括恶性肿瘤、血液病、糖尿病、肝硬化、慢性阻塞性肺疾病等)的患者,本身机体抵抗力下降,易发生医院感染。老年人随着年龄的增长,各种器官功能老化,各种慢性疾病不易彻底治愈,机体免疫功能降低,易发生医院感染。

(二) 侵入性操作

各种侵入性(留置导尿、气管切开或插管、静脉导管等)诊疗技术的增多与应用频繁,常损伤皮肤和黏膜防御屏障,给病原体的入侵提供了机会,使医院感染率增高,侵入性操作使得这些患者成为医院感染的高危人群,是发生院内感染的主要危险因素。

(三) 不合理抗菌药物的使用

随着高效广谱抗菌药物的应用,出现了一些不合理使用抗菌药物的现象(盲目使用抗菌药物及抗菌制剂等),易引起耐药菌的产生。此外抗感染药物的滥用,破坏了宿主微生态的平衡,引起菌群失调和二重感染,使感染复杂化。

(四) 医院消毒隔离和灭菌操作

医院内的物体表面易被携带病原微生物的患者污染,成为污染源,导致医院发生感染风险增加,而医务人员的手也成为直接或者间接传播多重耐药菌和病原微生物的媒介。若消毒、灭菌不符合规范要求,对于消毒及灭菌的重要性缺乏足够的认识,会增加医院感染的机会。尤其在感染性疾病科,空气中的细菌数量是导致患者发生呼吸道医院感染的重要危险因素。

四、医院感染预防与控制

(一) 手卫生

遵循手卫生规范,严格掌握洗手的指征,即在接触患者前、清洁(无菌)操作前、接触体液后、接触患者后、接触患者周围环境后,应执行手卫生。当手部有肉眼可见污染如血液、体液、分泌物、排泄物、污垢等时,应即刻洗手;当手部没有肉眼可见污染时,可使用速干手消毒剂消毒双手,以代替洗手。避免不必要地接触患者周围环境。

(二) 戴手套

当进行有可能接触患者血液、体液、分泌物和排泄物的诊疗和护理操作时必须戴手套,操作完毕,脱去手套后立即洗手,必要时进行手消毒。医务人员手部皮肤发生破损,在进行有可能接触患者血液、体液、分泌物和排泄物的诊疗和护理操作时必须戴双层手套。

(三) 正确使用个人防护用品

医务人员实行标准预防加额外预防措施,正确使用个人防护用品。配备足够的个人防护装备,如医用外科口罩、N95口罩、防护服、隔离衣、手套等。

(四) 呼吸道卫生/咳嗽礼仪

在接诊有呼吸道感染症状和体征的患者时,应遵循隔离措施,咳嗽或打喷嚏时使用纸巾遮掩口鼻,否则应用臂弯遮掩口鼻。

(五) 人员管理

严格限制探视,确保探视人员做好防护,患者住院期间应在指定范围内活动,不得随意外出,不互借用物。

(六) 消毒与清洁

(1) 患者用后器械或设备的消毒应密闭运送,先清洁再消毒或灭菌,注意个人防护。

(2) 环境地面与物体表面应保持清洁、干燥,每天进行消毒,遇明显污染随时去污、清洁与消毒。地面消毒采用400~700 mg/L的含氯消毒液擦拭,作用30 min。物体表面消毒方法同地面,保洁用具分区分室专用,并有明显标识。

(3) 污染被服应密闭运送,防止医务人员皮肤被污染。

(4) 患者出院所带物品应消毒处理。患者出院或死亡后应对病房终末消毒。空气消毒可采用紫外线灯照射消毒、化学消毒、空气净化设备。

【思考题】
(1)论述感染性疾病门诊及病房医院感染预防与控制的措施。
(2)简述感染性疾病门诊及病房布局流程及功能分区。
(3)简述感染性疾病门诊及病房设施设备要求。

(索继江　孙　丹)

第十二节　发热门诊感染预防与控制

【学习目标】
(1)掌握发热门诊的医院感染预防与控制要求。
(2)熟悉发热门诊的布局流程、功能分区、设施设备要求。
(3)了解发热门诊的感染危险因素。

发热门诊是感染性疾病科的一部分,由于发热门诊在应对传染性疾病及突发公共卫生事件过程中起到了极为关键的作用,是疫情中实现"早发现、早报告、早隔离、早治疗"的基础条件。其突出作用在于快速筛查呼吸道高传染性疾病病例,启动一系列防控措施,尽可能减少院内交叉感染,真正地发挥传染病疫情监测和防控的"哨点"作用。本节根据我国发布的发热门诊相关规范性文件和标准,对其布局流程、功能分区及设施等内容进行阐述。

一、布局流程、功能分区及设施

(一)布局流程、功能分区

(1)发热门诊的选址原则上应设置在医院内的独立区域,与普通门急诊等区域有实际物理隔离屏障,具有独立出入口,便于患者转运。在综合医院内设置独立发热门诊时,建议与医院其他医疗用房之间设置≥20 m绿化隔离卫生间距。

(2)发热门诊应当满足"三区两通道"设置要求。三区分为清洁区、潜在污染区、污染区,并设置醒目标识。三区相互无交叉,使用面积应当满足日常诊疗工作及生活需求。

1)污染区主要包括患者入口区、预检分诊台、诊室、隔离观察室、放射检查用房、检验室、处置室、抢救室、污物间、患者卫生间等。

2)清洁区主要包括医务人员出入口、更衣、值班休息室、医务人员卫生间、淋浴间、清洁库房等。

3）潜在污染区位于清洁区与污染区之间,主要包括治疗室、消毒室、留观区的护士站等。

两通道为清洁通道、污染通道,设置患者专用出入口和医务人员专用通道,合理组织清洁物品和污染物品流线,有效控制院内交叉感染。各出入口、通道应当设有醒目标识,避免误入。

(二)发热门诊设施设备

(1)空调及通风设施:发热门诊应当保持自然通风良好。发热门诊的空调系统应独立设置新风系统,空气压力应当由清洁区到潜在污染区、污染区依次降低,使空气从清洁区向潜在污染区、污染区单向流动,确保清洁区为正压,污染区为负压。

(2)医疗设施:发热门诊应配置独立的 CT 室、基础医疗设备、抢救及生命支持设备等。接触患者的诊疗器械、用品,使用后按要求消毒或灭菌,尽量采用一次性医疗用品。

(3)消毒隔离设施:所有功能用房均应设置手卫生设施,洗手盆、卫生间内的卫生器具应当采用非手动开关。所有功能用房内装修材料应选用易清洁、耐擦洗、耐腐蚀、防菌、防渗漏的建筑材料,并且配置紫外线灯及其他符合消毒产品卫生安全评价的消毒器械及消毒液。

(4)污物间:发热门诊内应设污物间,收集存放所有医疗废物(诊室产生的所有废物均按医疗废物处理)。有条件的,污物间可设对外通道,减少医疗废物运输过程对医疗环境造成的影响;没有条件的,按照感染性医疗废物收集要求出病房加套黄色垃圾袋,鹅颈式封口,专桶存放,定时收集,并从患者出口运出。

二、环境卫生学要求

(1)空气中菌落总数、物体表面菌落总数限值分别为空气中菌落总数≤4.0 cfu(15 min·Φ90 mm 平皿)、物体表面菌落总数≤10 cfu/cm^2。

(2)空气中不应检出致病性微生物(异性溶血性链球菌、金黄色葡萄球菌等)。

三、感染危险因素

(一)患者方面的因素

有基础疾病(包括恶性肿瘤、血液病、糖尿病、肝硬化、慢性阻塞性肺疾病等)的患者,本身机体抵抗力下降,易发生医院感染。老年人随着年龄的增长,各种器官功能老化,各种慢性疾病不易彻底治愈,机体免疫功能降低,易发生医院感染。

(二)医院发热门诊布局不合理

部分医院发热门诊是临时搭建或旧房改造,没有单独诊室及患者使用的卫生间,不能明确分区,部分发热门诊空间狭小,空气难以流通,导致空气质量差,不能有效开窗通风换气,使感染概率增加。

(三) 实际工作中防护措施不到位

医务人员防护意识淡漠,不能在实际工作中有效执行防护,比如不能很好地执行手卫生、防护用品穿脱不符合流程等,进而增加了感染的风险。

(四) 消毒不彻底

发热门诊人员流动、物品传递频繁,清扫和消毒不理想,造成空气、物体表面被病原体污染,引起院内感染的发生。

(五) 发热患者对医护人员健康的威胁

由于发热患者的病原体不尽相同,在发热门诊停留期间,工作人员会为其进行测量体温、记录就诊日志、简单询问病史、静脉采血等工作,患者是否患感染性疾病或正处于某种疾病的潜伏期都未能确定,因此医务人员在治疗过程中,如未实施标准预防,将可能通过接触、空气、飞沫或针刺伤等途径造成感染。

四、医院感染预防与控制

(一) 严格落实标准预防制度

医务人员要按照标准预防原则,根据医疗操作的可能传播风险,做好个人防护、手卫生、环境通风、物体表面清洁消毒和医疗废弃物管理等医院感染控制工作,最大限度地避免医院感染的发生。

(二) 医务人员的防护

对于在发热门诊工作的医务人员,必须严格按照标准预防的要求,严格遵守和认真落实消毒隔离的各项规章制度和各项防护措施。

实施一般诊疗操作,如在预检分诊、接诊患儿、病情观察、体格检查、健康教育、口服给药及生命体征测量等操作时,需行二级防护。要求穿工作服、隔离衣/防护服,戴一次性圆帽、医用防护口罩、护目镜/防护面罩和手套。必要时,戴双层手套,穿鞋套或靴套,或工作鞋或胶靴,以及加穿一次性防渗透隔离衣等,注意手卫生。

实施可能产生气溶胶的操作如咽拭子采样、吸痰、采血、穿刺、气管插管、气管切开及心肺复苏等时,医务人员应采取三级防护,即在二级防护基础上加戴全面型呼吸防护面罩或正压式头套。

(三) 正确实施呼吸道卫生和咳嗽礼仪

所有进入医疗机构的人员均应当佩戴合格的医用口罩,不应佩戴有呼气阀的口罩,患者接受诊疗时非必要不摘除口罩。在不影响正常诊疗工作的前提下,应当保持至少 1 米的社交距离。在咳嗽或打喷嚏时用纸巾或肘部遮掩口鼻,手部接触呼吸道分泌物后即刻实施手卫生。

(四) 加强清洁消毒管理

(1) 范围和对象确定:根据流行病学调查结果,确定现场消毒的范围和对象。对病例住院、转运期间可能污染的环境和物品,进行随时消毒。对病例活动过的场所,如诊疗场所、转运工具,及其他可能受到污染的场所,在其离开后,应进行终末消毒。病例短暂经过的无明显污染物的场所,无须进行终末消毒。

(2) 方法选择:医疗机构消毒应尽量选择一次性诊疗用品,非一次性诊疗用品应首选压力蒸汽灭菌,不耐热物品可选择化学消毒剂或低温灭菌设备进行消毒或灭菌。环境物体表面消毒可选择含氯消毒剂、二氧化氯、过氧乙酸、过氧化氢、单过硫酸氢钾等消毒剂擦拭、喷洒或浸泡消毒。室内空气消毒可选择过氧乙酸、二氧化氯、过氧化氢等消毒剂喷雾消毒。手消毒建议使用速干手消毒剂进行擦拭消毒,也可选择碘伏、过氧化氢等消毒剂。

(3) 消毒措施:环境、地面与物体表面应保持清洁、干燥,每天进行消毒,遇明显污染随时去污、清洁与消毒。地面消毒采用 400~700 mg/L 的含氯消毒液擦拭,作用 30 min。物体表面消毒方法同地面,保洁用具分区分室专用,并有明显标识。

(4) 医疗废物:规范使用双层黄色医疗废物收集袋封装后,按照常规处置流程进行处置。

【思考题】

当发热门诊出现不明原因发热患者时,应如何处置?

(索继江 孙 丹)

第八章 重点部位医院感染预防与控制

【学习目标】
(1) 掌握重点部位医院感染的预防与控制措施。
(2) 熟悉重点部位医院感染的概念及诊断。
(3) 了解重点部位医院感染现状及危险因素。

第一节 呼吸机相关肺炎的预防与控制

一、概述

呼吸机相关肺炎(ventilator-associated pneumonia,VAP)是指气管插管或气管切开患者接受机械通气48 h后，或撤机、拔管后48 h内出现的肺炎。随着重症患者的增多和机械通气的广泛应用，VAP发病率不断上升。患者一旦发生VAP，平均机械通气时间和住院时间均延长，治疗费用明显增加，患者病死率高达30%以上。预防和控制VAP的发生，是降低机械通气并发症、节约医疗资源和改善重症患者预后的必然要求，应引起医学工作者的高度重视。

二、危险因素

目前已报道的VAP危险因素，有以下几类。

(一) 患者自身因素

(1) 高龄：机械通气患者呈高龄化趋势，老年患者由于器官功能退化，自身免疫力低下，VAP的发病率明显高于其他患者。

(2) 严重基础疾病：当患者伴有慢性阻塞性肺疾病、恶性肿瘤、心功能不全、糖尿病等疾病时，机体长期处于电解质紊乱、营养不良状态，长期卧床、低蛋白血症会增加肺部感染发生的风险。

（3）意识障碍：昏迷患者的吞咽、咳嗽反射减弱，加之气管切开或气管插管，破坏了呼吸道生理防御机制；另外，患者丧失了自主排痰的能力，需要进行机械排痰，增加有创操作频次，使VAP发生的机会增加；胃内容物极易返流造成误吸，引发吸入性肺炎。

（4）严重颅脑外伤：此类患者长期处于水平仰卧位，呼吸道内的气管套管长期压迫食管括约肌，导致该部位肌肉收缩功能降低，胃内定植菌易返流至呼吸道造成感染。

（5）营养不良或低蛋白血症：重症患者由于自身血浆白蛋白的降低，致使周身及组织器官水肿，严重损害重要脏器的生理功能，导致患者加重原有疾病或重新并发新的感染。营养不良患者当出现低蛋白血症时，导致免疫力下降，机体对细菌敏感性增加，易增加VAP发生及治疗困难等情况。因此，危重症患者营养支持非常重要。

（6）应激性高血糖：应激性高血糖已被证实是感染发生的一个独立危险因素。危重症患者由于神经内分泌反应导致机体代谢发生相应的变化，影响机体的代谢过程。此外，机体在应激状态下产生的多种细胞因子也可显著影响糖的代谢。在这些因素的共同作用下，导致糖尿病及部分非糖尿病患者发生应激性高血糖。血糖升高导致血液处于高渗状态，改变血管的通透性，使中性粒细胞的趋化、吞噬能力减弱，导致患者机体免疫力下降，从而增加VAP发生的风险。

（7）急性生理学与慢性健康状况评分Ⅱ（APACHEⅡ）：ICU常选择APACHEⅡ对危重症患者的健康状况进行评估和判断。它可对患者的病情做出定量的评价，分值越高，表示病情越重、预后越差、病死率越高。通过对危重症患者的健康状况进行APACHEⅡ评分，能够较准确地判断病情的危重程度，预测患者的疾病转归和预后情况。机械通气患者，APACHEⅡ得分越高，VAP发生可能性越大，且死亡率也越高。

（二）医疗环境因素

（1）交叉感染：交叉感染主要来自于医疗器械污染和医务人员手污染两方面。气管切开、气管插管及纤维支气管镜检查等均为侵入性操作，如未严格无菌操作造成医疗器械污染，极易携带病原菌进入呼吸道，造成感染；医务人员通过接触造成的感染为最常见的交叉感染之一，提高医务人员手卫生依从率是降低交叉感染的关键。

（2）镇静剂和抑酸剂的应用：对机械通气患者实施镇痛镇静有助于减轻疼痛，改善睡眠质量，诱导性遗忘，降低患者基础代谢率，促进基础疾病恢复。同时，也具有呼吸抑制、减弱咽反射和咳嗽反射的作用，使呼吸道分泌物不能及时清除，极易引起误吸导致VAP。抑酸剂具有抑制胃酸分泌、预防应激性溃疡的作用，但由于胃酸的减少，减弱了胃酸的屏障功能，胃肠道细菌增多和病原菌定植呼吸道，当误吸或返流时增加VAP的发生风险。

（3）机械通气时间延长：在气管插管后数小时内，病原微生物即可在口咽黏膜表面、牙菌斑、鼻窦和胃部定植。这些病原菌可随分泌物经气囊充气不足的气管插管或气管插管气囊周边的纵向间隙进入呼吸道，引起误吸。气管插管破坏了患者呼吸道正常的防御功能,清除细菌的功能下降,局部纤毛功能及咳嗽反射减弱,管道温热潮湿的环境利于各种细菌的繁殖。患者辅助通气时间越长,其呼吸机管路定植细菌的概率越大,细菌在呼吸机管路上形成生物被膜,生物被膜可随管路中气体的冲刷或湿化液的流动而脱落,并进入呼吸道内引发 VAP。因此,实施有效的护理措施对预防或减少 VAP 的发生具有重要意义。

(4)留置胃管:留置胃管影响了患者食管括约肌的正常功能,导致食管括约肌不能正常关闭,食管返流,细菌定植呼吸道与肺部,从而引发 VAP。因此预防细菌从胃和口咽部位移位到下呼吸道是 VAP 预防的主要措施。

(5)抗菌药物的应用:大多数已发表的观测数据表明,存在严重的细菌感染患者,包括 VAP 患者,其生存情况取决于早期、有效的抗菌药物治疗,即选择病原菌敏感的抗菌药物和适当的治疗时间。所以适时最优的抗菌药物治疗是 VAP 治疗的重点。然而,在适当的抗菌药物治疗中,抗菌治疗方案的选择和治疗时机的延误都与高死亡率和住院时间延长有关。联合广谱抗菌药物用药可能与更大的毒副作用有关,并且是其后出现多重耐药菌和增加二重感染的危险因素。这可能与广谱抗菌药物的应用使机体抵抗力下降,导致机体防御屏障人为破坏而引起感染,并诱导耐药菌株的出现和繁殖,增加发生 VAP 的危险性。

(6)激素的应用:对于严重感染或炎症患者,常在应用有效抗感染药物的同时应用糖皮质激素作为辅助治疗,以期增加机体对于有害刺激的耐受性,同时减轻机体中毒症状,尤其是减轻肺部渗出性改变和炎症损伤作用,从而为抢救危重症患者生命争取时间。但糖皮质激素同时也在免疫过程的多个环节产生抑制作用,可抑制抗体生成、干扰细胞免疫,存在诱发感染或使患者机体内潜在病灶播散的风险。长期大剂量应用糖皮质激素,可导致严重免疫抑制作用,机体对各种病原微生物易感性增加。

(7)平卧位:平卧位降低功能残余气量和黏膜纤毛的清除作用,增加胃内容物的返流。

三、感染诊断

《中国成人医院获得性肺炎与呼吸机相关性肺炎诊断和治疗指南(2018 年版)》推荐首先观察 VAP 的临床表现,肺炎相关临床表现满足的条件越多,临床诊断的准确性越高;其次根据 VAP 的病原学诊断指导精准治疗(包括抗菌药物的选择);然后评估病情严重程度,对疗程及预后做出初步判断。

(一)临床诊断

目前尚无临床诊断的"金标准",影像学是诊断 VAP 的重要基本手段。《中国成人医院获得性肺炎与呼吸机相关性肺炎诊断和治疗指南(2018 年版)》提出常规选择 X 线胸片,也可行胸部 CT 检查,对于病情严重无法行胸部 CT 检查的患者,考虑肺部超声检查,有利于与其他病因导致的肺实变相鉴别,并可动态监测病情。

目前,VAP 的确诊根据临床表现、生化检查及影像学改变诊断,主要临床诊断有:

(1)胸部 X 片或 CT 显示肺部可见新发生的或进展性的浸润、实变影或磨玻璃阴影。

(2)当同时满足以下至少 2 项的即可考虑诊断为 VAP:①发热,体温>38 ℃;②外周白细胞计数>$10×10^9$/L 或<$4×10^9$/L;③气管支气管内出现脓性分泌物,肺结核、肺栓塞、急性呼吸窘迫综合征(acute respiratory distress syndrome,ARDS)、肺水肿患者例外。

(二)病原学诊断

在临床诊断的基础上,若同时满足以下任一项,可作为确定致病菌的依据。

(1)合格的下呼吸道分泌物(中性粒细胞数>25 个/低倍镜视野,上皮细胞数<10 个/低倍镜视野,或二者比值>2.5∶1)、经支气管镜防污染毛刷(proteted specimen brush,PSB)、支气管肺泡灌洗液(broncho alveolar lavage fluid,BALF)、肺组织或无菌体液培养出病原菌,且与临床表现相符。

(2)肺组织标本病理学、细胞病理学或直接镜检见到真菌并有组织损害的相关证据。

(3)非典型病原体或病毒的血清 IgM 抗体由阴转阳,或急性期和恢复期双份血清特异性 IgG 抗体滴度呈 4 倍或 4 倍以上变化。呼吸道病毒流行期间且有流行病学接触史,呼吸道分泌物相应病毒抗原、核酸检测或病毒培养阳性。

(三)其他诊断方法

(1)临床肺部感染评分(clinical pulmonary infection score,CPIS):目前 CPIS 对 VAP 有着较高的诊断价值,能对 VAP 的诊断进行全面量化,从六个方面的指标进行评估,根据分值高低进行 VAP 诊断,其总分在 0~12 分不等,当 CPIS 得分超过 6 分时,确诊 VAP 的可能性增加。CPIS 中呼吸道分泌物的微生物定量培养的标本留取通常有三种方法:经气管导管内吸引(endotracheal aspiration,ETA)、经气管镜支气管肺泡灌洗(broncho alveolar lavage,BAL)和经支气管镜防污染毛刷(protected specimen brush,PSB),其分离培养细菌菌落数的阳性阈值分别是≥10^5 cfu/mL、≥10^4 cfu/mL、≥10^3 cfu/mL。ETA 留取标本具有操作简单、取样方便的优点,但极易携带口腔或上呼吸道定植菌造成假阳性结果,相对而言,PSB 和 BAL 的取样结果对诊断 VAP 更精确。呼吸道分泌物的定量培养时间一般需要 48~72 h,可早期行气道分泌物涂片检查,分辨革兰阳性菌、革兰阴性菌和真菌感染,来指导初始经验性治疗抗菌药物的选择。

(2)生物学标志物:目前临床上常见的辅助诊断 VAP 的生物学标志物有人可溶性髓系细胞触发受体-1(soluble triggering receptor expressed on myeloid cells-1,sTREM-1)、C-反应蛋白(CRP)、降钙素原(PCT)、1,3-β-D 葡聚糖(BG)、半乳甘露聚糖(GM)。sTREM-1 属于超免疫球蛋白家族,主要表达于急性炎症过程中的单核细胞、巨噬细胞和中性粒细胞,对肺炎有很好的预测意义,但是否有助于 VAP 的诊断有待考证。近年来

meta 分析显示,支气管镜肺泡灌洗液和呼吸机冷凝液中 sTREM-1 的含量对 VAP 有较高的诊断价值,但其不可作为独立诊断或排除 VAP 的指标;同时也有研究表明,sTREM-1 的形成过程及在炎症过程中的作用机制尚不清楚,且不能明确病原体和药物的敏感性,诊断阈值及指导停药时机研究尚少,因此 sTREM-1 诊断 VAP 争议较大,临床上尚未推广使用。CRP 在非感染患者中也可上升,缺乏一定特异性。PCT 是一种无激活性糖蛋白,由甲状腺 C 细胞产生,PCT 动态浓度水平与细菌感染严重程度呈正相关,对肺部感染具有较高的特异性,在早期诊断 VAP 中,PCT 特异性诊断优于 CRP。BG 和 GM 主要作为侵袭性真菌感染的生物学标志物,其中 GM 对鉴别曲霉菌造成的 VAP 有较高的特异性。

(四)鉴别诊断

1.其他感染性疾病累及肺部

(1)系统性感染累及肺部:如导管相关性血流感染、感染性心内膜炎,可继发多个肺脓肿。

(2)局灶性感染累及肺部:如膈下脓肿、肝脓肿。鉴别要点是注重病史询问和体检,寻找肺外感染病灶及针对性进行病原学检查。

2.易与 VAP 相混淆的常见非感染性疾病

①急性肺血栓栓塞症伴肺梗死;②肺不张;③急性呼吸窘迫综合征(acute respiratory distress syndrome,ARDS);④肺水肿;⑤其他疾病,如肿瘤、支气管扩张、药源性肺病、结缔组织病及神经源性发热等。鉴别要点是评估基础疾病的控制情况,同时排除感染性发热的可能。

四、预防与控制

(一)总体策略

预防 VAP 的总体策略是尽可能减少和控制各种危险因素。所有医务工作者均需遵循医疗卫生机构消毒、灭菌和医院感染防控相关的基本要求和原则,加强感染防控意识、知识及技能的培训,提高手卫生依从性,保持环境、物体表面的清洁,保障医疗用品消毒灭菌合格,严格无菌操作,落实目标性监测,合理应用抗菌药物等。

(二)针对性策略

VAP 存在特定的危险因素和发病机制,除上述共同的预防措施外,还需要采取以下针对性的预防措施。

1.预防误吸

(1)除非有禁忌证,推荐接受有创机械通气的患者床头抬高 30~45°,并协助患者翻身拍背及震动排痰。在气管导管的气囊上方堆积的分泌物是建立人工气道患者误吸物的主要来源,应用装有声门下分泌物吸引管的气管导管,可降低 VAP 的发生率并缩短 ICU 住院的时间,因此,推荐在预测有创通气时间超过 48 h 或 72 h 的患者使用。气管导管气囊的充盈压应保持不低于 25cmH$_2$O(1cmH$_2$O=0.098 kPa)。在气囊放气或拔出气管插管前尽可能清除气囊上方及口腔内的分泌物。

(2)呼吸机管道中常有冷凝液形成,细菌易在此生长繁殖,既要避免含菌冷凝液直接流入下呼吸道引起 VAP,也要避免其返流到湿化罐,使湿化的含菌气溶胶吸至下呼吸道。冷凝液收集瓶应始终处于管道最低位置,保持直立并及时清理。湿化罐、雾化器液体应使用灭菌水,每 24 h 倾倒更换。呼吸机外部管道及配件应一人一用一消毒或灭菌,长期使用机械通气的患者,一般推荐每周更换一次呼吸机管道,但在有肉眼可见污染物时应及时更换。

(3)对机械通气的患者尽可能给予肠内营养,早期肠内营养可促进肠道蠕动、刺激胃肠激素分泌、改善肠道血流灌注,有助于维持肠黏膜结构和屏障功能的完整性,减少病菌定植和细菌移位,优于肠外营养。经鼻肠营养与经鼻胃内营养相比,前者可降低 VAP 的发病率,特别是对于存在误吸高风险的患者,但尚未发现两者的病死率存在差异。间断喂养和小残留量喂养可减少胃食管返流,降低肺炎的发生风险及其病死率,胃造口术也可降低 VAP 的发生率。对于接受肠内营养的无症状患者,不推荐常规监测胃残余量。

2.减少定植

(1)口腔护理:推荐机械通气患者常规进行口腔护理,包括使用生理盐水、氯己定或聚维酮碘含漱液冲洗、用牙刷刷洗牙齿和舌面等,1 次/6~8 h。有证据提示,应用 0.12% 的氯己定溶液 15 mL,2 次/d 进行口腔护理至拔管后 24 h,可降低 VAP 的发生率(10%~30%)。

(2)选择性口咽部去污染(selective oropharyngeal decontamination,SOD)和选择性消化道去污染(selective digestive tract decontamination,SDD):SOD 指在口咽部使用非吸收性抗菌药物。SDD 指在口咽部使用并口服非吸收性抗菌药物,联合或不联合肠道外抗菌药物,清除患者口咽部及消化道可能引起继发感染的潜在病原菌。研究结果提示,SOD 或 SDD 可降低 VAP 的发生率及呼吸道耐药菌的定植率,但对缩短机械通气时间、减少 ICU 住院时间和病死率证据不足。SDD 可能会增加耐药菌感染的风险,包括艰难梭菌感染,但缺乏长期风险的研究。对机械通气的患者应权衡利弊,谨慎使用 SOD 或 SDD。镀银气管导管可降低 VAP 的发病率,但对机械通气时间、ICU 住院时间及病死率无影响,目前不常规推荐镀银气管导管。

(3)口服益生菌:口服益生菌可降低 VAP 的发生率,但并不降低患者的病死率,对存在免疫缺陷或菌群移位风险的胃肠道疾病等患者,应避免使用益生菌。总体上不推荐常规给予益生菌预防 VAP。

(4)预防应激性溃疡:预防应激性溃疡是 ICU 机械通气患者重要的治疗手段之一,临床主要应用的药物有胃黏膜保护剂(如硫糖铝)、抑酸剂(如 H$_2$ 受体阻断剂)和质子泵抑制剂。胃黏膜保护剂对胃液 pH 值的影响不大,有利于抑制胃内细菌的生长,与抑酸剂相比较可以降低 VAP 的风险,但预防消化道出血的作用较弱。目前认为使用抑酸剂预防应激性溃疡可能增加胃肠道和气道内细菌的定植,但对 VAP 的病死率没有影响,在应用时应注意掌握指征。

3.减少使用有创通气

(1)建立人工气道并应用机械通气是发生 VAP 最重要的危险因素,气管插管使肺炎风险增加 6~21 倍,特别是重复插管或插管时间较长、频繁更换呼吸机管道可进一步增加 VAP 的风险。尽可能减少有创通气和缩短有创通气时间对预防 VAP 至关重要。

(2)严格掌握气管插管或切开的适应证,对需要呼吸机辅助呼吸的患者应优先考虑无创通气。慢阻肺或充血性心力衰竭患者合并高碳酸血症或低氧血症时,应尽早合理应用无创正压通气,以减少气管插管,进而减少 VAP 的发生率;经鼻高流量氧疗(high-flow nasal oxygen,HFNO)可用于各种病因导致的 I 型呼吸衰竭及部分轻度 II 型呼吸衰竭患者,减少气管插管和再插管率。应用上述呼吸支持治疗时,需注意避免延误插管时机而加重病情。

(3)有创通气时尽可能减少镇静剂的使用,使用期间应每日评估其使用的必要性,并尽早停用,应特别注意避免使用苯二氮类镇静剂。符合条件者应每日唤醒并实施自主呼吸试验,评估是否具备脱机、拔管的条件,以缩短机械通气时间,降低 VAP 的风险。

4.组合干预措施

目前研究认为,下列核心干预措施可以明显减少接受机械通气患者的平均通气时间和住院天数,降低 VAP 的发病率、病死率和(或)费用。

(1)尽可能选用无创呼吸支持治疗技术。

(2)每天评估有创机械通气及气管插管的必要性,尽早脱机或拔管。

(3)对机械通气患者尽可能避免不必要的深度镇静,确需镇静者应定期唤醒并行自主呼吸训练,每天评估镇静药使用的必要性,尽早停用。

(4)给预期机械通气时间超过 48 h 或 72 h 的患者使用带有声门下分泌物吸引的气管导管。

(5)气管导管气囊的充盈压应保持不低于 25 cmH_2O。

(6)无禁忌症患者应抬高床头 30~45°。

(7)加强口腔护理,推荐采用氯己定漱口液。

(8)加强呼吸机内外管道的清洁消毒,推荐每周更换 1 次呼吸机管道,但有肉眼可见污染物时应及时更换。

(9)在进行与气道相关的操作时应严格遵守无菌技术操作规程。

(10)鼓励并协助机械通气患者早期活动,尽早开展康复训练。

【思考题】
(1)简述呼吸机相关肺炎的定义和危险因素。
(2)试述呼吸机相关肺炎的预防与控制主要措施。

（王　鑫　李福琴）

第二节　气管切开和气管插管感染预防与控制

一、概述

气管切开与气管插管是通过建立人工气道以辅助患者通气及进行肺部治疗,是目前临床抢救或救治重症患者的重要手段。

(1)气管切开术(tracheotomy):将颈段气管前壁切开,通过切口置入适当大小的金属或塑料气管套管,以解除喉源性呼吸困难、呼吸功能失常或下呼吸道分泌物潴留所致呼吸困难的一种常见手术。感染是气管切开术的常见并发症。气管切开感染主要有切口感染、呼吸道感染。下呼吸道是最常见的感染部位,其中气管切开机械通气患者呼吸机相关肺炎为气管切开术后辅助呼吸常见且严重的并发症。气管切开损伤皮肤、皮下组织及气管壁,气道直接与外界相通,患者防御屏障遭到破坏,外界空气直接经气道进入肺内,失去了上呼吸道的湿化和过滤作用,导致气道黏膜干燥,影响了纤毛运动而阻碍分泌物的排出,使呼吸道分泌物增多,分泌物中免疫球蛋白、溶菌酶、补体成分减少。气管切开后,切口长期暴露,加之此类患者的抵抗力下降,呼吸机辅助呼吸、吸痰等侵入性操作,极易使细菌侵入,由此引起的气管切开创口感染及下呼吸道感染成为气管切开后常见及主要的并发症,也是造成气管切开术后医院下呼吸道感染的主要原因之一,并且插管时间愈长,发生感染的概率愈高。

(2)气管插管(endotracheal tube):气管插管是将一特制的气管内导管经声门置入气管的技术,为气道通畅、通气供氧、呼吸道吸引和防止误吸等提供最佳条件。患者在插管后,由于呼吸道免疫屏障消失,并且有呼吸道黏膜的损伤,破坏了机体的防御机制,气体未经上呼吸道过滤直接进入下呼吸道,对空气湿化作用和气道表面抗体的免疫作用也难以发挥。同时,气管插管的存在提供了口咽部定植菌直接进入下呼吸道的机会。当气管导管气囊压力下降或者患者翻身的时候,口咽部的定植菌会依赖唾液或者囊上滞留物沿着气管导管的侧壁与气管内壁的间隙流入下呼吸道。由于气管插管患者的咳嗽反射和下呼吸道的纤毛作用减弱甚至消失,导致分泌物无法咳出。机械通气患者由于自身患病的影响,蛋白酶生成增加、免疫球蛋白A(IgA)减少、黏液膜消失、气道pH值增高、气道微生物受体数量增加,大大促进了细菌粘附和定植。口腔细菌定植、移位和患者免疫功能的降低,以上种种原因最终导致感染的发生。

二、危险因素

(一)患者自身因素

(1)年龄:老年患者呼吸系统屏障功能减弱、纤毛活动力弱、免疫球蛋白分泌减少、巨噬细胞吞噬功能减弱,导致呼吸道抵抗力降低,感染发生率高。

(2)吸烟:长期大量吸烟者,气管内纤毛组织受损,摆动频率降低,分泌物排出功能受阻,使其成为肺部感染的高危人群。

(3)基础疾病:患者有糖尿病、脑血管病、慢性阻塞性肺病等基础疾病,造成其自身抵抗力低下,气管切开或气管插管术后容易发生感染。在所有气管切开患者中,肺部感染率最高的是肺部疾病及脑外伤患者。

(4)意识障碍、长期卧床:此类患者吞咽和咳嗽反射减弱或消失,自主排痰能力丧失,加之呕吐物及口咽分泌物的误吸,容易造成下呼吸道感染。口咽部分泌物细菌浓度高,吸入 0.01 mL 分泌物可使 $10^6 \sim 10^8$ 个细菌进入呼吸道。

(二)病理和生理因素

(1)人工气道留置时间和卧床时间:气管切开和气管插管破坏呼吸道黏膜的免疫屏障,下呼吸道直接与外界相通,失去了上呼吸道对吸入气体的加温、加湿、过滤等生理性屏障作用,从而削弱了咳嗽反射和黏膜的纤毛运动,导致呼吸道清除细菌的能力降低,发生细菌感染风险升高。人工气道留置时间和卧床时间较长者,气管切开后上呼吸道黏膜过滤屏障长期缺失,病原菌容易经过气管切口进入肺部,另外长期卧床会导致肺功能退化、小气道分泌物无法排出,均可增加肺部感染发生的风险。

(2)口咽部和胃部细菌的移行:大多来源于口咽部或胃肠道定植的细菌和外界病原体黏附在气管导管表面增殖,大量分泌胞外多糖形成细菌生物被膜,随着气管导管内气体和液体流动,病原体脱落而进入呼吸道引起感染。气管切开和气管插管有创机械通气患者,插胃管及留置胃管易损伤胃肠括约肌功能,刺激咽部而出现恶心、呕吐,胃内细菌逆行至咽部进入下呼吸道。特别是使用 H_2 受体阻滞剂及抗酸剂预防应激性溃疡出血时,胃液碱化,消除了酸性胃液杀菌作用,胃液中细菌大量繁殖,再通过上述逆行感染通道引起肺部感染。气管切开呼吸机辅助呼吸的患者,留置胃管可导致胃-肺途径的细菌定植;另外由于体位的限制,胃内容物的误吸将胃肠道细菌带入肺内,增加下呼吸道感染的风险。

(三)环境因素

病室内空气及环境污染:危重症患者多、病种杂,常有多个患者同时进行气管切开,若患者的分泌物和痰液处理不及时,可污染室内空气和物体表面,造成交叉感染。当病房内空气细菌菌落总数达到 700~800 cfu/m³ 时,气溶胶传播感染的机会也会明显增加,说明病房空气污染是气管切开或气管插管术后感染的危险因素。晨间护理后,污染的空气既可以直接进入患者的气道,也可通过被污染的气管切口进入,引起下呼吸道感染。另外,使用空调,室内空气流通差也是不可忽视的因素。

(四) 医源性因素

气管切开或气管插管术后气道自净能力受到严重限制,如吸氧、吸痰、使用呼吸机等治疗操作不规范、管道污染、用品消毒不合格等可加重气道黏膜损伤引起医源性感染。

(1) 气管切口处消毒不严格:换药不及时或违反操作规程等因素,引起气管切口感染,甚至诱发下呼吸道感染。

(2) 气道湿化不合适:痰液黏稠未充分湿化,表面上患者无痰咳出,但实际上已经形成了痰痂、痰栓,阻塞气道影响呼吸功能,甚至发生肺不张。与之相反,湿化过度,同样亦会增加患者感染的风险,因为它将直接导致吸痰频次增加,更加重了气道黏膜的损伤,增加感染的机会。

(3) 呼吸机管道管理不严:一是呼吸机冷凝水倒流入患者气道,冷凝水中常含有大量的病原菌,是导致呼吸机相关肺炎的重要感染源;二是呼吸机管道被污染,尤其是呼吸机内部的消毒一直是个难点。被污染的气雾剂、气管内套管、气管管道与插管内壁的病原菌不能被机体防御机制清除,也不易被抗菌药物杀灭,故它们可以通过冷凝水、分泌物再次进入下呼吸道定植,造成下呼吸道感染。

(4) 医护人员手的污染:医务人员在进行与患者身体接触的诊疗操作时,手卫生依从性差或者不到位,多重耐药菌很容易沾染到手上,污染的手作为传播媒介将多重耐药菌传播给下一位患者。诸多研究证实,在实施各种治疗和护理过程中,手是交叉感染的重要媒介,手卫生及无菌操作落实不到位,都有将环境中的病原菌带到下呼吸道的可能。

(5) 各种仪器、物品的接触感染。

1) 吸氧装置造成的污染:主要通过被污染的吸氧管及湿化瓶进行传播。多项研究结果显示,气管切开患者使用 1 根吸氧管吸氧超过 8 h,容易造成细菌生长,并随时间的延长而逐渐增多,且湿化瓶内液体更换不及时也易造成污染。

2) 吸引器贮液瓶及连接管未及时更换造成的污染:雾化吸入器消毒不彻底或被污染,造成病原菌生长繁殖,引发感染。

(五) 药物的应用

(1) 抗菌药物:随着抗菌药物的大量应用,致病菌的耐药率也在不断升高,甚至出现多重耐药菌株。由于治疗或预防使用大量抗菌药物,使细菌的酶系统发生改变,并使细菌的细胞壁破坏形成 L 型,造成细菌对抗菌药物的耐药性增高,使原本有效的抗菌药物失去效力,故而致病菌的耐药率明显升高。另外,长时间应用广谱抗菌药物容易打破正常的菌群生态平衡系统,降低细菌对抗菌药物的敏感性产生耐药细菌,这种不合理应用不仅未达到预防感染的目的,反而使患者容易发生感染,感染后治疗困难。同时,不合理使用抗菌药物也会破坏口咽正常菌群的聚集,导致寄生革兰阴性杆菌、真菌生长,甚至出现抗性菌株。

(2)肾上腺皮质激素:长期或大量使用肾上腺皮质激素,对特异性和非特异性免疫功能都有影响,可以使循环中的淋巴细胞减少,从而使细胞免疫功能降低。大量使用时,使IgG的产生明显减少,同时使补体的活力下降,从而引起呼吸道菌群的变化,诱发下呼吸道感染。研究表明早期应用激素加大了感染的概率,也是并发下呼吸道感染的原因。

(3)H_2受体阻滞剂:H_2受体阻滞剂用于防止应激性溃疡患者的出血和胃液中性化,但同时会减弱酸性胃液的杀菌效果,并且增加细菌逆行迁移到咽喉的机会。

(4)利尿剂:使用利尿剂治疗时,引起支气管分泌物更黏稠,难以排出,导致感染。

三、感染诊断

下呼吸道感染包括气管炎、支气管炎、肺炎。气管切开后下呼吸道感染的诊断标准:当气管切开或气管插管持续48 h以上,胸部X线片检查显示出现新的或进行性增大的肺部浸润阴影,同时具有以下特征之一。

(1)发热。

(2)肺部实变体征和(或)湿性啰音。

(3)血白细胞≥$10×10^9$/L,中性粒细胞>0.80,伴或不伴核左移。

(4)呼吸道分泌物明显增加,黏稠或出现脓性痰。

(5)支气管分泌物培养出病原菌。

四、预防与控制

(一)积极治疗基础疾病

加强危重症患者的营养支持治疗,及时纠正水电解质、酸碱失衡、低蛋白及高血糖等罹患感染的危险因素,加强心、肺疾病的治疗和康复,采用呼吸训练、体位引流、手法技术或机械装置等气道廓清技术(airway clearance therapy,ACT)。关注围手术期(特别是接受胸部及上腹部手术)患者的气道管理,加强呼吸道湿化并保持通畅。鼓励患者手术后早期下床活动,少用镇静剂。

(二)气囊压的监测

高容低压套囊压力在25~30 cm H_2O之间既可有效封闭气道,又不高于气管黏膜毛细血管灌注压,可预防气道黏膜缺血性损伤及气管食管瘘,拔管后气管狭窄等并发症。要注意气道压对套囊压的影响,即使正确充盈套囊,如果气道峰压过高仍可造成气道黏膜缺血性损伤,继而引发气管感染。《重症监护病房医院感染预防与控制规范》(WS/T 509—2016)推荐,应常规监测人工气囊的气囊压力。

(三) 持续声门下吸引

当使用带有侧孔的气管插管或气管切开套管时,可进行持续声门下吸引,以清除声门下至插管气囊之间的分泌物,又不损伤声带。在长期进行机械通气的患者中,持续声门下吸引可延缓早发型VAP的发生,降低其发生率。多个临床随机对照实验表明,持续声门下吸引可以降低并延缓VAP的发生率,减少革兰阳性细菌及流感嗜血杆菌的感染。中华医学会重症医学分会2006年发布的《机械通气临床应用指南》中推荐,有条件的情况下,建立人工气道的患者应进行持续声门下吸引。

(四) 气道湿化

机械通气时的气道湿化包括主动湿化和被动湿化。主动湿化指在呼吸机管路内应用加热湿化器进行呼吸气体的加温加湿(包括不含加热导线,含吸气管路加热导线,含吸气呼气双管路加热导线);被动湿化指应用人工鼻(热湿交换器型)吸收患者呼出气体的热量和水分进行吸入气体的加温加湿。不论何种湿化,都要求近端气道内的气体温度达到37 ℃,相对湿度100%。多个随机对照临床试验显示,人工鼻(热湿交换器型)与加热型湿化器在VAP的发生率上并无明显差异。多个临床试验表明,吸痰前滴入生理盐水进行气道湿化,可使患者的血氧水平在吸痰后短期内明显下降,因此肺部感染患者不推荐常规应用,可选择性应用痰液稀释,以维持气道黏膜完整、纤毛正常运动及气道分泌物的排出,降低呼吸道感染的发生。呼吸机管路湿化液应使用无菌水。

(五) 呼吸机管路的更换

中华医学会重症医学分会2006年发布的《机械通气临床应用指南》中推荐,呼吸机管路不必频繁更换,污染时及时更换。目前管路中冷凝水与VAP的关系缺乏证据,但发现管路中聚积过多的冷凝水时,应及时清除,避免管路内被污染。

(六) 手卫生要求

(1) 应配备足够的非手触式洗手设施和速干手消毒剂,洗手设施与床位数比例应不低于1∶2,单间病房应每床1套。应使用一次性包装的皂液,每床应配备速干手消毒剂。
(2) 干手用品宜使用一次性干手纸巾。
(3) 医务人员手卫生应符合《医务人员手卫生规范》(WS/T 313—2019)的要求。
(4) 探视者进入ICU前后应洗手或用速干手消毒剂消毒双手。

(七) 抬高床头

原卫生部发布的《临床护理实践指南(2011版)》要求,无禁忌证有创机械通气患者保持床头抬高 30~45°。2010 年出版的《医院感染预防与控制标准操作规程(参考版)》中推荐,对使用呼吸机的患者,如无禁忌,应将床头抬高约 30°。

(八) 口腔护理

中华人民共和国卫生和计划生育委员会发布的《重症监护病房医院感染预防与控制规范》(WS/T 509—2016)中建议,对气管插管患者应使用具有消毒作用的口腔护理液,6~8 h 进行一次口腔护理,减少口咽部细菌定植下移。做好评估和沟通,反复检查患者的约束情况,确认气囊无漏气、气道封闭良好,查看气管导管距门齿的刻度,方可操作。两人同时操作,一人按所需刻度固定好导管并吸净口腔内分泌物,之后将吸引器置于口边备用。另一人按常规进行口腔护理,做好一侧将导管移至对侧,同法进行操作,更换牙垫重新固定气管导管。

(九) 环境管理

(1) 空气消毒可采用以下方法之一,并符合相应的技术要求。

1) 医疗区域定时开窗通风。

2) 安装具备空气净化消毒装置的集中空调通风系统。

3) 如使用空气洁净技术,应做好空气洁净设备的维护与监测,保持洁净设备的有效性。

4) 空气消毒器应符合《消毒管理办法》要求。使用者应按照产品说明书正确使用并定期维护,保证空气消毒器的消毒效果。

5) 紫外线灯照射消毒应遵循《医疗机构消毒技术规范》(WS/T 367—2012)的规定。

6) 能够使空气达到卫生标准要求的合法有效的其他空气消毒产品。

(2) 物体表面清洁消毒方法。

1) 物体表面应保持清洁,被患者血液、体液、排泄物、分泌物等污染时,应随时清洁并消毒。

2) 医疗区域的物体表面应每天清洁消毒 1~2 次,达到中水平消毒。

3) 计算机键盘宜使用键盘保护膜覆盖,每天清洁消毒 1~2 次。

4) 一般性诊疗器械(如听诊器、叩诊锤、手电筒、软尺等)宜专床专用,如交叉使用应一用一消毒。

5) 普通患者持续使用的医疗设备(如心电监护仪、输液泵、氧气流量表等)表面,应每天清洁消毒 1~2 次。

6) 普通患者交叉使用的医疗设备(如超声诊断仪、除颤仪、心电图机等)表面,直接接触患者的部分应每位患者使用后立即清洁消毒,不直接接触患者的部分应每周清洁消毒 1~2 次。

7) 多重耐药菌感染或定植患者使用的医疗器械、设备应专人专用,或一用一消毒。

(3) 地面应每天清洁消毒1~2次。

(4) 安装空气净化系统的ICU,空气净化系统出、回风口应每周清洁消毒1~2次。

(5) 呼吸机及附属物品的消毒。

1) 呼吸机外壳及面板应每天清洁消毒1~2次。

2) 呼吸机外部管路及配件应一人一用一消毒或灭菌,长期使用者应每周更换。

3) 呼吸机内部管路的消毒按照厂家说明书进行。

(十) 做好气管切开创口护理

(1) 护理前观察要点:护理前一定要规范洗手、戴口罩,观察切开创口情况,有无红肿、脓性分泌物等。

(2) 切口处的护理:保证切开部位的清洁干燥,严格无菌操作,用聚维酮碘棉签对切口皮肤进行消毒,保持皮肤清洁、干燥。

(3) 套管垫材料的选择。

1) 套管垫的敷料:有条件者建议由吸收性软聚硅酮泡沫敷料替代传统的无菌纱布,该敷料可提供湿性愈合环境,保持创面处于相对无菌的湿润环境,有助于释放各类生长因子,便于组织增生及修复创面,加之在湿润的环境内可减少肉芽组织粘连,避免产生再损伤,降低切口及肺部感染发生率。

2) 注意气管切口情况的观察及保护,保持颈部清洁干燥。

【思考题】

(1) 简述气管切开和气管插管的危险因素。

(2) 气管切开和气管插管感染诊断的内容包括哪些?

(3) 试述气管切开和气管插管的预防与控制措施。

(王 鑫 李福琴)

第三节 导尿管相关尿路感染预防与控制

一、概述

留置导尿是临床治疗和诊断的重要方法,也是临床常见的侵入性操作之一。在我国,尿路感染是一种常见的医院感染,仅次于呼吸道感染,而大部分的医院获得性尿路感染为导尿管相关尿路感染(catheter associated urinary tract infection,CAUTI),是使用导尿管患者较为常见的并发症类型。国外报道在所有医院获得性感染中,尿路感染占40%,

而尿路感染中80%是由于留置导尿管引起的。国内有调查显示,在接受导尿或尿路器械操作的患者中,20%～60%的患者有尿路感染,其中80%与留置导尿有关,20%与尿路器械操作有关。CAUTI增加患者的痛苦和医疗费用,延长住院时间,甚至导致肾乳头坏死、肾周脓肿、革兰阴性杆菌败血症,致使病死率大幅上升。另外,菌尿症还导致了非必需抗菌药物的使用,同时留置导尿系统可能会定植多重耐药菌,成为多重耐药菌的重要感染源,为治疗带来更大的困难,构成医疗安全的重大隐患。医疗机构和医务人员应当针对危险因素,加强CAUTI的预防与控制工作。

二、危险因素

(一) 年龄

随着年龄增长,慢性疾病患病风险升高,自身抵抗力下降,发生感染的概率增加。老年男性常伴有前列腺增生,老年女性绝经后阴道分泌物pH值上升,尿道局部抵抗力显著降低。另外,绝大部分老年人伴有盆底肌肉松弛,甚至出现膀胱膨出、尿失禁、尿潴留等情况,都会导致患者尿路感染的概率增加。

(二) 性别

由于男女尿道解剖特点有很大区别,CAUTI的易感因素也不尽相同。男性尿道存在3个狭窄和2个生理弯曲,使其比女性患者尿道黏膜更易受损而导致血尿。而女性患者尿道口临近阴道口与肛门,易被细菌污染,并且女性尿道较男性更短、更直,尿道括约肌薄弱,病原菌更易从尿道进入膀胱,导致女性比男性更易出现逆行感染。此外,女性妊娠时,输尿管口肌肉松弛、扩张更大,尿液排出速度变缓,上行感染风险增加。

(三) 基础疾病

当留置导尿管的患者罹患恶性肿瘤、糖尿病、尿毒症、肝硬化、营养不良等基础疾病时,机体免疫功能下降,易发生CAUTI。如低蛋白血症患者自身免疫力低下,对病原菌的抵抗力降低,易导致尿路感染;糖尿病患者自身代谢紊乱,白细胞吞噬功能下降,而糖尿又是细菌良好的培养基,一旦发生病原菌入侵,难以依靠机体防御机能清除,CAUTI发生风险较高;意识障碍尤其是昏迷的患者,免疫力、抵抗力双重下降,会阴内自净能力也降低,难以抵御外界病原菌的侵袭,尿路感染概率增加;前列腺增生的患者,强行插入导尿管极易引起黏膜损伤,导致刺激性炎症反应,增加感染风险。

(四) 留置时间

导尿管留置时间是CAUTI的主要危险因素之一,留置时间越长,感染发生率越高。长时间留置导尿管,使得尿道内正常的防御机制遭到破坏,使泌尿系统与外环境直接相通,久而久之会导致尿道对病原菌的抵抗力下降,发生泌尿系统感染的概率上升。长期留置导尿管,导尿管表面会生长生物膜。生物膜的形成使常规细菌培养困难、对抗生素敏感性降低、病程延长并容易复发,从而使疾病更加难治。最理想的治疗方法是防止导尿管生物膜的形成,患者一旦出现生物膜感染症状,应尽早拔除导尿管,若仍需留置导尿管,应更换新导尿管。意识障碍患者,长期借助导尿管进行尿液引流和病情观察,由于其身体抵抗力和自身免疫力都处在较低的水平,无法抵御外界细菌的侵袭,从而导致感染风险加剧或感染反复。

(五)卧床时间

患者长时间卧床,会增加各种并发症,自身免疫力随之下降,抵抗病原菌的能力也会减弱,致使发生感染的概率增加。

(六)更换集尿袋时间

更换集尿袋是为了降低发生感染的概率,若长时间不更换集尿袋,或更换时间过迟,容易滋生细菌并逆流至尿道内部,增加感染风险。更换集尿袋应根据厂家说明书,集尿袋泄露时应及时更换。

(七)导管相关因素

(1)导管特性:有些材料易于形成血栓,而血栓一旦形成,细菌易于黏附,从而增加感染风险。随机对照实验研究显示,使用硅胶导尿管感染率明显低于使用乳胶导尿管及橡胶导尿管患者,故使用不同材质的导尿管也可能对CAUTI的发生产生影响。

(2)操作因素:置管操作及导尿管在护理过程中手卫生不到位、消毒不彻底、导尿用物污染等,可使细菌沿导尿管和尿道间隙上行并定植膀胱,导致CAUTI。操作者插管技术越好,导尿管在插入过程中尿道黏膜损伤越小,刺激性炎症反应越小,感染风险越低。

(3)膀胱冲洗:正常人体的泌尿系统与外界不直接相通,内部处于相对无菌的状态,通过尿液排出,可降低逆流性感染的概率。留置导尿管路也是一个相对密闭的系统,膀胱冲洗时密闭性被破坏,并损伤表面的黏膜,若冲洗过程中不注意无菌操作,细菌进入泌尿道将引发感染。冲洗液的选择、温度、冲洗速度、频率对尿路感染的发生均会有影响。

(4)抗生素使用:临床上不合理地使用抗生素,会增加条件致病菌,甚至产生耐药菌株,导致留置导尿管的继发性尿路感染。

(八)社会心理因素

患者对疾病相关的知识缺乏,插管前有心理恐惧感。感染的直接原因是致病菌,心理因素一般与感染的发生无关,但心理应激导致机体免疫功能降低,为致病菌大量繁殖感染机体提供了有利条件,间接增加机体发生CAUTI的风险。在史籍中,有因强烈精神刺激而"疽发背死"之说,项羽的谋士范曾就是一例心理引发感染的典型案例。

三、感染诊断

(一) CAUTI 的定义

CAUTI 主要是指患者留置导尿管后,或者拔除导尿管 48 h 内发生的泌尿系统感染。

(二) 临床诊断

(1)有症状的 CAUTI:患者出现尿频、尿急、尿痛等尿路刺激症状,或者有下腹触痛、肾区叩痛,伴有或不伴有发热(>38 ℃),并且尿检白细胞男性≥5 个/高倍视野,女性≥10 个/高倍视野,留置导尿管者应当结合尿培养。

(2)无症状的 CAUTI:患者虽然无发热(>38 ℃)、尿频、尿急、排尿困难或耻骨上压痛等症状或体征,但在 1 周内有内镜检查或导尿管置入,尿液培养细菌菌落数≥10^5 cfu/mL;男性患者清洁尿标本培养出 1 种菌落计数≥10^3 cfu/mL;男性或女性患者的导尿标本,1 次菌落计数≥10^2 cfu/mL,应当诊断为无症状性菌尿症。超过 90% 的院内 CAUTI 是无症状的,无法通过症状确定感染情况。

(三) 病原学诊断

临床诊断基础上,符合以下条件之一:

(1)清洁中段尿或者导尿留取尿液(非留置导尿)培养革兰阳性球菌菌落数≥10^4 cfu/mL,革兰阴性杆菌菌落数≥10^5 cfu/mL。

(2)耻骨联合上膀胱穿刺留取尿液培养的细菌菌落数≥10^3 cfu/mL。

(3)新鲜尿液标本经离心应用相差显微镜检查,在每 30 个视野中有半数视野见到细菌。

(4)经手术、病理学或者影像学检查,有尿路感染证据。

(四) 注意事项

(1)导管尖端培养结果不能用于诊断泌尿道感染。

(2)尿培养必须用正确方法收集标本,如清洁中段尿或导尿,并严格无菌操作。

(3)集尿袋中的标本培养阳性是不可靠的,应该通过无菌导尿或耻骨上穿刺抽取的标本培养来证实。

(4)尿培养结果阳性时,污染、定植、感染都有可能,尿常规也有污染的可能。所以不能仅凭尿常规、尿培养诊断 CAUTI,必须结合临床表现。

(5)尿培养的标本正确采集与运送等相关因素都会影响尿培养或尿常规的结果。

四、预防与控制

(一) 管理要求

医疗机构应依据国家规范与标准,健全规章制度,制定并落实预防与控制CAUTI的工作规范和操作规程,明确相关部门和人员职责。医疗机构组织培训,确保医务人员定期接受关于无菌技术、导尿操作、留置导尿管的维护以及CAUTI防控的培训和教育,并熟练掌握相关操作规程。医务人员每日评估留置导尿管患者发生CAUTI的潜在风险,以便针对高危因素,实施CAUTI的预防和控制措施。

(二) 一般预防与控制措施

1.置管前
(1)严格掌握留置导尿管的适应证,避免不必要的留置导尿(表8-1)。

表8-1 留置导尿管的适当适应证和不适当适应证清单

	留置导尿管的适当适应证
1	急性尿潴留或梗阻
2	准确测量危重症患者的尿排出量
3	某些特定手术的围手术期应用
4	帮助愈合尿失禁患者的Ⅲ或Ⅳ期会阴和骶骨伤口愈合
5	临终护理/舒适/姑息治疗
6	因创伤或手术而需要卧床时
7	无法通过其他尿液采集方法获取诊断检测需用的24 h尿样
8	其他尿液管理方法难以执行
9	非留置导尿管方法无法彻底排空膀胱
	留置导尿管的不适当适应证
1	可以用留置导尿管以外的其他方式监测尿排出量
2	不伴发骶骨或会阴压疮的尿失禁
3	延长的术后使用
4	病态肥胖或活动受限
5	意识混乱或痴呆
6	患者和/或家属要求
7	尝试通过减少起床排尿需求而减少摔跤风险

续表 8-1

	留置导尿管的不适当适应证
8	排尿后残余尿量评估
9	可以用其他方法采集尿液时，随机采集尿样或 24 h 采集一次尿样
10	管理尿路感染患者的尿频尿痛
11	尝试防止大便失禁或腹泻患者发生尿路感染

（2）根据患者年龄、性别、尿道等情况选择大小、材质等合适的导尿管，最大限度降低尿道损伤和尿路感染。成年男性宜选 16F，女性宜选 14F。仔细检查无菌导尿包，如导尿包过期、外包装破损、潮湿，不应使用。

（3）对留置导尿管的患者，应采用密闭式引流装置。

（4）告知患者留置导尿管的目的，配合要点和置管后的注意事项。

（5）可重复使用的导尿包按照《医院消毒供应中心第 2 部分》（WS/T 310.2—2016）规定处理，一次性导尿包符合国家相关要求。

（6）置管医务人员应规范进行手卫生，戴帽子、口罩和无菌手套。置管前在导尿管上应充分涂抹润滑剂。

2. 置管时

（1）医务人员要严格按照《医务人员手卫生规范》（WS/T 313—2019），认真洗手后，戴无菌手套实施导尿术。正确铺无菌巾，避免污染尿道口，保持最大的无菌屏障。严格遵循无菌操作技术原则留置导尿管，动作宜轻柔，避免损伤尿道黏膜。

（2）应使用合法有效的消毒剂，充分消毒尿道口，防止污染。要使用合适的消毒剂棉球消毒尿道口及其周围皮肤黏膜，棉球不能重复使用。男性先洗净包皮及冠状沟，然后自尿道口、龟头向外旋转擦拭消毒。女性按照由上至下，由内向外的原则清洗外阴，然后清洗并消毒尿道口、前庭、两侧大小阴唇，最后会阴、肛门。

（3）导尿管插入深度适宜，插入后，向水囊注入 10～15 mL 无菌水，轻拉导尿管以确认尿管固定稳妥，不会脱出。

（4）置管过程中，指导患者放松，协调配合，避免污染，如发现导尿管被污染，应重新更换。

3. 置管后

（1）妥善固定导尿管，避免打折、弯曲，保证集尿袋高度低于膀胱水平，避免接触地面，防止逆行感染。保持导尿系统密闭、通畅和完整，活动或搬运时夹闭导尿管，防止尿液逆流。

（2）使用个人专用的收集容器或清洗消毒后的容器，及时清空集尿袋中尿液。清空集尿袋中尿液时，要遵循无菌操作原则，避免集尿袋的出尿口触碰到收集容器。

（3）尿道标本采集应遵循《尿路感染临床微生物实验室诊断》（WS/T 489—2016）。留取少量尿标本进行微生物病原学检测时，应当消毒导尿管接口后，使用无菌注射器抽取标本送检。留取大量尿标本时(此法不能用于普通细菌和真菌学检查),可以从集尿袋中采集,避免打开导尿管和集尿袋的接口采集标本。

(4)留置导尿管期间,每日用肥皂和清水常规清洁或冲洗尿道口,保持尿道口清洁即可,但腹泻或尿失禁患者清洁后还应进行消毒。患者沐浴或擦身时,应注意保护导尿管,避免把导尿管浸入水中。

(5)若导尿管阻塞、不慎脱出或密闭性破坏时,以及留置导尿装置的无菌性和密闭性被破坏时,应当立即更换导尿管。患者出现可疑导尿管感染而需要抗菌药物治疗前,应当及时更换导尿管,并留取尿液进行微生物病原学检测。

(6)每天评估留置导尿管的必要性,不需要时尽早拔除导尿管,尽可能缩短留置导尿管的时间。

(7)对长期留置导尿管的患者,拔除导尿管时,应当训练膀胱功能。

(8)医护人员在维护导尿管时,要严格执行手卫生。

(三)额外预防与控制措施

(1)留置导尿管的替换方法:安全套导尿管、间歇导尿和耻骨上方导尿可作为留置导尿管的替换方法,以减少 CAUTI 的发生。如果男性患者有留置导尿管指征且膀胱残余尿量极小,安全套导尿管可以代替短期和长期导尿管,以减少无认知障碍患者的 CAUTI;耻骨上方导尿可作为短期导尿管的替换方式;间歇导尿可替换长期或短期导尿管。

(2)筛查和治疗导尿管相关无症状菌尿:女性短期导尿管拔除后,导尿管相关无症状菌尿持续达 48 h 者,进行抗菌治疗可降低发生 CAUTI 的风险。然而尚无足够数据推荐是否应该对导尿管移除的女性患者进行筛查,也无足够的数据推荐是否应该对男性患者进行筛查或治疗持续性导尿管相关无症状菌尿。

(3)员工教育及培训:及时更新公布留置导尿管的指征,教育员工,并定期评估对指南的依从性。

(4)方便的评估与医嘱提醒系统:在病历里设置使用导尿管的医嘱,并定期评估。考虑使用电子提醒系统和(或)自动停止系统,以减少不恰当地使用导尿管。

(四)核心预防与控制措施

(1)避免不必要的留置导尿管:长时间使用导尿管是 CAUTI 最重要的危险因素,导尿管留置时长与 CAUTI 的发生呈正比。因此,应严格掌握留置导尿管的适应证,避免不必要的留置导尿。留置导尿管不应作为尿失禁的常规处理措施,除非尿失禁的其他处理措施无效,并且患者要求留置导尿管。

(2)尽早拔除导尿管:一旦患者不再需要留置导尿管应尽早拔除,以降低 CAUTI 的风险。

(3)保持导尿系统的密闭:使用预先连接的密闭导尿系统(导尿管预先连接于封闭的

尿袋)以减少CAUTI。尽可能减少断开导尿管连接处的次数,始终保持集尿袋和连接管低于膀胱平面。

(五)不推荐的预防与控制措施

(1)常规使用含消毒剂或抗菌药物的生理盐水进行膀胱冲洗或灌注预防尿路感染:对于长期留置导尿管的患者,不要常规使用含消毒剂或抗菌药物的生理盐水进行膀胱冲洗或灌注以减少CAUTI的发生。但对于部分外科术后和短期导尿的患者可考虑应用抗菌药物冲洗以降低CAUTI的发生。

(2)常规更换导尿管预防尿路感染:对于长期留置导尿管的患者,没有充分证据表明定期更换导尿管可以预防尿路感染,因此不建议频繁更换导尿管。具体更换频次根据导尿管使用说明书,结合患者自身状况。

(3)全身使用抗菌药物预防尿路感染:对短期或长期导尿,包括进行外科手术的患者,不推荐常规全身应用抗菌药物以减少CAUTI的发生,相反可能导致选择性耐药。

(4)拔除或更换导尿管时常规预防使用抗菌药物:患者拔除或更换导尿管时,不应常规预防应用抗菌药物(全身使用或膀胱冲洗)以降低CAUTI的发生。尚无足够数据推荐预防使用抗菌药物可以减少该类患者菌尿症的发生。

(5)集尿袋常规放置抗菌药物:对于长期留置导尿管的患者,不要在集尿袋中常规加入抗菌药物或消毒剂以减少CAUTI的发生。

(6)常规使用乌洛托品预防尿路感染:对于耻骨上方导尿、长期间歇和长期导尿的患者,不推荐常规使用乌洛托品以减少CAUTI的发生。尚无足够数据推荐使用乌洛托品可以减少CAUTI发生。妇科术后留置导尿管不超过1周,可应用乌托洛品以减少CAUTI的发生,其他术后的类似患者亦可应用。尚无足够数据推荐乌洛托品是否优于其他药物。当使用乌洛托品减少CAUTI时,尿液pH应维持在6.0以下。

(7)常规筛查和治疗导尿管相关无症状菌尿:对于短期和长期导尿的患者,不推荐常规筛查和治疗导尿管相关无症状菌尿以减少CAUTI的发生,但孕妇和泌尿系统手术预期有可视黏膜出血的患者例外。

(8)常规使用抗感染的导尿管:目前,由于相关文献较少,尚不能确定抗感染导尿管能有效预防CAUTI,因此,不推荐常规使用抗感染导尿管预防CAUTI。在采取其他各种预防措施,CAUTI的发病率依然居高不下,或是患者极可能罹患CAUTI时,可以考虑使用抗感染导尿管。

五、效果评价

监测CAUTI发生率和预防与控制措施执行情况,进行同比和环比比较,并根据《留置导尿管患者评估表》(表8-2)每日进行评估,为持续质量改进,降低CAUTI的发生提供科学依据。

表 8-2 留置导尿管患者评估表

基本情况	住院号		姓名		性别		年龄	
	类型				置管时间		拔管时间	
	型号				置管护士		管床护士	

	评估内容	选项		备注
置管操作	置管护士洗手或快速手消毒	Y	N	
	置管前检查无菌导尿包	Y	N	
	置管护士戴帽子、口罩、无菌手套	Y	N	
	正确铺无菌巾,保持最大无菌屏障	Y	N	
	置管护士有相关教育及培训	Y	N	
	充分消毒尿道口,防止污染	Y	N	
	导尿管插入深度适宜	Y	N	
	患者配合	Y	N	

	评估项目	查检日期									
置管后	评估留置导尿管的必要性										
	集尿袋低于膀胱水平										
	集尿袋接触地面										
	活动或搬运时夹闭引流管										
	严格执行手卫生										
	清空集尿袋时洗手或手消毒										
	无菌操作下留取标本										
	常规进行膀胱冲洗										
	每日清洁或冲洗尿道口										
	尿道口有排泄物污染										
	尿道口有异常分泌物										
	导尿管漏尿										
	更换导尿管										
	患者发热										

实验室检查	尿常规时间	结果
	尿常规时间	结果
	尿培养时间	结果
	尿培养时间	结果

注:所有留置导尿管患者填写,每日评估,用完请续页。

【思考题】

(1) 简述导尿管相关尿路感染的预防与控制措施。

(2) 留置导尿管的适应证包括哪些？

(3) 试述导尿管相关尿路感染诊断的注意事项。

（韩成义　江云兰）

第四节　血管导管相关感染预防与控制

一、概述

随着医学的发展，单纯的外周静脉导管和单腔中心静脉导管已不能满足临床的需要，多种形式的导管应运而生，成为进行血流动力学监测、安全输液及静脉营养支持的主要途径。建立可靠的血管导管通路，进行液体、电解质、血液制品和药物输注，营养支持或是进行血流动力学监测，已成为现代医疗不可或缺的医疗操作技术。然而，随之产生的导管相关并发症（感染、机械损伤、血栓形成）问题也日益突出，以感染最为严重，不仅延长患者住院时间，还增加患者经济负担和医疗卫生支出。因此，医疗机构和医务人员应了解血管导管相关感染（vessel catheter associated infection，VCAI）的危险因素，制定并采取针对性的干预措施，以减少VCAI的发生。

二、危险因素

(一) 年龄及性别

随着患者年龄的增加，其身体各方面能力逐渐减退，存在中断无菌技术操作的风险，再加上合并其他慢性疾病，其VCAI的发生率显著增高。除患者年龄外，性别也是引起血管导管相关血流感染的重要因素。研究显示，在胃肠手术患者中男性比女性患者更容易发生血管导管相关血流感染。女性血管导管相关血流感染的发生风险较低，其具体原因需要进一步的研究。

(二) 基础疾病

患者罹患疾病时，如癌症、充血性心力衰竭、腹内穿孔、呼吸机相关肺炎、肾功能不全或多器官功能障碍等，其机体免疫力下降，VCAI发生风险升高。大多数癌症患者因抗癌治疗出现恶心、呕吐、食欲不佳及粒细胞减少等不良反应，随着癌细胞的不断侵袭和转移，导致严重营养不良，免疫力下降。此时，这类患者需要输入血液制品和完全肠外营养液,为管腔内的病原菌提供了良好的培养基,最终引发 VCAI。此外,肠衰竭患者因需要完全肠外营养支持,其肠道内的细菌过度生长导致细菌移位,增加了 VCAI 的风险。当残余小肠<50 cm,或小于正常肠道的 50% 时,VCAI 发生率更高。

(三) 皮肤

患者有皮肤溃疡或开放伤口时,微生物污染导管接口或沿导管的外部表面迁移并传播到导管,造成 VCAI。因此,对皮肤不完整的血管导管置管患者,应加强皮肤创面护理,以减少 VCAI。皮肤消毒和消毒剂也是影响 VCAI 的一个重要因素。随机对照实验研究证实,2% 氯己定消毒可降低感染发生率。而采取最大无菌屏障隔离(操作者戴医用圆帽和一次性医用外科口罩,穿无菌手术衣,戴无菌手套和铺无菌巾)较仅仅戴手套和铺无菌巾,感染发生率更低。

(四) 导管特性

有些材料易于形成血栓,而血栓一旦形成,微生物易于黏附,从而增加感染风险。聚乙烯导管表面不规则,有利于血小板黏附形成纤维蛋白鞘,从而导致 VCAI 发生率上升,聚氨基甲酸乙酯导管表面相对光滑,短期使用(24~48 h)不会引起炎症反应。革兰阳性菌如葡萄球菌对聚氯乙烯、聚乙烯或硅胶导管的亲和力高。导管腔数对感染发生也有影响,多腔导管较单腔导管感染风险更高。另外,应用抗菌物质包被的导管,可降低导管微生物定植和 VCAI 的发生率。

(五) 置管技术及置管部位

操作者置管技术越好,感染率越低。经验丰富、技术水平高的操作者,操作能力和无菌观念比经验不足、技术水平低的人员更有优势。置管部位不同也可影响感染的风险,相比于股静脉,锁骨下静脉及颈内静脉插入的中心静脉导管感染风险较低。

(六) 留置时间

血管导管留置时间和 VCAI 的发生率呈正相关,留置时间越长,感染发生率越高。在血管导管植入的 24~48 h 内,导管腔内有纤维蛋白沉淀,易形成包绕导管内腔的纤维蛋白鞘,为病原菌生长繁殖提供良好的条件,留置时间越长,病原菌侵袭感染的机会越大,VCAI 的发生率越高。因此,对留置血管导管的患者,留置时间不应过长,应尽早拔除,以减少 VCAI 的发生。

(七) 其他

导管和输液系统的开放和使用频率以及输注液的性质也会影响 VCAI 的发生。导管和输液系统开放次数越多,导管和输液器连接处污染的可能性越大,发生 VCAI 的风险越大。输入高渗透压营养液体以及某些对血管刺激的药物,有利于细菌生长及血栓形成,易发生 VCAI。

三、感染诊断

VCAI 是指留置血管导管期间及拔除血管导管后 48 h 内发生的原发性且与其他部位感染无关的感染,包括血管导管相关局部感染和血流感染。患者局部感染时出现红、肿、热、痛、渗出等炎症表现,血流感染除局部表现外还会出现发热(>38 ℃)、寒战或低血压等全身感染表现。血流感染实验室微生物学检查结果:外周静脉血培养细菌或真菌阳性,或者从导管尖端和外周血培养出相同种类、相同药敏结果的致病菌。

四、预防与控制

(一)管理要求

医疗机构应依据国家规范与标准,健全预防 VCAI 的规章制度,制定并落实预防与控制 VCAI 的工作规范和操作规程,明确相关责任部门和人员职责。医疗机构组织培训,确保相关医务人员定期接受各类血管导管使用指征、置管方法、使用与维护、VCAI 预防与控制措施的培训和教育,熟练掌握相关操作规程,并对患者及家属进行相关知识的宣教。医务人员每日评估留置血管导管患者发生 VCAI 的风险因素,实施预防和控制 VCAI 的工作措施,其中中心导管置管环境须符合《医院消毒卫生标准》(GB 15982—2012)中医疗机构Ⅱ类环境要求。医疗机构建立 VCAI 的主动监测和报告体系,开展 VCAI 的监测,每日评估留置导管患者发生 VCAI 的潜在风险,以针对高危因素,实施 VCAI 的预防和控制措施。

(二)一般预防与控制措施

1.置管前

(1)严格掌握置管指征,减少不必要的置管。

(2)对患者置管部位和全身状况进行评估。选择能够满足病情和诊疗需要的管腔最少、管径最小的导管。选择合适的留置部位,中心静脉置管成人建议首选锁骨下静脉,其次选颈内静脉,不建议选择股静脉,连续肾脏替代治疗时建议首选颈内静脉。动脉插管成人首选桡动脉、臂动脉或足背动脉,其次是股动脉或腋动脉。

(3)置管使用的医疗器械、器具、各种敷料等医疗用品均应符合医疗器械管理相关规定的要求,必须无菌。

(4)患疖肿、湿疹等皮肤病或呼吸道疾病(如感冒、流感等)的医务人员,在未治愈前不应进行置管操作。

(5)如为血管条件较差的患者进行中心静脉置管或外周静脉穿刺的中心静脉导管

(peripherally inserted central venous catheter,PICC)有困难时,有条件的医院可使用超声引导穿刺。

2.置管中

(1)严格执行无菌技术操作规程:置入中心静脉导管、PICC、中心导管、全植入式血管通路(输液港)等时,必须遵守最大无菌屏障要求,戴工作圆帽、医用外科口罩、无菌手套,穿无菌手术衣或无菌隔离衣,铺覆盖患者全身的大无菌单,按《医务人员手卫生规范》(WS/T 313—2019)有关要求执行手卫生并戴无菌手套。置管过程中手套污染或破损时立即更换。置管操作辅助人员戴工作圆帽、医用外科口罩、执行手卫生。采用符合国家相关规定的皮肤消毒剂消毒穿刺部位,建议采用含洗必泰醇浓度>0.5%的消毒液进行皮肤局部消毒。全植入式导管(输液港)的植入与取出应在手术室进行。

(2)中心静脉导管置管后应当记录置管日期、时间、部位、置管长度,导管名称和类型、尖端位置等,并签名。

3.置管后

(1)应当尽量使用无菌透明、透气性好的敷料覆盖穿刺点,对高热、出汗、穿刺点出血、渗出的患者可使用无菌纱布覆盖。

(2)应当定期更换置管穿刺点覆盖的敷料。更换间隔时间为:无菌纱布至少1次/2 d,无菌透明敷料至少1次/周,敷料出现潮湿、松动、可见污染时立即更换。

(3)医务人员接触置管穿刺点或更换敷料前,应当按照《医务人员手卫生规范》(WS/T 313—2019)有关要求严格执行手卫生。

(4)中心静脉导管及PICC,尽量减少三通等附加装置的使用。保持导管连接端口的清洁,每次连接及注射药物前,用符合国家相关规定的消毒剂,按照消毒剂使用说明对端口周边进行消毒,待干后方可注射药物,如端口内有血迹等污染时,立即更换。

(5)应当告知置管患者在沐浴或擦身时注意保护导管,避免导管淋湿或浸入水中。

(6)严格保证输注液体的无菌。输液1 d或者停止输液后,应当及时更换输液管路。输血时,应在完成每个单位输血或每隔4 h更换给药装置和过滤器;单独输注静脉内脂肪剂时,应每隔12 h更换输液装置。外周及中心静脉置管后,应当用不含防腐剂的生理盐水或肝素盐水进行常规冲封管,预防导管堵塞。

(7)紧急状态下的置管,若不能保证有效的无菌原则,应当在2 d内尽早拔除导管,病情需要时更换穿刺部位重新置管。

(8)应当每天观察患者导管穿刺点及全身有无感染征象。当患者穿刺部位出现局部炎症表现,或全身感染表现的,怀疑发生VCAI时,建议综合评估决定是否需要拔管。如怀疑发生中心静脉导管相关血流感染,拔管时建议进行导管尖端培养、经导管取血培养及经对侧静脉穿刺取血培养。

(9)医务人员须每天对保留导管的必要性进行评估,不需要时应当尽早拔除导管。

(10)若无感染征象时,血管导管不宜常规更换,不应当为预防感染而定期更换中心静脉导管、肺动脉导管和脐带血管导管。成人外周静脉导管3~4 d更换一次,儿童及婴幼儿使用前评估导管功能正常且无感染时可不更换。外周动脉导管的压力转换器及系统内其他组件(包括管理系统、持续冲洗装置和冲洗溶液)应当每4 d更换一次。不宜在血管导管局部使用抗菌软膏或乳剂。

(三)核心预防与控制措施

(1)手卫生:触摸插管部位前后,以及插管、更换导管、使用导管、更换敷料前后,均应进行手卫生。接触消毒后的插管部位必须遵守无菌技术。

(2)最大无菌屏障预防。

1)置管或经导丝更换导管时,应遵守最大无菌屏障预防,即戴医用圆帽和一次性医用外科口罩、戴无菌手套、穿无菌手术衣、铺从头到脚覆盖患者全身的大无菌巾。

2)最大无菌屏障的目的在于避免对长导丝的污染,如果导丝接触了非无菌部位,即便采取了最大无菌屏障预防,也应更换导丝。如果使用的不是长导丝,选用小无菌巾也是可以接受的。

(3)皮肤消毒。

1)宜选用2%葡萄糖酸氯己定乙醇溶液,因为氯己定具有较强的持续抗菌活性,至少可持续6 h,而其他消毒剂的持续抗菌活性则极弱。但氯己定、乙醇过敏者禁用,年龄<2个月的婴儿慎用。

2)可选用1%聚维酮碘(碘伏)、75%乙醇消毒剂,但对碘过敏的患者应慎用碘类消毒剂。

3)消毒时,以穿刺点为中心,由内向外缓慢旋转,逐步涂擦,共2次,消毒范围直径≥15 cm,至少应该大于敷料面积($10×12\ cm^2$),待其完全自然干燥后方可操作。

(4)尽早拔管:当不能保证遵守无菌技术的情况下(如紧急插管),在48 h内尽早拔管;当评估无必要留置时,及时拔管。

(四)额外预防与控制措施

当核心预防与控制措施不能有效控制VCAI的发生时,可考虑采用如下额外预防与控制措施。

(1)抗感染导管:预期留置时间>5 d的患者,可使用氯己定/磺胺嘧啶银、米诺环素/利福平包裹的导管。

(2)抗感染敷料:年龄>2月的患者留置临时导管,可使用浸有氯己定的海绵敷料。

(3)抗微生物药液封管。

1)封管抗菌药物有万古霉素、替考拉宁、达托霉素、头孢唑啉、头孢噻肟、头孢他啶、庆大霉素、阿米卡星、环丙沙星和米诺环素。

2)封管消毒剂有70%乙醇和牛磺罗定。

3）封管抗菌药物或消毒剂通常和一些抗凝活性物质，如肝素、乙二胺四乙酸（EDTA）等联合使用。

4）长期血液透析患者以及中心粒细胞减少患者可使用抗微生物药液封管。

（4）抗菌药膏。

1）血液透析导管置管及每次透析后，在导管出口处可使用聚维酮碘软膏或者杆菌肽、短杆菌肽、多黏菌素 B 软膏。但需根据生产商的建议，确保透析导管的材料不会与软膏发生反应。

2）除血液透析导管外，不要在插管部位使用抗菌软膏或乳膏，因为可能会增加真菌或细菌耐药的风险。

（5）氯己定擦浴。

1）氯己定具有广泛而持久的抗菌活性和低毒性，使用2%氯己定每日擦浴，可以降低皮肤表面的暂居菌并能抑制其生长，从而减少 VCAI 的发生。

2）氯己定是一种阳离子杀菌剂，不应与肥皂、洗衣粉等阴离子表面活性剂混合使用或前后使用。

3）临床使用中应高度关注可能发生的过敏反应，已使用氯己定沐浴导致超敏反应以及出现皮肤红斑的报道。为了避免过敏反应，日本禁止使用2%氯己定，一般使用氯己定（0.5%）-乙醇（70%）溶液。

（五）各类血管导管相关感染的特别预防措施

1.中心静脉导管、PICC 及肺动脉导管

（1）不应常规更换中心静脉导管、PICC 或肺动脉导管以预防 VCAI。

（2）非隧道式导管无明显感染证据时，可以通过导丝引导更换。

（3）非隧道式导管可疑感染时，不应通过导丝更换导管。

（4）中心静脉导管或 PICC 患者出现 VCAI 证据，应当根据临床综合评估结果决定是否拔管。

（5）外周动脉导管及压力监测装置成人宜选择桡动脉、肱动脉、足背动脉，儿童宜选择桡动脉、足背部动脉及胫骨后动脉。

（6）压力传感器使用时间应当遵循产品说明书。

（7）宜使用入口处为隔膜的压力监测装置，在使用前应用消毒剂擦拭消毒隔膜。

（8）应当保持使用中压力监测装置无菌，包括校准装置和冲洗装置。

（9）应当减少对压力监测装置的操作。

（10）不宜通过压力监测装置给予含葡萄糖溶液或肠外营养液。

（11）宜使用密闭式的连续冲洗系统。

2.脐血管导管

（1）脐动脉导管放置时间不宜超过 5 d，脐静脉导管放置时间不宜超过 14 d，不需要

时应当及时拔除。

(2)插管前应当清洁、消毒脐部。

(3)不宜在脐血管导管局部使用抗菌软膏或乳剂。

(4)在发生 VCAI、血管关闭不全、血栓时,应当拔除导管,不应当更换导管。只有在导管发生故障时才更换导管。

(5)使用低剂量肝素(0.25~1.0 U/mL)持续输入脐动脉导管以维持其通畅。

3.全植入式导管(输液港)

(1)输液港专用留置针(无损伤针头)应当至少每 7 d 更换一次。

(2)输液港血管通路在治疗间隙期应当至少每 4 周维护一次。

4.血液透析导管

(1)宜首选颈内静脉置管。

(2)维持性血液透析患者宜采用动静脉内瘘。

(六)不推荐预防与控制措施

1.常规更换导管

(1)不要常规更换导管来预防感染。

(2)仅仅出现发热不需要拔管,应根据临床表现综合评估,判断是否存在其他感染或者非感染性发热。

(3)当没有感染证据时,可通过导丝更换出现故障的非隧道式导管。

2.常规预防性使用抗菌药物

在插管前或留置导管期间,不要常规使用全身性抗菌药物预防导管细菌定植或VCAI。

3.常规使用抗凝剂冲管或封管

(1)大部分患者使用生理盐水冲管或封管是安全有效的。

(2)常规使用抗凝剂冲管和封管会增加一些患者发生肝素相关血小板减少症的风险,故不应常规使用肝素冲管。

(3)脐动脉导管输液加用低剂量肝素可预防导管堵塞,保持导管通畅。

五、效果评价

监测 VCAI 发生率和预防与控制措施执行情况,进行同比和环比比较,并根据《留置血管导管患者评估表》(表 8-3)每日进行评估,为持续质量改进,降低 VCAI 的发生提供科学依据。

表 8-3 留置血管导管患者评估表

基本情况	住院号		姓名		性别		年龄	
	置管部位				置管时间		拔管时间	
					置管人		管床护士	

	评估内容	选项		备注
置管操作	置管医生洗手或快速手消毒	Y	N	
	置管医生戴帽子、口罩、无菌手套	Y	N	
	置管过程中手套污染或破损立即更换	Y	N	
	置管医生有相关教育及培训	Y	N	
	置管医生穿无菌手术衣	Y	N	
	患者全身铺大无菌单(巾)	Y	N	
	穿刺部位严格消毒	Y	N	
	一次穿刺成功	Y	N	
	穿刺时间<15 min	Y	N	
	超声引导	Y	N	
	患者气管切开且选择颈内静脉置管	Y	N	
	置管成功后更换新的输液装置与测压套件	Y	N	
	紧急状态下置管	Y	N	

	评估项目	查检日期								
置管后	评估保留导管的必要性									
	敷料干燥完整									
	更换敷料									
	导管连接端口清洁									
	三通管内无残留血迹									
	严格执行手卫生									
	每次治疗前后消毒									
	及时更换输液管路									
	每天更换测压液									
	每天更换治疗巾									

续表 8-3

置管后	治疗巾有无污染											
	从管路输血制品											
	更换测压套件											
	更换导管											
	患者发热											
	使用敷料类别											
					培养结果							

注：所有留置血管导管患者填写，每日评估，用完请续页。

【思考题】

(1) 简述血管导管相关感染的预防与控制措施。

(2) 试述血管导管相关感染诊断要点。

（韩成义）

第五节　内镜相关感染预防与控制

一、概述

（一）定义

医用内窥镜（以下简称内镜）是一种医疗器械，由控制端与带有可操纵端的镜体组成，根据其用途与形态，分为硬式内镜和软式内镜（图 8-1）。

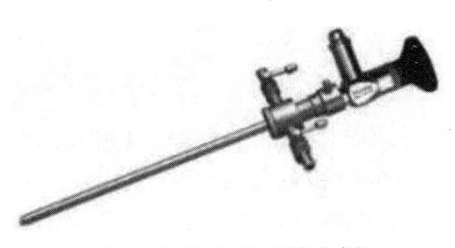
A 硬式内镜(以关节镜为例)

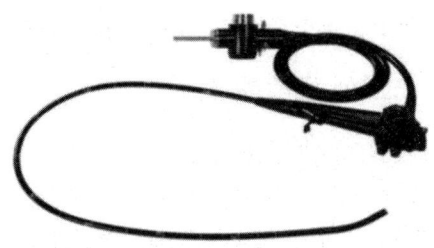
B 软式内镜(以胃镜为例)

图 8-1 医用内窥镜

(二) 内镜再处理的意义

内镜诊疗技术是指医疗机构及其医务人员通过人体正常腔道或人工建立的通道,使用内镜器械在直视下或辅助设备支持下,对局部病灶进行观察、组织取材、止血、切除、引流、修补或重建通道等,以明确诊断、治愈疾病、缓解症状、改善功能等为目的的诊断、治疗措施。由于其诊疗的高准确性、创伤小、恢复快等特点,在医疗领域广泛应用,为疾病的预防、诊断和治疗提供了更好的手段,发挥了重要作用。

然而由于其材料与形态特殊、结构精细复杂等特点,使用后内镜的外表面与内部管腔易被病原菌污染,清洁消毒难度较大。此外,随着民众健康素养的提升,内镜的需求与日俱增,而内镜普遍价格昂贵,医疗机构配备的内镜数量普遍较少,内镜周转使用频次高。内镜作为直接进入人体腔道的可复用器械,接触人体体液、分泌物后,若清洗消毒不当,易引起内镜相关感染事件。

近年来内镜相关感染屡见报道,2000 年以来已出现多次内镜清洁消毒不当引起的医院感染暴发事件。2013 年美国芝加哥一所医院发生了一起经内镜胰胆管造影术相关医院感染暴发事件,导致 10 例患者感染耐碳青霉烯类肠杆菌,28 例患者定植耐碳青霉烯类肠杆菌。引起内镜相关感染传播的病原体除了假单胞菌属、肠杆菌属、葡萄球菌属等为主的细菌外,还有乙型肝炎病毒、丙型肝炎病毒、艾滋病病毒等病毒。

二、危险因素

内镜相关感染的危险因素分为内源性与外源性因素。

(一) 内源性因素

由于操作使定植于人体非无菌腔道的微生物到达血液或其他无菌部位,可引起内镜相关的内源性感染。如经皮肾镜取石术,此手术需采用输尿管镜或膀胱镜在彩超或 CT 定位下经皮穿刺,进入肾盂留置导尿管,手术过程中肾脏血管、肾盂黏膜被损伤,屏障遭到破坏,导致感染风险升高。此外,为了保持手术视野清晰,不受出血影响,对手术通道的灌注是必须环节,灌注液在高压下形成反流,并在反流过程中携带了大量肾盂中已有的和碎石过程中产生的细菌及细菌内毒素,增加感染风险。

(二) 外源性因素

被污染的内镜未得到彻底的清洁消毒,是导致病原体传播的原因,可引起内镜相关的外源性感染。主要表现为内镜清洗不彻底,残留的有机物及无机盐干扰消毒灭菌效果;内镜管道形成细菌生物膜,导致消毒灭菌失败;消毒灭菌方法选择不正确或消毒剂使用不规范,未达到消毒灭菌效果;消毒后漂洗用水水质不合格或干燥不彻底,造成内镜再污染。

目前,由于操作规范、快捷等原因,全自动软式内镜清洗消毒机应用广泛。但有研究报道,部分医院使用全自动清洗消毒机清洗消毒后,依然有出现内镜消毒失败的现象,分析后发现存在操作人员对设备过度依赖未实施有效预清洗、机身自身清洁消毒不到位、未建立标准化操作流程及维护保养流程等原因。

三、感染诊断

内镜相关感染由于发病率较低,目前尚无准确的感染诊断标准。已发表的内镜相关感染暴发事件中定义为接受内镜检查或诊疗后新获得的感染,包括软式内镜引起的血流感染、心内膜炎、人工心脏瓣膜炎、脑膜炎、细菌性腹膜炎等,以及硬式内镜手术后引起的手术部位感染。

软式内镜多为门诊患者应用,其追踪监测相对困难,且出现临床感染症状的频次低,内镜造成的感染传播不易被发现,多通过暴发事件的追踪而发现,相对滞后。

四、预防与控制

(一) 健全规章制度

目前,我国国家卫生健康委员会为规范内镜诊疗技术临床应用管理,普及与推广内镜诊疗适宜技术,2019 年发布《内镜诊疗技术临床应用管理规定》,以及涵盖呼吸内镜、消化内镜、普通外科内镜、关节镜等 13 个内镜的诊疗技术管理规范。为规范内镜的清洗、消毒及灭菌流程,2016 年发布新版《软式内镜清洗消毒技术规范》(WS 507—2016)。医疗机构应依据国家规范与标准,建立健全机构内能够实际运行的管理制度、岗位职责、操作规程等和突发事件的应急预案,便于医务人员规范执行与监督。

(二) 规范清洗消毒流程

由于内镜结构复杂、管腔细长,且不能耐受高温、高压等特点,内镜的清洗消毒难度较大,需严格管控每一个步骤。不同的内镜应遵循相应的消毒与灭菌原则。凡进入人体无菌组织、器官或者经外科切口进入人体无菌腔室的内镜及附件,如腹腔镜、关节镜、脑室镜、膀胱镜、宫腔镜等,必须灭菌。凡进入人体消化道、呼吸道等与黏膜接触的内镜,如喉镜、气管镜、支气管镜、胃镜、肠镜、乙状结肠镜、直肠镜等,应当按照《消毒技术规范》的要求进行高水平消毒。凡穿破黏膜的内镜附件,如活检钳、高频电刀等,必须灭菌。

1.软式内镜清洗消毒流程

软式内镜清洗消毒流程应遵循以下流程,见图 8-2。注意事项如下:

(1)内镜使用后应测漏,宜每次清洗前测漏,条件不允许时应至少每天测漏 1 次。

(2)内镜消毒或灭菌前应进行彻底清洗。

(3)清洗剂和消毒剂的作用时间应遵循产品说明书。确诊或疑似分枝杆菌感染患者使用过的内镜及附件,其消毒时间应遵循产品的使用说明。

(4)消毒后的内镜应采用纯化水或无菌水进行终末漂洗,采用浸泡灭菌的内镜应采用无菌水进行终末漂洗。

(5)消毒灭菌后内镜应储存于清洁、干燥的环境中。

(6)每日诊疗工作开始前,应对当日拟使用的内镜进行再次消毒、终末漂洗、干燥后,方可用于患者诊疗。

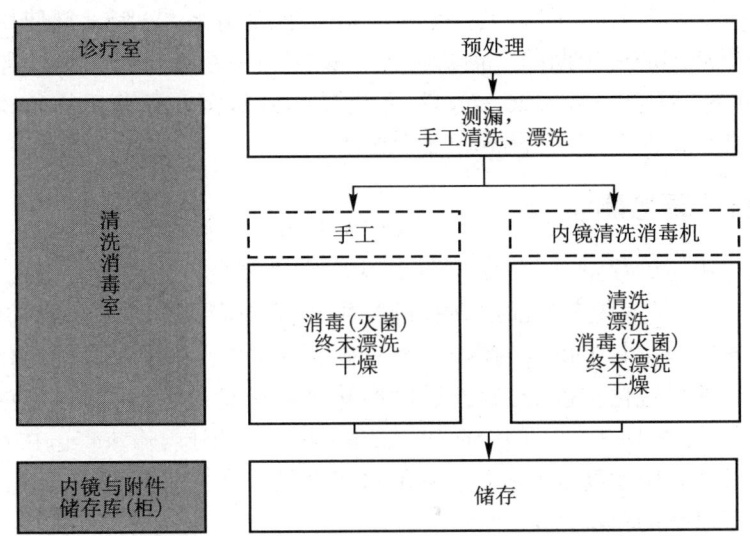

来源:WS 507—2016 软式内镜消毒技术规范

图 8-2　软式内镜清洗消毒流程

2.硬式内镜清洗消毒灭菌流程

(1)使用后立即用流动水彻底清洗,除去血液、黏液等残留物质,并擦干。

(2)将擦干后的内镜置于多酶清洗液中浸泡,时间按使用说明。

(3)彻底清洗内镜各部件,管腔应当用高压水枪彻底冲洗,可拆卸部分必须拆开清洗,并用超声清洗器清洗 5~10 min。

(4)器械的轴节部、弯曲部、管腔内用软毛刷彻底刷洗,刷洗时注意避免划伤镜面。

(5) 高度危险性硬式内镜系统常常包含光学镜头、器械及附件。根据其精密程度及材质是否耐湿热选择不同的灭菌方法。硬式内镜的消毒或者灭菌方法及要点包括：

1) 耐湿热的高度危险性光学镜头、器械及附件首选压力蒸汽灭菌。

2) 不耐湿热的高度危险性光学镜头、器械及附件采用低温灭菌方法，根据厂家说明书的要求并结合实际工作情况，可选择环氧乙烷灭菌、过氧化氢气体等离子体低温灭菌或低温蒸汽甲醛灭菌。

3) 不建议采用化学消毒剂浸泡的方法对高度危险性硬式内镜进行灭菌，条件确实达不到要求时，应遵循器械及灭菌剂说明书的要求合理选择、使用和监测。

4) 中度危险性硬式内镜根据厂家说明书或指导手册采用合适的消毒方法，耐湿热硬式内镜首选机械湿热消毒，湿热消毒温度应≥90 ℃，时间≥5 min；或消毒温度≥93 ℃，时间≥2.5 min；或 A_0 值≥3 000。不耐湿热硬式内镜可采用化学消毒法，根据硬式内镜及消毒剂说明书的要求合理选择、使用和监测。

5) 灭菌后的内镜及附件应当按照无菌物品储存要求进行储存。

3. 内镜消毒灭菌效果的监测

消毒剂浓度必须每日定时监测并做好记录，保证消毒效果，消毒剂使用的时间不得超过产品说明书规定的使用期限。消毒后的内镜应当每季度进行生物学监测并做好监测记录，合格标准为菌落总数≤20 cfu/件，不能检出致病菌。灭菌后的内镜应当每月进行生物学监测并做好监测记录，合格标准为无菌。

(三) 加强水源监测

医疗机构内内镜诊疗室、口腔科、消毒供应中心等多个科室需要使用纯化水，采取分散制备的方式，每个科室均应配备相应的制水系统，但空间及管理运行维护的成本较高，因此部分医疗机构采取集中供应的模式，统一制备纯化水。集中制备的纯化水系统多在地下室设置机房建设纯化水机房，制备后的纯化水通过管道运输至相应使用楼层，纯化水制备供给流程，见图8-3。但是由于输水管道跨越几个楼层，输水管道在新装时如未进行冲洗则易藏匿大量微生物，制备后的纯化水经由长距离的输送管道至使用科室，易造成内镜清洗消毒过程的二次污染。

目前纯化水制备系统及输水管路的清洁消毒方法、频次与监测方式尚无统一的规范，多篇文献推荐每间隔3个月用浓度为3 000 mg/L的过氧乙酸浸泡过滤膜和纯水箱内部并作用30 min，弃去消毒液，用自来水冲洗干净。各个科室终端用水管路定期用3 000 mg/L的过氧乙酸进行消毒，将消毒液密闭在管路中静置30 min，然后冲洗干净残留消毒剂。

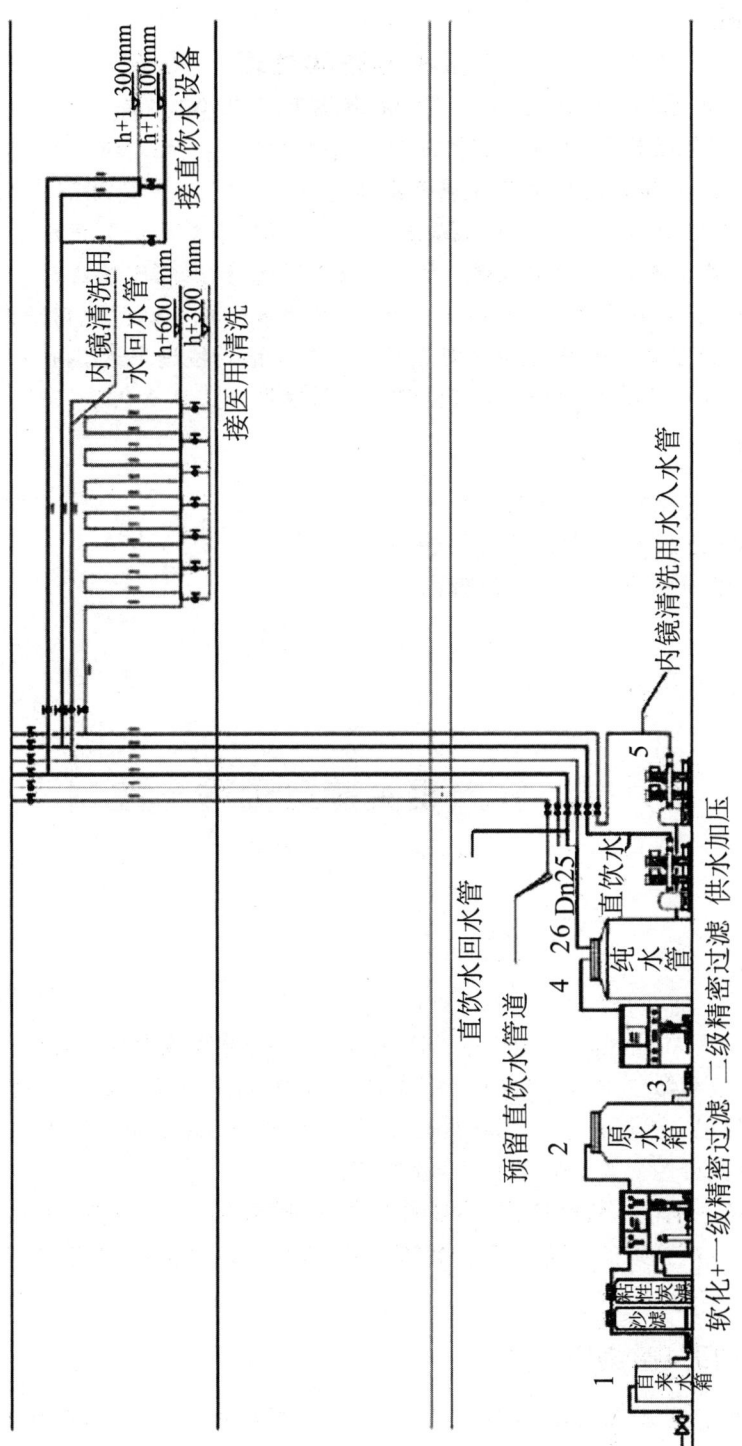

图 8-3 某院纯化水制备供给示意图

【知识拓展】

十二指肠镜的再处理

十二指肠镜需进入人体肠道，其特有的抬钳器腔道以及复杂的先端部架构不易清洗消毒，造成肠道细菌的残留，继而导致相关感染事件的发生。近年来，十二指肠镜的清洁消毒灭菌不彻底引起的相关感染暴发屡见报道。一项研究总结了2017年之前国内外发表的19篇因十二指肠镜应用导致感染暴发案例的文献，每篇均提到清洗消毒问题，如内镜管腔内形成生物镜膜难以清洗消毒，人工清洗不到位和预处理不及时，清洗消毒后干燥不彻底，消毒剂浓度不合格，清洗刷重复使用，自动清洗机不规范使用及内镜附件再处理不当等。其中有2篇文献提及通过灭菌方式（十二指肠镜进入人体非无菌腔道，可使用高水平消毒的方式再处理）处置十二指肠镜后暴发中止。

【思考题】

(1) 简述内镜再处理的目的及意义。
(2) 内镜相关感染的危险因素有哪些？
(3) 论述内镜相关感染的防控措施。

（阎　颖）

第六节　介入相关感染预防与控制

一、概述

(一) 定义

介入放射学由 Margulis 于1967年首次提出，是一门将影像设备与诊断治疗相结合的新兴学科，因其具有微创性、定位准确、疗效高、可重复性强和并发症发生率低等优点而被广泛应用。目前，在国际上介入放射学已成为与内科、外科鼎立的三大治疗手段之一。按照不同的目的，分为介入治疗学和介入诊断学。

介入手术是一项侵入性操作，且器械种类繁多、栓塞物质各不相同、使用的药物多种多样，存在许多院内感染的高危环节。诸多学者的研究显示，侵入性操作与感染的发生紧密相关。

(二) 介入相关感染率

介入手术种类繁多，其术后感染并发症表现也各不相同。目前，感染发生率较高的手术类型为经皮肝穿刺胆管引流术（percutaneous transhepatic cholangial drainage，PTCD）、肝动脉化疗栓塞术（transcatheter arterial chemoembolization，TACE）、热消融术（尤其是肝脏部位）等。感染部位主要有胆道感染、肝内感染、腹腔感染、败血症、肝脓肿等，支架、移植物术后感染较少见，但却是严重的术后并发症。

PTCD 术后最严重并发症之一是胆道感染，根据国内外多位学者的研究报道，PTCD 术后胆道感染的发生率为 14%～47%。TACE 术后患者感染发生率为 4.4%～6.3%，TACE 术后常见的感染并发症包括腹膜炎、急性胆囊炎、肝脓肿、血流感染等，其中最严重的感染并发症是肝脓肿，因其症状不典型，临床医生往往会忽略，导致严重后果。据国内外文献报道，TACE 术后肝脓肿形成的发病率为 0.2%～4.5%，其致命率为 11%～50%。在肝脏行热消融术后肝脓肿形成的发生率为 0.1%～2%，肺部肿瘤热消融术后脓肿形成的概率较低，发生率为 0.5%～1.6%，肾部肿瘤热消融术后感染的相关报道并不多见，其消融术后脓肿形成的发病率<1%。

二、危险因素

不同的介入手术后感染的危险因素，根据不同术式总结危险因素如下。

对于 PTCD 术后留置胆道引流管的患者，胆道系统可被细菌定植，当患者出现以下情况，极易发生感染：患者腹部压力增加，肠内容物逆至胆道；导管阻塞，引流不通畅，导致胆汁淤积；术后经引流管对胆道进行常规冲洗时，无菌操作不规范，或冲洗时用力过大，使胆道内压力升高，胆汁逆流进入肝内胆管，引起感染。

TACE 术后感染的极高危因素为伴有腹水、肝胆切除手术史或术前有肝癌破裂出血、TACE 术后感染史，高危因素为术前血清总蛋白值<60 g/L，中危因素为门静脉或腔静脉癌栓。形成肝脓肿的危险因素包括胆肠吻合、胆道异常、低蛋白血症、高龄、糖尿病、肿瘤较大、门静脉癌栓和胆囊动脉及胆道周围动脉丛的栓塞等。

肝脏肿瘤热消融术后肝脓肿形成或感染的机制尚未明确，但细菌通过胆道系统污染射频消融区无疑是一个关键因素，肿瘤较大、肿瘤数目较多、合并糖尿病及术前胆肠吻合史、多次进行射频消融术等是肝脏肿瘤热消融术后感染的危险因素。而非肝部肿瘤行热消融术后脓肿或感染的发生率非常低，目前未见发表的文献。

三、感染诊断

目前，关于介入手术相关感染的定义尚无统一标准，国内介入放射学专家参照美国放射学会制定的抗菌药物使用指南，并结合我国的实际情况将其定义为：介入诊断与治疗术后 30 d 内发生在穿刺部位、手术目标区器官或腔隙的感染以及异物植入术后 1 年内发生手术目标区器官或腔隙的感染。

欧洲及加拿大介入放射协会针对介入术后感染，采用以下定义：①感染指有病原微生物存在并且宿主有相关反应；②临床感染指产生局部炎性反应或症状（比如发热、疼痛、白细胞增多）；③菌血症指血液中存在细菌，无临床症状或感染症状（如发热、白细胞增多);④败血症指血液中存在病原微生物或其毒素并伴随全身症状和脓毒症症状。

四、预防与控制

(一) 抗菌药物合理使用

介入手术参照外科手术同样分为4类。Ⅰ类介入手术(清洁),指手术不涉及与外界相通的脏器且手术区域无炎性反应并且符合无菌操作原则,如血管介入手术。Ⅱ类介入手术(清洁-污染),手术过程中进入人体与外界相通的器官或者胆道,手术区域无炎症反应且符合无菌操作原则,如PTCD。Ⅲ类介入手术(污染),指手术区域有明显炎性反应或继发的炎性反应,局部没有化脓性表现,或者操作严重违反无菌性原则。Ⅳ类介入手术(感染),手术区域存在化脓或感染。

国家卫生健康委员会发布的《抗菌药物临床应用指导原则(2015年版)》(国卫办医发〔2015〕43号)(下简称"指导原则")要求,抗菌药物预防性使用应选用对可能的污染菌针对性强、有充分的预防有效的循证医学证据、安全、使用方便及价格适当的品种,尽量选择单一抗菌药物预防用药,避免不必要的联合使用。

支架、移植物置入术后感染最常见的病原菌是金黄色葡萄球菌。细菌黏附在支架上,在置入过程中可增加感染的风险。肝脏肿瘤消融术后感染常见的病原菌为肠球菌、金黄色葡萄球菌、表皮葡萄球菌、大肠埃希菌等。TACE术后感染的病原菌以革兰阴性菌为主(大肠埃希菌、肺炎克雷伯菌),其次为革兰阳性菌(金黄色葡萄球菌)。PTCD术后引起患者感染的病原菌以革兰阴性菌为主(大肠埃希菌、铜绿假单胞菌、肺炎克雷伯菌),其次为革兰阳性菌(屎肠球菌、粪肠球菌、表皮葡萄球菌)。《指导原则》根据现有的循证医学证据、国际有关指南推荐和国内的专家共识,对部分常见特殊诊疗操作的预防用药提出了建议(表8-4)。

表8-4 特殊诊疗操作抗菌药物预防应用的建议

诊疗操作名称	预防用药建议	推荐药物
血管(包括冠状动脉)造影术、成形术、支架植入术及导管内溶栓术	不推荐常规预防用药。对于7 d内再次行血管介入手术者、需要留置导管或导管鞘超过24 h者,则应预防用药	第一代头孢菌素
主动脉内支架植入术	高危患者建议使用1次	第一代头孢菌素
下腔静脉滤器植入术	不推荐预防用药	
先天性心脏病封堵术	建议使用1次	第一代头孢菌素
心脏射频消融术	建议使用1次	第一代头孢菌素
血管畸形、动脉瘤、血管栓塞术	通常不推荐,除非存在皮肤坏死	第一代头孢菌素

续表 8-4

诊疗操作名称	预防用药建议	推荐药物
脾动脉、肾动脉栓塞术	建议使用,用药时间不超过 24 h	第一代头孢菌素
肝动脉化疗栓塞术(TACE)	建议使用,用药时间不超过 24 h	第一、二代头孢菌素±甲硝唑
肾、肺或其他(除肝外)肿瘤化疗栓塞术	不推荐预防用药	
子宫肌瘤-子宫动脉栓塞术	不推荐预防用药	
经颈静脉肝内门腔静脉分流术	建议使用,用药时间不超过 24 h	氨苄西林/舒巴坦或阿莫西林/克拉维酸
肿瘤的物理消融术(包括射频、微波和冷冻等)	不推荐预防用药	
经皮椎间盘摘除术及臭氧、激光消融术	建议使用 1 次	第一、二代头孢菌素
经皮肝穿刺胆道引流或支架植入术	建议使用	第一、二代头孢菌素,或头霉素类

(二) 手卫生

手卫生为医务人员从事职业活动过程中的洗手、卫生手消毒和外科手消毒的总称,是针对医护人员在工作中存在的交叉感染风险而采取的措施,是预防医院感染最经济有效的手段。然而介入手术医师术前的手卫生情况不容乐观,主要表现在:手卫生步骤执行不规范,未使用手卫生产品而只用清水冲洗,洗手后未擦干手及手臂上的水即涂消毒液,洗手液及消毒液的涂擦范围不够,洗手次数及消毒液涂擦次数不够等。

为提升介入手术人员手卫生依从性,应采取以下措施:

(1) 按要求配备手卫生设施与产品,并及时监测介入手术工作人员手卫生消毒效果。国家卫生健康委员会 2019 年 11 月发布的《医务人员手卫生规范》(WS/T 313—2019)要求介入手术室配备非手触式水龙头、干手用品或设施、洗手液(肥皂)、手消毒剂等手卫生设施,并且每季度对介入手术室的医务人员进行手卫生消毒效果的监测。当怀疑医院感染暴发与医务人员手卫生有关时,应及时进行监测,并进行相应病原微生物的检测,采样时机为工作中随机采样。

(2) 强化手卫生监管与考核机制。在医疗机构手卫生制度的基础上,应根据介入手术室工作特点制定符合科室实际情况的科级手卫生制度,开展科级手卫生依从性与正确性监测,并根据监测结果进行手卫生培训。还可采取不定期抽查的方式,逐步提升医务人员的手卫生依从性。

(三) 其他防控措施

(1) 提升介入手术医务人员的专业技能：介入手术医生和护理人员最为重要的一项技能是无菌操作技术，但凡手术涉及切口，患者的肌肉或者血管无防护层，暴露后均会增加感染风险。在最短的时间范围内完成计划规定的手术方案，缩短手术时间，降低患者穿刺口暴露时间，降低感染风险，和手术者是否有熟悉的专业技能密切相关。如果介入手术医生和护理人员在操作过程中无菌意识薄弱，操作中不注意保护切口，或者使用过的器械、敷料等重复使用，着装不严密，尤其是不能正确佩戴口罩和手套、裸露皮肤等，都将增加患者的感染风险。

(2) 缩短术后导管的留置时间：有研究表明，术后导管留置时间越长，发生导管相关感染的概率越大。介入手术留置导管的患者主要疾病类型为静脉血栓和梗阻性黄疸。因治疗需要，血栓患者行经导管溶栓术后，需留置导管，但关于导管留置时间尚无统一结论。《下肢深静脉血栓形成介入治疗规范的专家共识》提出建议，介入手术后，经保留导管溶栓 3~7 d。PTCD 术后需留置导管进行胆汁引流，当患者出现以下情况，极易发生感染：①患者腹压增加，肠内容物逆行至胆道；②导管阻塞，引流不通畅，导致胆汁淤积；③术后经引流管对胆道进行常规冲洗时，无菌操作不规范，或冲洗时用力过大，使胆道内压力升高，胆汁流入肝内胆管，引起逆行感染。此种操作后引发感染率较高，是恶性梗阻性黄疸患者介入治疗后死亡的主要原因。因此，术后应每日评估留置导管必要性，尽早拔除导管，以降低感染风险。

(3) 介入手术室环境管理也是患者术后感染的重要危险因素，若介入手术室的空气、物体表面及使用中的皮肤消毒液不合格，均将增加患者感染的风险。医疗机构应从手术室清洁、环境卫生学监测结果等方面入手，为患者提供合格的手术环境。强化手术过程管理，避免不必要的物品移动和人员流动，以免污染环境。

(4) 术前改善机体状况（如提高蛋白含量、控制腹水、控制血糖、加强营养等），提高机体免疫力，以降低感染发生。

(5) 缩短手术前住院时间　医疗机构是各种病原菌聚集的场所，缩短手术前住院时间，以减少医院内固有致病菌定植于患者的机会。

【思考题】
(1) 简述介入相关感染的危险因素。
(2) 论述介入相关感染的防控措施。

（阎　颖）

第九章 医疗机构清洁、消毒与灭菌技术

【学习目标】
(1)掌握医疗机构清洁、消毒与灭菌技术使用的基本原则、常用方法的选择和注意事项。
(2)熟悉清洁、消毒和灭菌的概念以及常用的消毒和灭菌方法。
(3)了解医疗机构清洁、消毒、灭菌管理要求及消毒或灭菌的适用范围和原理。

第一节 基本概念

一、清洁、消毒、灭菌

清洁、消毒、灭菌是医疗机构最重要的基础性工作,可以有效阻断病原微生物在医疗机构内的传播,减少医院感染的发生。清洁、消毒、灭菌是预防与控制医院感染的关键措施之一,是医院感染防控和保障医疗安全的重要环节。

(一)清洁

清洁(cleaning)是指用物理方法清除物体表面的污垢、尘埃和有机物的过程。常用于家具、餐具、地面、墙壁等的处理,或医疗器械在消毒、灭菌前的处理。清洁的目的是去除和减少微生物,而不能杀灭微生物。

(二)消毒

消毒(disinfection)是指用物理或化学的方法清除或杀灭除芽孢以外的所有病原微生物,使其数量减少到无害程度的过程。消毒只能将有害微生物的数量减少到不致病的程度,而不能完全杀灭微生物。

(三) 灭菌

灭菌(sterilization)是指用物理或化学的方法杀灭所有微生物,包括致病的和非致病的微生物,以及细菌芽孢的过程。经过灭菌处理后,未被污染的物品,称无菌物品。

二、医疗用品危险性分类

医疗器械危险性分类采用斯伯尔丁分类法,即在临床上根据医疗器械污染后使用所致的危险性大小及在患者使用之间的消毒或灭菌要求,将医疗器械分为三类,即低度危险性物品、中度危险性物品、高度危险性物品,应根据物品污染后的危险程度选择消毒灭菌方法。

(一) 低度危险性物品

低度危险性物品是仅与完整皮肤接触,而不与黏膜接触的物品。虽有微生物污染,但一般情况下无害。只有当受到一定量的病原微生物污染时才会造成危害的物品。例如血压计袖带、听诊器、止血带、腋温表、固定电话等。低度危险性物品,宜采用中、低水平消毒方法或做清洁处理;遇有病原微生物污染时,针对所污染病原微生物的种类选择有效的消毒方法。

(二) 中度危险性物品

中度危险性物品是直接或间接与完整黏膜相接触,而不进入人体无菌组织、器官和血流,也不接触破损皮肤、破损黏膜的物品。例如,呼吸机管路、胃肠道内镜、气管镜、结肠镜、麻醉机管道、避孕环、压舌板、喉镜、体温表(口温/肛温计)、肛门直肠压力测量导管等。中度危险性物品,应采取达到中水平消毒以上效果的消毒方法,如2%戊二醛、含氯消毒剂、碘伏、75%酒精等。

(三) 高度危险性物品

高度危险性物品是进入人体无菌组织、器官、脉管系统,或有无菌体液从中流过的物品或接触破损皮肤、破损黏膜的物品,一旦被微生物污染,将导致极高感染危险的器材。例如注射针、穿刺针、针灸针、外科手术器械、植入物、输血器材、输液器材、血液和血液制品、注射的药物和液体、透析器、导尿管、膀胱镜、腹腔镜、移植器官、心脏导管、非一次性的阴道窥器等。高度危险性物品,应采用灭菌方法处理,如压力蒸汽(首选)、环氧乙烷(EO)、等离子体灭菌(HP-Plasma)、低温蒸汽甲醛等。

三、消毒作用水平

消毒作用水平是指根据消毒因子的适当剂量(浓度)、强度和作用时间对微生物的杀灭能力。根据《医院消毒卫生标准》(GB 15982—2012)和《医疗机构消毒技术规范》(WS/T 367—2012)等相关标准和规范性文件,按其杀灭微生物种类,可将其分为预防性消毒、低水平消毒、中水平消毒、高水平消毒四类。

(一)预防性消毒

预防性消毒(preventive disinfection)是指未发现传染源的情况下,对可能被病原体污染的物品、场所和人体进行消毒措施。如公共场所消毒,运输工具消毒,饮水及餐具消毒,饭前便后洗手均属之。

(二)低水平消毒

低水平消毒(low level disinfection)是指能杀灭细菌繁殖体(分枝杆菌除外)和亲脂类病毒的化学消毒方法以及通风换气、冲洗等机械除菌法。低水平消毒剂是能杀灭细菌繁殖体和亲脂病毒的消毒制剂。如采用季铵盐类消毒剂(苯扎溴铵等)、双胍类消毒剂(氯己定)等,在规定的条件下,以合适的浓度和有效的作用时间进行消毒的方法。

(三)中水平消毒

中水平消毒(medium level disinfection)是指杀灭除细菌芽孢以外的各种病原微生物包括分枝杆菌。中水平消毒剂是能杀灭分枝杆菌、真菌、病毒及细菌繁殖体等微生物的消毒制剂。达到中水平消毒常用的方法包括采用碘类消毒剂(碘伏、氯己定碘等)、醇类和氯己定的复方、醇类和季铵盐类化合物的复方、酚类等消毒剂,在规定条件下,以合适的浓度和有效的作用时间进行消毒的方法。

(四)高水平消毒

高水平消毒(high level disinfection)是指杀灭一切细菌繁殖体包括分枝杆菌、病毒、真菌及其孢子和绝大多数细菌芽孢。达到高水平消毒常用的方法包括采用含氯制剂、二氧化氯、邻苯二甲醛、过氧乙酸、过氧化氢、臭氧、碘酊等以及能达到灭菌效果的化学消毒剂,在规定的条件下,以合适的浓度和有效的作用时间进行消毒的方法。

四、管理要求

(1)医疗机构应建立健全环境清洁工作的组织管理体系和规章制度,明确各部门和人员的职责。

(2)医疗机构应参与环境清洁质量监督,并对环境清洁服务机构的人员开展业务指导。医疗机构指定的管理部门负责对环境清洁服务机构的监管,并协调本单位日常清洁与突发应急事件的消毒。

(3)医务人员应负责使用中诊疗设备与仪器的日常清洁与消毒工作,应指导环境清洁人员对诊疗设备与仪器等进行清洁与消毒。

（4）医疗机构开展内部建筑修缮与装饰时，应建立有医院感染控制人员参与的综合小组，对施工相关区域环境污染风险进行评估，提出有效、可行的干预措施，指导施工单位做好施工区域的隔断防护，并监督措施落实的全过程。

（5）医疗机构应对清洁与消毒质量进行检测，并将结果及时反馈给相关部门与人员，促进清洁与消毒质量的持续改进。

（6）承担医疗机构环境清洁服务的机构或部门，应符合以下要求。

1）建立完善的环境清洁质量管理体系，在环境清洁服务的合同中充分体现环境清洁对医院感染预防与控制的重要性。

2）基于医疗机构的诊疗服务特点和环境污染的风险等级，建立健全质量管理文件、程序性文件和作业指导书。开展清洁与消毒质量审核，并将结果及时报告至院方。

3）应对所有环境清洁服务人员开展上岗培训和定期培训。培训内容应包括医院感染预防的基本知识与基本技能。

五、消毒灭菌基本原则

（1）重复使用的诊疗器械、器具和物品，使用后应先清洁，再进行消毒灭菌。

（2）被朊病毒、气性坏疽及突发不明原因的传染病病原体污染的诊疗器械、器具和物品，应做好随时消毒和终末消毒。

（3）耐热、耐湿的手术器械，应首选压力蒸汽灭菌，不应采用化学消毒剂浸泡灭菌。

（4）环境与物体表面，一般情况下先清洁，再消毒。当受到患者的血液、体液等污染时，先去除污染物，再清洁与消毒。

（5）医疗机构消毒工作中使用的消毒产品应经卫生行政部门批准或符合相应标准技术规范，并应遵循批准使用的范围、方法和注意事项。

六、消毒灭菌方法选择原则

（一）根据物品污染后导致感染的风险高低选择相应的消毒或灭菌方法

（1）高度危险性物品，应采用灭菌方法处理。

（2）中度危险性物品，应采用达到中水平消毒以上效果的消毒方法。

（3）低度危险性物品，宜采用低水平消毒方法，或进行清洁处理。遇有病原微生物污染时，针对所污染病原微生物的种类选择有效的消毒方法。

（二）根据物品上污染微生物的种类、数量选择消毒或灭菌方法

（1）对受到致病菌芽孢、真菌孢子、分枝杆菌和经血传播病原体（乙型肝炎病毒、丙型肝炎病毒、艾滋病病毒等）污染的物品，应采用高水平消毒或灭菌。

(2)对受到真菌、亲水病毒、螺旋体、支原体、衣原体等病原微生物污染的物品,应采用中水平以上的消毒方法。

(3)对受到一般细菌和亲脂病毒等污染的物品,应采用达到中水平或低水平的消毒方法。

(4)杀灭被有机物保护的微生物时,应加大消毒药剂的使用剂量和(或)延长消毒时间。

(5)消毒物品上微生物污染特别严重时,应加大消毒剂的使用剂量和(或)延长消毒时间。

(三)根据消毒物品的性质选择消毒或灭菌方法

(1)耐高热、耐湿的诊疗器械、器具和物品,应首选压力蒸汽灭菌;耐热的油剂类和干粉类等应采用干热灭菌。

(2)不耐热、不耐湿的物品,宜采用低温灭菌方法如环氧乙烷灭菌、过氧化氢低温等离子体灭菌或低温甲醛蒸汽灭菌等。

(3)物体表面消毒,宜考虑表面性质,光滑表面宜选择合适的消毒剂擦拭或紫外线消毒器近距离照射。多孔材料表面宜采用浸泡或喷雾消毒法。

【思考题】
(1)简述消毒灭菌的基本原则。
(2)消毒灭菌的注意事项有哪些?

(高 玲 豆银霞)

第二节 物理消毒灭菌法

物理消毒灭菌法(physical methods of disinfection and sterilization)是利用物理因素如热力、辐射、过滤等消除或杀灭病原微生物的方法,具有杀菌效果可靠、性能稳定、剂量可控、对环境无污染、便于生产与管理等特点。物理消毒灭菌法主要有热力灭菌、紫外线照射灭菌、微波灭菌、电离辐射灭菌等。

一、压力蒸汽灭菌

压力蒸汽灭菌法是热力消毒灭菌法中效果最好的一种方法,在临床应用广泛。主要利用高压饱和蒸汽的高热所释放的潜热灭菌(潜热:当1 g 100 ℃的水蒸气变成1 g 100 ℃的水时,释放出2 255J的热能)。根据排放冷空气的方式和程度不同,将压力蒸汽灭菌器分为下排气式压力蒸汽灭菌器和预真空压力蒸汽灭菌器两大类。根据灭菌时间的长短,压力蒸汽灭菌程序分为常规和快速两种。

(一)适用范围

压力蒸汽灭菌法因杀菌谱广、杀菌作用强、效果可靠、作用快速、无任何残余毒性等特点,适用于耐热、耐湿类诊疗器械、器具和物品的灭菌,不能用于油类和粉剂的灭菌。

(二)灭菌原理

(1)下排气式压力蒸汽灭菌器:利用重力置换的原理,使热蒸汽在灭菌器中从上而下将冷空气由下排气孔排出,排出的冷空气全部由饱和蒸汽取代,再利用蒸汽释放的潜热使物品灭菌。首选用于微生物培养物、液体、药品、实验室废物和无孔物品的灭菌,可分为手提式压力蒸汽灭菌器和卧式压力蒸汽灭菌器。灭菌器的参数一般为温度121 ℃,压力102.8~122.9 kPa,器械灭菌时间20 min,敷料灭菌时间30 min。

(2)预真空压力蒸汽灭菌器:利用机械抽真空的原理,使灭菌柜室内形成负压,蒸汽得以迅速穿透到物品内部进行灭菌,首选用于管腔物品、多孔物品和纺织品等的灭菌。灭菌器的参数为最短灭菌时间4 min,温度为132 ℃时,压力184.4~210.7 kPa;134 ℃时,压力201.7~229.3 kPa(表9-1)。

表9-1 压力蒸汽灭菌器灭菌参数

设备类别	物品类别	温度(℃)	所需最短时间(min)	压力(kPa)
下排气式	器械	121	20	102.8~122.9
	敷料	121	30	102.8~122.9
预真空式	管腔物品、多孔物品和纺织品等	132	4	184.4~210.7
		134	4	201.7~229.3

快速压力蒸汽灭菌包括下排气、正压排气和预真空压力蒸汽灭菌,不作为物品的常规灭菌程序,应急情况下使用时,只适用于灭菌裸露物品,使用卡式盒或者专用灭菌容器盛放。灭菌后的物品应尽快使用,其灭菌参数根据灭菌器、灭菌物品材料确定(表9-2)。

表9-2 快速压力蒸汽灭菌(132~134 ℃)所需最短时间

物品种类	下排气		正压排气		预真空	
	灭菌温度(℃)	灭菌时间(min)	灭菌温度(℃)	灭菌时间(min)	灭菌温度(℃)	灭菌时间(min)
不带孔	132	3	134	3.5	132	3
带孔(不带孔+带孔)	132	10	134	3.5	132	4

(三)注意事项

(1) 安全操作:操作人员要经过专门训练,合格后方能上岗;严格遵守生产厂家的使用说明或指导手册;设备运行前每日进行安全检查并预热。

(2) 包装合适:包装前将待灭菌器械或物品清洗干净并干燥;包装材料和包装方法符合要求,器械包重量不宜超过 7 kg,敷料包重量不宜超过 5 kg;物品捆扎不宜过紧,外用化学指示胶带贴封,灭菌包每包内放置化学指示物。

(3) 装载恰当:使用专用灭菌架或篮筐装载灭菌物品,灭菌包之间留有空隙;宜将同类材质的物品置于同一批次灭菌,如材质不同,将纺织类物品竖放于上层,金属器械类放于下层;下排气式压力蒸汽灭菌法的物品体积不超过 $30×30×25$ cm^3,预真空压力蒸汽灭菌的物品体积不超过 $30×30×50$ cm^3。

(4) 密切观察:灭菌时,随时观察压力和温度并准确计时,加热速度不宜过快,当柜室的温度达到要求时开始计算灭菌时间。

(5) 灭菌后卸载:物品温度降至室温、压力表在"0"位时取出物品,取出的物品冷却时间>30 min;每批次应确认灭菌过程合格,包外、包内化学指示物合格。若灭菌不合格、有湿包或有可疑污染则不作无菌包使用;快速压力蒸汽灭菌后的物品应尽快使用,不能储存,无有效期。

(6) 监测灭菌效果。

1) 物理监测法:每次灭菌应连续监测并记录灭菌时的温度、压力和时间等参数,记录所有临界点的时间、温度和压力值,结果应符合灭菌要求。

2) 化学监测法:通过观察灭菌包包外、包内化学指示物颜色的变化判定是否达到灭菌要求。

3) 生物监测法:每周监测一次,通常使用含对热耐受力较强的非致病性嗜热脂肪杆菌芽孢的菌片制成标准生物测试包或生物灭菌过程挑战装置(PCD),或使用一次性标准生物测试包对灭菌质量进行生物监测。预真空灭菌器每日开始灭菌前空载进行 B-D 测试,监测合格,方可使用。

二、干热灭菌

热力消毒法分为干热方法和湿热方法,干热含普通干热和远红外干热及碘钨灯热源干热;湿热方法包括煮沸法、流通蒸汽法和压力蒸汽法,干热和湿热的主要特点比较见表 9-3。干热灭菌是由热源通过空气传导、辐射对物体进行加热,是在有氧无水条件下作用于微生物,致其死亡。干热灭菌要在干热灭菌箱内进行。

表 9-3　干热和湿热灭菌法的主要特点比较

比较内容	干热法	湿热法
热传导介质	空气	水或蒸汽
损坏物品	比较明显	比较轻
适应对象	金属和玻璃器材	各种不怕热的物品
作用温度	150~250 ℃	80~138 ℃
杀菌速度	较慢	较快

(一)适用范围

干热灭菌所需灭菌温度高、作用时间长,大多在 160 ℃、2 h 以上。适用于耐热、不耐湿、蒸汽或气体不能穿透物品的灭菌,如玻璃、金属等医疗用品和油类、粉剂等制品的灭菌。

(二)灭菌原理

在干热灭菌过程中,被灭菌物品上的细菌主要通过提高温度使细胞成分产生非特异性氧化而被破坏(细胞固有的水分也起了重要作用),高温干热可使微生物的酶受热变性,细胞内的核糖核酸破坏以及细胞膜损伤而死亡。细胞被破坏的过程是可预测的和可靠的。

(三)注意事项

(1)灭菌前预处理:物品应先清洁,玻璃器皿需保持干燥。

(2)装载符合要求:干热灭菌时灭菌物品不应与灭菌器内腔底部及四壁接触。

(3)物品包装合适:灭菌物品包体积不应超过 10×10×30 cm,油剂、粉剂的厚度不应超过 0.6 cm,凡士林纱布条厚度不应超过 1.3 cm,装载高度不应超过灭菌器内腔高度的 2/3,物品间应留有充分空间。

(4)温度设定合理:设置灭菌温度应充分考虑灭菌物品对温度的耐受力,灭菌有机物品或用纸质包装的物品时,温度应≤170 ℃。

(5)灭菌后开启柜门:灭菌过程中不要开干烤箱,灭菌后温度降到 40 ℃ 以下再开启灭菌器柜门,防止玻璃器皿骤冷破碎。

三、紫外线消毒

紫外线属于电磁辐射中的一种,根据紫外线的波长分为 3 个波段。在消毒领域主要使用的 C 波紫外线波长为 250~270 nm,其中杀菌作用最强的为 253.7 nm。紫外线杀菌谱广,可杀灭杆菌、病毒、真菌、细菌繁殖体、芽孢等多种微生物。

紫外线消毒器是采用臭氧紫外线杀菌灯制成的,主要包括紫外线空气消毒器、紫外线表面消毒器、紫外线消毒箱三种。目前常用的紫外线灯有普通直管热阴极低压汞紫外线消毒灯、高强度紫外线消毒灯、低臭氧紫外线消毒灯和高臭氧紫外线消毒灯四种。

(一) 适用范围

由于紫外线杀菌谱广、辐照能量低、穿透力弱,因此主要适用于空气、物品表面和液体的消毒。

(二) 消毒原理

(1) 作用于微生物的 DNA,使菌体 DNA 失去转换能力而死亡。
(2) 破坏菌体蛋白质中的氨基酸,使菌体蛋白光解变性。
(3) 降低菌体内氧化酶的活性。
(4) 使空气中的氧电离产生具有极强杀菌作用的臭氧。

(三) 注意事项

(1) 消毒环境合适:不应在易燃、易爆的场所使用。空气消毒时,关闭门窗,保持消毒环境清洁、干燥。在室内无人状态下,电压为220V,空气适宜温度为20~40 ℃,相对湿度为40%~60%。相对湿度>60%时,应适当延长照射时间。
(2) 保持灯管清洁:每周用75%的酒精纱布擦拭一次,发现灯管表面有灰尘、油污时,应随时擦拭。
(3) 正确计算并记录消毒时间:紫外线的消毒时间须从灯亮5~7 min 后开始计时,并记录累计使用时间。
(4) 加强防护:紫外线对人的眼睛和皮肤有刺激作用,照射时人应离开房间,照射完毕应开窗通风。
(5) 定期监测:至少每年标定1次灯管照射强度,普通30W直管型新灯辐照强度应≥90 $\mu W/cm^2$;使用中辐照强度应≥70 $\mu W/cm^2$;30W 高强度紫外线新灯的辐照强度应≥180 $\mu W/cm^2$。
(6) 监测方法。
1) 物理监测法:开启紫外线灯5 min 后,将紫外线辐照计置于所测紫外线灯下正中垂直1 m 处,仪表稳定后所示结果即为该灯管的辐照强度值。
2) 化学监测法:开启紫外线灯5 min 后,将紫外线辐射强度指示卡置于紫外线灯下正中垂直1 m 处,照射1 min 后,判断辐射强度。
3) 生物监测法:一般每月一次,主要通过对空气、物品表面的采样,检测细菌菌落数以判断其消毒效果。

四、煮沸消毒

煮沸消毒，属湿热消毒法，是指在专用容器内，将水加热至100 ℃，在此温度下，能有效杀灭包括细菌芽孢在内的各种微生物，具有杀菌速度快、作用强的特点。

(一) 适用范围

煮沸消毒法具有简单、使用方便、经济实用、效果可靠等优点，适用于金属器械、搪瓷、玻璃制品、陶瓷制品、餐饮具、织物或其他耐热、耐湿物品的消毒。

(二) 消毒原理

医疗机构所用煮沸消毒是在专用的煮沸消毒器内，将水加热至100 ℃，在此温度下，能有效杀灭包括细菌芽孢在内的各种微生物。多数细菌芽孢煮沸15 min即将其杀灭，但某些热抗力极强的细菌芽孢需煮沸更长时间，如破伤风杆菌芽孢需煮沸60 min方可被杀灭，而肉毒杆菌芽孢则需煮沸3 h才能被杀死。

(三) 注意事项

(1) 消毒前总要求：消毒用水需使用软水；待消毒物品需保持清洁；所消毒的物品应全部浸没于水中，不可露出水面；大小相同的容器不能重叠，可拆卸物品应拆开；器械轴节或容器盖子应打开；空腔导管腔内预先灌满水；放入物品不超过容量的3/4。

(2) 正确计算并记录消毒时间：将待消毒物品刷洗干净后，全部浸没在水中≥3 cm，加热煮沸后维持≥15 min。根据物品性质决定放入水中的时间，如玻璃器皿、金属及搪瓷类物品通常冷水放入；橡胶制品用纱布包好，水沸后放入。从水沸腾时开始计算消毒时间，如中途加入物品，则在第二次水沸后重新计时。

(3) 水的沸点受气压影响，一般海拔每增高300 m，消毒时间需延长2 min。

(4) 为增强杀菌作用、去污防锈，可将碳酸氢钠加入水中，配成1%~2%的浓度，沸点可达到105 ℃。

(5) 消毒后应将物品及时取出置于无菌容器内，及时应用，4 h内未用需要重煮消毒。

五、电离辐射灭菌

电离辐射灭菌法是利用放射性核素60Co发射高能γ射线或电子加速器产生的β射线进行辐射灭菌。由于电离辐射灭菌是低温灭菌，具有灭菌彻底、无污染与残毒的优点，可在常温下进行灭菌，不发生热交换、压力差别和扩散层的干扰，所以尤其适用于不耐热的灭菌物品，而且从经济上考虑，只有辐射灭菌适合大规模的灭菌。

(一) 适用范围

电离辐射灭菌法适用于不耐热的物品如一次性医用塑料制品、精密器械、食品、药品和生物制品等在常温下的灭菌,故又称"冷灭菌",不使物品升温、穿透力强、操作简便、成本低。

(二) 灭菌原理

电离辐射作用可分为直接作用和间接作用。直接作用指射线的能量直接破坏微生物的核酸、蛋白质和酶等;间接作用指射线的能量先作用于水分子,使其电离,电离后产生的自由基再作用于核酸、蛋白质、酶等物质。

(三) 注意事项

(1) 应用机械传送物品以防放射线对人体造成伤害。
(2) 为增强 γ 射线的杀菌作用,灭菌应在有氧环境下进行。
(3) 湿度越高,杀菌效果越好。

六、微波消毒法

微波是一种频率高、波长短、穿透力强的电磁波,按其波长一般可分为三个波段:分米波、厘米波与毫米波。一般使用的频率是 2 450 MHz。在电磁波的高频交流电场中,物品中的极性分子发生极化进行高速运动,并频繁改变方向,互相摩擦,使温度迅速上升,达到消毒作用。它以类似于光的速度直线传播,当遇到物品阻挡时,就会产生反射、穿透或吸收。医院用品用微波消毒和灭菌必须采用医用微波灭菌器。微波可以杀灭各种微生物,包括细菌繁殖体、真菌、病毒和细菌芽孢、真菌孢子等。

(一) 适用范围

微波因具有杀菌谱广、清洁无毒、无残留物、节能高效、作用快速、作用温度低等特点,可以杀灭包括芽孢在内的所有微生物,常用于餐饮具的消毒。

(二) 消毒原理

(1) 热效应:微波的快速穿透作用可直接使分子内部摩擦产热而显示出良好的热效应。
(2) 场效应:生物处于微波场中,细胞受到冲击和震荡,破坏细胞内外层结构,使其通透性增加,使细胞内外物质平衡遭到破坏而导致其死亡。
(3) 微波场中量子效应:主要是激发水分子产生 H_2O_2 和其他自由基,形成细胞毒作用,可使细胞内各种蛋白、酶、核酸等受到破坏。

(三) 注意事项

(1) 严格掌握适用范围和使用条件。

(2)加强防护,防止微波对人体的伤害,应避免小剂量长期接触或大剂量照射。

(3)操作过程中,工作人员不得离开现场,以便发生意外时作紧急处理。

(4)消毒或灭菌过程中,不得打开炉门或重新放入物品。

(5)盛放物品时不用金属容器;物品高度不超过柜室高度的2/3,宽度不超过转盘周边,不接触装置四壁。

(6)微波的热效应需要有一定的水分,待消毒的物品应浸入水中或用湿布包裹。

(7)被消毒的物品应为小件或不应过厚。

【思考题】

(1)物理灭菌消毒法的目的及意义。

(2)物理灭菌消毒法的内容包括哪些?

(3)试述医院常用物品物理消毒灭菌方法。

(张 蕖 豆银霞)

第三节 化学消毒灭菌法

一、化学消毒剂的合理使用

(一)化学消毒剂概述

对微生物具有杀灭或抑制作用的化学药物为化学消毒剂,主要用于周围环境、皮肤、黏膜、器械、物品等的消毒,起到预防和控制感染的目的。化学消毒剂作用于病原微生物,影响其酶系统,凝固、溶解蛋白质影响其活性,从而破坏病原微生物的生理功能,使其死亡。

目前化学消毒剂种类繁多。很多消毒剂在原消毒剂基础上进行重新组合或添加辅助成分,组成新的化学消毒剂。

(1)按化学结构主要分为醛类消毒剂、醇类消毒剂、含氯消毒剂、含碘消毒剂、过氧化物类消毒剂、胍类消毒剂、酚类消毒剂、季铵盐类消毒剂等。

(2)按用途可分为物体表面消毒剂、医疗器械消毒剂、空气消毒剂、手消毒剂、皮肤消毒剂、黏膜消毒剂、疫源地消毒剂等。

(3)按杀灭微生物能力可分为高效消毒剂、中效消毒剂和低效消毒剂。

1)高效消毒剂(high-efficacy disinfectant)能杀灭一切细菌繁殖体(包括分枝杆菌)病毒、真菌及其孢子等,对细菌芽孢也有一定杀灭作用的消毒制剂,或称灭菌剂。常用的有过氧乙酸、过氧化氢、含氯消毒剂、甲醛、戊二醛等,除浓度很低的过氧乙酸外,其他的不用于皮肤消毒。

2) 中效消毒剂(intermediate-efficacy disinfectant) 能杀灭分枝杆菌、真菌、病毒及细菌繁殖体等微生物的消毒制剂。常用的有碘伏、75%乙醇等。

3) 低效消毒剂(low-efficacy disinfectant) 能杀灭细菌繁殖体和亲脂病毒的消毒制剂。常用的有洗必泰、新洁尔灭等。

注意:微生物对化学消毒剂的抵抗力,由强到弱的顺序是:朊病毒>细菌芽孢>分枝杆菌>亲水病毒>真菌>细菌繁殖体>亲脂病毒。

(二) 化学消毒剂的选择原则

选择消毒剂首先应符合《消毒产品卫生安全评价规定》和《消毒产品卫生安全评价技术要求》的规定,检验项目齐全,取得消毒产品卫生安全评价报告并在省级卫生健康行政部门进行备案。理想的化学消毒剂还应具备以下几个条件。

(1) 杀菌谱广。

(2) 有效浓度低。

(3) 作用速度快。

(4) 性质稳定。

(5) 易溶于水。

(6) 不易受有机物、酸、碱及其他物理、化学因素的影响。

(7) 对物品无腐蚀性。

(8) 无色、无味、无臭,消毒后易除去残留药物。

(9) 毒性低,不易燃易爆,使用无危险。

(10) 可在低温下使用。

(11) 价格低廉。

(12) 便于运输。

虽然多年来国内外研究者对化学消毒剂进行了广泛的筛选,但至今没有发现一种能满足上述全部条件的消毒剂,因此,在消毒时需要根据消毒目的和消毒对象的特点,科学地选用合适的消毒剂。

(三) 化学消毒剂使用原则

(1) 合理消毒,首选热力消毒法,化学消毒剂能不用则不用,必须使用则少用。

(2) 根据消毒物品的性能、污染种类、消毒剂的适用范围等,选择合适的消毒方法或消毒剂。

(3) 消毒剂的有效浓度、消毒时间和使用方法应严格遵循产品说明书的要求。消毒剂应根据说明书要求一用一换或定期更换,易挥发的应加盖。注意温度会影响消毒效果,避免在过高或过低温度进行消毒操作。

(4)消毒剂应在有效期内使用。

(5)待消毒的物品应彻底清洗、干燥后再消毒。

(6)消毒剂应与病原体直接或充分接触。

(7)操作者应熟悉消毒剂的副作用,做好职业安全防护。

(8)化学消毒剂的监测应符合产品说明书及国家相关标准要求。

(四)化学消毒剂发展趋势

目前消毒剂使用过程中经常会存在一些问题,如配置浓度过低或超出使用有效期,不能有效杀灭病原微生物;化学消毒剂浓度过高出现腐蚀、中毒等现象;防护措施不到位,对人体造成伤害;滥用化学消毒剂,使微生物产生抗性,污染环境等。所以,研发高效、安全、经济、环保的消毒剂是未来消毒剂的发展趋势。

(1)改良型化学消毒剂:纳米粒子具有较好的吸附和催化作用,在消毒剂型研究中加入纳米技术,将纳米粒子与皮肤乳剂混合形成皮肤纳米乳剂,可以提高利用率,增强消毒效果,降低不良反应。

(2)协同型杀菌消毒剂:化学消毒剂与物理因子协同作用,充分利用热、紫外线、微波和超声等技术,与化学消毒剂协同发挥作用,提高消毒剂利用率。如紫外线与过氧化氢协同作用,在紫外线照射下,过氧化氢可高效分解产生自由基,与紫外线照射空气产生的大量自由基共同作用于微生物,使细菌迅速死亡。

(3)新型消毒剂:在新型消毒剂的研发过程中,提高产品性能,降低不良反应,利用分子生物学技术,发展复方中草药消毒剂等,是未来研究的方向。

二、过氧化氢气体等离子体低温灭菌

(一)适用范围

(1)过氧化氢气体等离子体低温灭菌器适用于不耐湿、不耐高温的医疗器械、器具和物品的灭菌,如电子仪器、光学仪器等诊疗器械的灭菌。

(2)不适用于以下物品的灭菌。

1)没有完全干燥的物品。

2)吸收液体的物品或材料。

3)由含纤维素的材料制成的物品或其他任何含有木质纸浆的物品。

4)一头闭塞的内腔(盲端管腔)。

5)液体或粉末。

6)一次性使用物品。

7)植入物。

8）不能承受真空的器械（空腔密闭的器械）。
9）标识为仅使用压力蒸汽灭菌法的器械。
10）器械具有内部部件，难以清洁的。

（二）灭菌原理与方法

1.灭菌原理

过氧化氢气体等离子体低温灭菌器是在60 ℃下，用过氧化氢气体进行灭菌，并用等离子分解残留过氧化氢的装置，属于低温灭菌技术。过氧化氢气体等离子体低温灭菌器首先将过氧化氢注入灭菌舱，依靠过氧化氢气体在一定浓度、温度、压力下作用一定时间进行灭菌；过氧化氢具有强氧化性，各种微生物对其十分敏感，可将所有微生物杀灭。然后再利用真空排气、等离子化过程分解过氧化氢残留，等离子体是气体分子在电场作用下电离后形成的，由离子、电子、中性分子或原子组成的混合体，等离子体解离残留的过氧化氢，也就是加快和充分分解灭菌物品和包装材料上残留的过氧化氢。目前常用的过氧化氢气体等离子体低温灭菌器，工作温度为42~56 ℃，灭菌周期为24~75 min，具有液晶屏显示、报警装置和打印功能。排放产物为水和氧气。灭菌后物品可以直接使用。

2.灭菌方法

（1）应在专用的过氧化氢气体等离子体低温灭菌器内进行，基本灭菌过程包括准备期、灭菌期、解析期三个阶段。

（2）应遵循过氧化氢气体等离子体低温灭菌器生产厂家的操作使用说明书，根据灭菌物品种类、材质、管腔直径和长度、包装、装载量与灭菌方式不同，选择合适的灭菌程序，每种程序应满足相对应的温度、过氧化氢浓度和用量、灭菌时间等灭菌参数。

（三）灭菌前的物品准备

（1）待灭菌物品应彻底清洗，清洗后的物品应彻底干燥，无血渍、污渍、水垢等残留物质和锈斑。潮湿会影响灭菌压力，可导致灭菌失败或循环取消；清洗不彻底会导致过氧化氢气体不能穿透灭菌物品，影响灭菌效果。

（2）选用适合过氧化氢灭菌的包装材料，采用密封式包装方法对待灭菌物品进行包装，包装应严密，标识信息齐全，具有可追溯性。

（3）软式内镜灭菌前，应与内镜制造厂商联系获取正确的清洗、灭菌信息，包括灭菌方式的确认和压力帽、防水盖的正确使用等，并参照内镜制造厂商推荐的灭菌方式，结合灭菌设备厂家的说明指引进行正确的灭菌程序选择。

（4）金属物品不能与灭菌器舱内壁接触，否则灭菌过程将受到干扰。

（四）灭菌物品装载要求

装载物有间隔地排列物品确保过氧化氢的充分扩散，不正确装载灭菌装置可能会使循环取消和(或)生物指示剂阳性结果,导致灭菌失败。切勿堆叠器械盒;切勿将金属物品直接接触灭菌舱电极网,否则可能会造成灭菌器或灭菌物品损坏;注意装载物放置时勿超出器械架范围,勿触碰灭菌舱门或舱底部;灭菌袋注意统一方向装载;材质不相同时,纺织类物品应于上层竖放、金属器械类放置于下层;电极与装载物之间至少预留25 mm的空间。

(五)灭菌效果监测

过氧化氢气体等离子体低温灭菌效果监测包括物理监测、化学监测、生物监测。监测方法和结果应符合 WS 310.3—2016 的规定。

(1)物理监测法:每次灭菌应连续监测并记录每个灭菌周期的临界参数,如舱内压、温度、等离子体电源输出功率和灭菌时间等。灭菌参数符合灭菌器的使用说明或操作手册的要求,可对过氧化氢浓度进行监测。灭菌器运行过程中均受到设备自动系统的监控,每次循环结束打印记录的过程参数及运行状况。打印记录的参数可满足物理监测的要求,以及证明灭菌装置提供的灭菌保证水平的稳定性。

(2)化学监测法:每个灭菌物品包外应使用包外化学指示物,作为灭菌过程的标志;每个包内最难灭菌位置应放置包内化学指示物,通过观察其颜色变化,判定其是否达到灭菌合格要求。

(3)生物监测法:每天使用时应至少进行一次灭菌循环的生物监测。

1)采用嗜热脂肪杆菌芽孢生物指示物制作管腔生物 PCD 或非管腔生物监测包。生物指示物的载体应对过氧化氢无吸附作用,每一载体上的菌量应达到 1×10^6 cfu,所用芽孢对过氧化氢气体的抗力应稳定并鉴定合格,所用产品应符合国家相关管理要求。

2)灭菌管腔器械时可使用管腔生物 PCD 进行监测,灭菌非管腔器械时应使用非管腔生物监测包进行监测,应将管腔生物 PCD 或非管腔测试包(应将生物指示物置于特卫强包装袋内,密封式包装)放置于灭菌器内最难灭菌的部位(按照生产厂家说明书建议,远离过氧化氢注入口,如灭菌舱下层器械搁架的后方),灭菌周期完成后立即将管腔生物 PCD 或非管腔测试包从灭菌器中取出,生物指示物应放置 56 ± 2 ℃培养 7 d(或遵循产品说明书),观察培养结果。并设阳性对照和阴性对照(自含式生物指示物不用设阴性对照)。

3)生物监测结果判定:阳性对照组培养阳性,阴性对照组培养阴性,实验组培养阴性,判定为灭菌合格。阳性对照组培养阳性,阴性对照组培养阴性,实验组培养阳性,判定为灭菌失败,同时应进一步鉴定实验组阳性的细菌是否为指示菌或是污染所致。

(六)注意事项

(1)在装载灭菌设备前,灭菌物品应进行有效、正确的清洗、消毒和干燥处理。

(2)包装材料应采用专用包装袋,不应使用可吸附过氧化氢或过氧化氢不易穿透的材料,如布类、纸类等。因为布、纸等多孔材料,可吸附过氧化氢,降低灭菌剂的浓度水平。

(3)注意选择推荐灭菌产品种类。过氧化氢气体等离子体可用于绝大部分材质产品的灭菌。对管腔类医疗器械的结构、管腔大小及长度有要求,具体可见各厂家的说明书。对不符合要求的器械不应采用此种灭菌方法。

(4)灭菌物品不能叠放、不应接触灭菌器的内壁。

(5)过氧化氢本身具有较大刺激性,尤其在浓度较高时。按照美国职业安全卫生管理局(OSHA)的规定:过氧化氢 8 h 时间加权平均暴露浓度≤1 ppm。灭菌后过氧化氢如果没有彻底分解和排除而仍然残留在包裹外甚至是器械上,将对医务工作者和患者造成职业暴露和健康的直接危害。

(6)过氧化氢直接接触眼睛可能造成无法治愈的组织损伤。如不慎入眼,用大量的水至少冲洗 15~20 min。如戴隐形眼镜,应取下后冲洗眼睛。冲洗眼睛后应立即就医。

(7)吸入过氧化氢气体可能使肺、咽喉和鼻受到严重刺激。如不慎吸入,应将吸入者移到空气新鲜的地方。

(8)过氧化氢直接接触皮肤可能造成严重刺激。完成循环后发现物品带有水分或液体时,应戴上耐化学药品腐蚀的乳胶、PVC(乙烯基)或腈纶手套。如衣服沾染过氧化氢,应立即脱下并用水彻底冲洗。

(9)使用过氧化氢灭菌剂的浓度及剂量与灭菌器说明书规定的要求一致。

(10)应严格按照灭菌器说明书要求进行设备保养和维护。

三、环氧乙烷气体灭菌

(一)适用范围

(1)适用于不耐热、不耐湿的诊疗器械、器具和物品的灭菌,如电子仪器、光学仪器、纸质制品、棉纤和化纤制品、塑料制品、木制品、陶瓷及金属制品等诊疗用品。

(2)不适用于食品、液体、油脂类、滑石粉等的灭菌。

(二)灭菌原理与方法

1.灭菌原理

环氧乙烷(ethylene oxide,EO),又名氧化乙烯,分子式 C_2H_4O,化学结构式 $-CH_2-CH_2-O$,分子量 44.05,其小分子、不稳定三元环结构,使它具有很强的化学活泼性和穿透性。在 4 ℃时比重为 0.884,沸点为 10.8 ℃,因此 EO 在常温常压下是气态,密度为 1.52 g/cm^3,比空气重,挥发时具有芳香的醚味,可闻出的气味阈值为 500~700 ppm。EO 是一种广谱低温灭菌剂,可在常温下杀灭各种微生物,包括芽孢、结核杆菌、细菌、病毒、真菌等。EO 能与微生物细胞或孢子内的羧基(-COOH)、氨基($-NH_2$)、巯基(-SH)和羟基(-

OH)等功能性基团发生烷基化作用,烷基化就是相关基团上的氢原子被烷基取代,使微生物蛋白质失去反应基,阻碍其正常化学反应和新陈代谢,从而导致微生物死亡。

2.灭菌方法

(1)灭菌程序包括预热、预湿、抽真空、通入环氧乙烷灭菌气体达到预定浓度、维持灭菌时间、清除灭菌柜内环氧乙烷气体、解析灭菌物品内环氧乙烷的残留等过程。

(2)灭菌时应采用100%纯环氧乙烷或环氧乙烷和二氧化碳混合气体,不应使用环氧乙烷与氟利昂或与氢化氟利昂的混合气体。

(3)应按照环氧乙烷灭菌器生产厂家的操作使用说明或指导手册,根据灭菌物品种类、包装、装载量与方式不同,选择合适的温度、浓度和时间等灭菌参数。采用新的灭菌程序、新类型诊疗器械、新包装材料使用环氧乙烷气体灭菌前,应验证灭菌效果。

(4)除金属和玻璃材质以外的灭菌物品,灭菌后应经过解析,常规解析时间:50 ℃、12 h;60 ℃、8 h;具体可参照灭菌物品和/或灭菌器说明书中对于解析时间的要求。残留环氧乙烷应符合 GB/T16886.7 的要求。解析过程应在环氧乙烷灭菌柜内继续进行,输入的空气应经过高效过滤(滤除≥0.3 μm 粒子99.6%以上),或放入专门的通风柜内,不应采用自然通风法进行解析。

(三)灭菌前的物品准备

(1)待灭菌物品应彻底清洗,清洗后的物品应干燥,无血渍、污渍、水垢等残留物质和锈斑。清洗不彻底会导致环氧乙烷气体不能穿透灭菌物品,影响灭菌效果。

(2)选用适合环氧乙烷灭菌的包装材料,如纸塑包装袋、医用无纺布等,采用该包装材料适合的包装方法对待灭菌物品进行包装,包装应严密,标识信息齐全,具有可追溯性。

(3)软式内镜灭菌前,应与内镜制造厂商联系获取正确的清洗、灭菌信息,包括灭菌方式的确认和压力帽、防水盖的正确使用等,并参照内镜制造厂商推荐的灭菌方式,结合灭菌设备厂家的说明指引进行正确的灭菌程序选择。

(四)灭菌物品装载要求

(1)待灭菌物品应放在灭菌器金属网篮中灭菌。金属不吸收 EO,使用金属架或篮筐能够更加安全。

(2)装载的灭菌物品应留有间隙,物品装载量应依照厂商的推荐进行操作。较重的物品不能叠放,纸塑包装袋应竖放。

(五)灭菌效果监测

环氧乙烷灭菌效果监测包括物理监测、化学监测、生物监测。监测方法和结果应符合 WS 310.3—2016 的规定。

(1) 物理监测法：每次灭菌应监测并记录灭菌时的温度、压力、时间和相对湿度等灭菌参数。灭菌参数符合灭菌器的使用说明或操作手册的要求。灭菌器运行过程中均受到设备自动系统的监控，每次循环结束打印记录的过程参数及运行状况。打印记录的参数可满足物理监测的要求，以及证明灭菌装置提供的灭菌保证水平的稳定性。

(2) 化学监测法：每个灭菌物品包外应使用包外化学指示物，作为灭菌过程的标志；每个包内最难灭菌位置应放置包内化学指示物，通过观察其颜色变化，判定其是否达到灭菌合格要求。

(3) 生物监测法：每灭菌批次应进行生物监测。

1) 采用枯草杆菌黑色变种芽孢生物指示物制作生物PCD或常规生物监测包（取一个20mL无菌注射器，去掉针头，拔出针栓，将枯草杆菌黑色变种芽孢生物指示物放入针筒内，带孔的塑料帽应朝向针头处，再将注射器的针栓插回针筒，注意不要碰及生物指示物，之后用一条全棉小毛巾两层包裹，置于纸塑包装袋中，封装）。生物指示物应符合国家相关管理要求。

2) 将生物PCD或常规生物监测包放置于灭菌器内最难灭菌的部位（所有装载灭菌包的中心部位），灭菌周期完成后立即将生物PCD或常规生物监测包从灭菌器中取出，自含式生物指示物遵循产品说明书进行培养；如使用芽孢菌片的，应在无菌条件下将芽孢菌片接种到含5 mL胰蛋白胨大豆肉汤培养基(TSB)的无菌试管中，36±1 ℃培养48 h，观察初步结果，无菌生长管继续培养至第7 d。检测时以培养基作为阴性对照（自含式生物指示物不用设阴性对照）；以加入芽孢菌片的培养基作为阳性对照。

3) 生物监测结果判定：阳性对照组培养阳性，阴性对照组培养阴性，实验组培养阴性，判定为灭菌合格。阳性对照组培养阳性，阴性对照组培养阴性，实验组培养阳性，判定为灭菌失败，同时应进一步鉴定实验组阳性的细菌是否为指示菌或是污染所致。

(六) 注意事项

(1) 灭菌器安装应符合要求，包括通风良好，远离火源，灭菌器各侧（包括上方）应预留51 cm空间。应安装专门的排气管道，且与大楼其他排气管道完全隔离。

(2) 应有专门的排气管道系统，排气管应为不通透环氧乙烷的材料如铜管等制成，垂直部分长度超过3 m时应加装集水器。排气管应导至室外，并于出口处反转向下；距排气口7.6 m范围内不应有易燃易爆物和建筑物的入风口如门或窗；排气管不应有凹陷或回圈。

(3) 环氧乙烷灭菌气瓶或气罐应远离火源和静电，通风良好，无日晒，存放温度低于40 ℃，不应置于冰箱中。应严格按照国家制定的有关易燃易爆物品储存要求进行处理。

(4) 每年对工作环境中环氧乙烷浓度进行监测并记录。在每日8 h工作中，环氧乙烷浓度时间加权平均浓度(TWA)应不超过$1.82mg/m^2$(1 ppm)。

(5) 灭菌员上岗前应接受专业知识和紧急事故处理的培训。过度接触环氧乙烷后，迅速将其移离现场,立即吸入新鲜空气;皮肤接触后,用水冲洗接触处至少 15 min,同时脱去污染衣服;眼睛接触液态环氧乙烷或高浓度环氧乙烷气体后,至少冲洗 10 min,并均应尽快就诊。

四、低温蒸汽甲醛灭菌

在温度低于 85 ℃时,强制排出空气后,负压状态下注入蒸汽甲醛,待灭菌物品暴露于蒸汽甲醛,在稳定的状态下维持一定时间达到灭菌要求。

(一)适用范围

(1)适用于不耐热诊疗器械、器具和物品的灭菌,如电子仪器、光学仪器、管腔器械、金属器械、玻璃器皿、合成材料物品等。一些精密贵重器械在灭菌前应认真阅读厂商关于适用灭菌方法的说明。低温蒸汽甲醛灭菌方法是传统蒸汽灭菌方法的补充。它只用于对温度敏感材料的器械的灭菌,而不是传统蒸汽灭菌法的替代方法。因此低温蒸汽甲醛灭菌法只限于那些不能用蒸汽甚至 121 ℃灭菌,而能用甲醛在 60 ℃与(或)78 ℃灭菌,并且耐真空、耐潮湿的物品的灭菌。

(2)不适用于金属箔、纺织品材料的灭菌。

(二)灭菌原理与方法

1.灭菌原理

原理是甲醛分子中的醛基可与微生物蛋白质和核酸分子中的氨基、羧基、羟基、巯基等发生反应,生成次甲基衍生物,从而破坏生物分子的活性,导致微生物死亡。还能够作用于蛋白分子的酰胺结合,形成交联,阻碍细菌的繁殖;与胞壁分子交联或形成侧链,破坏组织结构,降低通透性,干扰代谢,导致死亡。对 DNA,甲醛与在非卷绕状态下的双股螺旋发生反应,从而影响病毒的复制。甲醛属原浆毒物,急性毒性可使蛋白质变性。

【知识拓展】

甲醛在空气中只要很低的浓度就可以被人的嗅觉识别,这降低了甲醛意外中毒的风险。0.05 ppm 的浓度就可以被闻到,0.01~1.2 ppm 的浓度可以刺激眼睛。吸入可引发支气管哮喘、肺水肿和头痛等。眼睛经刺激后可流泪、发炎。慢性中毒,表现为黏膜充血、皮炎、皮肤角化、指甲脆弱、甲床指端疼痛等。长期在浓度超标房间工作,可致食欲缺乏、乏力、持久性头痛、心悸、失眠和植物神经紊乱。由于甲醛在体内可被还原为甲醇,吸入一定量后可产生与甲醇有关的毒性反应。甲醛溶液具有刺激性、致敏性、致突变和致癌性。

2.灭菌方法

(1)低温蒸汽甲醛灭菌程序应包括灭菌腔体预热、预真空、甲醛蒸汽脉动注入、灭菌

(在预设的压力、温度下持续一定时间),反复蒸汽冲洗解析、干燥和通风。

(2)根据低温蒸汽甲醛灭菌器的要求,采用2%复方甲醛溶液或福尔马林溶液(35%~40%甲醛)进行灭菌,每个循环的2%复方甲醛溶液或福尔马林溶液(35%~40%甲醛)用量根据装载量不同而异。灭菌温度为55~80℃,灭菌维持时间为10~60 min。

(三)灭菌前的物品准备

(1)待灭菌物品应彻底清洗,清洗后的物品应干燥,无血渍、污渍、水垢等残留物质和锈斑。清洗不彻底会导致甲醛气体不能穿透灭菌物品,影响灭菌效果。

(2)选用适合低温蒸汽甲醛灭菌的包装材料,采用该包装材料适合的包装方法对待灭菌物品进行包装,包装应严密,标识信息齐全,具有可追溯性。

(3)软式内镜灭菌前,应与内镜制造厂商联系获取正确的清洗、灭菌信息,包括灭菌方式的确认和压力帽、防水盖的正确使用等,并参照内镜制造厂商推荐的灭菌方式,结合灭菌设备厂家的说明指引进行正确的灭菌程序选择。

(四)灭菌物品装载要求

(1)装载灭菌物品时不应触及灭菌腔四壁和门。

(2)灭菌物品应放置在金属制的灭菌篮筐中,器械包应竖放或斜放,避免相互遮蔽,且灭菌物品间应留有一定间隙,以便甲醛气体有效地接触物体表面。

(3)最大装放量和装载重量不超过灭菌设备厂商说明书的标准装载要求。

(五)灭菌效果监测

灭菌效果监测包括物理监测、化学监测、生物监测。监测方法和结果应符合 WS 310.3—2016 的规定。

(1)物理监测法:每灭菌批次应进行物理监测。详细记录灭菌过程的参数,包括灭菌温度、相对湿度、压力与时间。灭菌参数符合灭菌器的使用说明或操作手册的要求。灭菌器运行过程中均受到设备自动系统的监控,每次循环结束打印记录的过程参数及运行状况。打印记录的参数应符合物理监测的要求,以及证明灭菌设备提供的灭菌保证水平的稳定性。

(2)化学监测法:每个灭菌物品包外应使用包外化学指示物,作为灭菌过程的标志;每个包内最难灭菌位置放置包内化学指示物,通过观察其颜色变化,判定其是否达到灭菌合格要求。

(3)生物监测法:应每周监测一次。

1)采用嗜热脂肪杆菌芽孢生物指示物制作管腔生物 PCD 或非管腔生物监测包。生物指示物的载体应对甲醛无吸附作用,每一载体上的菌量应达到 1×10^6 cfu,所用芽孢对甲醛气体的抗力应稳定并鉴定合格,所用产品应符合国家相关管理要求。

2)灭菌管腔器械时可使用管腔生物 PCD 进行监测,灭菌非管腔器械时,应使用非管腔生物监测包进行监测,应将管腔生物 PCD 或非管腔测试包(将生物指示物置于纸塑包装袋内,密封式包装)放置于灭菌器内最难灭菌的部位(按照生产厂家说明书建议,远离甲醛注入口),灭菌周期完成后立即将管腔生物 PCD 或非管腔监测包从灭菌器中取出,生物指示物应放置 56±2 ℃培养 7 d(或遵循产品说明书),观察培养结果。并设阳性对照和阴性对照(自含式生物指示物不用设阴性对照)。

3)生物监测结果判定:阳性对照组培养阳性,阴性对照组培养阴性,实验组培养阴性,判定为灭菌合格。阳性对照组培养阳性,阴性对照组培养阴性,实验组培养阳性,判定为灭菌失败,同时应进一步鉴定实验组阳性的细菌是否为指示菌或是污染所致。

(六)注意事项

(1)应使用取得消毒产品安全评价报告并完成备案的甲醛灭菌器进行灭菌,不应采用自然挥发的灭菌方法。

(2)使用有效期内的灭菌剂,并使用设备厂家配套或推荐的灭菌剂和承载容器。

(3)灭菌包装材料应使用专用纸塑包装,不应使用可吸附甲醛或甲醛不易穿透的材料,如金属箔和纺织品不适合做低温蒸汽甲醛灭菌的包装材料。因为纺织品等多孔材料,可吸附甲醛,降低灭菌剂的浓度水平。

(4)甲醛有一定的毒性,采用自然挥发的灭菌方法对环境和人体都会有一定影响。甲醛残留气体排放应遵循生产厂家的使用说明或指导手册,设置专用的排气系统。此系统可以将排出的蒸汽、冷凝水中的甲醛浓度降到对人体和环境无害的水平。当使用真空系统时,生产商应该说明能满足检查要求的最低真空度。灭菌器运行时工作环境甲醛浓度应符合《工作场所有害因素职业接触限值第一部分:化学有害因素》(GBZ 2.1—2007)中<0.4 ppm 的要求;排水口甲醛排放浓度应符合《污水综合排放标准》(GB 8978—1996)中最高允许排放浓度 5 mg/L 的要求;灭菌物品上的甲醛残留应符合《医用灭菌器——低温蒸汽甲醛灭菌器——要求和测试》(EN 14180:2014)中以直径 70mm 滤纸为参考,均值不超过 200 μg,峰值不超过 400 μg 的要求。

(5)低温蒸汽甲醛灭菌器操作者应培训上岗,并具有相应的职业防护知识和技能。

五、醛类

醛类消毒剂通常作为烷基化剂和交联剂,烷基化蛋白质和核酸上的氨基、羧基、羟基等,破坏生物分子的活性致其死亡,常见的醛类消毒剂有甲醛、戊二醛、邻苯二甲醛等。

(一)甲醛

(1)适用范围:甲醛曾经是医院空气消毒的经典消毒剂,2004 年世界卫生组织(WHO)曾推荐甲醛用于中国疾病预防控制中心病毒所 SARS 污染实验场所的消毒。由于甲醛的毒性和去残留问题,美国职业安全卫生管理局(OSHA)认为甲醛用于工作场所应进行控制;8 h暴露时间加权平均暴露浓度为0.75 ppm。我国不建议常规使用甲醛进行医院空气消毒,也不允许甲醛自然挥发熏蒸消毒医疗用品。低温甲醛蒸汽灭菌器可通过2%的复方甲醛溶液联合蒸汽、温度(55~80 ℃)对不耐热的管腔器械进行灭菌,灭菌维持时间为30~60 min。

(2)消毒原理:甲醛分子作用于细菌蛋白质分子上的氨基、硫氢基、羟基和羧基,生成次甲基衍生物,从而破坏细菌的蛋白质(尤其是酶),导致微生物的死亡。还可能通过阻止细菌核蛋白的合成,抑制细胞分裂。

(3)使用方法。

1)液体浸泡消毒:由于甲醛对人有一定的毒性,且有致癌作用,一般不主张用甲醛浸泡消毒,以免对人员造成伤害,可处理病理解剖标本。

2)甲醛气体熏蒸消毒:传统的甲醛气体熏蒸法因无法监测消毒效果,且甲醛气体刺激性强,有一定的毒性作用,已淘汰用于医疗器械的消毒。

3)低温蒸汽甲醛灭菌:因甲醛气体具有广谱、高效的杀菌作用,对消毒物品无损害,通过低温蒸汽甲醛灭菌设备可获得可靠的灭菌效果。具体方法同低温蒸汽甲醛灭菌。

(4)注意事项。

1)温度:消毒时温度不宜低于18 ℃。

2)有机物:即使很薄一层有机物的保护也会极大影响杀菌速度。

3)相对湿度:过高或过低均不利于灭菌。

4)浓度和时间:在用甲醛熏蒸消毒时应确保消毒时间,并达到一定的浓度。

5)使用甲醛气体熏蒸时注意明火,甲醛气体消毒环境最好保持相对湿度。

6)含量不低于70%,消毒物品若呈多孔性应适当增加甲醛含量,消毒的物品必须充分暴露。

(二)戊二醛

(1)适用范围:适用于不耐热诊疗器械、器具与物品的浸泡消毒与灭菌。

(2)消毒原理:戊二醛是一种饱和五碳双醛,杀菌作用主要在其两个醛基部分。戊二醛的两个活泼醛基可与蛋白质发生交联反应,固定细菌蛋白质,使其不能新陈代谢而死亡,从而达到消毒灭菌之目的。

(3)使用方法:

1)诊疗器械、器具与物品的消毒与灭菌:将洗净、干燥的诊疗器械、器具与物品放入2%碱性戊二醛溶液中完全浸没,并应去除器械表面的气泡,容器加盖,温度20~25 ℃,消毒作用到产品使用说明的规定时间,灭菌作用10 h。灭菌完成取出后用无菌水反复冲洗干净,再用无菌纱布等擦干后使用。其他戊二醛制剂的用法遵循卫生行政部门或国家相关规定进行。

2)用于内镜的消毒或灭菌应遵循国家有关要求。

(4)注意事项。

1)诊疗器械、器具与物品在消毒前应彻底清洗、干燥。新启用的诊疗器械、器具与物品先除去油污及保护膜,再用清洁剂清洗去除油脂,干燥后及时消毒或灭菌。

2)戊二醛对人有毒性,应在通风良好的环境中使用。对皮肤和黏膜有刺激性,使用时应注意个人防护。不慎接触,应立即用清水连续冲洗干净,必要时就医。

3)戊二醛不应用于物体表面的擦拭或喷雾消毒、室内空气消毒、手和皮肤黏膜的消毒。

4)强化酸性戊二醛使用前应先加入pH调节剂(碳酸氢钠),再加防锈剂(亚硝酸钠)充分混匀。

5)用于浸泡灭菌的容器,应洁净、密闭,使用前应先经灭菌处理。

6)在20~25 ℃温度条件下,加入pH调节剂和亚硝酸钠后的戊二醛溶液连续使用时间应≤14 d。

7)应确保使用中戊二醛浓度符合产品使用说明的要求。

8)戊二醛应密封、避光,置于阴凉、干燥、通风的环境中保存。

(三)邻苯二甲醛

(1)适用范围:适用于不耐热诊疗器械、器具与物品的浸泡消毒。

(2)消毒原理:主要是通过与细菌细胞壁或细胞膜作用并形成交联结合屏障,造成细菌物质交换功能障碍,导致细菌正常生理功能不能进行,从而促进了细胞凋亡。

(3)使用方法。

1)将待消毒的诊疗器械、器具与物品完全浸没于含量为5.5 g/L、pH为7.0~8.0、温度20~25 ℃的邻苯二甲醛溶液中浸泡,消毒容器加盖,作用5~12 min。

2)用于内镜的消毒应遵循国家有关要求。

(4)注意事项。

1)诊疗器械、器具与物品消毒前应彻底清洗、干燥。新启用的诊疗器械、器具与物品先除去油污及保护膜,再用清洁剂清洗去除油脂,干燥后及时消毒。

2)使用时应注意通风。直接接触到本品会引起眼睛、皮肤、消化道、呼吸道黏膜损伤。接触皮肤、黏膜会导致着色,处理时应谨慎、戴手套;当溅入眼内时应及时用水冲洗,必要时就诊。

3)配制使用宜采用专用容器,因其具有灰染着色的特性,使用后应及时对消毒容器进行彻底刷洗。

4)消毒液连续使用应≤14 d。

5)应确保使用中的浓度符合产品使用说明的要求。

6)邻苯二甲醛应密封、避光,置于阴凉、干燥、通风的环境中保存。

六、过氧化物类

过氧化物消毒剂的有效成分是活性氧,通过移除蛋白质、脂肪和核苷酸等大分子中的电子,使其氧化受损,对细菌繁殖体、芽孢、真菌、病毒等微生物有广谱、高效的杀灭作用,常用的过氧化物消毒剂有过氧乙酸、过氧化氢等。

(一) 过氧乙酸

(1) 适用范围:适用于医疗器械、耐腐蚀物品、环境、室内空气等的消毒。专用机械消毒设备适用于内镜的灭菌。

(2) 消毒原理:过氧乙酸既有酸的特性,又有氧化的特性,但是杀菌作用主要是依靠其本身强大的氧化能力,而不是酸的作用。其机制还有待于进一步研究,可能与其产生的活性氧有关。

(3) 使用方法:使用浸泡、擦拭、喷洒的消毒方法,对细菌繁殖体污染的物品进行消毒时,用量为 100 mg/L,作用 30 min;对肝炎病毒和结核杆菌污染的物品进行消毒时,用量为 500 mg/L,作用 30 min;对细菌芽孢污染的物品进行消毒时,用量为 1 000 mg/L,作用 30 min;用于饮用水消毒时,用量为 5 mg/L,作用 5 min。

(4) 注意事项。

1) 过氧乙酸不稳定,应贮存于通风阴凉处,远离可燃物质。用前应测定有效含量,原液浓度低于 12% 时不应使用,或按照产品说明书要求的检测频次实施检测。

2) 稀释液应现用现配,使用时应遵循产品使用说明书。

3) 过氧乙酸对多种金属和织物有很强的腐蚀和漂白作用,金属制品与织物经浸泡消毒后,及时用符合要求的水冲洗干净。

4) 接触过氧乙酸时,应采取防护措施。不慎溅入眼中或皮肤上,应立即用大量清水冲洗。

5) 空气熏蒸消毒时,室内不应有人。

(二) 过氧化氢

(1) 适用范围:适用于外科伤口、皮肤黏膜冲洗消毒,室内空气的消毒。

(2) 消毒原理:过氧化氢为强氧化剂,可形成氧化能力很强的羟自由基,破坏微生物的蛋白质酶、氨基酸和核酸蛋白质的基础分子结构,导致微生物死亡,因此具有抑菌和杀菌作用。

(3) 使用方法:使用浸泡法、擦拭法、干雾法、熏蒸法,也可使用含漱、冲洗等方法。

1) 浸泡法:将清洗、晾干的待消毒物品浸没于装有 3% 过氧化氢的容器中,加盖,浸泡 30 min。

2) 擦拭法:对大件物品或其他不能用浸泡法消毒的物品用擦拭法消毒。

3)干雾法、气化法熏蒸:空气中的过氧化氢干雾达到50~100 ppm时,可达到杀灭空气中 10^6 孢子的效果。

4)其他方法:用1.0%~1.5%过氧化氢漱口;用3%过氧化氢冲洗伤口。

(4)注意事项。

1)过氧化氢应避光、避热,室温下储存,用前应测量有效含量。

2)过氧化氢对金属有腐蚀性,对织物有漂白作用。

3)喷雾时应采取防护措施,谨防溅入眼内或皮肤黏膜上,一旦溅上及时用清水冲洗。

4)配置溶液时,忌与还原剂、碱、碘化物、高锰酸钾等强氧化剂相混合。

5)消毒被血液、脓液等污染的物品时,需适当延长作用时间。

(三)臭氧

(1)适用范围:适用于空气、水(包括医院污水、诊疗用水、游泳池水等)和物体表面的消毒。

(2)消毒原理:臭氧对微生物的杀灭机制主要通过其强氧化作用,在水中的氧化性更强,能与谷胱甘肽、胱氨酸、色氨酸、蛋氨酸、组氨酸等生物体成分和蛋白质的组成成分氨基酸进行快速的氧化反应,也能以较快的反应速率与细胞膜的组成成分不饱和脂肪酸的双键及基因的鸟嘌呤进行氧化反应,从而破坏或分解细菌的细胞壁,迅速地扩散渗透入细胞内部,氧化破坏细胞内酶,使菌体死亡。

(3)使用方法。

1)空气消毒:在封闭空间内、无人状态下,采用 20 mg/m^3 浓度的臭氧,作用30 min,可对自然菌的杀灭率达到90%以上。消毒后应开窗通风≥30 min,人员方可进入室内。

2)物体表面消毒:在密闭空间内,相对湿度≥70%,采用60 mg/m^3 浓度的臭氧,作用60~120 min。

(4)注意事项。

1)臭氧对人体有害,国家规定大气中允许浓度为0.2 mg/m^3。

2)臭氧为强氧化剂,使用时对多种物品有损坏,包括使铜片出现绿色锈斑,橡胶老化、变色、弹性降低,织物漂白褪色等。

3)臭氧的杀菌作用受多种因素包括温度、相对湿度和有机物等的影响。

(四)酸性氧化电位水

(1)适用范围:适用于消毒供应中心手工清洗后耐腐蚀器械和其他非金属材质器械、器具和物品灭菌前的消毒、物体表面和内镜等的消毒。

(2)消毒原理:酸性氧化电位水主要是以其低pH值(2.0~3.0)、高氧化还原电位(ORP≥1 100 mV)以及羟基自由基和次氯化等破坏细菌、真菌和病毒等微生物的正常生存环境,改变微生物细胞膜电位,破坏细胞代谢酶改变细胞的通透性,破坏细菌的超微结构,使细胞内含物泄漏导致微生物死亡。

(3)使用方法。

1)主要有效成分指标要求:有效氯含量 60±10 mg/L,pH 值范围 2.0~3.0,氧化还原电位(ORP)>1 100 mV,残留氯离子<1 000 mg/L。

2)消毒供应中心手工清洗器械灭菌前的消毒:手工清洗后的器械、器具和物品,用氧化电位水流动冲洗浸泡消毒 2 min,净水冲洗 30 s,取出干燥,具体方法应遵循 WS310.2 的要求。

3)物体表面的消毒:洗净待消毒物体,采用氧化电位水流动冲洗浸泡消毒,作用 3~5 min,或反复擦洗消毒 5 min。

4)内镜的消毒严格遵循国家有关规定的要求。

5)其他方面的消毒遵循国家有关规定及卫生部消毒产品卫生许可批件的使用说明。

(4)注意事项。

1)应先彻底清除待消毒物品上的有机物,再进行消毒处理。

2)酸性氧化电位水对光敏感,有效氯浓度随时间延长而下降,生成后原则上应尽早使用,最好现用现制备。

3)储存应选用避光、密闭、硬质聚氯乙烯材质制成的容器。室温下贮存不超过 3 d。

4)每次使用前,应在使用现场氧化电位水出水口处,分别检测 pH 值、氧化还原电位和有效氯浓度,检测数值应符合指标要求。

5)对铜、铝等非不锈钢的金属器械、器具和物品有一定的腐蚀作用,应慎用。

6)酸性氧化电位水长时间排放可造成排水管路的腐蚀,故每次排放后应再排放少量碱性还原电位水或自来水。

七、胍类

胍类消毒剂是以具有生物活性的烷基胍为有效成分,是一种阳离子表面活性剂,能被带负电荷的细菌、病毒吸附,损坏细菌细胞膜,抑制细菌和病毒的分裂。目前市场上应用较多的胍类消毒剂是氯己定、聚六亚甲基双胍等。

(一)氯己定

(1)适用范围:适用于手、皮肤、黏膜的消毒。常用的有复合型氯己定手消毒剂、消毒湿巾等,用于医务人员手卫生消毒或环境物体表面等消毒,对新型冠状病毒无效。

(2)消毒原理:氯己定分子是阳离子,易吸附于带负电荷的菌体细胞膜上,造成细胞膜的破裂损伤;在溶液体系内,可抑制细菌系统酶,特别是脱氢酶和氧化酶,使其发生代谢障碍,在高浓度下可使细胞质聚集成块、浓缩变性,导致细菌死亡。

(3) 使用方法。

1) 外科手消毒：有效含量为 2~45 g/L，作用时间 ≤ 3 min。

2) 卫生手消毒：有效含量为 2~45 g/L，作用时间 ≤ 1 min。

3) 皮肤消毒：有效含量为 2~45 g/L，作用时间 ≤ 5 min。

4) 黏膜消毒：有效含量为 2~45 g/L，作用时间 ≤ 5 min。

5) 物体表面消毒：有效含量 2~45 g/L，作用时间 ≤ 10 min。

(4) 注意事项：不宜与阴离子表面活性剂、碘酊、升汞、高锰酸钾等同时使用；不可用于脑、脑膜、中耳等敏感组织；尽量避免与眼睛接触；易被微生物污染，在器械消毒时应使用灭菌制剂；氯己定溶液及涂有氯己定的敷料等不宜高温灭菌。

(二) 聚六亚甲基双胍

(1) 适用范围：适用于手、皮肤、黏膜的消毒。

(2) 消毒原理：聚六亚甲基双胍盐酸盐中的甲基胍本身具有很高的活性，使聚合物呈正电性，容易被细菌、病毒所吸附，从而抑制了细菌、病毒的分裂功能，使其丧失繁殖能力。而且聚合物的形成堵塞了微生物的呼吸通道，使微生物窒息而死。

(3) 使用方法。

1) 外科手消毒：有效含量为 2g~45 g/L，作用时间 ≤ 3 min。

2) 卫生手消毒：有效含量为 2g~45 g/L，作用时间 ≤ 1 min。

3) 皮肤消毒：有效含量为 2g~45 g/L，作用时间 ≤ 5 min。

4) 黏膜消毒：有效含量为 2g~45 g/L，作用时间 ≤ 5 min。

5) 物体表面消毒：有效含量 2g~45 g/L，作用时间 ≤ 10 min。

(4) 注意事项。

1) 不得口服。

2) 使用胍类消毒剂切忌与肥皂、阴离子表面活性剂等配伍。

3) 消毒皮肤前，必须先清洁皮肤，带污垢的物体表面消毒前也应先清洁。

4) 应避光、密闭，在阴凉处保存。

5) 黏膜消毒仅限于医疗机构的诊疗过程使用。

小知识：胍类消毒剂不适用于分枝杆菌、细菌芽孢等污染物品的消毒；单方胍类消毒剂不适用于无包膜病毒污染物品的消毒。

八、酚类

酚类消毒剂是以酚类化合物为主要成分，以表面活性剂、乙醇或异丙醇为增溶剂，以乙醇、异丙醇或者水作为溶剂，不添加其他杀菌成分的消毒剂。该类消毒剂可以吸附于细菌细胞壁，嵌入磷脂双层膜，进而穿透细胞壁，与细胞质中的脂质、蛋白质反应，产生不可逆变性损伤从而杀死微生物。常用的有苯酚、甲酚、对氯间二甲苯酚等。

(一) 苯酚

(1) 适用范围:以苯酚为主要杀菌成分的消毒剂适用于物体表面和织物等的消毒,但不能用于细菌芽孢污染物品的消毒,不能用于医疗器械高、中水平的消毒,也不适用于皮肤和黏膜的消毒。

(2) 消毒原理:苯酚可以作用于微生物的细胞壁和细胞膜,破坏其通透性,并渗入细胞,破坏细胞的基本结构,同时也可使菌体内容物溢出;作用于胞质蛋白质,使其凝固和沉淀;作用于微生物的酶,使其失去生物活性。

(3) 使用方法:2%~5%水溶液用于处理污物、消毒用具和外科器械,并可用作环境消毒。1%的水溶液用于皮肤止痒。应用浓度及时间:以苯酚为主要杀菌成分的消毒剂中有效成分含量≤5.0%,且pH为6.0~10.0,对物体表面和织物等的消毒擦拭后作用时间≤15 min,浸泡消毒作用时间不超过30 min。

(4) 注意事项:苯酚对人体有毒性,在对环境和物体表面进行消毒处理时,应做好个人防护,如有高浓度溶液接触到皮肤,可用乙醇擦去或用大量清水清洗。消毒结束后,应对所处理的对象以清水进行擦拭或洗涤,去除残留的消毒剂。

(二) 甲酚

(1) 适用范围:又称煤酚,该品在水中溶解度低,故常以50%肥皂溶液(即煤酚皂溶液)用于器械消毒和排泄物处理。稀溶液可用于皮肤的消毒。1%~2%的煤酚皂溶液用于体表、手和机器消毒,5%溶液用于厩舍、污物等消毒。

(2) 消毒原理:可以破坏细胞膜的结构,也可以穿透和破坏细胞壁,进而使菌体蛋白凝集沉淀,使细菌的酶系统失去活性。

(3) 使用方法:稀释成1%以下的浓度内服,可治疗家畜肠鼓胀、腹泻、便秘等疾病。1次内服量,马5~10 mL,牛5~15 mL,羊1~3 mL,猪1~2 mL。

(4) 注意事项:用硬水配制甲酚溶液可使肥皂沉淀,降低其杀菌作用;煤酚皂溶液的杀菌性能稳定,耐储存但毒性较大,气味易滞留,勿用于食品和食具的消毒;该品对皮肤有一定的刺激和腐蚀作用,可引起刺麻感,高浓度可使皮肤发白或产生红斑,甚至引起皮炎,不宜用于黏膜消毒处理。该品对皮肤有刺激性,若用其1%~2%溶液消毒手和皮肤,务必精确计量。该品有特殊臭味,不宜在乳、肉加工厂等使用。

(三) 对氯间二甲苯酚

(1) 适用范围:适用于卫生洗手,皮肤、黏膜、物体表面和织物等消毒,其中黏膜消毒仅限于医疗机构诊疗处理前后使用。

(2) 消毒原理:裂解并穿透细胞壁,使菌体蛋白质变性,使微生物主要酶系失活,进而改变细胞膜的渗透性,造成细胞膜的渗透破坏,阻止活性物运输,代谢物堆积,从而使菌

体死亡。

(3) 使用方法。

1) 卫生手消毒：应用液中的有效成分含量≤1.0%，对手擦拭或浸泡消毒，作用时间≤1 min。

2) 皮肤消毒：应用液中的有效成分含量≤2.0%，擦拭消毒，作用时间≤5 min。

3) 物体表面消毒：应用液中的有效成分含量≤2.0%，擦拭后作用时间≤15 min，浸泡消毒作用时间≤30 min。

4) 黏膜消毒：应用液中的有效成分含量≤1.0%，擦拭或冲洗消毒作用时间≤5 min。

(4) 注意事项：对氯间二甲苯酚毒性较低，但对黏膜有刺激作用，不宜做皮肤、黏膜的消毒，且对环境有污染，使用应有所限制。

九、含氯类

含氯消毒剂是使用最广的消毒剂，以有效氯为主要有效成分，可以扩散到微生物表面并进入内部，氧化微生物蛋白致其死亡，对细菌、真菌、病毒、芽孢都有较强的杀灭能力，是一种高效消毒剂，常用的含氯消毒剂有次氯酸钠、次氯酸钙、二氯异氯尿酸、次氯酸等。

(1) 适用范围：适用于物品、物体表面、分泌物、排泄物等的消毒。用于器械消毒时宜采用含器械保护成分的器械消毒剂，减少氯化物对器械的腐蚀作用。

(2) 消毒原理：氯和含氯化合物的强大杀菌作用，是由于氯化作用破坏菌体或改变细胞膜的通透性，或者由于氧化作用抑制各种巯基酶或其他对氧化作用敏感的酶类，从而引起细菌死亡。含氯消毒剂是以次氯酸形式发挥作用的，消毒作用的强弱与次氯酸浓度有关，浓度越高，消毒作用越强。但次氯酸水消毒剂除外，次氯酸水是一种新型的高效消毒剂，其有效氯含量一般为 50~200 mg/L，pH 为 4.0~6.5，氧化还原电位为 1 040 mV 以上。在室温密闭、避光的条件下稳定性较好，在敞开、不避光的条件下，可自行分解为氧气、水和氯离子，故无有害残留。

(3) 使用方法。

1) 浸泡法：将待消毒的物品浸没于装有含氯消毒剂溶液的容器中，加盖。对细菌繁殖体污染物品的消毒，用含有效氯 500 mg/L 的消毒液浸泡>10 min，对经血传播病原体、分枝杆菌、细菌芽孢污染物品的消毒，用含有效氯 2 000~5 000 mg/L 消毒液浸泡>30 min。

2) 擦拭法：大件物品或其他不能用浸泡消毒的物品用擦拭消毒，消毒所用的浓度和作用时间同浸泡法。

3) 喷洒法：对一般污染的物品表面，用含有效氯 400~700 mg/L 的消毒液均匀喷洒，作用 10~30 min；对经血传播病原体、结核杆菌等污染物体表面的消毒，用含有效氯 2 000 mg/L 的消毒液均匀喷洒，作用>60 min。喷洒后有强烈的刺激性气味，人员应离开现场。

4) 干粉消毒法：对分泌物、排泄物的消毒，用含氯消毒剂干粉加入分泌物、排泄物中，

使有效氯含量达到 10 000 mg/L,搅拌后作用>2 h;对医院污水的消毒,用干粉按有效氯 50 mg/L 用量加入污水中,并搅拌均匀,作用 2 h 后排放。

(4)注意事项。

1)含氯消毒剂使用时应现用现配,具体使用方法按照产品说明书使用。

2)含氯消毒剂为外用品,不得口服。置于儿童不易触及处。

3)一般含氯消毒剂配制和分装高浓度消毒液时,应戴口罩和手套。

4)含氯消毒剂对金属有腐蚀作用,对织物有漂白、褪色作用。金属和有色织物慎用。

5)一般含氯消毒剂使用时应戴手套,避免接触皮肤。如消毒液溅入眼睛,应立即用水冲洗,严重者应就医。

6)含氯消毒剂为强氧化剂,不得与易燃物接触,应远离火源。

7)置于阴凉、干燥处密封保存,不得与还原物质共储共运。

8)包装应有相应的安全警示标志。

9)依照具体产品说明书注明的使用范围、使用方法、有效期和安全性检测结果使用。

十、醇类

醇类消毒剂属于中效消毒剂,常用的主要有乙醇、丙醇、异丙醇等。目前除液体消毒剂外,醇类消毒制品较多,有醇类速干手消毒剂、醇类消毒湿巾等。

(1)适用范围:卫生手消毒和外科手消毒,皮肤消毒,普通物体表面消毒,医疗器械消毒。

(2)消毒原理:以乙醇和(或)异(正)丙醇为杀菌成分使蛋白质凝固变性;干扰微生物的新陈代谢,抑制细菌快速繁殖;对微生物细胞的溶解作用。75%乙醇消毒效果最佳,95%乙醇具有固定标本的作用。

(3)使用方法。

1)卫生手消毒:手上无肉眼可见污染物时,取适量消毒剂进行擦拭或揉搓至手部干燥。

2)外科手消毒。

a.外科冲洗手消毒方法:在外科洗手的基础上,取适量的手消毒剂涂抹至双手的每个部位、前臂和上臂下 1/3,并认真揉搓 3~5 min。

b.外科免洗手消毒方法:在外科洗手的基础上,取适量的手消毒剂放置在左手掌上,将手指尖浸泡在手消毒剂中(≥5 s),将手消毒剂涂抹在右手、前臂直至上臂下 1/3,确保通过环形运动环绕前臂至上臂下 1/3,将手消毒剂完全覆盖皮肤区域,持续揉搓 10~15 s,直至消毒剂干燥,取适量的手消毒剂放置在右手掌上,同法消毒左手及手臂,持续揉搓 10~15 s,直至消毒剂干燥。

3)皮肤消毒:一般配合碘酊消毒后使用,自然待干,作用 1~3 min。注射部位皮肤消毒时间不应超过 1 min。

4)普通物体表面消毒:消毒剂原液进行擦拭消毒,作用 3 min。

5)医疗器械消毒。

a.复用医疗器械的中、低水平消毒:按 WS310.2 要求清洗、干燥后,取消毒剂原液进行擦拭或浸泡消毒,作用 3 min。

b.复用医疗器械清洗后灭菌前的消毒:取消毒剂原液进行擦拭或浸泡消毒,作用 3 min。

(4)注意事项。

1)醇类易燃,不应有明火。

2)不应用于被血、脓、粪便等有机物严重污染物体表面的消毒。

3)用后应盖紧,密闭,置于阴凉处保存。

4)醇类过敏者慎用。

【知识拓展】

对于醇类消毒剂,杀菌作用随着分子量增加而增强。甲醇—乙醇—丙醇—异丙醇—苯甲醇,杀菌能力依次增强,但随着分子量增加,醇类的水溶性变差,甲醇对人眼和神经细胞有特异性毒性,很少用于消毒和防腐,因此以乙醇和异丙醇最为常用。

十一、含碘类

含碘消毒剂是以碘为杀菌成分的一类中效消毒剂,如碘伏、碘的水溶液(碘液)、碘的醇溶液(碘酊)、碘甘油等。

(一)碘伏

(1)适用范围:适用于手、皮肤、黏膜及伤口的消毒。

(2)消毒原理:碘伏为一种碘与表面活性剂(载体)及增溶剂(碘化钾)结合而成的溶合体,其实质是一种含碘表面活性剂,可缓慢释放碘,保持较长时间的杀菌作用。

(3)使用方法。

1)擦拭法:皮肤、黏膜擦拭消毒,用浸有碘伏消毒液原液的无菌棉球或其他替代物品擦拭被消毒部位。外科手消毒用碘伏消毒液原液擦拭揉搓作用至少 3 min。手术部位的皮肤消毒,用碘伏消毒液原液局部擦拭 2~3 遍,作用至少 2 min。注射部位的皮肤消毒,用碘伏消毒液原液局部擦拭 2 遍,作用时间遵循产品的使用说明。口腔黏膜及创面消毒,用含有效碘 1 000~2 000 mg/L 的碘伏擦拭,作用 3~5 min。

2)冲洗法:对阴道黏膜及创面的消毒,用含有效碘 500 mg/L 的碘伏冲洗,作用到使用产品的规定时间。

(4)注意事项。

1)应置于阴凉处避光、防潮、密封保存。

2)含乙醇的碘制消毒液不应用于黏膜和伤口的消毒。
3)碘伏对二价金属制品有腐蚀性,不应做相应金属制品的消毒。
4)碘过敏者慎用。

【知识拓展】

碘伏的载体大致可分成三类。①非离子表面活性剂:聚乙烯吡咯烷酮(PVP)、壬基酚聚氧乙烯醚(POP)、聚乙二醇(PEG)、聚乙烯醇(PVA)等。以非离子表面活性剂为载体络合而成的碘伏称为聚醇醚碘,分别以缩写 PVP-I、POP-I、PEG-I、PVA-I 等表示。大多数碘伏制剂,载体通常为非离子表面活性剂,此类碘伏性质稳定,应用最普遍,市场多数碘伏产品属于非离子表面活性剂类型。②阳离子表面活性剂:以此为载体络合而成的碘伏有十六烷基二甲基下胺碘等,此类碘伏性质稳定但使用较少。③阴离子表面活性剂:以此为载体络合而成的碘伏有烷基磺酸盐络合碘,此类碘伏稳定性差,但去污作用好。碘伏的化学成分随载体不同而异,但碘伏的基本物理性质极为相似,其化学性质主要表现出碘元素的特性。

(二)碘酊

(1)适用范围:适用于注射及手术部位皮肤的消毒,对皮肤有较强的刺激作用。

(2)消毒原理:元素碘活泼,具有良好的渗透性,能迅速穿透细胞壁。游离碘具有较强的氧化作用,可以破坏病原体的细胞膜结构及蛋白质分子。

(3)使用方法:使用擦拭的方式将碘酊原液直接涂擦注射及手术部位皮肤2遍以上,作用时间 1~3 min,待稍干后再用 70%~80%(体积比)乙醇脱碘。

(4)注意事项。

1)禁止高浓度使用。
2)不应用于破损皮肤、黏膜的消毒。
3)不应用于碘过敏者。
4)应置于阴凉处避光、防潮、密封保存。

(三)复方碘伏消毒液

(1)适用范围:主要适用于注射部位皮肤消毒,有些可用于黏膜消毒。应遵循产品说明书的使用范围。

(2)消毒原理:元素碘活泼,具有良好的渗透性,能迅速穿透细胞壁。游离碘具有较强的氧化作用,可以破坏病原体的细胞膜结构及蛋白质分子。

(3)使用方法。

1)含有乙醇或异丙醇的复方碘伏消毒剂可用于手、皮肤消毒,原液擦拭 1~2 遍,作用 1~2 min,不可用于黏膜消毒。

2)含有氯己定的复方碘伏消毒剂,用途同普通碘伏消毒剂,应遵循该消毒产品卫生安全评价报告,慎用于腹腔冲洗消毒。

(4)注意事项:同碘伏,使用中应注意复方物质的毒副作用。

(四)碘甘油

(1)适用范围:碘甘油可用于鼻腔黏膜、口腔黏膜及婴幼儿皮肤消毒。

(2)消毒原理:元素碘活泼,具有良好的渗透性,能迅速穿透细胞壁。游离碘具有较强的氧化作用,可以破坏病原体的细胞膜结构及蛋白质分子。

(3)使用方法:使用浓度为有效碘 $9\sim11$ g/L,对黏膜及皮肤擦拭消毒用无菌棉拭子或无菌纱布蘸取消毒剂,在消毒部位皮肤进行擦拭,用生理盐水冲洗,作用时间为 $1\sim3$ min。

(4)注意事项。

1)碘在室温下可升华,固体碘与配制的溶液应存于密闭容器中。使用低浓度碘消毒时,应根据介质的酸碱度与含有机物的量,考虑增加浓度或延长作用时间。

2)宜及时清除物体表面沾有的碘液,以免长期作用引起损害。

(五)聚乙烯吡咯烷酮碘

(1)适用范围:广泛应用于皮肤、黏膜、手术伤口等的消毒。对伤口、黏膜刺激性较小,抗菌作用较持久。

(2)消毒原理:聚乙烯吡咯烷酮碘是碘与聚乙烯基吡咯烷酮的络合物,通过表面活性剂表现出对细菌细胞膜的亲和力,将其所载有的碘与细胞膜和细胞质结合,其中 $80\%\sim90\%$ 的结合碘可缓慢解聚成游离碘,使巯基化合物、肽、蛋白质、酶、脂质等氧化或碘化,直接使病原体内的蛋白质变性、沉淀,使细菌等微生物失活。

(3)使用方法。

1)外科术前手消毒:使用浓度为有效碘 $2\sim10$ g/L,作用 $3\sim5$ min。

2)注射和穿刺部位皮肤、手术切口部位皮肤及新生儿脐带消毒:使用浓度为有效碘 $2\sim10$ g/L,作用 $1\sim3$ min。

3)黏膜冲洗消毒:使用浓度为有效碘 $250\sim500$ mg/L。

(4)注意事项。

1)使用聚乙烯吡咯烷酮碘消毒时必须做好消毒前清洁。

2)杀菌效果与浓度倒置现象:聚乙烯吡咯烷酮碘消毒液对金黄色葡萄球菌标准株与临床分离的 MRSA 菌株杀灭效果与有效碘浓度呈现倒置现象,即有效碘浓度 250 mg/L 以下,杀灭效果明显高于有效碘 500 mg/L 以上。这是由于聚乙烯吡咯烷酮碘随稀释度增加,其聚合物对碘的引力减弱释放出更多游离碘,因此在一定浓度范围内随浓度稀释显示出杀菌力增强。

(六)聚氧乙烯脂肪醇醚碘

(1)适用范围:适用于外科手及前臂消毒,手术切口部位、注射及穿刺部位皮肤以及新生儿脐带部位皮肤消毒,黏膜冲洗消毒,卫生手消毒。

(2)消毒原理:聚氧乙烯脂肪醇醚碘中络合的碘元素,是聚氧乙烯脂肪醇醚碘消毒剂中的有效成分,聚氧乙烯脂肪醇醚属于非离子表面活性剂,有助于对物体的湿润和穿透,从而加强碘的杀菌效果。碘活泼,具有良好的渗透性,能迅速穿透细胞壁。游离碘具有较强的氧化作用,可以破坏病原体的细胞膜结构及蛋白质分子。碘还可通过与羟基、氨基、烃基、巯基结合导致蛋白质变性沉淀,发生卤化。

(3)使用方法。

1)外科术前手消毒:在常规洗手的基础上,用无菌纱布或无菌刷蘸取使用浓度的聚氧乙烯脂肪醇醚碘,均匀擦拭从手指尖至前臂部位和上臂下 1/3 部位皮肤,然后擦干即可。使用浓度均为有效碘 2~10 g/L,作用 3~5 min。

2)注射和穿刺部位皮肤、手术切口部位皮肤以及新生儿脐带消毒:可用无菌棉拭子蘸取使用浓度聚氧乙烯脂肪醇醚碘在消毒部位擦拭 2~3 遍。使用浓度均为有效碘 2~10 g/L,作用 1~3 min。

3)黏膜冲洗消毒:可用含有效碘 250~500 mg/L 的聚氧乙烯脂肪醇醚碘稀释液直接对消毒部位冲洗或擦洗。

(4)注意事项:使用聚氧乙烯脂肪醇醚碘消毒时必须做好消毒前清洁。

十二、季铵盐类

季铵盐类消毒剂是以季铵类化合物为有效成分的一种阳离子表面活性剂,包括单链和双链季铵盐消毒剂。它们的杀菌机理基本相似,都可以聚集在菌体表面,由疏水基渗入细胞类脂层,破坏细胞壁/膜的完整性,影响细胞代谢过程,从而起到杀灭微生物的作用。目前市场上应用较多的是苯扎氯铵、苯扎溴铵、十二烷基二甲基乙基溴化铵、双癸基二甲基溴化铵等。

(1)适用范围:适用于环境、物体表面、皮肤与黏膜的消毒。

(2)消毒原理:首先,季铵盐分子吸附到菌体的表面,改变了细胞膜的渗透性,溶解损伤细胞膜使菌体破裂,细胞内容物外流;其次,季铵盐分子依靠其表面活性的作用在菌体表面浓集,使细胞膜结构紊乱,阻碍细菌代谢;再次,季铵盐分子有渗透作用,能渗透到菌体内,使细菌蛋白质发生变性和沉淀;最后,季铵盐分子对细菌酶系统有破坏作用,特别是对脱氢酶类、氧化酶类的活性产生影响。

(3)使用方法。

1)环境、物体表面消毒:一般用 1 000~2 000 mg/L 消毒液浸泡或擦拭消毒,作用时间 15~30 min。或采用含季铵盐的消毒湿巾进行环境、物体表面消毒。

2)皮肤消毒:复方季铵盐消毒剂原液皮肤擦拭消毒,作用时间3~5 min。

3)黏膜消毒:采用1 000~2 000 mg/L季铵盐消毒液,作用到产品使用说明的规定时间。

(4)注意事项:季铵类消毒剂的杀菌效果受外界影响较大,主要有以下因素:温度,一般情况下杀菌效果随温度升高而逐渐加强;酸碱度,在碱性溶液中杀菌效果较强;拮抗物质,阴离子的洗涤剂(肥皂、洗衣粉等)、碘类化合物、酸类化合物、过氧化物、磺胺类药物等,以及钙、镁、铁、铝等金属离子对季铵盐类消毒剂都有拮抗作用,大大降低了杀菌效果;水质硬度,硬水中钙、镁等离子含量较高,过高的硬度会降低杀菌效果;有机物,如蛋白质、高分子糖类、脂类等有机物会减弱杀菌作用;吸附,溶液中的消毒剂可被棉花、纤维织物等吸附,降低了药物的有效浓度,影响杀菌效果;协同杀菌作用,乙醇、氯己定、热、微波、甲醛、戊二醛、碱性溶液等因子有协同杀灭细菌的作用。

【思考题】

(1)甲醛熏蒸法是否能够达到灭菌水平?低温蒸汽甲醛灭菌与甲醛熏蒸法是否为同一消毒或灭菌方式?

(2)耐湿热的金属手术器械是否可以采用化学消毒剂浸泡消毒或灭菌后使用?

(3)中效消毒剂和低效消毒剂是否可以用于医疗器械的灭菌?

(李晓莉　豆银霞)

第四节　常用医疗器械的消毒灭菌

一、手术器械和物品(含植入物)

(一)消毒灭菌的基本原则

(1)进入人体无菌组织、器官、腔隙或接触人体破损的皮肤和黏膜的诊疗器械、器具和物品应进行灭菌。

(2)先消毒再灭菌。

(二)消毒方法的选择

(1)清洗后的器械、器具和物品应进行消毒处理。方法首选机械湿热消毒,也可采用75%乙醇、酸性氧化电位水或其他消毒剂进行消毒。

(2)湿热消毒应采用经纯化的水,电导率≤15 μS/cm(25 ℃)。

(3) 湿热消毒方法的温度、时间应符合表 9-4 的要求。消毒后直接使用的诊疗器械、器具和物品，湿热消毒温度应≥90 ℃，时间≥5 min，或 A_0 值≥3 000；消毒后继续灭菌处理的，其湿热消毒温度应≥90 ℃，时间≥1 min，或 A_0 值≥600。

(4) 酸性氧化电位水的应用应符合要求，其他消毒剂的应用遵循产品说明书。

表 9-4 湿热消毒的温度与时间

湿热消毒方法	温度/℃	最短消毒时间/min
消毒后直接使用	93	2.5
	90	5
消毒后继续灭菌处理	90	1
	80	10
	75	30
	70	100

(三) 灭菌方法的选择

(1) 耐热、耐湿手术器械：应首选压力蒸汽灭菌。

(2) 不耐热、不耐湿手术器械：应采用低温灭菌方法。

(3) 不耐热、耐湿手术器械：应首选低温灭菌方法，无条件的医疗机构可采用灭菌剂浸泡灭菌。

(4) 耐热、不耐湿手术器械：可采用干热灭菌方法。

(5) 外来医疗器械：医疗机构应要求器械公司提供清洗、包装、灭菌方法和灭菌循环参数，并遵循其灭菌方法和循环参数的要求进行灭菌。

(6) 植入物：医疗机构应要求器械公司提供植入物的材质、清洗、包装、灭菌方法和灭菌循环参数，并遵循其灭菌方法和灭菌参数的要求进行灭菌，植入物灭菌应在生物监测结果合格后放行；紧急情况下植入物的灭菌，使用含第五类化学指示物的生物 PCD 进行监测，化学指示物合格可提前放行，生物监测的结果应及时通报使用部门。

(7) 动力工具：分气动式和电动式，一般由钻头、锯片、主机、输气连接线、电池等组成。应按照使用说明的要求对各种部件进行清洗、包装与灭菌。

(8) 其他物品应根据被灭菌物品的材质，采用适宜的消毒、灭菌方法。

(四) 被朊病毒、气性坏疽及突发原因不明的传染病病原体污染的诊疗器械、器具和物品消毒灭菌方法

1. 朊病毒

(1) 感染朊病毒患者或疑似感染朊病毒患者宜选用一次性使用诊疗器械、器具和物

品,使用后应进行双层密闭封装焚烧处理。

(2)可重复使用的被感染朊病毒患者或疑似感染朊病毒患者的高度危险组织(大脑、硬脑膜、垂体、眼、脊髓等组织)污染的中度和高度危险性物品,可选以下方法之一进行消毒灭菌,且灭菌的严格程度逐步递增。

1)将使用后的物品浸泡于1 mol/L 氢氧化钠溶液内作用60 min,然后按 WS310.2 中的方法进行清洗、消毒与灭菌,压力蒸汽灭菌应采用134～138 ℃,18 min,或132 ℃,30 min,或121 ℃,60 min。

2)将使用后的物品采用清洗消毒机(宜选用具有杀朊病毒活性的清洗剂)或其他安全的方法去除可见污染物,然后浸泡于1 mol/L 氢氧化钠溶液内作用60 min,并置于压力蒸汽灭菌器内121 ℃,30 min,然后清洗,并按照一般程序灭菌。

3)将使用后的物品浸泡于1 mol/L 氢氧化钠溶液内作用60 min,去除可见污染物,清水漂洗,置于开口盘内,下排气压力蒸汽灭菌器内121 ℃灭菌60 min 或预排气压力蒸汽灭菌器134 ℃灭菌60 min,然后清洗,并按照一般程序灭菌。

(3)感染朊病毒患者或疑似感染朊病毒患者高度危险组织污染的中度和高度危险物品,使用后应立即处理,防止干燥;不应使用快速灭菌程序;没有按正确方法消毒灭菌处理的物品应召回重新按规定处理。

(4)感染朊病毒患者或疑似感染朊病毒患者高度危险组织污染的中度和高度危险物品,不能清洗和只能低温灭菌的,宜按特殊医疗废物处理。

(5)使用的清洁剂、消毒剂应每次更换。

(6)每次处理工作结束后,应立即消毒清洗器具,更换个人防护用品,进行手的清洁与消毒。

2.气体坏疽病原体

(1)应先消毒,后清洗,再灭菌。消毒可采用含氯消毒剂1 000～2 000 mg/L 浸泡消毒30～45 min,有明显污染物时应采用含氯消毒剂5 000～10 000 mg/L 浸泡消毒≥60 min,然后按规定清洗,灭菌。

(2)患者宜使用一次性器械、器具和物品。

3.突发不明原因传染病的病原体

突发不明原因的传染病病原体污染的诊疗器械、器具与物品的处理应符合国家届时发布的规定要求。没有要求时,其消毒的原则为:在传播途径不明时,应按照多种传播途径,确定消毒的范围和物品;按病原体所属微生物类别中抵抗力最强的微生物,确定消毒的剂量(可按杀光芽孢的剂量确定),医务人员应做好职业防护。

二、血液透析设备系统

血液透析设备主要包括血液透析机和反渗透水处理系统。

(一)血液透析机的消毒

血液透析机消毒要求在尽可能短的时间内达到消毒的目标,并且不损坏设备,容易冲洗无残留,保证操作者及患者的安全,对环境无害及消毒成本能够接受。目前血液透析机的消毒方法有化学消毒、热化学消毒和热水消毒三种。

(1)化学消毒:血液透析机最常用的化学消毒剂为含氯消毒剂和含过氧乙酸消毒剂,两者同是广谱杀菌剂,消毒所需时间短且常温消毒有效,几乎没有除钙的作用。消毒前,工作人员要了解血液透析机在消毒时的有效消毒液浓度和稀释比例,然后选择适当浓度的消毒原液,血液透析机会根据设定程序自动控制消毒液的吸入量,从而保证了消毒液的有效消毒浓度。原液中有效氯浓度5%,水路中有效氯浓度应控制在1 000~1 500 mg/L,维持时间≥20 min,透析治疗前应保证氯的最大残留量应≤0.1 mg/L。用于消毒透析机的过氧乙酸消毒液是以过氧乙酸为主的复合液,其中还含有过氧化氢和冰醋酸,有效浓度以厂家要求为准,残余浓度≤1 mg/L。由于消毒剂的强氧化性,特别是过氧乙酸有较强的腐蚀作用,如果浓度过高对血液透析机水路系统会有一定程度的损害,因此不能顾此失彼,应严格按照血液透析机说明书上规定的使用浓度配制。血液透析机消毒结束后,应确认消毒液是否冲洗干净,以保证患者安全。如果日常采用化学消毒则不应忽视血液透析机除钙,应参照厂家说明书建议的频率和除钙液(一般为冰醋酸或柠檬酸)的浓度进行清洗,然后再消毒。

(2)热水消毒和热化学消毒:热水消毒和热化学消毒的区别只是血液透析机在加热消毒的过程中是否吸入以柠檬酸为主要原料的溶液。由于现在广泛使用碳酸氢钠透析,在透析液回路中会产生钙的沉淀,而柠檬酸对此有很好的溶解效果。柠檬酸不是消毒剂,在常温下不具有杀菌效果,只有在加热条件下才能显示出较强的杀菌作用,且无毒无腐蚀。热水消毒的加热温度至少应达到85 ℃,并在机器水路系统中循环持续20 min以上,然后进行冷却冲洗,许多品牌的血液透析机都具备了热水消毒的功能。尽管没有数据证明,但仍有人担忧上述两种消毒方式会增加机器的故障。如果设备生产厂家没有特别提示,采用热化学消毒省时省力,安全有效。

(二)水处理系统的消毒

水处理系统的消毒主要有化学消毒和热水消毒及局部的臭氧和紫外线消毒。

(1)化学消毒:化学消毒是目前我国血液透析中心水处理系统最常用的消毒方法。消毒时,将消毒剂配置成合适的浓度后,通过循环泵(或高压泵)使消毒剂循环到整个系统。化学消毒的优点是如果操作正确,浓度配制准确,消毒效果是非常有效的,而且它不受系统本身的限制,可以对目前几乎所有的水处理系统进行消毒。目前可以在水处理系统消毒中使用的消毒剂主要是过氧乙酸(有效浓度1 500~2 000 mg/L)和一些专用消毒剂(按说明书使用)。

(2) 热水消毒:热水消毒是目前在国际上比较推崇的水处理系统消毒方法。热水消毒水处理系统分为两种,一种是只能对反渗水循环管路进行热水消毒,而且管路也必须用耐热的 PVDF、PEX 或不锈钢管等材料制成;另外一种热水消毒能够对反渗膜和反渗水循环管路全部进行热水消毒。热水消毒功能往往是水处理系统自身配置的,操作较简单,因此可以频繁操作。另外,热水消毒只是对水进行加热,没有化学药剂,不存在残留问题,安全性高,对患者和操作人员没有伤害。热水消毒系统一般是在水处理系统上设置一个可以自动控制的水加温系统,在消毒时,反渗透膜热水消毒(80 ℃≤水温≤85 ℃)维持温度的时间应>20 min,但透析治疗前必须降至常温;热水反渗水循环管路消毒(回水端水温>85 ℃),维持时间应>20 min,准备透析治疗前降至常温。

(3) 臭氧消毒:臭氧在有效的浓度和时间内可以有效地杀灭细菌和降解内毒素。它是通过空气中的臭氧产生后被注入系统的水中。浓度 0.2~0.5 mg/L 接触 10 min 可以完全杀死细菌、孢子和病毒,如果要清除内毒素则需要更高的浓度和更长的接触时间。臭氧的产生要被监控,要定期检测周围空气中臭氧的浓度,应小于 0.1 ppm 的标准。

(4) 紫外线消毒:对于有反渗水水箱的非直供水处理系统,将紫外线灯安装在水箱内可以起到杀死细菌的目的。紫外线发射决定于灯的频率,并且随着时间而降低,要谨慎控制。由低压汞灯发射的波长在 254 nm 的紫外线对杀灭细菌有效,要确保 30 mWs/cm^2 的放射剂量。紫外线对内毒素的清除能力非常低,最好与超滤器配合使用。

三、口腔器械

(一) 口腔器械的分类

(1) 高度危险口腔器械:穿透软组织接触骨组织进入或接触血液或其他无菌组织的口腔器械。

(2) 中度危险口腔器械:与完整黏膜相接触,而不进入人体无菌组织器官和血流,也不接触破损皮肤、破损黏膜的口腔器械。

(3) 低度危险口腔器械:不接触患者口腔或间接接触患者口腔,参与口腔诊疗服务,虽有微生物污染,但在一般情况下无害。只有受到一定量的病原微生物污染时才造成危害的口腔器械。

(二) 口腔器械消毒灭菌的基本原则

(1) 口腔器械应一人一用一消毒和(或)灭菌。

(2) 高度危险口腔器械应达到灭菌水平,中度危险口腔器械应达到灭菌水平或高水平消毒,低度危险口腔器械应达到中或低水平消毒。

(3) 口腔器械危险程度分类与消毒灭菌要求,见表 9-5。

(三) 消毒方法的选择

1.物理消毒方法

(1) 应首选湿热消毒,湿热消毒参数符合表9-4的要求。

(2) 清洗消毒器的消毒方法。

1) 适用于耐湿热物品的清洗和消毒,如玻璃调拌板、金属调拌刀、橡皮碗等。

2) 根据器械的形状和特性,选择适宜的清洗盛装架,精细和锐利器械应固定放置。

3) 清洗消毒器用水应符合清洗设备说明书的要求,预洗阶段的水温不应高于45℃。

4) 消毒温度与时间应符合湿热消毒的要求。

5) 应定期检查设备的清洗消毒效果。

6) 可拆卸的器械清洗时应拆开清洗器械,轴节应充分打开。

7) 选择不同的清洗消毒程序时,应注意确认消毒参数。

8) 应定时检查清洁剂泵、管是否通畅。

2.化学消毒方法

化学消毒方法应符合第九章第三节的要求。

表9-5 口腔器械危险程度分类与消毒灭菌

危险程度	口腔器械分类	消毒灭菌水平
高度危险	拔牙器械:拔牙钳、牙挺、牙龈分离器、牙根分离器、牙齿分离器、凿等	灭菌
	牙周器械:牙洁治器、刮治器、牙周探针、超声工作尖等	
	根管器具:根管扩大器、各类根管锉、各类根管扩空钻和根管充填器等	
	手术器械:种植牙、牙周手术和牙槽外科手术用器械、种植牙用和拔牙用牙科手机等	
	其他器械:牙科车针、排龈器、刮匙、挖匙、电刀头等	
中度危险	检查器械:口镜、镊子、器械盘等	灭菌或高水平消毒
	正畸用器械:正畸钳、带环推子、取代环钳子、金冠剪等。	
	修复用器械:去冠器、拆冠钳、印模托盘、垂直距离测量尺等	
	各类充填器;银汞合金输送器	
	其他器械:牙科手机,卡局式注射器、研光器、吸唾器、用于舌、唇、颊的牵引器、三用枪头、成形器、开口器、金属反光板、拉钩、挂钩、口内X光片夹齿器、橡皮障夹、橡皮障夹钳等	
低度危险	调刀:模型雕刻刀、钢调刀、蜡刀等	中、低水平消毒
	其他器械:橡皮调拌碗、橡皮障架、打孔器、牙锤、聚醚枪、卡尺、抛光布轮、技工钳等	

(四)灭菌方法的选择

(1)口腔器械应首选压力蒸汽灭菌,选择小型灭菌器灭菌应符合小型灭菌器的要求。

(2)碳钢材质的器械宜选干热灭菌。

(3)其他灭菌方法应符合过氧化氢低温等离子灭菌、环氧乙烷灭菌、低温蒸汽甲醛灭菌等的要求。

四、软式内镜及附件

(一)软式内镜消毒灭菌的基本原则

(1)所有软式内镜每次使用后均应进行彻底清洗和高水平消毒或灭菌。

(2)软式内镜及重复使用的附件、诊疗用品应遵循以下原则进行分类处理。

1)进入人体无菌组织、器官,或接触破损皮肤、破损黏膜的软式内镜及附件应进行灭菌。

2)与完整黏膜相接触,而不进入人体无菌组织、器官,也不接触破损皮肤、破损黏膜的软式内镜及附属物品、器具,应进行高水平消毒。

3)与完整皮肤接触而不与黏膜接触的用品宜低水平消毒或清洁。

(3)软式内镜清洗消毒流程,见图9-1。

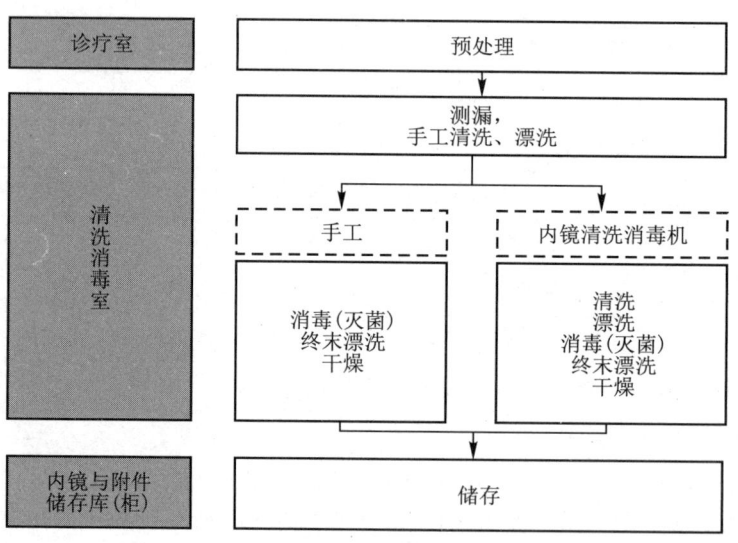

来源:WS 507—2016 软式内镜消毒技术规范

图9-1 软式内镜清洗消毒

(4)注意事项。

1)软式内镜消毒或灭菌前应进行彻底清洗。

2）清洗剂和消毒剂的作用时间应遵循产品说明书。确诊或疑似分枝杆菌感染患者使用过的软式内镜及附件，其消毒时间应遵循产品的使用说明。

3）消毒后的软式内镜应采用纯化水或无菌水进行终末漂洗，采用浸泡灭菌的内镜应采用无菌水进行终末漂洗。

4）每日诊疗工作开始前，应对当日拟使用的消毒类内镜进行再次消毒、终末漂洗、干燥后，方可用于患者诊疗。

(二) 消毒灭菌方法的选择

(1) 消毒应满足以下要求。

1）消毒剂应用于软式内镜，且符合国家相关规定，并对软式内镜腐蚀性较低。

2）可选用邻苯二甲醛、戊二醛、过氧乙酸、二氧化氯、酸性氧化电位水、复方含氯消毒剂，也可选用其他消毒剂。

3）部分消毒剂的使用方法见表9-6。

4）酸性氧化电位水应符合 GB 28234 的规定。

(2) 灭菌应满足以下要求。

1）灭菌剂应用于软式内镜，且符合国家相关规定，并对内镜腐蚀性较低。

2）可选用戊二醛、过氧乙酸，也可选用其他灭菌剂。

3）部分灭菌剂的使用方法见表9-6。

4）软式内镜不能采用压力蒸汽灭菌器灭菌，可根据软式内镜和低温灭菌器说明书，选择适当的低温灭菌器灭菌。

(3) 部分消毒(灭菌)剂使用方法。

表 9-6　部分消毒(灭菌)剂使用方法

消毒(灭菌)剂	高水平消毒及灭菌参数	使用方式	注意事项
邻苯二甲醛（OPA）	浓度：0.55%（0.5%~0.6%）；时间：消毒>5 min	1.内镜清洗消毒机；2.手工操作：消毒液应注满各管道，浸泡消毒	1.易使衣服、皮肤、仪器等染色；2.接触蒸气可能刺激呼吸道和眼睛
戊二醛（GA）	浓度：>2%（碱性）；时间：支气管镜消毒浸泡>20 min，其他内镜消毒>10 min，结核杆菌、其他分枝杆菌等特殊感染患者使用后的内镜浸泡>45 min，灭菌>10 h	1.内镜清洗消毒机；2.手工操作：消毒液应注满各管道，浸泡消毒	1.对皮肤、眼睛和呼吸道具有致敏性和刺激性，并能引发皮炎、结膜炎、鼻腔发炎及职业性哮喘，宜在内镜清洗消毒机中使用；2.易在内镜及清洗消毒设备上形成硬结物质

续表 9-6

消毒(灭菌)剂	高水平消毒及灭菌参数	使用方式	注意事项
过氧乙酸（PAA）	浓度:0.2%~0.35%(体积分数); 时间:消毒>5 min,灭菌>10 min	内镜清洗消毒机	对皮肤、眼睛和呼吸道有刺激性
二氧化氯	浓度:100~500 mg/L; 时间:消毒3~5 min	1.内镜清洗消毒机; 2.手工操作:消毒液应注满各管道,浸泡消毒	1.活化率低时产生较大刺激性气味; 2.宜在内镜清洗消毒机中使用
酸性氧化电位水（AEOW）	有效氯浓度:60±10 mg/L; pH:2.0~3.0; 氧化还原电位>1 100 mv; 残留氯离子<1 000 mg/L; 时间:消毒3~5 min	1.酸性氧化电位水内镜清洗消毒机; 2.手工操作:使用专用连接器将酸性氧化电位水出水口与内镜各孔道连接,流动浸泡消毒	1.在存在有机物质的情况下,消毒效果会急剧下降,消毒前清洗应彻底。尤其对污染严重、不易清洗的内镜(如肠镜等),应增加刷洗次数,延长清洗时间,保证清洗质量; 2.应采用流动浸泡方式消毒; 3.消毒后纯化水或无菌水冲洗30 s

注:1.表中所列的消毒(灭菌)剂,其具体使用条件与注意事项等遵循产品使用说明书。
2.表中未列明的同类或其他消毒(灭菌)剂,其使用方式与注意事项等遵循产品使用说明书。

(三)复用附件消毒与灭菌

(1)耐湿、耐热附件的消毒与灭菌。

1)耐湿、耐热附件的灭菌首选压力蒸汽灭菌,可选用热力消毒,也可采用消毒剂进行消毒。

2)消毒剂的使用方法应遵循产品说明书。

3)使用消毒剂消毒后,应采用纯化水或无菌水漂洗干净,干燥备用。

(2)不耐热附件的消毒与灭菌:应采用低温灭菌设备或化学灭菌剂浸泡灭菌,采用化学灭菌剂浸泡灭菌后应使用无菌水漂洗干净,干燥备用。

五、一般诊疗用品

(一)消毒的基本原则

(1)接触完整皮肤、黏膜的诊疗器械、器具和物品应进行消毒。

(2)中度危险性物品应达到中水平消毒以上效果的消毒方法。

(3)低度危险性物品宜采用低水平消毒方法,或做清洁处理;遇有病原微生物污染时,针对所污染病原微生物的种类选择有效的消毒方法。

(二) 中度危险性物品的消毒

1.消毒方法

(1)中度危险性物品如口腔护理用具等耐热、耐湿物品,应首选压力蒸汽灭菌,不耐热的物品如氧气面罩、麻醉面罩应采用高水平消毒或中水平消毒。

(2)通过管道间接与浅表体腔黏膜接触的器具如氧气湿化瓶、胃肠减压器、吸引器、引流瓶等的消毒方法如下。

1)耐高温、耐湿的管道与引流瓶应首选湿热消毒。

2)不耐高温的部分可采用中效或高效消毒剂如含氯消毒剂浸泡消毒。

3)呼吸机和麻醉机的螺纹管及配件宜采用清洗消毒机进行清洗与消毒。无条件的医院,呼吸机和麻醉机的螺纹管及配件可采用高效消毒剂如含氯消毒剂等浸泡消毒。

2.注意事项

(1)待消毒物品在消毒灭菌前应充分清洗干净。

(2)管道中有血迹等有机物污染时,应采用超声波和医用清洗剂浸泡清洗。清洗后的物品应及时进行消毒。

(3)使用中的消毒剂应监测其浓度,在有效期内使用。

(三) 低度危险性物品的消毒

(1)诊疗用品如止血带采用中、低效消毒剂进行消毒。

(2)诊疗用品如血压计袖带、听诊器等,保持清洁,遇有污染应先及时清洁,后采用中、低效消毒剂进行消毒。

【思考题】

(1)手术器械的消毒灭菌方法有哪些?

(2)口腔器械、软式内镜及附件的消毒灭菌方法如何选择?

(詹 淼 张 蘖)

第五节 皮肤黏膜的消毒

一、定义及目的

皮肤黏膜消毒是指用化学或物理的方法清除、抑制或杀灭皮肤黏膜上存在的微生物。皮肤黏膜消毒是一个广义名词,实际包含皮肤和黏膜消毒,具体部位有注射穿刺部位、手术切口部位、各种手消毒等。

二、适用范围

适用于肌肉、皮下及静脉注射、针灸部位、各种诊疗性穿刺、外科手术区域皮肤消毒、动静脉置管、中心/外周静脉导管置管、黏膜和伤口创面等部位皮肤黏膜的消毒。

三、常用消毒剂的种类与特点

完整皮肤常用消毒剂的种类有醇类、碘类、胍类、季铵盐类、酚类、过氧化物类等。破损皮肤常用消毒剂的种类有季铵盐类、胍类消毒剂以及过氧化氢、碘伏、三氯羟基二苯醚、酸性氧化电位水等。常用的消毒剂推荐使用剂量、作用方式及作用时间见表9-7,皮肤黏膜消毒剂微生物杀灭指标应符合表9-8的要求。

表9-7 常用的消毒剂推荐使用剂量、作用方式及作用时间

皮肤类型	消毒剂种类	有效成分含量	作用方式	作用时间(min)
完整皮肤消毒	醇类	60%以上(体积分数)	喷雾或涂擦	1~3
	碘类	18~22 g/L(碘酊)	擦拭	1~3
		2~10 g/L(碘伏)	擦拭	1~5
	胍类	2~45 g/L	擦拭	1~5
	季铵盐类	400~1 000 mg/L	冲洗	2~5
		500~2 000 mg/L	擦拭或浸泡	2~5
	酚类	≤2.0%(对氯间二甲苯酚)	擦拭	≤5
		≤2.0%(三氯羟基二苯醚)	擦拭	≤5
	次氯酸消毒液	60±10 mg/L(有效氯)	擦拭或浸泡	3~5
	酸性电解水	60±10 mg/L(有效氯)	反复擦洗	3~5
破损皮肤消毒	季铵盐类	1 000~1 300 mg/L(苯扎氯铵)	涂擦或冲洗	1~5
		1 000~2 000 mg/L(氯化苄铵松宁)		
	胍类	2~45 g/L	擦拭或冲洗	≤5
	过氧化氢	1.5%~3.0%	直接冲洗	3~5
	碘伏	250~1 000 mg/L	擦拭或冲洗	1~5
	酚类	≤1.0%(对氯间二甲苯酚)	擦拭或冲洗	≤5
		≤0.35%(三氯羟基二苯醚)	擦拭或冲洗	≤5
	酸性电解水	60±10 mg/L(有效氯)	冲洗	3~5

表 9-8 杀灭微生物指标

	项 目	时间(min)[a]	悬液定量杀灭对数值	载体定量杀灭对数值
杀灭微生物指标	金黄色葡萄球菌杀灭试验（ATCC6538）	≤5.0	≥5.0	≥3.0
	铜绿假单胞菌杀灭试验（ATCC5442）	≤5.0	≥5.0	≥3.0
	白色念珠菌杀灭试验（ATCC10231）	≤5.0	≥4.0	≥3.0
	皮肤现场试验（自然菌）	≤5.0	≥1.0[b]	
	微生物污染指标	完整皮肤消毒剂菌落总数≤10 cfu/mL(g)，霉菌和酵母菌≤10 cfu/mL，不得检出致病菌；破损皮肤的消毒剂应无菌。		

注：[a]注射或穿刺部位皮肤消毒时间≤1 min；[b]皮肤现场试验术前皮肤消毒后残留菌数≤5.0 cfu/cm^2。

四、注射、穿刺部位的皮肤消毒

(一) 消毒方法

（1）用浸有碘伏消毒液原液的无菌棉球或其他替代物品局部擦拭 2 遍，作用时间遵循产品的使用说明。

（2）使用碘酊原液直接涂擦皮肤表面 2 遍以上，作用时间 1~3 min，待稍干后再用 70%~80%（体积分数）乙醇脱碘。

（3）使用有效含量≥2 g/L 氯己定-乙醇（70%，体积分数）溶液局部擦拭 2~3 遍，作用时间遵循产品的使用说明。

（4）使用 70%~80%（体积分数）乙醇溶液擦拭消毒 2 遍，作用时间 3 min。

（5）使用复方季铵盐消毒剂原液皮肤擦拭消毒，作用时间 3~5 min。

（6）其他合法、有效的皮肤消毒产品，按照产品的使用说明书操作。

(二) 消毒范围

肌肉、皮下及静脉注射、针灸部位、各种诊疗性穿刺等消毒方法主要是涂擦，以注射或穿刺部位为中心，由内向外缓慢旋转，逐步涂擦，共 2 次，消毒皮肤面积应≥5×5 cm^2。

五、外科手术切口部位的皮肤消毒

(一) 目的

清除手术切口处及其周围皮肤上的暂居菌，并抑制常居菌的移动，最大限度地减少手术部位相关感染。

（二）消毒方法

（1）使用浸有碘伏消毒液原液的无菌棉球或其他替代物品局部擦拭 2 遍，作用时间 ≥2 min。

（2）使用碘酊原液直接涂擦皮肤表面，等稍干后再用 70%～80%（体积分数）乙醇脱碘。

（3）使用有效含量 ≥2 g/L 氯己定-乙醇（70%，体积分数）溶液局部擦拭 2～3 遍，作用时间遵循产品的使用说明。

（4）其他合法、有效的手术切口皮肤消毒产品，按照产品使用说明书操作。

（三）消毒方式

（1）环形或螺旋形消毒：用于小手术野的消毒。

（2）平行形或叠瓦形消毒：用于大手术野的消毒。

（3）离心形消毒：清洁切口皮肤消毒应从手术野中心部开始向周围涂擦。

（4）向心形消毒：污染手术、感染伤口或肛门、会阴部消毒，应从手术区外周清洁部向感染伤口或肛门、会阴部涂擦。以原切口为中心，自上而下、自外而内进行消毒。

（四）消毒范围

消毒范围应在手术野及其外扩展 ≥15 cm 部位由内向外擦拭。关节手术消毒范围，超过上或下一个关节。如为污染手术或者肛门、会阴部手术则涂擦顺序相反，由手术区周围向切口中心涂擦。各部位具体消毒范围如下。

（1）头颈部手术：头、颈、耳、眼、面部手术。

1）头部手术：头部及前额。颅脑手术消毒范围见图 9-2。

2）颈部手术：颈部手术消毒范围见图 9-3。

a.颈前部手术：上至下唇，下至乳头，两侧至斜方肌前缘。

b.颈椎手术：上至颅顶，下至两腋窝连线。如取髂骨，上至颅顶，下至大腿上 1/3，两侧至腋中线。

c.锁骨手术：上至颈部上缘，下至上臂上 1/3 处和乳头上缘，两侧过腋中线。

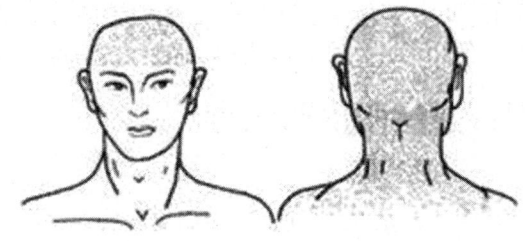

图 9-2　颅脑手术消毒范围

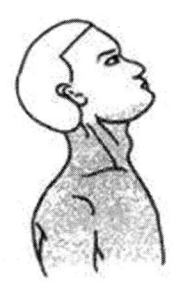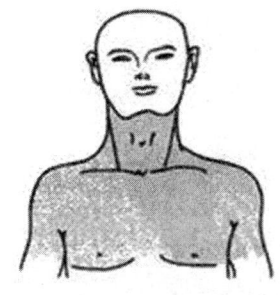

图9-3　颈部手术消毒范围

(2)胸部手术:食管、肺、心脏、乳腺。(右)胸部手术消毒范围见图9-4。

1)侧卧位:前后过中线,上肩及上臂上1/3,下过肋缘,包括同侧腋窝。

2)仰卧位:左右过腋中线,上至锁骨及上臂,下过脐平行线。

3)乳房手术:前至对侧锁骨中线,后至腋后线,上过锁骨及上臂,下过脐平行线。

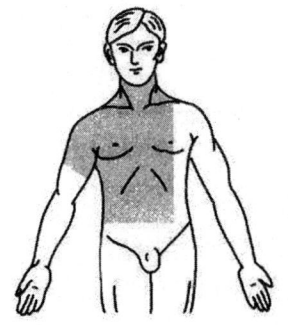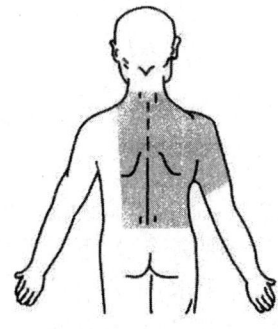

图9-4　(右)胸部手术消毒范围

(3)腹部手术:胃肠、腹股沟和阴囊手术。

1)上腹部:自乳头至耻骨联合平面,两侧到腋后线。腹部手术消毒范围见图9-5。

2)腹股沟和阴囊手术:上到脐平行线,下至大腿上1/3,两侧至腋中线。腹股沟和阴囊手术消毒范围见图9-6。

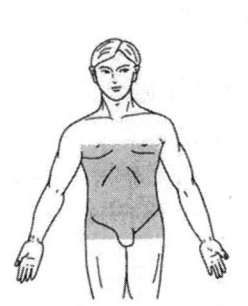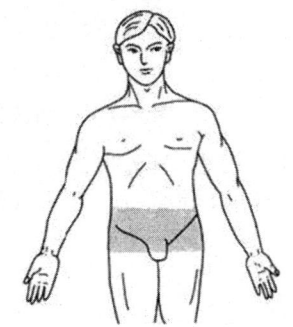
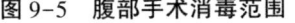

图9-5　腹部手术消毒范围　　图9-6　腹股沟和阴囊手术消毒范围

(4)肾部手术:肾。

肾部手术:前后过正中线,上至腋窝,下至腹股沟。(左)肾区手术消毒范围见图9-7。

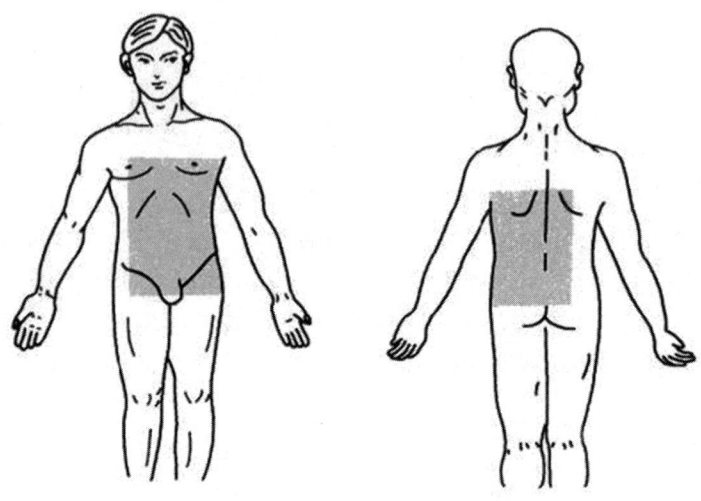

图9-7　(左)肾区手术消毒范围

(5)背部手术:脊柱。

1)胸椎手术:上至肩,下至髂嵴连线,两侧至腋中线。

2)腰椎手术:上至两腋窝连线,下过臀部,两侧至腋中线。

(6)会阴部和肛门部手术:子宫、肛肠。会阴部和肛门部手术消毒范围见图9-8。趾骨联合、肛门周围及臀、大腿上1/3内侧。

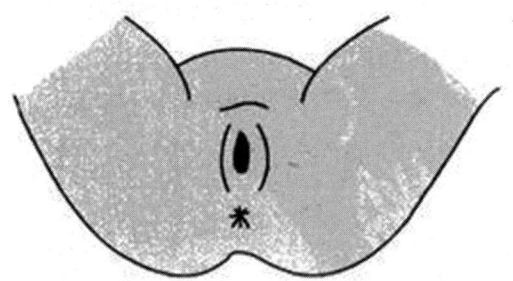

图9-8　会阴部和肛门部手术消毒范围

(7)髋关节:前后过正中线,上至剑突,患肢远端至踝关节上方,健肢远端至膝关节。

(8)四肢手术:四肢、髋关节。手术区周围消毒,上下各超过一个关节,四肢手术的消毒范围见图9-9。

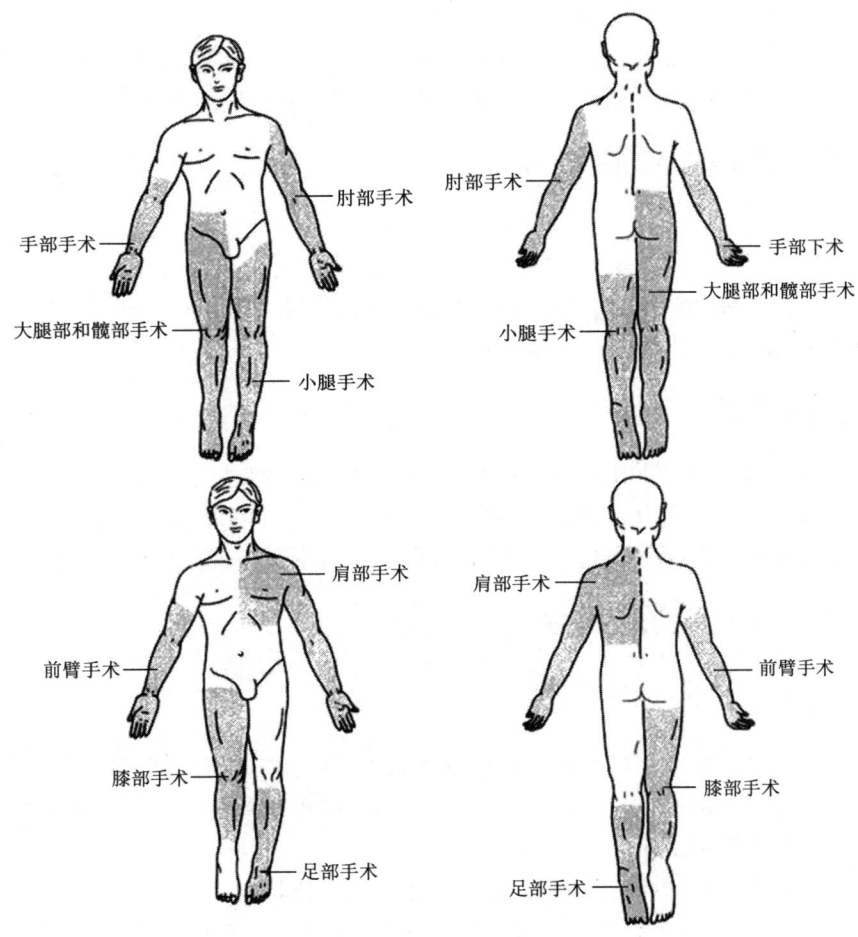

图9-9 四肢手术的消毒范围

(五)注意事项

(1)消毒时机应在麻醉完成(除局部麻醉)、体位安置妥当后进行。

(2)术前备皮应当在手术当日进行,确需去除手术部位毛发时,应当使用不损伤皮肤的方法,避免使用刀片刮除毛发。

(3)无论消毒顺序由中心向四周或由四周向中心,已接触污染部位的消毒纱球,不得再返擦清洁处。术中如需延长切口、做新切口或放置引流时,应事先相应扩大皮肤消毒范围。每一次的消毒均不超过前一遍的范围,至少使用两把消毒钳。

(4)消毒前要彻底清除手术切口和周围皮肤的污染;对于器官移植手术和处于重度免疫抑制状态的患者,术前可用抗菌或抑菌皂液或20 000 mg/L葡萄糖酸氯己定擦拭洗净全身皮肤。

(5)消毒腹部皮肤时,可先将消毒液滴入脐部,待皮肤涂擦完毕后,再将脐部消毒液蘸净。

(6)确认消毒质量:范围符合手术部位要求,涂擦均匀无遗漏,皮肤皱褶、脐、腋下处的消毒规范、消毒液使用量适度。注意观察消毒后的皮肤有无不良反应。

六、置管部位的皮肤消毒

(一) 消毒方法

在插入中心/外周静脉导管之前,用2%葡萄糖洗必泰-70%异丙醇(洗必泰过敏患者使用碘伏乙醇)消毒皮肤,待干后穿刺。

(二) 消毒范围

中心静脉导管如短期中心静脉导管、经外周插管的中心静脉导管(peripherally inserted central catheter,PICC)、植入式血管通路的消毒以穿刺部位为中心,由内向外缓慢旋转,逐步涂擦,共2次,范围直径应>15 cm,至少应大于敷料面积($10×12 \text{ cm}^2$)。

七、黏膜、伤口创面消毒

(一) 擦拭法

(1)使用含有效碘1 000~2 000 mg/L的碘伏擦拭,作用到规定时间。
(2)使用有效含量≥2 g/L氯己定-乙醇(70%,体积分数)溶液局部擦拭2~3遍,作用时间遵循产品的使用说明。
(3)采用1 000~2 000 mg/L季铵盐,作用到规定时间。

(二) 冲洗法

(1)使用有效含量≥2 g/L氯己定水溶液冲洗或漱洗,至冲洗液或漱洗液变清为止。
(2)采用3%(30 g/L)过氧化氢冲洗伤口、口腔含漱,作用到规定时间。
(3)使用含有效碘500 mg/L的消毒液冲洗,作用到规定时间。

(三) 注意事项

(1)其他合法、有效的黏膜、伤口创面消毒产品,按照产品使用说明书进行操作。
(2)如消毒液注明不能用于孕妇,则不可用于怀孕妇女的会阴部及阴道手术部位的消毒。

八、特殊病原微生物污染皮肤的消毒

气性坏疽伤口的消毒,采用3%过氧化氢溶液冲洗,伤口周围皮肤可选择碘伏原液擦拭消毒。患有突发不明原因传染病手术患者伤口的消毒应符合国家规定要求。

九、皮肤消毒剂使用注意事项

(一)彻底清洁是保证消毒效果的前提

皮肤消毒前要视皮肤的污染情况对皮肤进行不同的清洁。清洁或去污不彻底会影响消毒效果。

(二)正确选择消毒剂的使用浓度

以乙醇为例,乙醇在70%~80%的浓度时消毒效果最佳,过高浓度的乙醇会在细菌表面形成一层保护膜,阻止其进入细菌体内,难以将细菌彻底杀死。

(三)消毒剂要有足够的作用时间

不同消毒剂的暴露时间不同。完整皮肤消毒和破损皮肤消毒≤5 min,注射或者穿刺部位皮肤消毒≤1 min。

(四)消毒剂应在有效期内使用

消毒剂一经打开,应注明开瓶日期,小瓶碘伏、酒精开启后连续使用最长不应超过7 d;完整包装产品菌落总数≤10 cfu/mL(g),霉菌和酵母菌≤10 cfu/mL(g),不得检出溶血性链球菌、金黄色葡萄球菌、铜绿假单胞菌等致病性化脓菌;破损皮肤的消毒剂应无菌。使用中皮肤消毒剂菌落总数≤100 cfu/mL(g),霉菌和酵母菌≤10 cfu/mL(g),不得检出溶血性链球菌、金黄色葡萄球菌、铜绿假单胞菌;怀疑感染与皮肤消毒剂有关时,应进行目标微生物检验,并不得检出。

(五)使用碘酊消毒剂消毒后应脱碘

由于碘酊对皮肤的刺激性比较强,高浓度可能会引起皮肤起泡、脱皮,甚至皮炎,所以用碘酊消毒后,要用75%酒精进行脱碘。

(六)储存应清洁干燥通风,易燃者远离火源

消毒剂应储存于清洁干燥通风处,对于易燃易爆消毒剂还应避光、密封、远离火源。

【思考题】
(1)简述穿刺部位皮肤消毒的方法及消毒范围。
(2)如何进行皮肤消毒剂的选择?
(3)消毒液为何要待干?

(蒋雪松　豆银霞)

第六节 医疗机构环境清洁与消毒

医疗机构环境常被患者、隐性感染者或带菌者排出的病原微生物污染,成为感染的媒介。全球流行的新冠肺炎疫情的传染源既有感染者,又有被新冠病毒污染的环境物体表面。因此,医疗机构环境的清洁与消毒是预防与控制医院感染最基础的措施之一。

一、医疗机构环境

(一)医疗机构环境区域的划分

(1)Ⅰ类环境:为采用空气洁净技术的诊疗场所,包括洁净手术部(室)和其他洁净场所(如洁净骨髓移植病房)。

(2)Ⅱ类环境:包括非洁净手术室、非洁净骨髓移植病房、产房、导管室、新生儿室、器官移植病房、烧伤病房、重症监护病房、血液病病区。

(3)Ⅲ类环境:包括儿科病房、母婴同室、妇产科检查室、人流室、治疗室、输血科、消毒供应中心、血液透析室、急诊室、化验室、各类普通病室。

(4)Ⅳ类环境:普通门急诊及检查室(注射室、换药室)、感染性疾病科门诊和病区。

(二)医疗机构消毒卫生要求

医疗机构消毒卫生要求见表9-9。

表9-9 各类环境空气和物体表面菌落总数卫生标准

环境类别		空气平均菌落数		物品表面平均菌落数
		cfu/平皿	cfu/m^3	cfu/m^3
Ⅰ类环境	洁净手术部	符合 GB 50333 要求	≤150	≤5.0
	其他洁净场所	≤4.0(30 min)		
Ⅱ类		≤4.0(15 min)	—	≤5.0
Ⅲ类		≤4.0(5 min)	—	≤10.0
Ⅳ类		≤4.0(5 min)	—	≤10.0

二、空气净化

空气净化(air cleaning)是指降低室内空气中的微生物、颗粒物等使其达到无害化的技术或方法。

(一) 空气净化方法

包括通风、集中空调通风系统、空气洁净技术、紫外线消毒、循环风紫外线空气消毒器、化学消毒法等。

1.通风

(1) 自然通风:是指利用建筑物内外空气的密度差引起的热压或风压,促使空气流动而进行的通风换气。

1) 目的:可以促进室内空气流通,保持空气新鲜,并可调节室内的温度和湿度,降低室内空气中二氧化碳及微生物的密度,减少呼吸道疾病的传播。

2) 注意事项:通风效果与通风面积(门窗大小)、室内外温度差、通风时间和室外气流速度有关。一般通风 30 min 即可达到完全置换室内空气的目的。

(2) 机械通风:通过安装通风设备,利用风机、排风扇等运转产生的动力,使空气流动。

1) 通风方式:①机械送风与自然排风适用于污染源分散及室内空气污染不严重的场所。机械送风口宜远离门窗。②自然送风与机械排风适用于室内空气污染较重的场所。室内排风口宜远离门,宜安置于门对侧墙面上。③机械送风与机械排风适用于卫生条件要求较高的场所。根据通风的需要设定换气次数或保持室内的正压或负压。

2) 注意事项:应充分考虑房间的功能要求、相邻房间的卫生条件和室内外的环境因素,选择通风方式及室内的正负压,并应定期对机械通风设备进行清洁,遇污染及时清洁与消毒。

2.集中空调通风系统

(1) 概念:为使房间或封闭空间空气温度、湿度、洁净度和气流速度等参数达到设定的要求,而对空气进行集中处理、输送、分配的所有设备、管道及附件、仪器仪表的总和。

(2) 注意事项:集中空调通风系统应加强卫生管理,并符合国家有关规定。集中空调通风系统的卫生要求及检测方法应符合《公共场所集中空调通风系统卫生规范》的规定;集中空调通风系统的卫生学评价应符合《公共场所集中空调通风系统卫生学评价规范》的规定;集中空调通风系统的清洗应符合《公共场所集中空调通风系统清洗规范》的规定。

3.空气洁净技术

(1) 概念:是指通过科学设计的多级空气过滤系统,最大程度地清除空气中的悬浮微粒及微生物,创造洁净环境的有效手段。

(2) 使用范围:洁净技术一般用于对空气质量有严格要求的重点部门,如洁净手术部(室)、器官移植病区、静配中心等。

(3) 洁净程度划分:空气洁净度是洁净环境中空气含悬浮粒子量的程度,通常空气中含尘浓度高则空气洁净度低,含尘浓度低则空气洁净度高。按空气中悬浮粒子浓度来划分洁净室及相关受控环境中空气洁净度等级,就是以每立方米空气中的最大允许粒子数来确定其空气洁净度等级。如洁净手术部(室)可分为 5 级(原 100 级)、6 级(原 1 000 级)、7 级(原 10 000 级)、8 级(原 10 万级)、8.5 级(原 30 万级)五种。

(4)洁净室的管理:洁净室应保持正压,即高级洁净室的静压值高于低级洁净室的静压值;洁净室之间按洁净度的高低依次相连,并有相应的压差(压差>10 mmH$_2$O),以防止低级洁净室的空气逆流到高级洁净室。洁净手术部(室)的管理遵循《医院洁净手术部建筑技术规范》(GB 50333—2013)的要求。

(5)维护与保养。

1)空气处理机组、新风机组应定期检查,保持清洁。

2)新风机组粗效滤网宜每 2 d 清洁一次;粗效过滤器宜 1~2 月更换一次;中效过滤器宜每周检查,3 个月更换一次;亚高效过滤器宜每年更换。发现污染和堵塞及时更换。

3)末端高效过滤器宜每年检查一次,当阻力超过设计初阻力 160 Pa 或已经使用 3 年以上时宜更换。

4)排风机组中的中效过滤器宜每年更换,发现污染和堵塞及时更换。

5)定期检查回风口过滤网,宜每周清洁一次,每年更换一次。如遇特殊污染,及时更换,并用消毒剂擦拭回风口内表面。

6)设专门维护管理人员,遵循设备的使用说明进行保养与维护,并制定运行手册,规范检查和记录。

4.紫外线消毒

(1)适用范围:适用于无人状态下室内空气的消毒。

(2)消毒方法:紫外线灯采取悬吊式或移动式直接照射。安装时紫外线灯(30 W 紫外线灯,在 1.0 m 处的强度>70 uW/cm^2)应≥1.5 W/m^3,照射时间≥30 min。

(3)注意事项。

①应保持紫外线灯表面清洁,每周用 70%~80%(体积比)乙醇棉球擦拭一次。发现灯管表面有灰尘、油污时,应及时擦拭。②紫外线灯消毒室内空气时,房间内应保持清洁干燥,减少尘埃和水雾。③温度<20 ℃或>40 ℃时,或相对湿度>60%时,应适当延长照射时间。④正确计算消毒时间:消毒时间必须从亮灯后 5~7 min 开始计时,建立时间登记卡。⑤定期检测:至少每年检测 1 次灯管照射强度,普通 30 W 直管型新灯辐照强度应≥90 uW/m^2,使用中辐照强度应≥70 uW/m^2;30 W 高强度紫外线新灯的辐照强度应≥180 uW/m^2,主要应用物理、化学、生物监测法。物理监测法是开启紫外线灯 5 min 后,将紫外线辐照计置于所测紫外线灯下正中垂直 1 m 处,仪表稳定后所示结果即为该灯管的辐照强度;化学监测法是开启紫外线灯 5 min 后,将紫外线灯强度辐射指示卡置于紫外线灯下正中垂直 1 m 处,照射 1 min 后,判断辐照强度;生物监测法一般每月 1 次,主要通过对空气、物品表面的采样,检测细菌菌落数以判断其消毒效果。⑥室内有人时不应使用紫外线灯照射消毒。

5.循环风紫外线空气消毒器

(1)适用范围:适用于有人状态下的室内空气消毒。

(2)使用方法:消毒器由高强度紫外线灯和过滤系统组成,可以有效杀灭进入消毒器空气中的微生物,并有效地滤除空气中的尘埃粒子。应遵循卫健委消毒产品卫生许可批件批准的产品使用说明,在规定的空间内正确安装使用。

(3)注意事项:消毒时应关闭门窗;进风口、出风口不应有物品覆盖或遮挡;用湿布清洁机器时,须先切断电源;消毒器的检修与维护应遵循产品的使用说明。

6.静电吸附式空气消毒器

(1)适用范围:适用于有人状态下室内空气的净化。

(2)使用方法:采用静电吸附和过滤材料,消除空气中的尘埃和微生物。应遵循卫健委消毒产品卫生许可批件批准的产品使用说明,在规定的空间内正确安装使用。

(3)注意事项:消毒时应关闭门窗;进风口、出风口不应有物品覆盖或遮挡;消毒器的循环风量(m^3/h)应大于房间体积的8倍以上;消毒器的检修与维护应遵循产品的使用说明。

7.化学消毒法

(1)超低容量喷雾法。

1)适用范围:适用于无人状态下的室内空气消毒。

2)消毒原理:将消毒液雾化成 20 μm 以下的微小粒子,在空气中均匀喷雾,使之与空气中微生物颗粒充分接触以杀灭空气中的微生物。

3)消毒方法:采用 3% 过氧化氢、5 000 mg/L 过氧乙酸、500 mg/L 二氧化氯等消毒液,按照 20~30 mL/m^3 的用量加入到电动超低容量喷雾器中,接通电源,即可进行喷雾消毒。消毒前关闭门窗,喷雾时按先上后下、先左后右、由里向外、先表面后空间,循序渐进的顺序依次均匀喷雾。作用时间:过氧化氢、二氧化氯为 30~60 min,过氧乙酸为 1 h。消毒完毕,打开门窗彻底通风。

4)注意事项:喷雾时消毒人员应作好个人防护,佩戴防护手套、口罩,必要时戴防毒面罩,穿防护服。喷雾前应将室内易腐蚀的仪器设备,如监护仪、显示器等物品盖好。

(2)熏蒸法。

1)适用范围:适用于无人状态下的室内空气消毒。

2)消毒原理:利用化学消毒剂具有的挥发性,在一定空间内通过加热或其他方法使其挥发达到空气消毒。

3)消毒方法:采用 0.5%~1.0%(5 000~10 000 mg/L)过氧乙酸水溶液(1 g/m^3)或二氧化氯(10~20 mg/m^3),加热蒸发,或加激活剂,或采用臭氧(20 mg/m^3)熏蒸消毒。消毒剂用量、消毒时间、操作方法和注意事项等应遵循产品的使用说明。消毒前应关闭门窗,消毒完毕,打开门窗彻底通风。

4)注意事项:消毒时房间的温度和湿度应适宜,盛放消毒液的容器应耐腐蚀,大小适宜。

(二)不同部门空气净化方法

(1)手术室可选用下列方法净化空气。

1)安装空气净化消毒装置的集中空调通风系统。

2)空气洁净技术。

3)循环风紫外线空气消毒器、静电吸附式空气消毒器或其他获得卫健委消毒产品卫生许可批件的空气消毒器。

4)紫外线灯照射消毒。

5)能使消毒后空气中的细菌总数≤4 cfu/(15 min Φ90 mm 平皿)、获得卫健委消毒产品卫生许可批件的其他空气消毒产品。

(2)产房、导管室、新生儿室、器官移植病房、烧伤病房、重症监护病房、血液病病区等,可选用下列方法净化空气。

1)通风。

2)安装空气净化消毒装置的集中空调通风系统。

3)空气洁净技术。

4)循环风紫外线空气消毒器或静电吸附式空气消毒器或其他获得卫健委消毒产品卫生许可批件的空气消毒器。

5)紫外线灯照射消毒。

6)能使消毒后空气中的细菌总数≤4 cfu/(15 min Φ90 mm 平皿)、获得卫健委消毒产品卫生许可批件的其他空气消毒产品。

(3)儿科病房、母婴同室、妇产科检查室、人流室、注射室、治疗室、换药室、输血科、消毒供应中心、血液透析中心(室)、急诊室、化验室、各类普通病室、感染疾病科门诊及其病房等,可选用下列方法净化空气。

1)通风。

2)集中空调通风系统。

3)循环风紫外线空气消毒器或静电吸附式空气消毒器或其他获得卫健委消毒产品卫生许可批件的空气消毒器。

4)紫外线灯照射消毒。

5)化学消毒。

6)能使消毒后空气中的细菌总数≤4 cfu/(5 min Φ90 mm 平皿)、获得卫健委消毒产品卫生许可批件的其他空气消毒产品。

(三)不同情况下空气净化方法

(1)有人的情况下可选用下列方法。

1)普通病房首选自然通风,自然通风不良,宜采取机械通风。

2）集中空调通风系统。
3）循环风紫外线空气消毒器或静电吸附式空气消毒器。
4）空气洁净技术。
5）获得卫健委消毒产品卫生许可批件、对人体健康无损害的其他空气消毒产品。
（2）无人的情况下可采用以下方法。
1）有人情况下的空气净化方法。
2）紫外线灯照射消毒。
3）化学消毒。
4）其他获得卫健委消毒产品卫生许可批件、适宜于超低容量喷雾消毒的消毒剂进行喷雾消毒。

三、环境表面消毒

医疗环境中的各种物体表面、地面清洁，不得检测出致病性微生物。地面无明显污染时，采用湿式清洁。当地面受到患者血液、体液等明显污染时，先用吸附材料去除可见的污染物，再清洁和消毒。室内用品如桌子、椅子、凳子、床头柜等的表面无明显污染时，采用湿式清洁。当受到明显污染时，先用吸附材料去除可见的污染物，然后再清洁和消毒。感染高风险的部门如手术部（室）、产房、导管室、洁净病房、骨髓移植病房、器官移植病房、重症监护病房、新生儿室、血液透析病房、烧伤病房、感染疾病科、口腔科、检验科、急诊等病房与部门的地面和物体表面，应保持清洁、干燥，每天进行消毒，遇明显污染随时去污、清洁与消毒。地面消毒采用有效氯 400~700 mg/L 的含氯消毒液擦拭，作用 30 min。物体表面消毒方法同地面或采用 1 000~2 000 mg/L 季铵盐类消毒液擦拭。地面和物体表面应保持清洁，当遇到明显污染时，应及时进行消毒处理，所用消毒剂应符合国家相关要求。

（一）环境清洁消毒的原则

（1）应遵循先清洁再消毒的原则，采取湿式卫生的清洁方式。
（2）根据风险等级和清洁等级要求制定标准化操作规程，内容应包括清洁与消毒的工作流程、作业时间和频率、使用的清洁剂与消毒剂名称、配制浓度、作用时间以及更换频率等。
（3）应根据环境表面和污染程度选择适宜的清洁剂。
（4）有明确病原体污染的环境表面，应根据病原体抵抗力选择有效的消毒剂，消毒剂的选择参考 WS/T 367 执行。消毒产品的使用按照其使用说明书执行。
（5）无明显污染时可采用消毒湿巾进行清洁与消毒。
（6）清洁病房或诊疗区域时，应有序进行，由上而下，由里到外，由轻度污染到重度污染；有多名患者共同居住的病房，应遵循清洁单元化操作。

(7)实施清洁与消毒时应做好个人防护,不同区域环境清洁人员个人防护应符合 WS/T 512 附录 B 的规定。工作结束时应做好手卫生与人员卫生处理,手卫生应执行 WS/T 313 的要求。

(8)对高频接触、易污染、难清洁与消毒的表面,可采取屏障保护措施,用于屏障保护的覆盖物(如塑料薄膜、铝箔等)实行一用一更换。

(9)清洁工具应分区使用,实行颜色标记。

(10)宜使用微细纤维材料的擦拭布巾和地巾。

(11)对精密仪器设备表面进行清洁与消毒时,应参考仪器设备说明书,关注清洁剂与消毒剂的兼容性,选择适合的清洁与消毒产品。

(12)在诊疗过程中发生患者体液、血液等污染时,应随时进行污点清洁与消毒。

(13)环境表面不宜采用高水平消毒剂进行日常消毒。使用中的新生儿床和暖箱内表面,日常清洁应以清水为主,不应使用任何消毒剂。

(14)不应将使用后或污染的擦拭布巾或地巾重复浸泡至清洁用水、使用中清洁剂和消毒剂内。

(二)日常清洁与消毒

医疗机构应将所有部门与科室按风险等级,划分为低度风险区域、中度风险区域和高度风险区域,不同风险区域应实施不同等级的环境清洁与消毒管理,具体要求见表9-10。

(1)低度风险区域:基本没有患者或患者只作短暂停留的区域。如行政管理部门、图书馆、会议室、病案室等。

(2)中度风险区域:有普通患者居住,患者体液、血液、排泄物、分泌物对环境表面存在潜在污染可能性的区域。如普通住院病房、门诊科室、功能检查室等。

(3)高度风险区域:有感染或定植患者居住的区域以及对高度易感患者采取保护性隔离措施的区域,如感染性疾病科、手术室、产房、重症监护病区、移植病房、烧伤病房、早产儿室等。

表 9-10 不同等级的风险区域的日常清洁与消毒管理

风险等级	环境清洁等级分类	方式	频率/(次/d)	标准
低度风险区域	清洁级	湿式卫生	1~2	要求达到区域内环境干净、干燥、无尘、无污垢、无碎屑、无异味等
中度风险区域	卫生级	湿式卫生,可采用清洁剂辅助清洁	2	要求达到区域内环境表面菌落总数 10 cfu/cm^2,或自然菌减少 1 个对数值以上

续表 9-10

风险等级	环境清洁等级分类	方式	频率/(次/d)	标准
高度风险区域	消毒级	湿式卫生,可采用清洁剂辅助清洁	≥2	要求达到区域内环境表面菌落总数符合 GB 15982 要求
		高频接触的环境表面,实施中、低水平消毒	≥2	

注:(1)各类风险区域环境表面一旦发生患者体液、血液、排泄物、分泌物等污染时,应立即实施污点清洁与消毒;
(2)凡开展侵入性操作、吸痰等高度危险诊疗活动结束后,应立即实施环境清洁与消毒;
(3)在明确病原体污染时,可参考 WS/T 367 提供的方法进行消毒。

(三)强化清洁与消毒

(1)下列情况应强化清洁与消毒。
1)发生感染暴发时,如不动杆菌属、艰难梭菌、诺如病毒等感染暴发。
2)环境表面检出多重耐药菌,如耐甲氧西林金黄色葡萄球菌(MRSA)、产超广谱β内酰胺酶(ESBLs)细菌以及耐碳青霉烯类肠杆菌科细菌(CRE)等耐药菌。
(2)强化清洁与消毒时,应落实接触传播、飞沫传播和空气传播的隔离措施,具体参照 WS/T 311 执行。
(3)强化清洁与消毒时,应增加清洁与消毒频率,并根据病原体类型选择消毒剂。
(4)对感染朊病毒、气性坏疽、不明原因病原体感染的患者周围环境的清洁与消毒措施应参照 WS/T 367 执行。
(5)应开展环境清洁与消毒质量评估工作,并关注引发感染暴发的病原体在环境表面的污染情况。

(四)清洁工具复用处理要求

(1)医疗机构宜按病区或科室的规模设立清洁工具复用处理的房间,房间应具备相应的处理设施和储存条件,并保持环境干燥、通风换气。
(2)清洁工具的数量、复用处理设施应满足病区或科室规模的需要。
(3)清洁工具使用后应及时清洁与消毒,干燥保存,其复用处理方式包括手工清洗和机械清洗。
(4)清洁工具的手工清洗与消毒应执行 WS/T 367 的要求。
(5)有条件的医疗机构宜采用机械清洗、热力消毒、机械干燥、装箱备用的处理流程。热力消毒要求 A_0 值达到 600 及以上,相当于 80 ℃持续时间 10 min,90 ℃持续时间 1 min,或 93 ℃持续时间 30 s。
(6)当需要对清洁工具复用处理质量进行考核时,可参照 GB 15982 执行。

（7）环境表面常用消毒剂杀灭微生物效果见表9-11，环境表面常用的消毒方法见表9-12。

表9-11 环境表面常用消毒剂杀灭微生物效果

消毒剂	消毒水平	细菌			真菌	病毒	
		繁殖体	结核杆菌	芽孢		亲脂类（有包膜）	亲水类（无包膜）
含氯消毒剂	高水平	+	+	+	+	+	+
二氧化氯	高水平	+	+	+	+	+	+
过氧乙酸	高水平	+	+	+	+	+	+
过氧化氢	高水平	+	+	+	+	+	+
碘类	中水平	+	+	-	+	+	+
醇类	中水平	+	+	-	+	+	-
季铵盐类a	低水平	+	-	-	+	+	-

注："+"表示正确使用时，正常浓度的化学消毒剂可以达到杀灭微生物的效果；"-"表示较弱的杀灭作用或没有杀灭效果；a 部分双长链季铵盐类为中效消毒剂。

表9-12 环境表面常用消毒方法

消毒产品	使用浓度（有效成分）	作用时间（min）	使用方法	适用范围	注意事项
含氯消毒剂	400~700 mg/L	>10	擦拭、拖地	细菌繁殖体、结核杆菌、真菌、亲脂类病毒	对人体有刺激作用，对金属有腐蚀作用，对织物、皮草类有漂白作用，有机物污染对其杀菌效果影响很大
	2 000~5 000 mg/L	>30	擦拭、拖地	所有细菌（含芽孢）、真菌、病毒	
二氧化氯	100~250 mg/L	30	擦拭、拖地	细菌繁殖体、结核杆菌、真菌、亲脂类病毒	对金属有腐蚀作用，有机物污染对其杀菌效果影响很大
	500~1 000 mg/L	30	擦拭、拖地	所有细菌（含芽孢）、真菌、病毒	
过氧乙酸	1 000~2 000 mg/L	30	擦拭	所有细菌（含芽孢）、真菌、病毒	对人体有刺激作用，对金属有腐蚀作用，对织物、皮草类有漂白作用

续表 9-12

消毒产品	使用浓度（有效成分）	作用时间（min）	使用方法	适用范围	注意事项
二氧化氯	100~250 mg/L	30	擦拭、拖地	细菌繁殖体、结核杆菌、真菌、亲脂类病毒	对金属有腐蚀作用，有机物污染对其杀菌效果影响很大
	500~1 000 mg/L	30	擦拭、拖地	所有细菌（含芽孢）、真菌、病毒	
过氧乙酸	1 000~2 000 mg/L	30	擦拭	所有细菌（含芽孢）、真菌、病毒	对人体有刺激作用，对金属有腐蚀作用，对织物、皮草类有漂白作用
过氧化氢	3%	30	擦拭	所有细菌（含芽孢）、真菌、病毒	对人体有刺激作用，对金属有腐蚀作用，对织物、皮草类有漂白作用
碘伏	0.2%~0.5%	5	擦拭	除芽孢外的细菌、真菌、病毒	主要用于采样瓶和部分医疗器械表面消毒，对二价金属制品有腐蚀性，不能用于硅胶导尿管消毒
醇类	70%~80%	3	擦拭	细菌繁殖体、结核杆菌、真菌、亲脂类病毒	易挥发、易燃，不宜大面积使用
季铵盐类	1 000~2 000 mg/L	15~30	擦拭、拖地	细菌繁殖体、真菌、亲脂类病毒	不宜与阴离子表面活性剂如肥皂、洗衣粉等合用
自动化过氧化氢喷雾消毒器	产品说明使用	产品说明使用	喷雾	环境表面耐药菌等病原微生物的污染	有人情况下不得使用
紫外线辐照	产品说明使用	产品说明使用	照射	环境表面耐药菌等病原微生物的污染	有人情况下不得使用
消毒湿巾	产品说明使用	产品说明使用	擦拭	依据病原微生物特点选择消毒剂，产品说明使用	日常消毒，湿巾遇污染或擦拭时无水迹应丢弃

【思考题】

(1) 医疗机构所有部门与科室按风险等级如何划分？不同的风险等级执行的清洁和消毒要求是什么？

(2) 有人状态下应选用哪种空气净化方法？

（禹　瑞　豆银霞）

第七节　传染病疫点消毒

疫源地是指现在存在或曾经存在传染源的场所和传染源可能播散病原体的范围。疫源地消毒是对疫源地内污染的环境和物品的消毒，可分为随时消毒和终末消毒。

随时消毒(concurrent disinfection)是疫源地内有传染源存在时进行的消毒。随时消毒的目的是及时杀灭或去除传染源所排出的病原微生物。

终末消毒(terminal disinfection)是传染源离开疫源地后，对疫源地进行的一次彻底消毒。终末消毒可以是传染病患者住院、转移或死亡后，对其住所及污染的物品进行的消毒；也可以是医院内传染病患者出院、转院或死亡后，对病室进行的最后一次消毒。

一、室内环境表面

(一) 甲类传染病室内环境表面

(1) 鼠疫：可用含有效氯或有效溴 1 000~2 000 mg/L 消毒液，或 2 000~5 000 mg/L 过氧乙酸，按 300 mL/m² 对患者居室内进行喷雾消毒；也可使用季铵盐类消毒剂或酚类消毒剂等进行消毒。肺鼠疫可用上述消毒剂浓度及剂量，对隔离区内房屋进行全面喷雾消毒。对被鼠疫患者污染的病室内外环境还应进行灭鼠、灭蚤和捕杀感染动物等措施。

(2) 霍乱：污染的房间、厕所、走廊等表面，应先清除明显的排泄物再消毒；对泥土地面还应刮去污染表土（另行消毒）后，再用 2 000~5 000 mg/L 含氯消毒剂或 5 000 mg/L 过氧乙酸消毒；对非泥土地面用 1 000~2 000 mg/L 含氯消毒剂或 2 000 mg/L 过氧乙酸消毒；其用量按地面性质不同而异，一般最低用量为 100~200 mL/m²，最高可用 1 000 mL/m²，以喷洒均匀、透湿、不流水为限。

(二) 乙、丙类传染病室内环境表面

(1) 经消化道传播的乙、丙类传染病：用 1 000~2 000 mg/L 含氯消毒剂或 2 000 mg/L 过氧乙酸消毒溶液依次做喷雾消毒，用量为 200~300mL/m²；对抵抗力较低的细菌繁殖体，也可使用季铵盐类和酚类消毒剂进行消毒；有芽孢污染时，应使用 5 000 mg/L 含氯消

毒剂或5 000 mg/L过氧乙酸消毒溶液喷雾消毒。

(2) 经呼吸道传播的乙、丙类传染病：经呼吸道途径传播的肺炭疽、白喉、肺结核、传染性非典型肺炎等传染病病原体污染的室内环境表面可用含有效氯或有效溴1 000～2 000 mg/L消毒液，或2 000～5 000 mg/L过氧乙酸，按300 mL/m² 对患者居室内进行喷雾消毒；也可使用季铵盐类消毒剂或酚类消毒剂等进行消毒。

(3) 经皮肤、黏膜传播的乙、丙类传染病：被患者血液、体液、排泄物和分泌物污染的地面、墙壁、桌椅、床、柜、车辆等均应采取有效的消毒措施；用次氯酸钠或二氯异氰尿酸钠等含氯制剂进行喷洒、浸泡、擦拭消毒，药液有效氯含量按污染轻重和性质可采用1 000～2 000 mg/L。

(三) 特殊传染病室内环境表面

(1) 朊病毒：在2 mol/L NaOH或20 000 mg/L次氯酸钠溶液中作用1 h，擦干并用水冲洗。不耐受NaOH或次氯酸钠的任何表面，用水清洁、冲洗干净。

(2) 气性坏疽：环境表面有明显污染时，随时消毒，采用0.5%过氧乙酸或1 000 mg/L含氯消毒剂擦拭。

(四) 新发传染病室内环境表面

有肉眼可见污染物时，应先完全清除污染物再消毒。无肉眼可见污染物时，用1 000 mg/L含氯消毒液或500 mg/L二氧化氯消毒剂擦拭或喷洒消毒。地面消毒先由外向内喷洒一次，喷洒药量为100～300mL/m²，待室内消毒完毕后，再由内向外重复喷洒一次，消毒作用时间应不少于30 min。诊疗设施设备表面以及床围栏、床头柜、家具、门把手、家居用品等有肉眼可见污染物时，应先完全清除污染物再消毒。无肉眼可见污染物时，用1 000 mg/L含氯消毒液或500 mg/L二氧化氯消毒剂进行喷洒、擦拭或浸泡消毒，作用30 min后清水擦拭干净。

二、空气

(一) 甲类传染病空气

鼠疫：将过氧乙酸稀释成5 000～10 000 mg/L水溶液，在60%～80%相对湿度，室温下加热蒸发，过氧乙酸量按1g/m³计算，熏蒸消毒2 h。

(二) 乙、丙类传染病空气

经呼吸道传播的乙、丙类传染病如肺炭疽、白喉、肺结核、传染性非典型肺炎等传染病病原体污染的室内空气可用含有效氯或有效溴1 000～2 000 mg/L消毒液，或2 000～5 000 mg/L过氧乙酸，按300 mL/m³对患者居室内进行喷雾消毒；也可使用季铵盐类消毒剂或酚类消毒剂等进行消毒。肺炭疽病家的空气可采用过氧乙酸熏蒸,药量 3 g/m³ (即20%的过氧乙酸15 mL,15%的过氧乙酸20 mL),置于搪瓷或玻璃器皿中加热熏蒸 2 h,熏蒸前应关闭门窗,封好缝隙,消毒完毕后开启门窗通风;亦可采用气溶胶喷雾消毒法,用2%过氧乙酸8 mL/m³,消毒1 h。

(三) 特殊传染病空气

气性坏疽终末消毒可采用3%过氧化氢或过氧乙酸熏蒸。3%过氧化氢按照20 mL/m³ 气溶胶喷雾,过氧乙酸按照1g/m³加热熏蒸,湿度70%~90%,密闭24 h;5%的过氧乙酸溶液按照2.5 mL/m³气溶胶喷雾,湿度为20%~40%。

(四) 新发呼吸道传染病空气

患者活动区域在有人的情况下,不建议喷洒消毒。患者隔离的场所可采取通风(包括自然通风和机械排风)措施,保持室内空气流通。每日通风 2~3 次,每次不少于 30 min。有条件的医疗机构应将患者安置到负压隔离病房,疑似病例应进行单间隔离,确诊病例可多人安置于同一房间。非负压隔离病房应通风良好,可采取通风(包括自然通风和机械排风),也可采用循环风空气消毒机进行空气消毒。无人条件下还可用紫外线对空气进行消毒,用紫外线消毒时,可适当延长照射时间到1 h以上。还可采用3%过氧化氢、5 000 mg/L 过氧乙酸、500 mg/L 二氧化氯等消毒液,按照20~30 mL/m³的用量加入到电动超低容量喷雾器中,接通电源,即可进行喷雾消毒。消毒前关闭门窗,喷雾时按先上后下、先左后右、由里向外,先表面后空间,循序渐进的顺序依次均匀喷雾。作用时间:过氧化氢、二氧化氯为30~60 min,过氧乙酸为1 h。消毒完毕,打开门窗彻底通风。

三、用具

(一) 甲类传染病用具

(1) 鼠疫:对污染的一般耐湿热物品,如被罩、食具、茶具、玩具等可煮沸15 min,蒸汽或压力蒸汽按常规消毒;含有效氯或有效溴 1 000~2 000 mg/L 消毒液浸泡消毒 1~2 h。对不耐热或不耐湿的物品,如棉絮、棉衣裤、皮张、毛织品等应送专业消毒站消毒处理。对污染的含水分高的食物,应加热消毒后废弃;对污染的干燥食物或粮食须加热消毒后弃废。污染的垃圾、生活废物,猫、狗窝垫草等应焚烧杀灭病原体。

(2) 霍乱:对耐热耐湿物品,如棉织物、金属、陶瓷、玻璃类物品,用加热煮沸15 min 或压力蒸汽灭菌,也可用 1 000 mg/L 含氯消毒剂浸泡 1~2 h,也可使用季铵盐类消毒剂等进行消毒。对不耐热不耐湿物品,如书籍、文件、字画、污染的棉絮、皮毛制品、羽绒制品等,可用环氧乙烷消毒柜处理。对耐湿物品,如各种塑料制品、用具、容器、人造纤维织物等,可用含有效氯 1 000~2 000 mg/L 消毒液或 2 000 mg/L 过氧乙酸液浸泡 30 min 或擦拭表面消毒。对污染的精密仪器、家电设备等物品可用乙醇、季铵盐类消毒剂擦拭消毒。患者用后的餐饮具应煮沸消毒 15~30 min 以上，或流通蒸汽消毒 30 min。也可用 0.5% 过氧乙酸溶液或 250~500 mg/L 二溴海因溶液或 250~500 mg/L 含氯消毒剂溶液浸泡 30 min 以上，再用清水洗净。

（二）乙、丙类传染病用具

（1）经消化道传播的乙、丙类传染病：被污染餐饮具煮沸 15 min，或用含有效氯 250 mg/L 消毒液浸泡 30~60 min。其他用具消毒与霍乱用具消毒方法相同。有芽孢污染时可以使用≥2 000 mg/L 的含氯消毒剂浸泡或擦拭消毒 2 h。患者剩余的食物煮沸 1 h 或焚烧，可疑食物不得饲养家畜。

（2）经呼吸道传播的乙、丙类传染病：对污染的一般耐湿热物品，如被罩、食具、茶具、玩具等可煮沸 15 min，蒸汽或压力蒸汽按常规消毒；含有效氯或有效溴 1 000~2 000 mg/L 消毒液浸泡消毒 1~2 h。对不耐热或不耐湿的物品，如棉絮、棉衣裤、皮张、毛织品等应送专业消毒站消毒处理。

（3）经皮肤、黏膜传播的乙、丙类传染病：传染性废物按《医疗废物管理条例（K2003 年版）》及有关规定集中处理，没有条件时应由专人负责消毒或焚烧处理。运送患者、病畜、死畜或皮毛时，严禁污染地面或路面，运输工具应铺上或覆盖塑料布，运送完毕后，污染的塑料布立即焚烧处理。可能污染炭疽的皮毛、毛衣、人造纤维、皮鞋和书报等的消毒，最好选用环氧乙烷熏蒸，药量为 600 mg/L，30~40 ℃，相对湿度 60%，消毒 48 h。畜毛可用 2% 硝酸或 10% 硫酸溶液浸泡 2 h，皮张也可用 2.5% 盐酸溶液加入 15% 食盐，使溶液保持在 30 ℃ 以上浸泡 40 h 后取出（每千克皮张用 10 L 溶液），再放入 1% 氢氧化钠溶液中浸泡 2 h 以中和盐酸，然后用清水冲洗，晒干。

（三）特殊传染病用具

（1）朊病毒：感染朊病毒患者或疑似感染朊病毒患者宜选用一次性使用诊疗器械、器具和物品，使用后应进行双层密闭封装焚烧处理。可重复使用的被感染朊病毒患者或疑似感染朊病毒患者的高度危险组织（大脑、硬脑膜、垂体、眼、脊髓等组织）污染的中度和高度危险性物品，可选以下方法之一进行消毒灭菌，且灭菌的严格程度逐步递增。

1）将使用后的物品浸泡于 1 mol/L 氢氧化钠溶液内作用 60 min，再进行清洗、消毒与灭菌，压力蒸汽灭菌应采用 134~138 ℃，18 min，或 132 ℃，30 min。

2）将使用后的物品浸泡于 1 mol/L 氢氧化钠溶液内作用 60 min，去除可见污染物，清水漂洗，置于开口盘内，下排气压力蒸汽灭菌器 121 ℃ 灭菌 60 min 或预排气压力蒸汽灭菌器 134 ℃ 灭菌 60 min，然后清洗，并按照一般程序灭菌。被感染朊病毒患者或疑似感染朊病毒患者高度危险组织污染的低度危险物品和一般物体表面应用清洁剂清洗，根据待消毒物品的材质采用 10 000 mg/L 的含氯消毒剂或 1 mol/L 的氢氧化钠溶液擦拭或浸泡消毒,至少作用 5 min,并确保所有污染面均接触到消毒剂。

(2)气性坏疽:患者宜选用一次性使用诊疗器械、器具和物品。患者用过的床单、被罩、衣物等单独收集,需重复使用时应专包密封,标识清晰,压力蒸汽灭菌后再清洗。

(四)新发传染病用具

衣服、被褥等纺织品在收集时应避免产生气溶胶,建议均按医疗废物集中处理。无肉眼可见污染物时,若需重复使用,可用流通蒸汽或煮沸消毒 30 min;或先用500 mg/L含氯消毒剂浸泡 30 min,然后按常规清洗;或采用水溶性包装袋盛装后直接投入洗衣机中同时进行洗涤消毒 30 min,并保持 500 mg/L 有效氯含量;不耐湿的衣物可选用环氧乙烷或干热的方法进行消毒。餐饮具清除食物残渣后,煮沸消毒 30 min,也可用有效氯 500 mg/L 的含氯消毒液浸泡 30 min 后,再用清水洗净。

四、患者分泌物、排泄物

(一)甲类传染病患者分泌物、排泄物

(1)鼠疫:患者的排泄物、分泌物、呕吐物等应有专门容器收集,用含有效氯 20 000 mg/L 消毒液,按粪、消毒液比例 1∶2 浸泡消毒 2 h;若有大量稀释排泄物,应用含有效氯 70%~80% 漂白粉精干粉,按粪、消毒剂比例 20∶1 加入后充分搅匀,消毒 2 h。

(2)霍乱:稀便与呕吐物消毒按其与消毒剂以 10∶1 的比例加入漂白粉干粉(含有效氯 25%~32%);成形粪便按粪、消毒剂比例 1∶2 加入含 10 000~20 000 mg/L 含氯消毒液,经充分搅拌后,作用 2 h;干燥排泄物处理前应适量加水稀释浸泡软化后,再按成形粪便消毒。

(二)乙、丙类传染病患者排泄物、分泌物

(1)经消化道传播的乙、丙类传染病患者的排泄物、分泌物等消毒后必须达到无害化。消毒方法按鼠疫消毒方法进行,但对肝炎患者粪便等的消毒,用含有效氯 10 000 mg/L 消毒液,按粪∶消毒剂比例 1∶2 加入,搅拌作用 6 h;对稀便可按 5∶1 的比例加入漂白粉(有效氯含量 25%~32%)。

(2)经皮肤、黏膜传播的乙、丙类传染病污染的血液和排泄物用有效氯最终含量 5 000~10 000 mg/L 的含氯消毒剂,作用 20~60 min 后及时冲洗。

(三)特殊传染病患者排泄物、分泌物

气性坏疽患者的大小便用 1∶1 000 或 1∶2 000 的 84 消毒液处理后,倒入病房卫生间便池冲水。

(四)新发呼吸道传染病患者分泌物、排泄物

新发呼吸道传染病患者的少量污染物可用一次性吸水材料(如纱布、抹布等)蘸取5 000~10 000 mg/L含氯消毒液(或能达到高水平消毒的消毒湿巾/干巾)小心移除。大量污染物应使用含吸水成分的消毒粉或漂白粉完全覆盖,或用一次性吸水材料完全覆盖后用足量的5 000~10 000 mg/L含氯消毒液浇在吸水材料上,作用30 min以上(或能达到高水平消毒的消毒干巾),小心清除干净。清除过程中避免接触污染物,清理的污染物按感染性医疗废物集中处置。患者的分泌物、呕吐物等应有专门容器收集,用20 000 g/L含氯消毒剂按物、消毒剂比例1:2浸泡消毒2 h。清除污染物后,应对污染的环境物体表面进行消毒。盛放污染物的容器可用5 000 mg/L含氯消毒溶液浸泡消毒30 min,然后清洗干净。

五、患者尸体

(一)甲类传染病患者尸体

(1)鼠疫:因患鼠疫死亡的患者尸体,应由治疗患者的医疗机构或当地疾病预防控制机构负责消毒处理。首先用5 000 mg/L过氧乙酸液或5 000 mg/L含氯消毒液浸泡过的棉花堵塞口、耳、鼻、肛门、阴道等自然孔穴,再用上述消毒液喷洒全尸,然后用浸泡过上述消毒液的被单或其他布单严密包裹尸体后,应立即就近火化。不具备火化条件的农村、边远地区或民族地区,可选择远离居民点500 m以外,远离饮用水源50 m以外的地方,将尸体深埋在距地面2 m以下,坑底及尸体周围垫撒3~5 cm厚的漂白粉。

(2)霍乱:按鼠疫尸体处理方法。

(二)乙、丙类传染病患者尸体

经消化道传播的乙、丙类传染病的患者尸体经严密包裹后立即火化或深埋。炭疽患者用过的治疗废弃物和有机垃圾应全部焚烧。

(三)特殊传染病患者尸体

(1)朊病毒:立即消毒,以浸有1 mol/L NaOH消毒剂的棉球将口、鼻、肛门、阴道等开放处堵塞,并以浸有上述浓度消毒液的被单包裹尸体后装入不透水的塑料袋内,密封就近焚烧。

(2)气性坏疽:立即消毒,以浸有2 000~3 000 mg/L含氯消毒剂或0.5%过氧乙酸的棉球将口、鼻、肛门、阴道等开放处堵塞,并以浸有上述浓度消毒液的被单包裹尸体后装入不透水的塑料袋内,密封就近焚烧。

(四)新发呼吸道传染病患者尸体

新发呼吸道传染病患者死亡后,要尽量减少尸体移动和搬运,应由经培训的工作人员在严密防护下及时进行处理。用浸有消毒液的双层布单包裹尸体,装入双层尸体袋中,由民政部门派专用车辆直接送至指定地点尽快火化。

附:疫源地终末消毒工作程序及注意事项

1. 工作程序

(1)消毒人员到达患者家后,首先向患者家属做好解释工作。查对门牌号、患者姓名是否相符,了解发病日期、患者居室、活动场所及日常接触使用的物品等情况,并以此确定消毒的对象、范围及方法。

(2)消毒前应穿戴好隔离衣、帽、口罩、手套,备好防护用具,进行现场观察,了解污染情况,划分清洁区和污染区,禁止无关人员进入消毒区内,并按面积或体积、物品多少计算所配制的消毒药物量,并注意所用药物有效成分含量,保证配置药物的有效浓度。

(3)必要时在实施消毒前应先由检验人员对不同消毒对象采集样品(按 GB 15982—2012 中附录 A 执行),以了解消毒前污染情况。

(4)将需集中消毒的污染衣服、床单等用品收集在一起进行处理(或放入大帆布袋或一次性塑料袋中送当地疾病预防控制机构或消毒站消毒)。

(5)房间消毒前,应先关闭门窗,保护好水源(盖好灶边井、水缸等),取出食物、厨具等。若为肠道传染病,应先灭室内苍蝇,然后再消毒。

(6)患者的排泄物、呕吐物、分泌物、残余食物等,以及盛放前述污物的便器、痰盂、痰杯和用过的日常生活用品(食具、毛巾、抹布、牙刷、毛巾等,以及皮张、兽毛、奶制品等)应严格进行消毒。

(7)消毒顺序:应按先外后内、先上后下,先清洁房间内污染严重的场所,依次对门、地面、家具、墙壁等进行喷雾消毒;呼吸道传染病重点做好空气消毒。

(8)室内消毒完毕后,应对其他污染处,如走廊、楼梯、厕所、下水道口等进行消毒。

(9)将集中在现场消毒的物品,消毒好后交还患者家属,并告知患者家属在 60 min 后再进行清洗处理。

(10)传染病病居室消毒的要求:在接到确诊患者和集中救治后,消毒人员应立即到患者居住地指导随时消毒,必要时提供所需药品,并标明药品名称及使用方法。根据病种和患者家庭具体情况应做到"三分开"和"六消毒"。"三分开"是指住室(条件不具备者可用布帘隔开,至少也要分床)、饮食、生活用具(包括餐具、洗漱用具、便盆、痰罐等)分开;"六消毒"是指消毒分泌物或排泄物、消毒生活用具、消毒双手、消毒衣服和被单、消毒患者居室、消毒生活污水。患者家属和护理人员除做好患者的随时消毒外,还应做好本人的卫生防护,特别是护理患者后要消毒双手。

（11）消毒工作完毕后,应将所有的消毒工具进行清洗消毒,然后依次脱下隔离衣、帽子、口罩(或其他防护用具),衣服使脏的一面卷在里面叠好,放入消毒专用袋中带回彻底消毒;最后消毒员应彻底清洗双手,消毒,并填写好工作记录表;消毒完毕60 min后,检验人员再次采样,消毒人员应告知患者家人在消毒后1~2 h,彻底通风和擦洗,然后消毒人员撤离。必要时疫源地终末消毒效果应进行评价。

（12）室外环境或患者居住、工作的污染场所(如工厂、机关、学校等),应根据具体情况进行追踪消毒或指导上述单位进行消毒。

（13）托幼机构发生传染病应在当地疾病预防控制机构监督指导下由有关单位或个人及时进行消毒,或由当地疾病预防控制机构负责进行终末消毒;医疗单位的隔离消毒由医疗单位按上述原则进行。

（14）传染病医院和综合医院的传染病房的消毒工作参照本程序进行。

2.消毒操作注意事项

（1）对鼠疫、流行性出血热、疟疾、流行性斑疹伤寒等传染病,除按上述要求消毒外,还应做好杀灭媒介昆虫和灭鼠工作;参加防治鼠疫工作的消毒人员应穿着防鼠疫服,严格遵守操作规程和消毒制度,以防受到感染。必要时可口服抗生素预防。全套防鼠疫防护用品包括:医用防护服、护目镜、帽子、医用防护口罩、乳胶手套和长筒胶靴。

（2）根据传染病病原体的种类不同、消毒处理的对象不同、消毒现场的特点不同,选用恰当的消毒剂和合适的消毒方法;消毒药物必须现配现用。

（3）消毒人员在消毒时不准吸烟、饮水、吃食物、随意走出疫区(点),并阻止无关人员进入工作场所。

（4）消毒人员应谨慎细心,不得损坏患者物品,凡需消毒的物品切勿遗漏;应将已消毒和未消毒物品严格分开堆放,以防反复污染。

（5）使用气体熏蒸消毒时,应使房间密闭,达到基本不漏气;要充分暴露需消毒的物品,物品要分散开,相互间要有空隙,以利药物扩散、接触;要控制消毒要求的温度、湿度及时间;食物及不耐腐蚀或怕沾染气味的物品要取出或盖严;用火加热时,应严防火灾。

【思考题】

(1)随时消毒和终末消毒的区别是什么?

(2)新发呼吸道传染病患者污染的空气如何进行消毒?

(3)经消化道传播的乙、丙类传染病患者的排泄物、分泌物如何进行处理?

（禹　瑞　豆银霞）

第十章 隔离预防技术

【学习目标】

(1) 掌握隔离预防技术内容与方法、不同传播途径疾病的隔离与预防措施、职业暴露的应急处置；掌握安全注射的风险、预防与控制方法。

(2) 熟悉标准预防的概念、措施及职业暴露防护；熟悉医用防护用品的适用区域(人员)及注意事项。

(3) 了解接种疫苗的意义、疫苗的选择和使用；了解标准预防的意义、手卫生的进展、不安全注射的成因等。

第一节 隔离预防技术

一、手卫生

手卫生是针对医护人员在工作中存在的交叉感染风险而采取的措施，是洗手、卫生手消毒、外科手消毒的总称。手卫生是控制医院感染和耐药菌感染最基本、最简单且行之有效的手段，也是医院标准预防的主要措施之一。医疗机构应将医务人员手卫生纳入医疗安全管理，制定手卫生制度，定期对医务人员开展培训，加强医务人员手卫生正确性和依从性的自查和监督检查。

(一) 基本概念

(1) 洗手：指医务人员用肥皂(液)和流动水洗手，去除手部皮肤污垢、碎屑和部分致病菌的过程。

(2) 卫生手消毒：指医务人员使用速干手消毒剂揉搓双手，以减少手部暂居菌的过程。

(3) 外科手消毒：指医务人员在外科手术前用肥皂(液)或抗菌皂(液)和流动水洗

手,再用手消毒剂清除或杀灭手部暂居菌、常居菌的过程。使用的手消毒液具有持续抗菌活性。

(二)手卫生的管理与基本要求

(1)医疗机构应当制定并落实手卫生管理制度,配备有效、便捷的手卫生设施。

(2)医疗机构应当开展手卫生的全员培训,医务人员应掌握手卫生指征和正确的手卫生方法,保障洗手和手消毒的效果。

(3)医疗机构应加强对医务人员手卫生的指导与监督,提高医务人员手卫生的依从性。

(4)手卫生消毒效果应达到如下相应要求。

1)卫生手消毒:监测的细菌菌落总数应≤10 cfu/cm^2。

2)外科手消毒:监测的细菌菌落总数应≤5 cfu/cm^2。

(三)手卫生设施

(1)洗手设施:洗手设施应方便医务人员使用。

1)流动水洗手设施:洗手应采用流动水,水龙头应位于洗手池的适当位置。手术室、产房、导管室、层流洁净病房、骨髓移植病房、器官移植病房、重症监护病房、新生儿室、母婴室、血液透析病房、烧伤病房、感染疾病科、口腔科(门诊及病房)、消毒供应中心等重点部门必须配备非手触式水龙头,有条件的医疗机构在诊疗区域均宜配备非手触式水龙头。

2)清洁剂:洗手的清洁剂可为肥皂、皂液或含杀菌成分的洗手液。使用固体肥皂需保持清洁和干燥,皂液或洗手液浑浊或变色时需及时更换;盛放皂液或洗手液的容器宜一次性使用,重复使用的容器应每周清洁和消毒。皂液有浑浊或变色时及时更换,并清洁、消毒容器。

3)干手设施:洗手后需正确进行手的干燥。干手设施最好为一次性使用的纸巾;也可使用纯棉小毛巾,一用一消毒;还可使用干手机等其他可避免手再次污染的方法。另备盛放擦手纸或小毛巾的容器。

(2)卫生手消毒设施:医院需配备合格的速干手消毒剂,最常应用于手部皮肤消毒的消毒剂有乙醇、异丙醇、氯己定、碘伏、乙醇与氯己定的复合制剂等。剂型包括水剂、凝胶和泡沫型。手消毒剂应符合国家有关规定,宜使用一次性包装,无异味、无刺激性,医务人员对选用的手消毒剂有良好的接受性。

(3)外科手消毒设施。

1)应配置洗手池。洗手池设置在手术间附近,水池大小、高矮适宜,能防止洗手水溅出,池面应光滑无死角、易于清洁。洗手池应每日清洁与消毒。

2)洗手池及水龙头的数量应根据手术间的数量设置,水龙头数量应不少于手术间的数量,水龙头开关应为非手触式。

3)应配备清洁剂,并符合要求。

4)应配备清洁指甲用品。可配备手卫生的揉搓用品,如手刷,刷毛应柔软,并定期检查,及时剔除不合格手刷。

5)应配备外科手消毒剂,以免冲洗手消毒剂为主,消毒后不需用水冲洗。常用的有碘伏、氯己定与醇类的复合制剂和4%氯己定等。手消毒剂应取得卫生许可证,有效期内使用;手消毒剂的出液器应采用非手触式;消毒液宜采用一次性包装,重复使用的消毒剂容器应每周清洁与消毒。

6)应配备干手物品,如清洁毛巾、无菌巾等。干手毛巾应一人一用,用后清洁、灭菌;盛放消毒巾的容器应每次清洗、灭菌。

7)应配备计时装置、洗手流程及图示。

(四)洗手与卫生手消毒指征与方法

应遵循《医务人员手卫生规范》(WS/T 313—2009)的规定。

1.洗手与卫生手消毒指征

(1)当手部有血液或其他体液等肉眼可见的污染时,应用肥皂(皂液)和流动水洗手。

(2)手部没有肉眼可见污染时,宜使用速干手消毒剂消毒双手代替洗手。

(3)在下列情况时,医务人员应选择洗手或使用速干手消毒剂:

1)直接接触每个患者前后,从同一患者身体的污染部位移动到清洁部位时。

2)接触患者黏膜、破损皮肤或伤口前后,接触患者的血液、体液、分泌物、排泄物、伤口敷料等之后。

3)穿脱隔离衣前后,摘手套后。

4)进行无菌操作,接触清洁、无菌物品之前。

5)接触患者周围环境及物品后。

6)处理药物或配餐前。

(4)医务人员在下列情况时应先洗手,然后进行卫生手消毒。

1)接触患者的血液、体液和分泌物以及被传染性致病微生物污染的物品后。

2)直接为传染病患者进行检查、治疗、护理或处理传染病患者污物之后。

2.洗手与卫生手消毒方法

(1)洗手方法。

1)在流动水下,使双手充分淋湿。

2)取适量肥皂(皂液),均匀涂抹至整个手掌、手背、手指和指缝。

3)认真揉搓双手至少15 s,应注意清洗双手所有皮肤,包括指背、指尖和指缝。

①掌心相对,手指并拢,相互揉搓。②手心对手背沿指缝相互揉搓,交换进行。③掌心相对,双手交叉指缝相互揉搓。④弯曲手指使关节在另一手掌心旋转揉搓,交换进行。

⑤右手握住左手大拇指旋转揉搓,交换进行。⑥将五个手指尖并拢放在另一手掌心旋转揉搓,交换进行。

4)在流动水下彻底冲净双手,擦干,取适量护手液护肤。

(2)卫生手消毒方法。

1)取适量的速干手消毒剂于掌心。

2)严格按照医务人员洗手方法中揉搓的步骤进行揉搓。揉搓时保证手消毒剂完全覆盖手部皮肤,直至手部干燥。

(3)外科手消毒方法。

外科手消毒应遵循先洗手,后消毒的原则。不同患者手术之间、手套破损或手被污染时,应重新进行外科手消毒。

1)洗手之前应先摘除手部饰物,并修剪指甲,长度应不超过指尖。

2)取适量的清洁剂清洗双手、前臂和上臂下1/3,并认真揉搓。揉搓用品常用的有海绵、手刷等,使用后应放到指定的容器中;揉搓用品应每人使用后消毒或者一次性使用;清洁指甲用品应每日清洁与消毒。清洁双手时,应注意清洁指甲下的污垢和手部皮肤的皱褶处。

3)流动水冲洗双手、前臂和上臂下1/3。使用干手物品擦干双手、前臂和上臂下1/3。

4)取适量的手消毒剂涂抹至双手的每个部位、前臂和上臂下1/3,并认真揉搓2~6 min,用流动水冲净双手、前臂和上臂下1/3,无菌巾彻底擦干。流动水应达到GB5749的规定。特殊情况下水质达不到要求时,医务人员在戴手套前,应用醇类手消毒剂再次消毒双手后戴手套。手消毒剂的取液量、揉搓时间及使用方法遵循产品的使用说明。在整个手消毒过程中应保持双手位于胸前并高于肘部,使水由手部流向肘部。

5)若使用免冲洗手消毒剂,应取适量涂抹至双手的每个部位、前臂和上臂下1/3,并认真揉搓直至消毒剂干燥。手消毒剂的取液量、揉搓时间及使用方法遵循产品的使用说明。

(五)手卫生效果的监测

医疗机构应每季度对手术室、产房、导管室、层流洁净病房、骨髓移植病房、器官移植病房、重症监护病房、新生儿室、母婴室、血液透析病房、烧伤病房、感染疾病科、口腔科等部门工作的医务人员手进行消毒效果的监测。当怀疑医院感染暴发与医务人员手卫生有关时,应及时进行监测,并进行相应致病性微生物的检测。

二、标准预防

(一)标准预防的概念

标准预防是基于患者的血液、体液、分泌物(不包括汗液)、排泄物均具有传染性风险,不论是否有明显的血迹、污染,接触上述物质者,必须采取预防措施。根据疾病的传播途径采取接触隔离、飞沫隔离、空气隔离,是预防医院感染成功且有效的措施。

(二) 标准预防的特点

(1) 强调双向预防,既要防止疾病从患者传至医护人员,又要防止疾病从医护人员传至患者。

(2) 所有患者的血液、体液、分泌物、排泄物均视为有传染性,接触时必须进行隔离和防护。

(3) 既要防止血源性疾病的传播,也要防止非血源性疾病的传播。

(4) 根据疾病的主要传播途径,采取相应的隔离措施,包括接触隔离、空气隔离、飞沫隔离。

(三) 标准预防的主要措施

(1) 手卫生:洗手和手消毒。

(2) 使用个人防护用品:在预期可能接触到血液、体液、分泌物、排泄物时,正确使用个人防护用品,包括手套、口罩、防护面罩、护目镜、隔离衣、帽子、鞋等防护用品。

(3) 呼吸卫生/咳嗽礼仪:主要针对进入医疗机构的伴有呼吸道感染征象的所有人员,尽早采取感染控制措施,预防呼吸道传染性疾病的传播。

(4) 正确安置及运送患者,防止感染源传播。

(5) 及时、正确地处理污染的医疗器械、器具、织物和环境,防止其成为感染源的传播媒介。

(6) 安全注射:指的是对接受注射者无害,实施注射操作的医务人员不暴露于可避免的危险中,注射的废弃物不对他人造成危害。

三、不同传播途径疾病的隔离与预防

在标准预防的基础上,医院应根据疾病的传播途径(接触传播、飞沫传播、空气传播和其他途径传播)采取相应的隔离与预防措施;一种疾病可能有多种传播途径时,应在标准预防的基础上,采取相应传播途径的隔离与预防;隔离病室应有隔离标志(黄色为空气传播的隔离,粉色为飞沫传播的隔离,蓝色为接触传播的隔离);传染病患者或可疑传染病患者应安置在单间隔离病房;受条件限制的医院,同一种病原体感染的患者可安置于一室;应限制人员的出入。

(一) 接触传播的隔离预防

(1) 定义:是对确诊或可疑感染了经接触传播疾病的患者,为了切断传播途径而采取的隔离与预防。

(2)适用范围:适用于预防通过直接或间接接触患者或患者医疗环境而传播的感染源,如肠道感染、多重耐药菌感染、皮肤感染、新型冠状病毒等。在标准预防的基础上,还应采用接触性传播的隔离与预防。

(3)接触隔离的主要措施。

1)患者的隔离。

a.将患者安置在单间病房,或将同一种病原体感染的患者安置在一个房间。

b.病房应有隔离标识,限制患者的活动范围,并限制人员的出入。

c.尽量减少患者的转运,如必须转运时,应尽量减少对其他患者和环境表面的污染。

2)医务人员的防护。

a.医护人员进入病房接触患者包括接触患者的血液、体液、排泄物等时,应戴手套。离开隔离病室前,接触污染物品后应摘除手套,洗手或手消毒。

b.医护人员进入病房,从事可能污染工作服的操作时,应穿隔离衣,离开病房时,脱下隔离衣,按要求悬挂,每天更换清洗与消毒;或使用一次性隔离衣,用后按医疗废物管理要求进行处置。接触甲类传染病应按要求穿脱防护服,离开病室前,脱去防护服,防护服按医疗废物管理要求进行处置。

(二)飞沫传播的隔离与预防

(1)定义:飞沫隔离预防是在标准预防的基础上,针对以飞沫传播途径实施的额外预防措施。飞沫传播是指带有病原微生物的飞沫核(直径>5 μm),在空气中短距离(1 m内)移动到易感人群的口、鼻黏膜或眼结膜等导致的传播,即指当人们进行谈话、咳嗽或打喷嚏时带有病原微生物的飞沫核在空气中短距离移动到易感人群的口、鼻黏膜,或者是眼结膜,或因重力作用落在物体表面,从而引起疾病的传播。在标准预防的基础上,按照相应要求做好患者安置、个人防护和患者转运的预防措施。

(2)适用范围:预防确诊或疑似患者通过咳嗽、打喷嚏、说话或对患者进行支气管镜检及吸痰时产生的呼吸道飞沫(直径>5 μm),近距离范围(1 m内)传播病原体而采取的措施。常见的可通过飞沫传播的病原体有、百日咳杆菌、SARS冠状病毒、禽流感病毒、流感病毒、腺病毒、鼻病毒、脑膜炎双球菌及A群链球菌等。在标准预防的基础上,还应采用飞沫传播的隔离与预防。

(3)飞沫隔离的主要措施。

1)患者的隔离。

a.将患者安置在单间病房,或将同种病原体感染的患者安置在同一个房间,并保证患者间距离至少1 m。

b.病房应有隔离标识,限制患者的活动范围,并限制人员的出入,建议患者出病房时要佩戴外科口罩。

2)医务人员的防护。

a.医护人员与患者近距离(1 m 内)接触时,应佩戴帽子、医用防护口罩,并确保每次使用前进行口罩的密合性试验。

b.医护人员在进行可能产生喷溅等的诊疗操作时,应穿隔离衣,佩戴护目镜或防护面罩;当接触患者及其血液、体液、分泌物、排泄物等时必须戴手套。

c.对病房做好日常消毒,患者出院或转院后按要求做好终末消毒。

(三) 空气传播的隔离与预防

(1)定义:空气隔离预防是在标准预防的基础上,针对经空气传播的呼吸系统传播性疾病实施的额外预防。空气传播是通过吸入带有病原微生物的微粒子(直径≤5 μm)通过空气流通导致的疾病传播。这些微粒子可以飘浮在空中,并移动超过 1 米以上的距离,通过空气流动引起疾病的传播。在标准预防的基础上,按照相应要求做好患者安置、人员限制、个人防护和患者转运等相关的预防措施。

(2)适用范围:是预防确诊或疑似患者通过咳嗽、打喷嚏、说话产生的飞沫核(直径≤5 μm)远距离传播病原体而采取的措施,这些飞沫核能长时间保持活性,在空气中悬浮很久;病原体抵抗力强。常见的需要空气隔离的病原体有麻疹病毒、水痘-带状疱疹病毒、结核分枝杆菌、播散性带状疱疹病毒、SARS 冠状病毒等。在标准预防的基础上,还应采用空气传播的隔离与预防。

(3)空气隔离的主要措施。

1)患者的隔离。

a.患者应当单独安置于一个通风良好的单间,并注意风向,如果条件允许应该安置在空气传播隔离病房(负压病房),保证每小时换气次数大于 12 次,并控制气流的方向。

b.如无条件时,应尽快转送至有条件收治的传染病医院或卫生行政部门指定的定点医院进行收治,并注意转运过程中的医务人员防护,且患者在病情允许时,应至少佩戴医用外科口罩。

c.病房应有隔离标识,限制患者活动范围,指导患者实施正确的咳嗽礼仪和呼吸道卫生,并限制人员的出入,建议患者出病房时要佩戴外科口罩。

2)医务人员的防护。

a.严格按照区域流程,在不同的区域,穿戴不同的防护用品,离开时按要求摘脱,并正确处理使用后的物品。

b.进入确诊或可疑传染病患者房间时,应戴帽子、医用防护口罩;进行可能产生喷溅的诊疗操作时,应戴护目镜或防护面罩,穿防护服;当接触患者及其血液、体液、分泌物、排泄物等物质时应戴手套。

c.正确穿戴防护用品。

(王玲玲 周晓平)

第二节 医务人员职业暴露与防护

一、基本概念

（1）职业暴露：指由于职业关系而暴露在危险因素中，从而有可能损害健康或危及生命的一种情况。

（2）医务人员职业暴露：是指医务人员在从事临床诊疗、护理及科学实验等职业活动过程中被物理、化学或生物学等有害因素影响，直接或间接地对人体健康造成损害甚至危及生命的情况。医务人员的职业暴露可分为感染性职业暴露、放射性职业暴露、化学性（如消毒剂、某些化学药品）职业暴露及其他职业暴露。

（3）医务人员职业防护：是指医务人员在从事临床诊疗、护理及科学实验等职业活动过程中，针对可能造成机体损伤的各种职业性有害因素，采取有效措施，以避免职业性危害的发生，或将危害降到最低程度。

二、职业暴露预防

为了维护医务人员的职业安全，降低发生职业暴露的风险，必须依据和参照国家有关法规，充分做好防护管理工作。

(一) 完善组织管理

医务机构应实施职业安全三级管理，包括医院职业安全管理委员会、职业安全管理办公室、科室职业安全管理小组，各级分别承担相应的职业安全管理工作。

(二) 建立健全各项规章制度

医疗机构应制定和完善各项规章制度，如职业暴露的预防管理制度、上报制度、处置制度等，并要求医务人员遵守执行。

(三) 规范医务人员操作行为

标准预防是医务人员在医疗活动中预防自身感染的关键。医疗机构应制定各种预防职业暴露的工作指南并规范操作规程，指导医务人员做好手卫生、隔离、安全注射、清洁消毒等基础感染控制措施，从而减少各种职业暴露机会。

(四) 构建安全医疗工作环境

医疗机构应为医务人员创造安全健康的工作环境，例如感染性疾病科的建设应从通道、通风等方面做好控制。另外医疗机构要为医务人员提供安全的防护设备及用品,为医务人员提供全方位的安全保障。

(五)加强职业安全培训

医疗机构应开展关于职业安全的岗前培训和定期的在职培训,并采取合适的考核方式评估培训效果,以增强医务人员职业防护的意识,提高自我职业防护的能力。

三、职业暴露管理

(一)职业暴露的登记和报告

(1)发生职业暴露后,尽快落实紧急处理措施,并在30 min内向领导报告,暴露源为HIV阳性或疑似患者,应当在暴露发生后1 h内上报。

(2)向上级部门报告的内容,包括损伤时间、地点、损伤器具名称、伤口面积和深度、现场处理措施、医疗处理措施、处理记录、用药记录。

(3)进行职业暴露后登记,要求当事人立即向领导报告,并填写职业暴露个案登记表(表10-1),建立职业暴露登记制度。职业暴露事故发生单位应建立"艾滋病职业暴露人员个案登记表",对职业暴露情况进行登记、保存和上报,详细记录职业暴露发生的时间、地点及经过,暴露方式,损伤的具体部位、程度,暴露物种类(培养液、血液或其他体液)和含有HIV的情况,处理方法及处理经过(包括赴现场专家或领导活动),是否采用暴露后预防药物,并详细记录用药情况、首次用药时间(暴露后几小时或几天)、药物毒副作用情况(包括肝、肾功能化验结果)、用药的依从性状况,定期检测及随访情况。同时建立保密制度,无论职业暴露、事故,对涉及的职业暴露者,均应注意做好保密工作。得到信息的机构或个人应做好保密工作。

(4)事故的报告:小型事故(存在任何一种小的损伤或一级暴露)可在紧急处理后立即将事故情况和处理措施报告本单位主管领导。重大事故(存在严重损伤或二级及以上暴露)在紧急处理的同时要向本单位主管领导报告,主管领导要立即派专家到现场。

(二)职业暴露的应急处置

1.艾滋病病毒职业暴露应急预案

(1)局部应急处理措施。

1)立即用肥皂水和流动水清洗污染的皮肤,用不少于1 200 mL的生理盐水冲洗黏膜至少15 min。

2)如有伤口,应从伤口近心端向远心端轻轻挤出血液,禁止在伤口局部来回挤压,尽可能挤出损伤处的血液,再用肥皂水和流动水反复冲洗。

3)用75%乙醇或0.5%聚维酮碘(碘伏)消毒伤口,并进行包扎。

4) 衣物污染时尽快脱掉污染的衣物,进行消毒处理。

5) 污染物的溅洒:发生小范围的溅洒事故时,应立即进行消毒处理。发生大范围溅洒事故时,应立即通知实验室领导和安全负责人到达现场,查清情况,确定消毒范围和程序。

(2) 暴露风险与暴露等级评估:对暴露的级别(表10-2)和暴露源的病毒载量水平(表10-3)进行评估和确定。

表10-1 职业暴露个案登记表

科室:_____　　　填报人:_____　　　填报日期:_____

一、基本情况							
姓名		性别		年龄		岗位	
发生时间				发生地点			
暴露时从事何种医疗活动								
是否接受职业防护安全培训								
二、暴露方式							
(一)接触暴露							
1.皮肤　无破损( )　有破损( )				2.黏膜( )			
3.接触部位				4.接触面积			
5.污染物来源　(1)血液( )　(2)何种体液　(3)其他							
(二)针刺或锐器割伤							
1.何种器械(1)空心针( )(2)实心针( )(3)其他器械							
2.损伤程度、危险度　表皮擦伤、针刺　低危( )　伤口较深、器皿上可见血液　高危( )							
3.污染物来源(1)血液( )　(2)何种体液( )　(3)其他							
(三)其他方式							
致伤方式　抓伤( )　咬伤( )　其他　　破损、出血　有( )　无( )							
三、暴露源严重程度							
(一)实验室标本		1.血液　( )				2.何种体液		
^		3.其他				4.病毒含量:滴度低( )　滴度高( )		
^		5.其他情况						
(二)来源于患者		患者住院号		性别		年龄	
^		确诊时间		患者病情　无症状( )　HIV感染者( )					
^		病毒载量		CD4细胞计数				

续表 10-1

备注：	HBV：	
	HCV：	

四、暴露后紧急处理

(一)皮肤	1.清水冲洗 是( ) 否( )	2.使用肥皂 是( ) 否( )
	3.挤出损伤处血液 是( ) 否( )	4.消毒药物名称：
	5.冲洗时间：	
(二)黏膜	1.生理盐水( )	2.清水( )
	3.其他液体	4.冲洗时间:min
备注		

五、评估

(一)暴露级别	(1)1级暴露( )	(2)2级暴露( )	(3)3级暴露( )
(二)暴露源头严重程度	(1)轻度( )	(2)重度( )	(3)不明( )
评估人			

六、暴露后预防性治疗方案

1.是否需要预防性用药 是( ) 否( )	
2.用何种药物及用量	(1)
	(2)
	(3)
3.开始用药时间	4.停止用药时间
5.修改后治疗方案	
6.不良反应	
肝肾功能检查	

七、临床观察

暴露后4周内是否出现急性感染症状	是( ) 否( )
何种症状	持续时间
备注：	

八、血清学检查(含HIV、HBV与HCV)

	项目	日期	结果	项目	日期	结果
暴露后即刻						

续表 10-1

4 周后						
8 周后						
12 周后						
6 个月						
12 个月						
备注：	HBV：					
	HCV：					
九、结论							
1.暴露后未感染 HIV			2.暴露后感染 HIV			
备注：HBV 与 HCV 感染情况							

在场工作人员签名：_____　科室负责人签名：_____　院感科负责人签名：_____

表 10-2　暴露级别

分级	暴露源及暴露类型
一级暴露	暴露源为体液、血液或者含有体液、血液的医疗器械、物品；暴露类型为暴露源沾染了有损伤的皮肤或者黏膜，暴露量小且暴露时间较短
二级暴露	暴露源为体液、血液或者含有体液、血液的医疗器械、物品；暴露类型为暴露源沾染了有损伤的皮肤或者黏膜，暴露量大且暴露时间较长；或者暴露类型为暴露源刺伤或者割伤皮肤，但损伤程度较轻，为表皮擦伤或者针刺伤
三级暴露	暴露源为体液、血液或者含有体液、血液的医疗器械、物品；暴露类型为暴露源刺伤或者割伤皮肤，但损伤程度较重，为深部伤口或者割伤物有明显可见的血液。

表 10-3　暴露源的病毒载量水平分度

分度	暴露源的病毒载量水平情况
轻度	艾滋病病毒阳性，滴度低，感染者无临床症状、CD4 计数正常者
重度	艾滋病病毒阳性，滴度高，感染者有临床症状、CD4 计数低者
不明型	不能确定暴露源是否为艾滋病病毒阳性者

（3）实施预防性用药。

1）用药时间：预防性用药应当发生在艾滋病病毒职业暴露后尽早开始，最好在 4 h 内实施，最迟不得超过 24 h；超过 24 h 的，也应当实施预防性用药。

2）用药原则：发生一级暴露且暴露源病毒载量水平为轻度时，可不使用预防性用药。

发生一级暴露但暴露源病毒载量水平为重度,或者发生二级暴露但暴露源病毒载量水平为轻度时,使用基本用药程序。发生二级暴露且暴露源病毒载量水平为重度,发生三级暴露且暴露源病毒载量水平为轻度或重度时,使用强化用药程序。暴露源病毒载量水平不明时,可使用基本用药程序。

3)用药方案:预防性用药方案分为基本用药程序和强化用药程序。基本用药程序采用两种逆转录酶抑制剂,使用常规治疗剂量,连续服用 28 d。如双汰芝(AZT 与 3TC 联合制剂)300 mg/次,每日 2 次,连续服用 28 d 或参考抗病毒治疗指导方案。强化用药程序是在基本用药程序的基础上,同时增加一种蛋白酶抑制剂,如佳息患或利托那韦,均使用常规治疗剂量,连续服用 28 d。

(4)随访与监测:暴露者应分别在暴露后即刻、6 周、12 周、6 个月、12 个月对 HIV 抗体进行检测,并对服用药物的毒性进行监控和处理,发现异常情况尽快报告预防保健科。暴露者应如实填写"职业暴露个案登记表",完成后资料交预防保健科存稿。

2.乙型肝炎病毒职业暴露应急预案

(1)已知暴露者 HBsAg 阳性或抗 HBs 阳性,则可不予特殊处理,如抗 HBs 滴度低(<10 mIU/mL),需加强乙肝疫苗 1 次(5 μg)。

(2)已知暴露者 HBsAg 和抗 HBs 均阴性,尽快给暴露者肌肉注射乙肝免疫球蛋白(HBIG)200 IU 和乙肝疫苗,乙肝疫苗接种期间应在暴露后即刻、4 周、8 周、12 周检测乙肝两对半,发现异常情况尽快报告。

(3)不明确暴露者 HBsAg 或抗 HBs 是否阳性,立即抽血检验核查 HBsAg 和抗原 HBs,并尽快给暴露者肌肉注射乙肝免疫球蛋白(HBIG)200 IU,并根据检验结果参照上述原则进行下一步处理。

3.梅毒病毒职业暴露应急预案

患者梅毒病毒阳性者,给予职业暴露的医务人员抗生素预防治疗,推荐长效青霉素240 万单位,每周一次,每侧臀部注射 120 万单位/次,连续注射两周。对青霉素过敏者可选用红霉素等。停药后 1 个月、3 个月进行梅毒抗体检测。

4.丙型肝炎病毒职业暴露应急预案

含有丙肝病毒的血液、体液的针头或玻璃刺伤皮肤时,立即在伤口旁端轻轻挤压,尽可能挤出损伤部位的血液,禁止进行伤口的局部挤压,然后用流动水或生理盐水彻底冲洗,再用 0.5%碘伏或 75%酒精等消毒创面,24 h 内抽血检查丙肝抗体。对丙肝抗体阳性者,立即予干扰素行早期治疗。

(三)职业暴露的防护措施

(1)医务人员进行有可能接触患者血液、体液的诊疗和护理操作时必须戴手套。操作完毕,脱去手套后立即洗手,必要时进行手消毒。

(2)在诊疗、护理操作中,有可能发生血液、体液喷溅到医务人员的面部时,医务人员应当戴手套、具有防渗透性能的口罩、护目镜;有可能发生血液、体液大面积飞溅或者有可能污染医务人员的身体时,还应当穿戴具有防渗透性能的隔离衣或者围裙。

(3)医务人员手部皮肤发生破损,在进行有可能接触患者血液、体液的诊疗和护理操作时必须戴双层手套。

(4)医务人员在进行侵袭性诊疗、护理操作过程中,要保证充足的光线,并注意防止各类针具、刀片等锐器刺伤或划伤。

(5)使用后的锐器应当直接进入耐刺、防渗漏的利器盒,或者利用针头处理设备进行安全处置,也可以使用具有安全性能的注射器、输液器等医用锐器,以防刺伤。禁止将使用后的一次性针头重新套上针帽,禁止用手直接接触使用后的针头、刀片等锐器。

四、针刺伤/锐器伤防范及处置

(一)防范措施

(1)加强职业安全防护培训,纠正不安全注射行为。尤其对新上岗人员强化经血液传播疾病知识、防护用品应用、医疗锐器处理、锐器刺伤后的处理措施等的培训,提高医务人员的自我防护意识和能力。

(2)改善工作环境,提供足量有效的防护用品。

(3)建立医院职业暴露报告系统,医务人员在发生意外针刺伤、黏膜或创伤口接触患者血液、体液等职业暴露后要向有关部门报告,填写"职业暴露个案登记表",及时采取有效措施,预防医院感染。

(二)处理措施

(1)紧急处理:不慎被尖锐物体刺伤时,从伤口近心端向远心端轻轻挤出血液,禁止在伤口局部来回挤压,尽可能挤出损伤处的血液,再用肥皂水和流动水反复冲洗;用75%乙醇或0.5%聚维酮碘(碘伏)消毒伤口,并进行包扎。被接触的黏膜,应当反复用生理盐水冲洗干净。

(2)暴露程度评估:根据患者血液中含有病原微生物的多少和伤者伤口的深度、范围及暴露时间进行评估,并做相应处理。

(3)血清学检测:锐器伤后进行血清学检测,根据结果采取相应措施(表10-4)。

表10-4 锐器伤后的血清学检测结果与处理措施

检测结果	处理措施
患者HBsAg阳性,受伤医务人员HBsAg阳性或抗-HBs阳性或抗-HBc阳性者	不需注射疫苗或乙肝免疫球蛋白

续表 10-4

检测结果	处理措施
受伤医务人员 HBsAg 阴性或抗-HBs 阴性且未注射疫苗者	24 h 内注射乙肝免疫球蛋白并注射疫苗。于受伤当天、第 3 个月、6 个月、12 个月随访和监测
患者抗-HCV 阳性,受伤医务人员抗-HCV 阴性者	于受伤当天、第 3 周、3 个月、6 个月随访和监测
患者 HIV 阳性,受伤护士 HIV 抗体阴性	①经过专家评估后可立即预防性用药,并进行医学观察 1 年; ②于受伤后 4 周、8 周、12 周、6 个月时检查 HIV 抗体; ③预防性用药的原则:若被 HIV 污染的针头刺伤,应在 4 h 内,最迟不超过 24 h 进行预防性用药。即使超过 24 h,也应实施预防性用药

【思考题】

(1)简述洗手与卫生手消毒指征及方法。

(2)简述不同传播途径疾病的隔离与预防措施。

(3)简述血源性传播疾病职业暴露的应急处置。

(王玲玲　郭芳芳)

第三节　防护用品的使用

一、防护用品种类及适用范围

(一)防护用品的定义及意义

(1)定义:个人防护用品是指用于保护医务人员在工作场所避免接触感染性因子的各种屏障用品。包括口罩、手套、护目镜或防护面罩、隔离衣、防护服、帽子、鞋套等。

(2)意义:医务人员熟练规范使用个人防护用品可减少在工作中有可能的暴露导致的高感染率,在落实隔离防护、有效降低医院感染中起着重要作用。

(二)防护用品的种类和适用范围

1.口罩

(1)口罩的定义:口罩指戴在口鼻部位用于过滤进出口鼻的空气,以达到阻挡有害气体、粉尘、飞沫、气溶胶进出佩戴者口鼻的用具。

(2) 口罩的种类。

1) 一次性使用医用口罩:用于覆盖住使用者的口鼻及下颌,用于普通医疗环境中佩戴、阻隔口腔和鼻腔呼出或喷出污染物的一次性口罩。

2) 外科口罩:用于覆盖住使用者的口鼻及下颌,为防止病原体微生物、血液、体液、颗粒物等的直接透过,医护人员在有创操作过程中提供物理屏障佩戴的口罩。

3) 医用防护口罩:在医疗环境中过滤空气中的颗粒物,阻隔飞沫、血液、体液、分泌物等的自吸过滤式,能阻止经空气传播的直径<5 μm 感染因子或近距离(<1 m)接触经飞沫传播的疾病而发生感染的医用防护口罩。

上述三个级别的口罩分别执行的国家标准分别为《一次性使用医用口罩》(YY/T 0969—2013)、《医用外科口罩》(YY 0469—2011)、《医用防护口罩技术要求》(GB 19083—2010),三个级别的口罩在技术要求上有所不同。

在目前三个级别口罩执行的现行标准中的口罩基本要求方面,一次性使用医用口罩、医用外科口罩仅要求口罩外观应整洁、形状完好、表面不得有破损、污渍。医用防护口罩在前两者基础上增加了口罩应覆盖佩戴者的口鼻处,应有良好的面部密合性,不应有呼吸阀的要求,即在密合性方面的要求高于一次性使用医用口罩和医用外科口罩。

一次性使用医用口罩、医用外科口罩、医用防护口罩要求对细菌过滤率应不小于95%;医用外科口罩、医用防护口罩增加了合成血液穿透阻力和颗粒过滤效率指标。在口罩过滤效率方面,医用外科口罩和医用防护口罩增加了对颗粒过滤率方面的具体要求,即医用外科口罩对非油性颗粒的过滤效率不应小于30%的要求;医用防护口罩对非油性颗粒的过滤效率要求气体流量在 85 L/min 情况下,按等级进行了详细要求,见表10-5。

表10-5 过滤效率等级

等级	过滤效率,%
1级	≥95
2级	≥99
3级	≥99.97

同时医用外科口罩和医用防护口罩相对一次性使用医用口罩增加了对合成血液穿透阻力的要求,医用防护口罩更是增加了表面抗湿性的要求。

(3) 口罩的适用区域及人员。

1) 医用外科口罩:医院入口人员、预检分诊、门急诊患者分导诊人员、引导患者去发热门诊的人员、门急诊窗口人员、普通病区工作人员、常规手术工作人员、普通发热门诊医务人员、普通门诊普通诊疗工作人员、过渡病区(室)人员、检验科普通患者检验工作人员、医学影像(放射、B超、核医学)非呼吸道传染病发热患者普通检查、病理科普通病检工作人员、消毒供应中心污物回收、清洗区工作人员、普通区域保洁、医疗废物转运及安保工作人员、门诊收费人员、行政及后勤普通办公区域工作人员、血透室、口腔科、耳鼻喉科、眼科门诊、普通医学观察区域医务人员、密切接触者观察区域工作人员。

医用外科口罩和医用防护口罩不能同时佩戴,上述适用区域人员可根据实际工作中风险的变化和工作需要选择医用外科口罩或医用防护口罩。

2)医用防护口罩:呼吸道标本采样人员、有流行病学史、疑似呼吸道传染病患者呼吸道标本采集人员和确诊呼吸道传染病感染者转运人员,呼吸道传染病病例定点收治隔离病区、发热门诊、PCR 实验室、呼吸科门诊、胃肠镜室、纤维支气管镜及肺功能室、急诊抢救室和急诊 ICU、综合 ICU 及各科 ICU 侵袭性操作的工作人员,为急诊或疑似呼吸道传染病感染者手术的工作人员,负压病房及隔离病房工作人员,检验科呼吸道标本检验工作人员,为确诊及疑似呼吸道传染病患者检查的放射、B 超、核医学等医学影像、病检及尸检的工作人员,呼吸道传染性疾病定点救治医院消毒供应中心回收、清洗区域工作人员、发热门诊及隔离病房安保、收费人员等。

(4)口罩使用注意事项。

1)佩戴口罩前后都必须进行手卫生。

2)口罩有颜色的一面向外依次为防水层、过滤层、吸湿层。

3)系紧固定口罩的带子,把口罩的松紧带挂在耳朵上,使口罩紧贴面部。口罩应完全覆盖口鼻和下巴。

4)用双手指尖调整口罩鼻夹的形状,沿鼻梁向两侧按紧,使口罩紧贴面部,不应一只手捏鼻夹。

5)医用防护口罩每次佩戴应检查密闭性,其效能持续 6 到 8 h,遇污染或潮湿应立即更换。

6)口罩污染或潮湿时,随时更换口罩,不要触碰口罩前面。

7)系带式口罩,下方带系于颈后,上方系于头部中部;摘口罩时先解开下面的系带,再解开上面的系带,用手捏住口罩的系带丢至医疗废物容器内。

8)医用防护口罩建议使用头戴式防护口罩,不建议使用挂耳式防护口罩。

9)禁止佩戴双层甚至更多口罩,严禁患者戴有呼吸阀口罩。

2.手套

(1)手套的定义:防止病原体通过医务人员的手传播疾病和污染环境的用品。

(2)手套的种类:灭菌手套和非灭菌(清洁)手套两种。

针对灭菌手套和非灭菌(清洁)手套,我国医用手套标准主要是《一次性使用灭菌橡胶外科手套》(GB 7543—2006)、《一次性使用橡胶检查手套》(GB 10213—2006)、《一次性使用聚氯乙烯医用检查手套》(GB 24786—2009)、《一次性使用非灭菌橡胶外科手套》(GB 24787—2009)。

(3)手套的适用区域及人员。

呼吸道标本采集人员,有血液体液暴露的工作人员,过渡病区(室)、留观病房、确诊呼吸道传染病病例定点收治隔离病区工作人员,呼吸道传染病感染者转运、手术、换药操作的工作人员,发热门诊工作人员,负压病房及隔离病房工作人员,为疑似或确诊呼吸道传染病患者实施侵入性操作、疑似或确诊呼吸道传染病患者转运或陪检、疑似或确诊呼吸道传染病死亡患者的尸体处理的工作人员,口腔科、耳鼻喉科、眼科门诊、胃肠镜室、纤维支气管镜及肺功能室工作人员,急诊抢救室、急诊 ICU、综合 ICU 及各专科 ICU 工作人员操作时,为疑似或确诊呼吸道传染病患者进行检查的医学影像(放射、B 超、核医学)、病理科工作人员、检验科工作人员,消毒供应中心工作人员,后勤工作(保洁、医疗废物收集)人员,发热门诊收费窗口工作人员。

(4)手套使用注意事项。

1)应根据不同操作者的需要,选择合适种类和规格的手套。

2)接触患者的血液、体液、分泌物、排泄物、呕吐物及污染物品时,应戴清洁手套,如乳胶检查手套、实验室丁腈手套。

3)进行手术及无菌操作、接触患者破损皮肤、黏膜时,应戴无菌手套,如手术室的外科手套。戴无菌手套时,应防止手套污染。

4)在预检分诊、发热门诊、隔离留观病区(房)、隔离病区(房)和隔离重症监护病区(房)等区域应使用乳胶检查手套,但需正确穿戴和摘脱,注意及时更换手套。

5)一次性手套应一次性使用,诊疗护理不同的患者之间应更换手套。不应戴同一手套为不同接受注射者提供操作。戴手套为同一位接受注射者实施注射操作,当操作区域由污染程度重的部位移至污染程度相对轻或者清洁部位时应更换手套。

6)操作完成后脱去手套,应按规定程序与方法洗手,戴手套不能替代洗手,必要时进行手消毒。

7)操作时发现手套破损,应及时更换。

8)禁止戴手套离开规定诊疗区域。

3.护目镜

(1)护目镜的定义:防止患者的血液、体液等具有感染性物质溅入人体眼部或面部的用品。

(2)护目镜的分类:镜架式和眼罩式两种。

护目镜执行标准可参照《个体防护装备眼面部防护职业眼面部防护具》(GB 32166.1—2016)、《个人用眼护具技术要求》(GB 14866—2006)中相关要求。

(3)护目镜的适用区域及人员。

在隔离留观病区(房)、隔离病区(房)和隔离重症监护病区(房)等区域,以及采集呼吸道标本、气管插管、气管切开、无创通气、吸痰等可能出现血液、体液和分泌物等喷溅操作时使用。如呼吸道标本采集人员、呼吸道传染病收治病区工作人员、为呼吸道传染病感染者手术的工作人员、为疑似或确诊患者实施吸痰、气管插管和气管切开等,疑似或确诊呼吸道传染病患者转运、陪检,疑似或确诊呼吸道传染病死亡患者尸体处理、血透室工作人员、PCR 实验室核酸检验工作人员、为确诊及疑似呼吸道传染病患者进行放射、B 超、核医学等检查的医学影像工作人员、消毒供应中心污染区进行器械物品回收、清点、清洗的工作人员、发热门诊及隔离病房工作人员、呼吸道传染病感染者转运人员。

根据工作需要必要时穿戴护目镜区域及人员:侵入性操作如采血的人员、过渡病区

(室)工作人员、口腔科、耳鼻喉科、眼科门诊、胃肠镜室、纤维支气管镜及肺功能室、急诊抢救室和急诊 ICU 为患者吸痰插管等操作时、常规手术工作人员、发热门诊工作人员、发热门诊留观病房。

(4)护目镜使用注意事项。

1)佩戴前应检查有无破损,佩戴装置有无松懈。

2)如进行防雾处理,可取适量洗洁精、洗手皂液、碘伏用纱布均匀涂抹在镜片表面。

3)佩戴时要调整护目镜松紧带,保持佩戴的密合性和舒适性。

4)针对烈性传染病防控,建议眼部防护采用密封性好、防雾、气密或间接通气孔、采用系头带的护目镜,不建议直接通气孔和镜架形式的护目镜。

5)如为可重复使用的护目镜每次使用后应清洁与消毒;如为一次性使用护目镜用后及时作为医疗废物处理,不得重复使用。

6)一般情况下,护目镜和防护面罩不需同时使用。

7)禁止戴护目镜离开规定诊疗区域。

4.面罩

(1)面罩的定义:防止患者的血液、体液等具有感染性物质溅入人体面部的用品。

(2)面罩的分类:全面型、半面型、头盔型等。

(3)面罩的适用区域及人员。

常规筛查呼吸道标本采集人员、有流行病学史或疑似呼吸道传染病患者呼吸道标本采集人员、确诊呼吸道传染病病例定点收治隔离病区工作人员、急诊新冠病毒感染者手术工作人员、负压病房及隔离病房工作人员(负压及隔离病房内进行普通诊疗、护理、清洁、采样,为疑似或确诊呼吸道传染病患者实施吸痰、气管插管和气管切开等,疑似或确诊呼吸道传染病患者转运、陪检,疑似或确诊死亡患者尸体处理)、血透室工作人员;PCR 实验室核酸检验或为疑似及确诊呼吸道传染病患者检验的工作人员、医学影像(放射、B 超、核医学)为确诊及疑似呼吸道传染病患者检查的工作人员;对新冠及疑似呼吸道传染病患者手术器械进行回收、清点、清洗;对普通区域的物品进行回收、清点、清洗、发热门诊及隔离病房内后勤工作人员、呼吸道传染病感染患者转运人员。

根据工作需要必要时戴面罩的区域及人员:门急诊窗口(侵入性操作,如采血)人员、过渡病区(室)工作人员、口腔科、耳鼻喉科、眼科门诊、胃肠镜室、纤维支气管镜及肺功能室、急诊抢救室和急诊 ICU 为患者吸痰插管等操作时、常规手术工作人员、发热门诊(医生、护士)、发热门诊留观病房。

(4)面罩使用注意事项。

1)佩戴前应检查有无破损,佩戴装置有无松懈。

2)如为可重复使用的面罩每次使用后应清洁与消毒;如为一次性使用面罩用后及时作为医疗废物处理,不得重复使用。

3)一般情况下,护目镜和防护面罩不需同时使用。

4)禁止戴防护面罩离开规定诊疗区域。

5.隔离衣

（1）隔离衣的定义：用于保护医务人员免受血液体液和其他感染性物质污染，或用于保护患者避免感染的防护用品。

（2）隔离衣的选择：根据与患者接触的方式、接触感染性物质的情况、隔离衣阻隔血液和体液的可能性，选择是否穿隔离衣或选择其型号。

（3）隔离衣的适用区域及人员。

接触经接触传播的感染性疾病患者（如传染病患者、多重耐药菌感染患者等）、对患者实行保护性隔离时（如大面积烧伤患者、骨髓移植患者等患者的诊疗、护理时）、可能受到患者血液、体液、分泌物、排泄物喷溅的工作人员。如常规筛查呼吸道标本采集人员、负压及隔离病房外区域（潜在污染区）巡回或清洁的工作人员、胃肠镜室、纤维支气管镜及肺功能室、急诊抢救室、急诊 ICU、综合 ICU 及各专科 ICU 为患者吸痰插管等操作时可能受到患者血液、体液、分泌物、排泄物喷溅时、消毒供应中心回收、清点、清洗物品工作人员、密切接触者观察区域（气管切开的密切接触者）。

根据工作需要必要时穿隔离衣的区域及人员：预检分诊、引导患者去发热门诊人员、门急诊窗口有侵入性操作人员、门诊患者需摘除口罩，或有血液体液暴露检查时，普通病区，呼吸科门诊医护人员、血透室工作人员、口腔科及耳鼻喉科和眼科门诊、医学影像（放射、B 超、核医学）非呼吸道传染病发热患者检查的工作人员。

（4）隔离衣使用注意事项。

1）预检分诊、发热门诊使用普通隔离衣，隔离留观病区（房）、隔离病区（房）和隔离重症监护病区（房）使用防渗一次性隔离衣。

2）其他科室或区域根据是否接触患者使用。

3）隔离衣应后开口，能遮盖住全部衣服和外露的皮肤。

4）一次性隔离衣不得重复使用。

5）如使用可复用的隔离衣，使用后按规定消毒后方可再用。

6）禁止穿着隔离衣离开指定诊疗区域。

6.防护服

（1）防护服的定义：临床医务人员在接触甲类或甲类传染病管理的传染病患者时所穿的一次性防护用品。应具有良好的防水、抗静电、过滤效率和无皮肤刺激性，穿脱方便，结合部严密，袖口、脚踝口应为弹性收口。

（2）防护服的种类：连体或分体防护服，连体有直接连接鞋套和非连接鞋套两种。

（3）防护服的适用区域及人员。

临床医务人员在接触甲类或按甲类传染病管理的传染病患者和接触经空气传播或飞沫传播的传染病患者，可能受到患者血液、体液、分泌物、排泄物喷溅时应穿防护服。如确诊呼吸道传染病病例定点收治隔离病区工作人员，负压及隔离病房内为疑似或确诊呼吸道传染病患者实施吸痰、气管插管和气管切开等的工作人员，负压及隔离病房内疑似或确诊呼吸道传染病患者转运、陪检的工作人员，负压及隔离病房内疑似或确诊呼吸道传染病死亡患者尸体处理的工作人员,急诊、呼吸道传染病感染者手术的工作人员,检验科疑似及确诊呼吸道传染病患者核酸检验的工作人员,医学影像(放射、B超、核医学)为确诊及疑似呼吸道传染病患者检查的工作人员,发热门诊留观病房工作人员。

  根据工作需要在隔离衣和防护服之间二选一的区域及人员:发热门诊(医生、护士)、负压及隔离病房内区域(普通诊疗、护理、清洁、采样)的工作人员、有流行病学史或疑似呼吸道传染病患者呼吸道标本采集人员、过渡病区(室)工作人员、病理科为确诊及疑似呼吸道传染病患者病检或尸检的工作人员、呼吸道传染病感染者转运人员、密切接触者观察区域(气管切开的密切接触者)的工作人员、消毒供应中心工作人员(为疑似或确诊呼吸道传染病患者手术器械进行回收、清点、清洗)的工作人员。

  (4)防护服使用注意事项。

  1)防护服只限定在规定区域内穿脱。

  2)穿防护服前根据身材选择合适尺码的防护服。

  3)穿防护服前要去除身上尖锐的物品,防止刺破防护服。

  4)穿防护服前检查防护服有无霉斑、表面粘连、裂缝、存在孔洞等问题,发现上述问题及时更换。

  5)防护服颈部不得遮挡口罩。

  6)防护服穿戴好要通过上举双臂、弯腰、下蹲等动作评估防护服的合适性后再进入工作区域。

  7)防护服不得重复使用。

  8)出污染区不得向防护服喷洒消毒液,以免渗透潮湿污染内层衣物。

  9)禁止戴着医用防护口罩和穿着防护服离开限定区域。

  7.帽子

  (1)帽子的种类:分为布制帽子、一次性使用医用帽、一次性使用医用防护帽。

  一次性使用医用帽由非织造布加工而成,可防止微尘、头屑以及发丝从头部逸出,也可防止外部尘埃等进入发层。

  一次性使用医用防护帽用于保护医务人员、疾控和防疫等工作人员的头部、面部和颈部,防止直接接触含有潜在感染性污染物的一类医用防护产品,具有抗渗水性、透湿量、表面抗湿性、抗合成血液穿透性,一次性使用医用防护帽执行的行业推荐标准为《一次性使用医用防护帽》(YY/T 1642—2019)。

  (2)帽子的适用区域及人员。

  常规筛查呼吸道标本采样人员、有流行病学史或疑似呼吸道传染病患者呼吸道标本采样人员、门诊(有血液体液暴露)、门急诊窗口人员(有侵入性操作,如采血)、过渡病区(室)工作人员、确诊呼吸道传染病病例定点收治隔离病区工作人员、常规手术工作人员、急诊呼吸道传染病感染者手术工作人员、发热门诊(医生、护士)、负压病房及隔离病房工作人员、呼吸科门诊医护人员、血透室工作人员,口腔科及耳鼻喉科和眼科门诊、留观病房工作人员、急诊抢救室、急诊ICU、综合ICU及各专科ICU、检验科工作人员、医学影像

(放射、B超、核医学)为患者检查的工作人员、为所有患者病检或尸检的病理科工作人员、消毒供应中心工作人员、普通区域后勤工作人员、发热门诊及隔离病房内后勤工作人员、发热门诊及隔离病房外安保人员、发热门诊收费人员、医务人员医学观察区(普通医学观察)、密切接触者观察区域、呼吸道传染病感染者转运的工作人员。

根据工作需要必要时戴帽子的区域及人员：医院入口人员、预检分诊人员、引导患者去发热门诊的人员、门急诊窗口人员(非侵入性操作)、普通病区工作人员。

(3)帽子使用注意事项。

1)进入污染区和洁净环境前、进行无菌操作等时应戴帽子。

2)被患者血液、体液污染时,应立即更换。

3)布制帽子应保持清洁,每次或每天更换与清洁。

4)一次性帽子应一次性使用。

8.鞋套

(1)鞋套的定义：适用于医务人员、疾控和防疫等工作人员在室内接触血液、体液、分泌物、排泄物、呕吐物等具有潜在感染性污染物时所使用的一次性使用医用防护鞋套(以下简称防护鞋套)。

防护鞋套的尺寸设计应能覆盖使用者的足部和腿部,穿脱方便,宜设计成带有收口的形式,可采用弹性收口、拉绳收口或绑带等收口方式,具有抗渗水性、抗合成血液穿透性。鞋套的执行标准为《一次性使用医用防护鞋套》(YY/T 1633—2019)。

(2)鞋套的适用区域及人员。

确诊呼吸道传染病病例定点收治隔离病区工作人员、急诊或疑似呼吸道传染病感染患者手术工作人员、发热门诊(医生、护士)、负压病房及隔离病房工作人员、检验科疑似及确诊呼吸道传染病患者核酸检验的工作人员、医学影像(放射、B超、核医学)工作人员、为确诊及疑似呼吸道传染病患者检查的工作人员、病理科为确诊及疑似呼吸道传染病患者病检及尸检的工作人员、消毒供应中心工作人员(对确诊及疑似呼吸道传染病患者的手术器械回收、清点、清洗时)、发热门诊及隔离病房内后勤工作人员(保洁、医疗废物收集)。

根据工作需要必要时穿戴鞋套的区域及人员：有流行病学史或疑似呼吸道传染病患者呼吸道标本采集人员,普通病区、过渡病区(室)工作人员,常规手术工作人员。

(3)鞋套使用注意事项。

1)鞋套应具有良好的防水性能,并一次性应用。

2)从潜在污染区进入污染区时和从缓冲间进入负压病室时应穿鞋套。

3)应在规定区域内穿鞋套,离开该区域时应及时脱掉。

4)发现破损应及时更换。

二、防护用品正确使用

(一)防护用品正确使用原则

(1)防护用品应符合国家相关标准,在有效期内使用。

(2)医务人员应当按照标准预防的原则,根据其传播途径采取飞沫隔离和接触隔离的防护措施。

(3)医务人员应当根据导致感染的风险程度采取相应的防护措施。

(4)医务人员应掌握防护用品选择的指征及使用方法,并能正确且熟练地穿脱防护用品,脱去手套、隔离衣等防护用品后立即手卫生。

(5)外科口罩、医用防护口罩、护目镜或防护面罩、防护服等个人防护用品被血液、体液、分泌物等污染时应当及时更换。

(6)医务人员在诊疗操作结束后,应及时离开隔离区,并规范更换个人防护用品。

(7)进行有可能接触患者血液、体液的诊疗、护理、清洁等工作时应戴清洁手套,操作完毕,脱去手套后立即洗手或进行卫生手消毒。

(8)在诊疗、护理操作过程中,有可能发生血液、体液飞溅到面部时,应戴医用外科口罩、护目镜或防护面罩;有可能发生血液、体液大面积飞溅或污染身体时,应穿戴具有防渗透性能的隔离衣或者围裙。在进行侵袭性诊疗、护理操作过程中,如在置入导管、经椎管穿刺等时,应戴医用外科口罩等医用防护用品,并保证光线充足。

(二)个人防护等级

1.一般防护

(1)适用对象:诊疗工作中所有医务人员,无论是否有传染病流行。

(2)防护用品配备:医用外科口罩、工作服、工作鞋、工作帽。

2.一级防护

(1)适用对象:预检分诊点、普通急诊留观区、门诊、普通病区、重症监护病房、密切接触医学观察区、医务人员医学观察区、隔离病区的潜在污染区工作人员,以及进行普通患者手术、非传染病患者的影像检查与病理检查、发热门诊及隔离病区外的安保、保洁、医疗废物转运等工作人员。

(2)防护用品配备:穿戴一次性工作帽、一次性外科口罩、工作服,必要时戴一次性乳胶手套,严格执行手卫生,视具体情况穿隔离衣。

3.二级防护

(1)适用对象:发热门诊、隔离留观病区(房)、隔离病区(房)及隔离重症监护病区(房),疑似及确诊呼吸道传染病患者影像检查及检验,消毒供应中心对隔离病区物品回收、清点及清洗时,疑似及确诊传染病患者转运、陪检、尸体处置时,为疑似及确诊呼吸道传染病患者手术,以及采集呼吸道标本、气管插管、气管切开、无创通气、吸痰等可能出现血液、体液和分泌物等喷溅操作时采用二级防护。

(2)防护用品配备:穿戴一次性工作帽、护目镜或防护面罩(防雾型)、医用防护口罩、防护服、一次性乳胶手套、一次性鞋套,严格执行手卫生。

4.三级防护

(1)适用对象:为疑似及确诊呼吸道传染病患者实施可产生气溶胶操作(如吸痰、呼吸道采样、气管插管和气管切开等有可能发生患者呼吸道分泌物、体内物质的喷射或飞溅的工作时)、手术及进行呼吸道标本采集时,为疑似及确诊呼吸道传染病患者实施尸体解剖时采用三级防护。

(2)防护用品配备:穿戴一次性工作帽、医用防护口罩、防护服、一次性乳胶手套、一次性鞋套、全面型呼吸防护器或正压式头套,严格执行手卫生。

(三)佩戴方法

1.外科口罩的佩戴方法

(1)将口罩罩住鼻、口及下巴,口罩下方带系于颈后,上方带系于头顶中部,调整系带的松紧度,见图10-1、图10-2、图10-3。

(2)将双手指尖放在鼻夹上,从中间位置开始,用手指向内按压,并逐步向两侧移动,根据鼻梁形状塑造鼻夹,见图10-4。

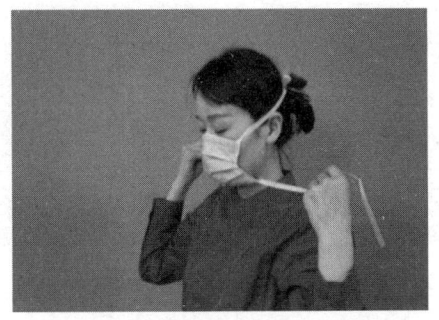

图10-1

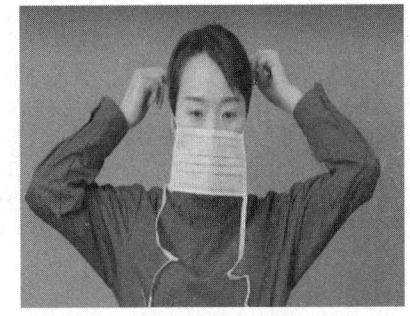

图10-2

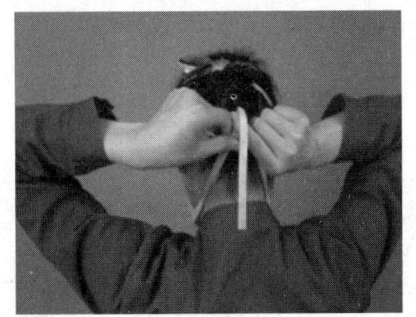

图10-3

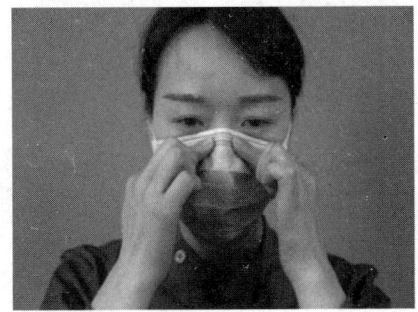

图10-4

2.医用防护口罩的佩戴方法

(1)一手托住防护口罩,有鼻夹的一面背向外,见图10-5。

(2)将防护口罩罩住鼻、口及下巴,鼻夹部位向上紧贴面部,见图10-6。

(3)用另一只手将下方系带拉过头顶,放在颈后双耳下,见图10-7。

(4)再将上方系带拉至头顶中部,见图10-8。

(5)将双手指尖放在金属鼻夹上,从中间位置开始,用手指向内按鼻夹,并分别向两侧移动和按压,根据鼻梁的形状塑造鼻夹,见图10-9。

(6)调整鼻夹,做密闭性呼气试验,若漏气位于四周,应调整到不漏气为止,见图10-10。

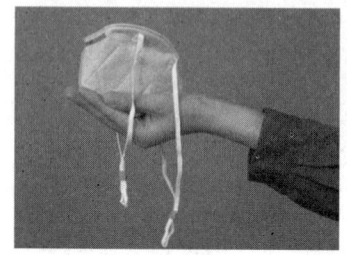
图10-5

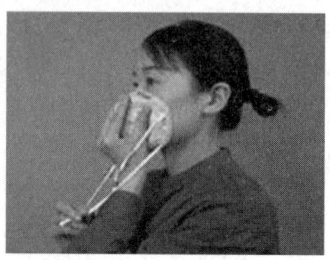
图10-6

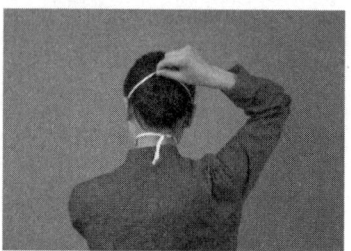
图10-7

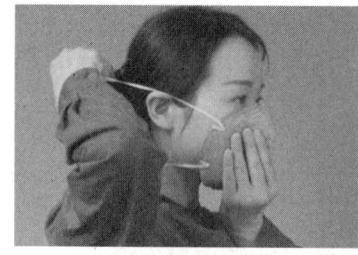
图10-8

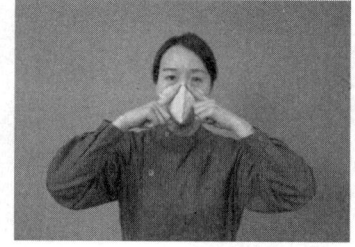
图10-9

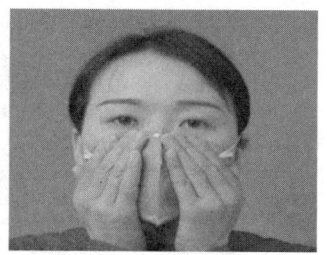
图10-10

3.摘口罩方法

(1)不要接触口罩前面(污染面)。

(2)先解开或去除下面的系带,再解开或去除上面的系带,见图10-11、图10-12。

(3)用手仅捏住口罩的系带丢至医疗废物容器内,见图10-13。

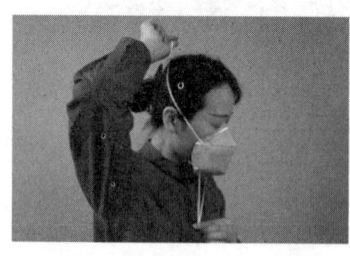
图10-11

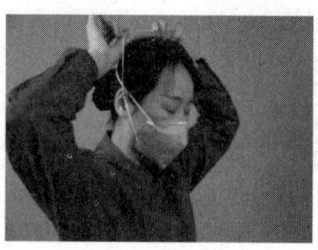
图10-12

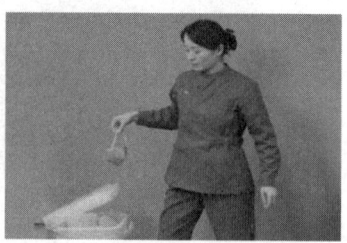
图10-13

4.护目镜或防护面罩的戴摘方法

（1）戴护目镜或防护面罩的方法：戴上护目镜或防护面罩，调节舒适度，见图10-14、图10-15、图10-16。

（2）摘护目镜或防护面罩的方法：捏住靠近头部或耳朵的一边摘掉，放入回收或医疗废物容器内，见图10-17、图10-18。

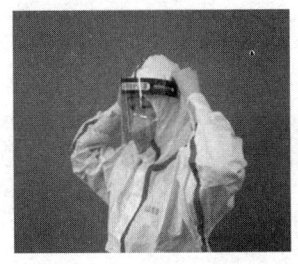
图10-14

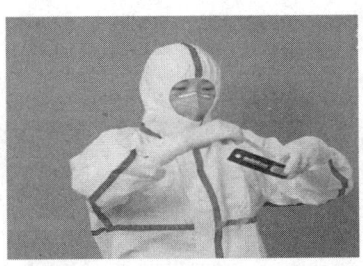
图10-15

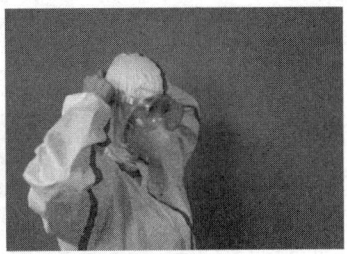
图10-16

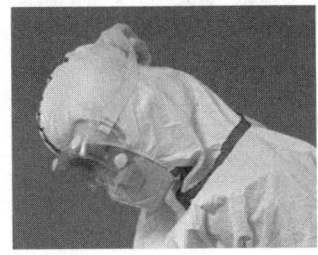
图10-17

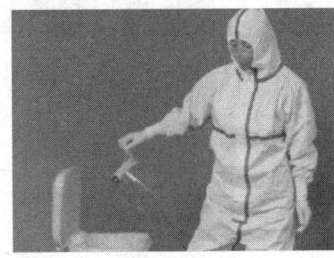
图10-18

5.隔离衣穿脱方法

（1）穿隔离衣方法。

1）右手提衣领，左手伸入袖内，右手将衣领向上拉，露出左手，见图10-19。

2）换左手持衣领，右手伸入袖内，露出右手，勿触及面部，见图10-20。

3）两手持衣领，由领子中央顺着边缘向后系好颈带，见图10-21。

4）再扎好袖口，见图10-22。

5）将隔离衣一边（约在腰下5 cm）处渐向前拉，见到边缘捏住，见图10-23。

6）同法捏住另一侧边缘，见图10-24。

7）双手在背后将衣边对齐，见图10-25。

8）向一侧折叠，一手按住折叠处，另一手将腰带拉至背后折叠处，见图10-26。

9）将腰带在背后交叉，回到前面将带子系好，见图10-27。

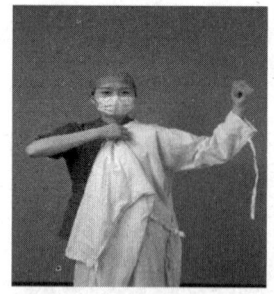 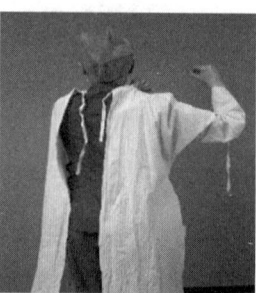 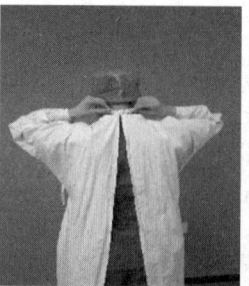 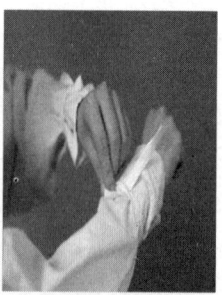

图 10-19　　　　图 10-20　　　　图 10-21　　　　图 10-22

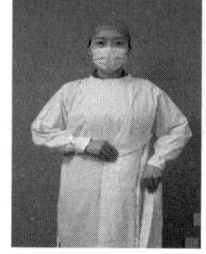 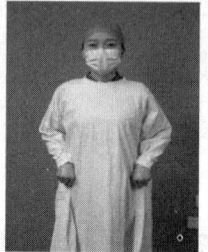 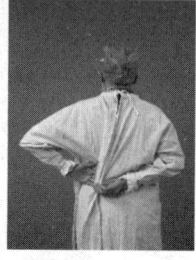 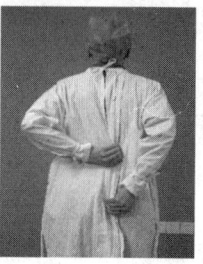 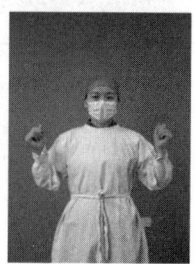

图 10-23　　图 10-24　　图 10-25　　图 10-26　　图 10-27

（2）脱隔离衣方法。

1）解开腰带,在前面打一活结,见图 10-28。

2）解开袖带,塞入袖拌内,充分暴露双手,进行手消毒,见图 10-29。

3）解开颈后带子,见图 10-30。

4）右手伸入左手腕部袖内,拉下袖子过手,见图 10-31。

5）用遮盖着的左手握住右手隔离衣袖子的外面,拉下右侧袖子,见图 10-32。

6）双手转换逐渐从袖管中退出,脱下隔离衣,见图 10-33。

7）左手握住领子,右手将隔离衣两边对齐,污染面向外悬挂污染区;如果悬挂污染区外,则污染面向里。

8）不再使用时,将脱下的隔离衣污染面向内,卷成包裹状,丢至医疗废物容器内或放回收袋中,见图 10-34。

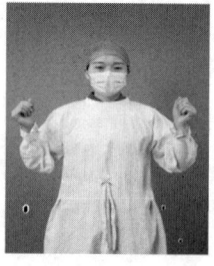 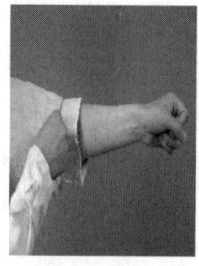 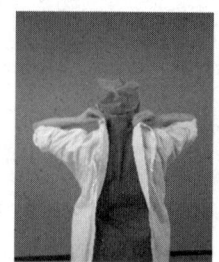

图 10-28　　　　图 10-29　　　　图 10-30

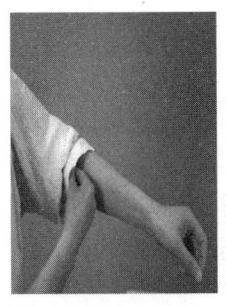 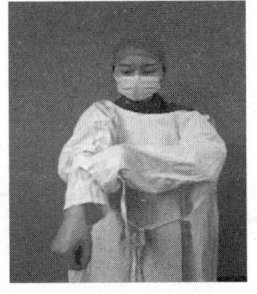 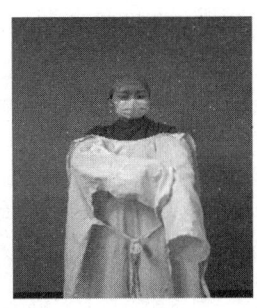 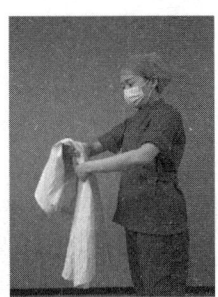

图 10-31　　　　图 10-32　　　　图 10-33　　　　图 10-34

6.防护服穿脱方法

（1）穿防护服：连体或分体防护服，应遵循严格手卫生，见图 10-35；戴医用防护口罩，见图 10-36；戴一次性工作帽，见图 10-37；穿防护服，见图 10-38、图 10-39；戴防护面罩或护目镜，见图 10-40；戴手套，见图 10-41；穿防水靴套，见图 10-42；确认穿戴效果，见图 10-43。目前国内医疗机构使用的防护服均为连体防护服。

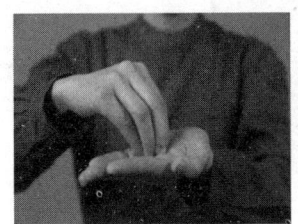 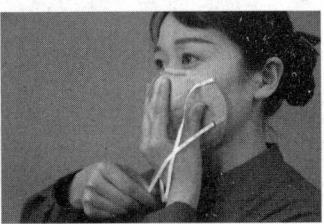 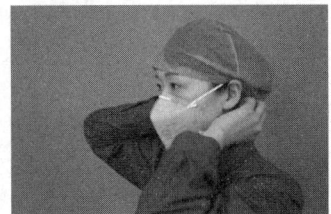

图 10-35　　　　　　　图 10-36　　　　　　　图 10-37

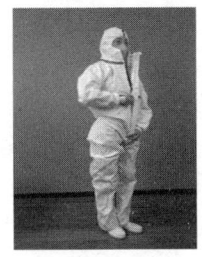 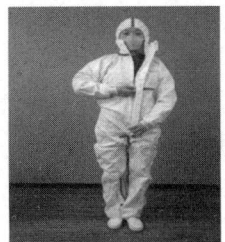 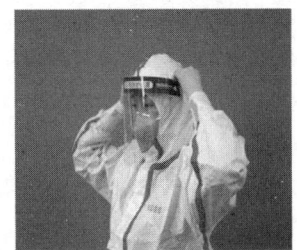

图 10-38　　　　　　　图 10-39　　　　　　　图 10-40

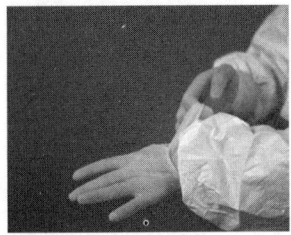 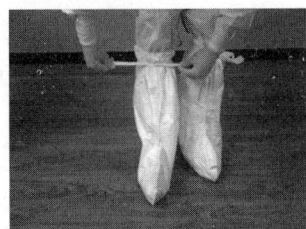 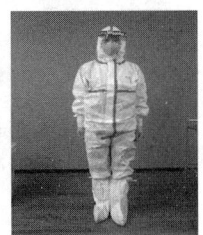

图 10-41　　　　　　　图 10-42　　　　　　　图 10-43

（2）脱防护服：先进行手卫生，见图10-44；然后摘面罩或护目镜，见图10-45；脱防护服时先将拉链拉到底，见图10-46；向上提拉帽子，使帽子脱离头部，脱袖子，见图10-47、图10-48；由上向下边脱边卷，见图10-49、图10-50；污染面向里直至全部脱下后，放入医疗废物袋内，见图10-51。

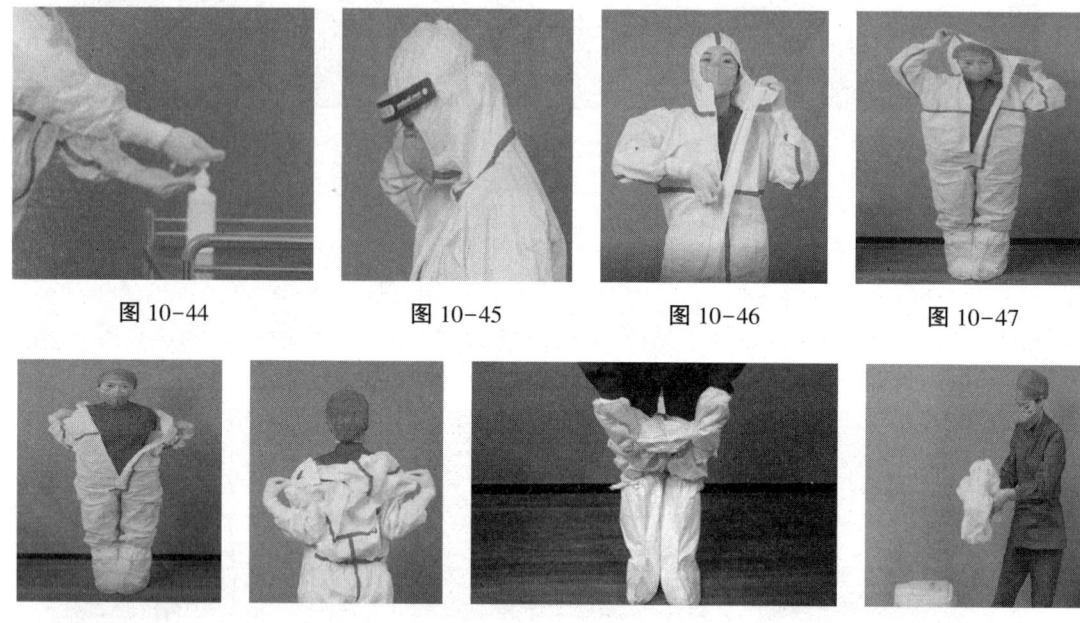

图10-44　　　　　图10-45　　　　　图10-46　　　　　图10-47

图10-48　　　　　图10-49　　　　　图10-50　　　　　图10-51

7.动力送风全面呼吸防护套装穿脱

(1)穿戴动力送风全面呼吸防护套装。

1)用物准备：电动送风呼吸系统防护套装，包含送风电机、颗粒物过滤盒、预过滤棉、标准腰带、高效能电池、单座充电器、可调节长度呼吸管各一个，头罩一个，见图10-52。

2)用物检查：头罩有无破损；头罩调节扣、固定带和头罩上、下辅助带是否完好性，见图10-53；呼吸管路无破损，长度合适，接口完好；安装。

a.安装电池：将充满电的电池安装于送风电机底部，听到"咔嗒"一声则提示安装完成，见图10-54。

b.安装过滤组件：先将预过滤棉放置于送风电机前盖上；再将颗粒物过滤盒安装于送风电机上，听到"咔嗒"一声则提示过滤盒安装完成，见图10-55；最后将送风电机前盖扣合至送风电机上，见图10-56。

c.安装送风电机：检查腰带外观完好，腰带卡扣是否牢固，见图10-57(拉一下腰带)；将送风电机固定于腰带上，检查其牢固性，见图10-58。

d.检查：打开电源，电池电量储备充足，见图10-59。送风电机安装流量表，检查送风电机性能是否良好，见图10-60、图10-61；去除流量表，连接呼吸管路于送风电机上，见

图10-62;检查呼吸管路无漏气,各接口处连接紧密。堵住呼吸管一端,检查呼吸器警鸣功能是否正常,见图10-63。

3)人员准备:二级防护物品穿戴齐全,工作人员戴医用防护口罩、一次性医用帽子、防护服、防水靴套、医用手套。

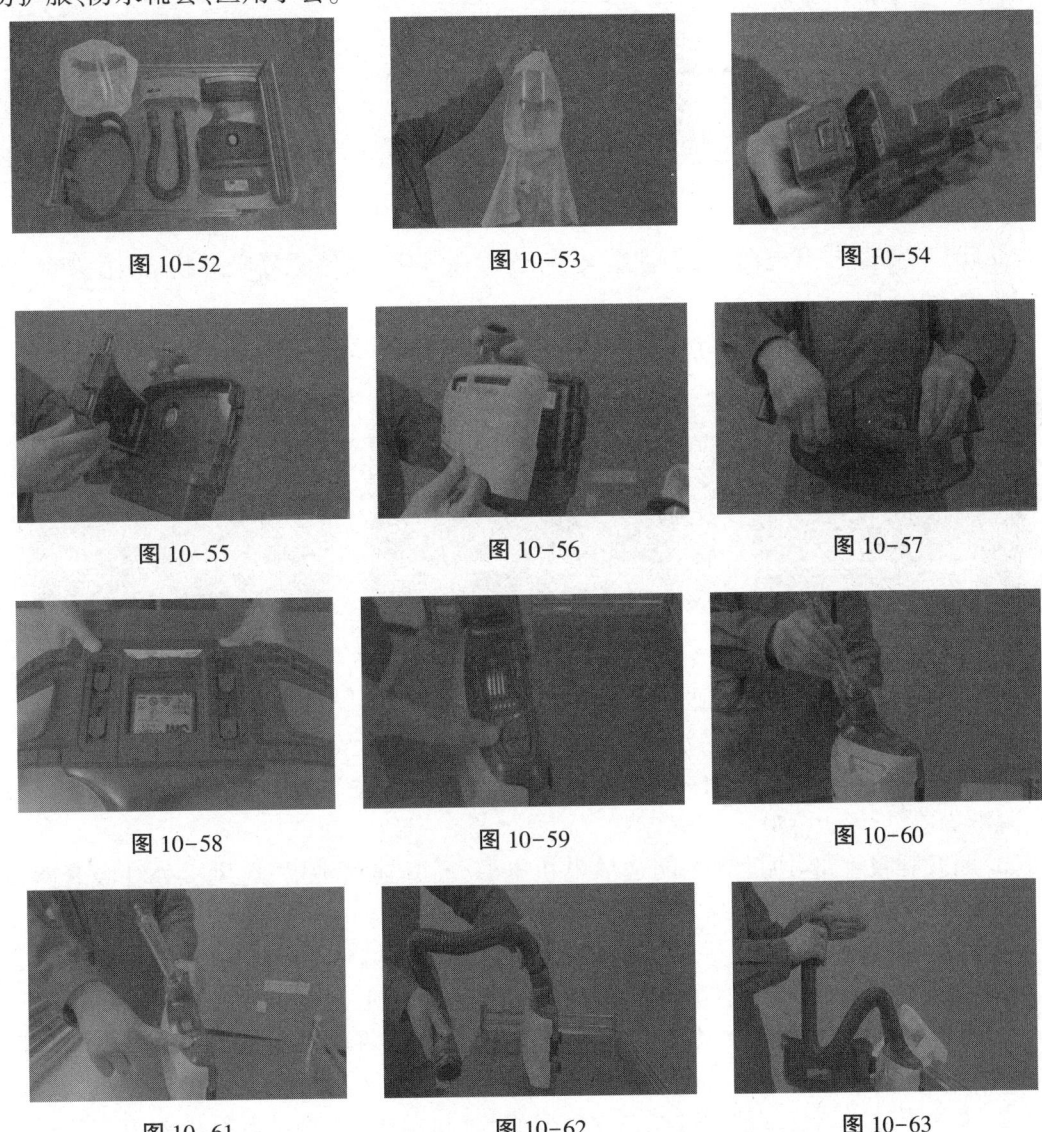

图10-52　　　　　图10-53　　　　　图10-54

图10-55　　　　　图10-56　　　　　图10-57

图10-58　　　　　图10-59　　　　　图10-60

图10-61　　　　　图10-62　　　　　图10-63

4)佩戴送风电机:工作人员穿戴二级防护后将固定好的送风电机固定在腰后部,根据腰围调节合适的松紧度,见图10-64。

5)戴头罩:根据操作者头围,调整"头罩调节扣",戴头罩,避免头罩面屏部位紧贴面部,见图10-65。

6)连接呼吸管路:监督岗协助连接呼吸管路,确保接口处连接紧密,听到"咔嗒"一声则提示安装完成,见图10-66、图10-67。

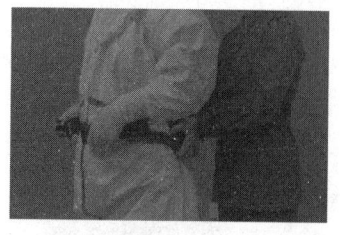
图10-64

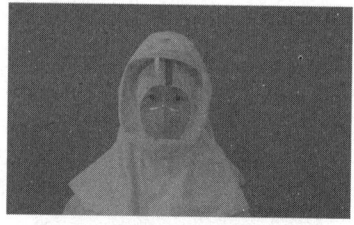
图10-65

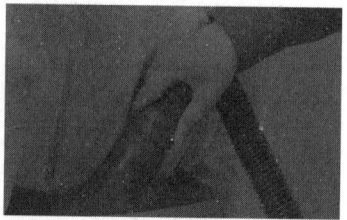
图10-66

7)调节风量:打开电源,调节风量大小,连续深呼吸,以感觉呼吸顺畅、舒适为宜,见图10-68。

8)确认穿戴效果:双人确认穿戴效果,进入隔离病区,见图10-69。

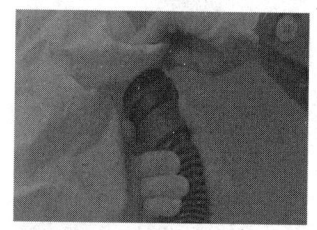
图10-67

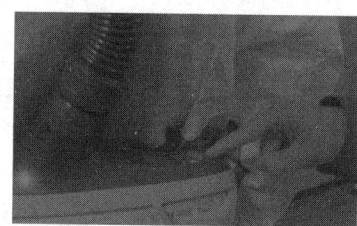
图10-68

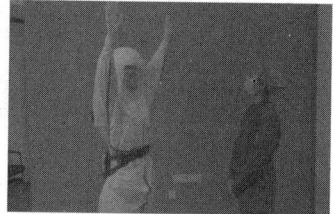
图10-69

(2)摘除动力送风全面呼吸防护套装。

1)手卫生:按照"七步洗手法",严格执行手卫生。

2)取下头罩:操作结束后保持呼吸器处于开机状态,拉住头罩上、下辅助带,身体前倾,脱下头罩,见图10-70。

3)断开呼吸管路:协助者关闭送风电机电源,断开连接头罩、送风机处呼吸管路接口,将头罩、呼吸管路放置于指定容器内。

4)手卫生:按照"七步洗手法",严格执行手卫生。

5)解开腰带:按住腰带中间锁扣,脱下腰带及送风电机,见图10-71。

6)分离送风电机:协助者协助分离腰带与送风电机,将取下的腰带放置于指定容器内,见图10-72、图10-73。

7)去除预过滤棉及颗粒物过滤盒:打开送风电机前盖,去除送风电机前盖上的预过滤棉和送风电机中的颗粒物过滤盒,见图10-74,丢至医疗废物桶内。将取下的送风电机用医疗废物包装袋封扎后,放置于消毒供应中心指定回收整理箱内,见图10-75。

8)手卫生:按照"七步洗手法",严格执行手卫生。

9)脱除防护服:按规范操作流程脱除防护服、防水靴套、手套。

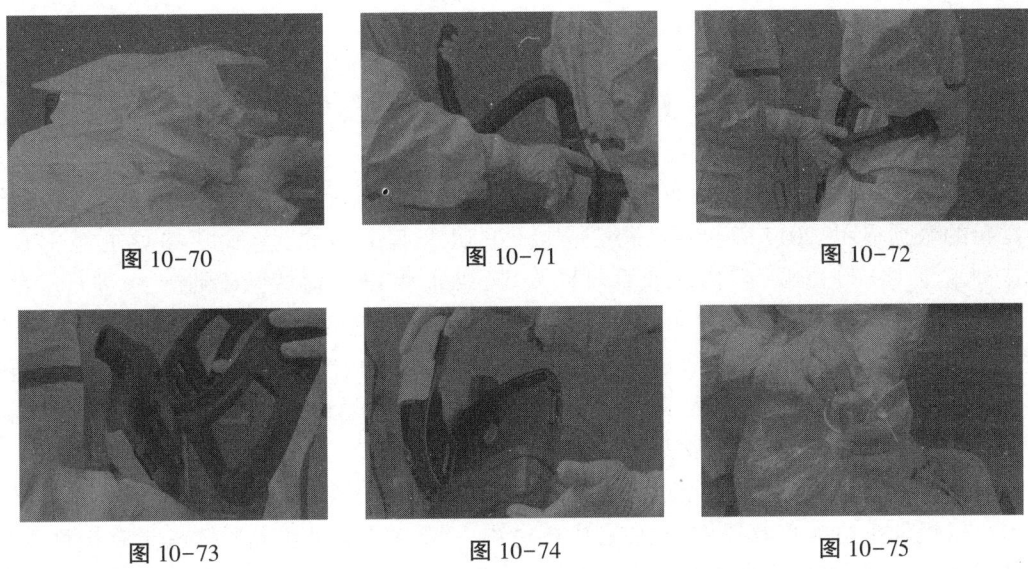

图 10-70　　　　　图 10-71　　　　　图 10-72

图 10-73　　　　　图 10-74　　　　　图 10-75

【思考题】
(1) 简述医用防护用品的种类及穿脱方法。
(2) 不同种类医用防护用品的适用区域（人员）有哪些？
(3) 医用防护用品使用注意事项分别有哪些？

(周晓平　刘家兴)

第四节　免疫接种

一、接种疫苗的意义

预防接种是用免疫手段将预防传染病的抗原（疫苗、类毒素）或抗体（免疫血清）等多种制品，通过适宜途径（皮内、皮下、肌肉、口服、气溶胶）种入人体（机体）模拟一个轻度的自然感染或刺激机体产生免疫应答，以诱发、促使机体处于免疫状态，产生自动或被动免疫力，从而增强个体和群体对抗相应传染病的能力，以达到保护易感人群，预防、控制或消除相应传染病在人群中的发生和流行的目的。

"预防为主"是我国卫生工作的基本方针。《黄帝内经》中即有"不治已病，治未病"的记载。人类在同传染病进行斗争的过程中，发现了免疫预防传染病的方法。中国人是疫苗的最先实践者，英国人詹纳是牛痘的发明者，但都没有从理论上弄清疫苗免疫的原理，直到巴斯德奠定了疫苗的理论基础。因此，人们把巴斯德尊为"疫苗之父"，把鸡霍乱疫苗的诞生作为人类疫苗的正式诞生。

历史经验证明,疫苗接种在预防多种传染病中起着关键作用,疫苗接种是控制、消除有关传染病的最方便、经济、有效的一项措施,它使人类把对疾病的控制,从发生疾病后的治疗提前到发生疾病前的预防阶段。

疫苗推广在全球获得了巨大的成功。2018年7月,世界卫生组织和联合国儿童基金会发布的数据显示,2017年全球获得疫苗接种的儿童有1.23亿,全球每10名儿童中有9名接种了至少1剂白喉、破伤风或百日咳疫苗,从而得以对这些致命性疾病进行免疫。全球有167个国家在其常规疫苗接种计划中包括了第2剂麻疹疫苗,而162个国家正在提供风疹疫苗服务,全球麻疹和风疹疫苗的覆盖率从2010年的35%增加到52%。此外,预防脑膜炎、疟疾甚至埃博拉病毒等的新增疫苗也在拯救着人们的生命。全球接种疫苗的婴儿数量比2010年增加了460万。

我国《中华人民共和国疫苗管理法》,将疫苗分为免疫规划疫苗和非免疫规划疫苗。其中免疫规划疫苗由政府提供,居住在中国境内一切公民及居住人群依法享有接种免疫规划疫苗的权利,履行接种免疫规划疫苗的义务,其采购资金由国家财政全额负担。我国卫生部于2010年7月印发《2010—2012年全国消除麻疹行动方案》,围绕消除麻疹工作目标,开展了一系列以提高儿童麻疹疫苗接种率、加强麻疹监测为主的活动,全国消除麻疹工作取得了一定进展。以国内目前推行的乙型肝炎疫苗免疫接种为例,据一些地区调查报告显示,10岁以下儿童HBs抗原携带率由免疫前的10%左右下降至1.2%左右,在北京、上海等地区则降至0.41%,成绩颇为显著。2017—2020年中山市1~8岁儿童国家免疫规划疫苗(NIP疫苗)接种率持续保持在较高水平,2020年接种率≥95.0%的疫苗有8种(BCG、HepB、OPV、DTP、MCV、JEV、MPV、HepA)。预防接种工作的重大社会意义和经济价值由此可见。

预防接种工作是一项科学性强、管理水平要求高、技术操作要求符合规范的系统工程,涉及疫情管理、免疫策略、组织管理、计划制定、疫苗质控、接种实施、效果评估等内容,彼此相互制约,又相互联系,只有各个环节协同配合,才能达到预期效果。

二、疫苗选择及接种

(一)疫苗的种类

生命科学的发展,为疫苗的研究与发展提供了良好的理论和技术基础,安全有效的疫苗陆续面世。随着人们对预防制品的渴求,人们在与传染病做斗争的进程中,疫苗的质量和品种也不断提高、发展和增加。疫苗也从传统的对传染性疾病的预防,发展到对非传染性疾病的预防,发展到对疾病的治疗。近年还出现了以免疫方式达到治疗疾病作用的"治疗性疫苗"。根据科学发展趋势,将疫苗分为灭活疫苗、减毒活疫苗、亚单位疫苗、基因工程疫苗、合成肽疫苗、结合疫苗、血清和新型疫苗八大类。

(1) 灭活疫苗:将病原微生物培养后灭活而制成的疫苗叫作灭活疫苗,包括细菌、病毒、立克次体及类毒素制剂。细菌、病毒或立克次体的培养物用化学或物理方法灭活,使之完全丧失对原来靶器官的致病力,而仍保存相应抗原的免疫原性。细菌性灭活疫苗如伤寒和副伤寒疫苗、百日咳疫苗、A群脑膜炎球菌多糖疫苗和肺炎球菌多糖疫苗等。病毒性灭活疫苗如乙型肝炎灭活疫苗、流行性出血热灭活疫苗、森林脑炎灭活疫苗等。

1) 类毒素:是指细菌在液体培养条件下,产生外毒素,经提纯、脱毒等工艺制成。这类可溶性抗原通常需要加入佐剂才能产生良好的免疫性。类毒素制剂有白喉类毒素和破伤风类毒素等。

2) 灭活疫苗:不含任何可能感染的其他生物学因子,较稳定,易于保存和运输,有效期较长。缺点是接种剂量较大且需多次免疫,免疫效果差,维持时间短,常需加入佐剂。

(2) 减毒活疫苗:此类疫苗是将病原微生物(细菌或病毒)在人工培育的条件下,促使其产生定向变异,最大限度地丧失致病性,但仍保留一定的剩余毒力、免疫原性及繁殖能力。减毒活疫苗接种人体后,使机体产生亚临床感染而获得免疫力。细菌性减毒活疫苗如卡介苗(BCG)、炭疽减毒活疫苗、鼠疫减毒活疫苗和布氏菌减毒活疫苗等。病毒性减毒活疫苗如麻疹减毒活疫苗、脊髓灰质炎减毒活疫苗、流行性腮腺炎减毒活疫苗、风疹减毒活疫苗、甲型肝炎减毒活疫苗、黄热病减毒活疫苗等。

减毒活疫苗的缺点是在机体内有毒力恢复的潜在危险性,有可能形成潜在感染或传播;可能存在感染危险的生物学因子;不稳定,不易于保存和运输,有效期相对较短。其优点是由于疫苗进入机体可停留一段时期,可增殖产生大量抗原,因而接种剂量较小且多数只需1次免疫,类似人工自动感染过程;能产生分泌型抗体(sIgA);免疫效果巩固,维持时间长。

(3) 亚单位疫苗:是去除病原体中与激发保护性免疫无关的甚至有害的成分,保留有效免疫原成分制作的疫苗。

(4) 基因工程疫苗:是用细胞与分子生物学工程技术研制的疫苗,主要有重组抗原疫苗、重组载体疫苗、DNA疫苗、转基因植物疫苗。基因工程疫苗是现代生物技术的热点之一,其发展的重点对象是难(或不能)培养、有潜在危险、常规免疫效果差的病原体。尽管迄今为止获准生产的基因工程疫苗仅有少数几种,但它解决的是多年来常规疫苗不能解决的难题,而且在简化免疫程序的多价疫苗制作方面具有显著优势。

(5) 合成肽疫苗:又称抗原肽疫苗,是根据有效免疫原的氨基酸序列设计和合成的免疫原性多肽,以期用具有免疫原性最小的肽来激发有效的特异性免疫应答。

(6) 结合疫苗:是将细菌荚膜多糖的水解物用化学方法连接于白喉类毒素,为细菌荚膜多糖提供蛋白质载体,使其成为T细胞依赖性抗原。结合疫苗能引起T、B细胞的联合识别,B细胞产生IgG类抗体,获得良好的免疫效果。

(7) 血清:此类免疫制剂均属特异性免疫球蛋白,具有抗体属性,输入体内使之产生被动免疫,达到预防或治疗疾病的目的。

1)抗毒素:用类毒素免疫大动物(马和骡)使之产生高效抗体,采血分离血浆,经纯化精制工艺,除去非特异性蛋白及无效成分。这种抗体输入机体后,能对相应细菌在机体内产生的毒素起中和作用,故名"抗毒素",如白喉和破伤风毒素,该制剂对人来说是异种蛋白,使用时应注意 I 型超敏反应的发生。

2)抗血清:用脱毒毒素、细菌和病毒等作为抗原免疫动物,取动物血浆提取其免疫球蛋白,如抗蛇毒、抗炭疽和抗狂犬病血清等。

3)特异性免疫球蛋白:与抗毒素及抗血清不同的是用抗原免疫人体使之产生特异性抗体,取其血浆,提取和抗原相应的特异性免疫球蛋白。此种球蛋白是同种异体的,具有反应小、预防或治疗效果好、注射剂量小和在体内半衰期长等优点,如人血破伤风免疫球蛋白和抗乙型肝炎免疫球蛋白等。

(8)新型疫苗:随着免疫学、生物化学、分子生物学以及生物技术的发展,疫苗的研制进入新的阶段。近年来发展的新型疫苗如重组抗原疫苗、重组载体疫苗、核酸疫苗、转基因植物疫苗、独特型疫苗、T 细胞疫苗、营养缺陷变异株疫苗及治疗性疫苗等。

(二)正确地选择疫苗和使用疫苗

目前,国内使用的疫苗都是通过国家药审部门和检定机构严格检定的,国外公司进口的疫苗必须在中国注册,必要时还需通过人体接种考核才能上市。这些疫苗通常都在较长时间的实践应用中证实安全、有效才逐步被选择和推广。正确地选择和使用疫苗需综合考虑以下因素。

(1)符合流行病学因素:不同国家和地区应根据传染病流行病学特点,包括传染病的流行强度、传染病起始发病年龄、不同年龄发病率、不同传染病发病的周期性、季节性以及职业人群,结合本地区的实际情况,研究适合的免疫重点和策略,制定本省、市、自治区的免疫规划。

(2)疫苗的安全性和免疫效果因素:不同减毒活疫苗其免疫应答和反应性与毒种残余毒力有关,因此,需选择毒力温和又具有良好抗原性的毒种,这样生产出来的疫苗接种人体后不良反应较轻,其免疫效果也较好。如我国生产的口服脊髓灰质炎减毒活疫苗(live oral poliovivas vaccine,OPV)所用的三型毒种皆为我国自行选育,投产使用至今很受欢迎。20 世纪 60 年代以来,我国选用 OPV 而不是灭活的脊髓灰质炎减毒疫苗(inactivated poliovivas vaccine,IPV),是基于当时我国是高发地区而决定的,它为我国消灭脊髓灰质炎做出了卓越的贡献。

1997 年初,卫生部发文通知血源性乙型肝炎疫苗在我国停止生产和销售,而基因工程乙型肝炎疫苗取代血源性乙肝疫苗开始应用。选择该疫苗是基于其安全性,抗原纯度可达 99% 以上,杂质极少,是减少不良反应的重要保证。基因工程疫苗制备过程中不使用人源性(血液)物质,所用原材料对人体无害。推广使用后不良反应很低,免疫效果好。此外,其他疫苗如提取细胞壁荚膜多糖抗原制成的 A 群流脑疫苗、伤寒 Vi 多糖疫苗及百日咳无细胞疫苗等均比原疫苗更安全。

(3)经济方面因素：在选择使用疫苗方面，对疫苗的价格和剂型等也应予以考虑。在保证效果和安全的基础上，应选择价廉质佳的疫苗和剂型。国家疾病预防控制中心(CDC)有权选用理想的疫苗以供全国使用，各级CDC应根据本地区免疫预防工作需要，适时选用疫苗品种和剂型。

由于现代免疫学和生物化学的发展，国外有些疫苗发展到亚单位水平，推动了分离提纯技术的提高，并且已应用到疫苗的纯化，而亚单位疫苗就是这种技术发展的产物，流感、狂犬病亚单位疫苗和霍乱亚单位类毒素等为正确地选择和使用疫苗提供了良好的条件。

(4)严格掌握免疫程序：严格按照免疫程序接种，才能充分发挥疫苗的免疫效果，减少接种不良反应的发生，达到控制传染病流行的目的。我国现行的儿童免疫程序必须严格执行，对暂未列入计划免疫疫苗所推荐的免疫程序也应参照执行。执行实施接种任务的基层专业人员，对接种对象、剂量、次数和间隔时间等不能有丝毫改变，否则会影响免疫效果并增加不良反应。

(5)认真选择接种对象：免疫接种工作要根据传染病的流行情况和特征、对人群健康的危害性、有关主动和被动免疫的原理、免疫制剂的特性、接种的效益和弊端，以及国家和地方疾病控制规划等因素综合考虑后确定。任何免疫接种工作都要对上述因素有足够的科学依据，制订免疫规划及其程序，不能因其他原因或受经济利益的驱动而任意规定，如放宽对某些疫苗的年龄限制，甚至多次反复接种，造成不必要的浪费和不良影响。

1)规定的接种对象在我国实行计划免疫，使所有儿童都能接种到麻疹、脊髓灰质炎、卡介苗、白百破混合制剂、乙肝疫苗以预防相应的7种传染病。我国规定在城市和冷链装备地区，要求上述5种疫苗在1周岁内完成基础免疫。

2)我国推荐的免疫程序及需接种的对象除国家规定儿童免疫程序必须接种的5种疫苗外，还有麻风腮三联疫苗(MMR)、乙型脑炎疫苗(JEV)、流行性脑膜炎疫苗(MCV,A群)、白破二联疫苗(DT)、成人型白喉类毒素疫苗、腮腺炎疫苗(MuV)、风疹疫苗(RuV)等，推荐的免疫程序还包括水痘、流感疫苗等。这些疫苗的接种对象大都是7岁以内儿童。上述有些疫苗不能给大年龄儿童或少年、成人接种，如乙型脑炎疫苗现在仅推荐7岁以下儿童接种，否则易发生超敏反应等不良反应。

3)成人接种：在特殊情况下，如疫情流行，则要给易感高危人群予以接种。如钩端螺旋体流行地区规定给流行区农民和接触污染水源的人员(播种、插秧、秋收、排涝和开荒等)接种。此外，在城市农村来源的流动人口中，有部分人员在儿童时未接受BCG免疫，致使现在对结核菌易感；对入伍新兵、大学新生、边远地区派出人员及该地区儿童青少年在进入城市前，均应列为接种BCG对象。

4)特殊职业人群的免疫接种：某些疫苗还规定给一些特殊职业人群进行接种。乙肝疫苗除给予规定的人群接种外，对接触可疑污染血液或血液制剂的医务人员及肾透析患者也应接种该疫苗。兽医和动物饲养人员应接种狂犬病疫苗,某些野外工作者亦应使用狂犬病疫苗做接触前预防注射。布氏活疫苗则给长期接触牲畜的放牧人员、饲养人员、屠宰人员和毛皮加工人员等进行接种。

5)特殊对象的免疫接种:接种要根据疫苗的反应和效果等特殊性质决定接种对象。如破伤风抗毒素只限于受伤较重或伤口较深受泥土污染者,进行预防或治疗;又如狂犬病疫苗给狂犬病的动物咬伤或抓伤的对象接种,而不主张给没有这些病史的人接种。

(6)正确掌握禁忌证(contraindication):禁忌证必须正确对待,假如过于强调禁忌证,会使许多儿童得不到免疫保护,从而增加了相应传染病的发病和死亡危险。若放松禁忌证,又将造成不必要的不良反应,因此,为了保证免疫接种的安全,下列禁忌证应给予特别注意。

1)急性疾病:如接种者正患有发热,特别是高热的患者,或伴有明显的全身不适的急性症状时,应暂缓接种疫苗,以免接种后加剧发热性疾病,且有可能错把发热性疾病误认为疫苗的反应而阻碍了以后的免疫。

2)过敏性体质:对有过敏体质、支气管哮喘、荨麻疹、血小板性紫癜和食物过敏史者,在接种前应详细询问过敏史,含有该过敏原的疫苗不予接种。

3)免疫功能的改变:免疫缺陷症,如联合性免疫缺陷症、无丙种球蛋白血症或低丙种球蛋白血症患者;白血病、淋巴瘤、霍奇金病和恶性肿瘤患者;由药物引起的免疫抑制,如应用皮质类固醇、烷化剂、抗代谢药物以及脾切除者等,上述对象如使用活疫苗可能造成严重后果。HIV 阳性者(无症状或有症状),国外用脊髓灰质炎灭活疫苗(IPV)代替 OPV 接种。如在罹患结核病地区,一般不推荐接种 BCG,有症状的 HIV 感染者不接种 BCG。

4)既往接种后有严重不良反应者:接种后发生超敏反应、虚脱或休克、脑炎(或脑病)、非热性惊厥史的儿童不再接种同种疫苗。需要连续接种的疫苗(如 DPT 混合制剂),如果前一次接种引起严重不良反应,则不应继续接种。DPT 混合制剂免疫后出现以下任何一种情况者:虚脱、休克、持续性尖叫、高热、惊厥、全身或局部神经症状、超敏反应、溶血性贫血等,应停止随后的 DPT 混合制剂接种。

5)神经系统疾病:凡患有神经系统疾病,如癫痫、脑病、脑炎后遗症和惊厥等,不要接种乙脑疫苗、A 群流脑多糖疫苗,绝对不要接种含有百日咳抗原的制剂。对有产科外伤性神经或精神后遗症者,至少在出生 1 年后,需在上述特殊保护性措施下进行常规疫苗接种。

6)重症慢性病患者:患有活动性肺结核、心脏代偿功能不全、急慢性肾脏病变、糖尿病、高血压、肝硬化、血液系统疾病、活动性风湿病和严重化脓性皮肤病等患者,应暂缓接种或慎种。待病情长期稳定,可以接种反应较小的疫苗,如麻疹疫苗、脊髓灰质炎疫苗和乙肝疫苗。凝血功能障碍的患者,因其经常输Ⅷ因子和Ⅸ因子血液制剂,有感染乙型肝炎的可能,对易感者应全程接种乙肝疫苗。注射时最好用细小针头,防止造成皮下瘀血或瘀斑。对少数肾病患者,只有在痊愈的情况下才能接种上述疫苗。

7) 妊娠:由于理论上有危害胎儿的可能性,孕妇的免疫接种应慎重,小剂量的水溶性抗原可导致胎体产生免疫耐受性,异种动物血清容易致敏,一般孕妇均应禁用。麻疹、风疹、水痘和腮腺炎等病毒减毒活疫苗,在妊娠期禁忌使用。但因疏忽接种了风疹疫苗,一般也不作为终止妊娠的理由。只有在明确被狂犬咬伤的情况下,才给孕妇接种狂犬病疫苗。

8) 早产儿和出生低体重儿:早产儿免疫系统功能比足月儿更不成熟,通过胎盘获得的母传抗体水平比足月儿低且存在时间短,更容易感染各种疾病,因此仍应该尽早给早产儿接种疫苗。其免疫接种的年龄、程序、剂量和注意事项与足月儿相同。而出生体重低于 2 500 g 的早产儿不宜接种 BCG。我国属乙型肝炎高流行区,要求出生时即接种乙肝疫苗,但在完成全程免疫后,应检测抗体水平,对无反应或低反应者(抗 HBs 阴性或滴度小于 10 mIU/mL)应加强免疫。

9) 其他禁忌证:凡接种丙种球蛋白者,至少应推迟 4 周注射麻疹、腮腺炎和水痘疫苗。

【思考题】

(1) 疫苗接种有什么意义?

(2) 如何正确地选择疫苗和使用疫苗?

(刘玉岭　臧金成)

第五节　安全注射

一、基本概念

(一) 安全注射定义

世界卫生组织(WHO)/全球安全注射网络(SIGN)对安全注射(safe injection)的定义为"对接受注射者无害,实施注射操作的医务人员不暴露于可避免的风险以及注射后的废弃物不对环境和他人造成危害"。从狭义上讲,安全注射是指不会使接受注射者感染血源性疾病或病原微生物,但从广义上讲,它还应该包括医务工作人员、社区人群等广泛意义上的安全。

安全注射意味着确保各种注射,包括输液、输血及其制品等,无论是用于免疫预防还是用于治疗目的,在任何时候、任何地方、对任何人都是安全无害的,也就是说要做到"全面、彻底"或"百分之百"的安全注射。安全注射涉及标准预防、环境清洁消毒、医用物品清洁消毒灭菌、无菌操作、皮肤消毒、一次性医疗用品管理、医疗废物处理和合理用药,不仅是医院感染预防控制和医务人员职业安全保障的基本措施,也体现了医疗卫生保健机构的整体管理水平和医疗质量。

【历史长廊】

亚穆苏克罗宣言

1995年1月,世界卫生组织和联合国儿童基金会在科特迪瓦第二首都亚穆苏克罗联合召开了一次关于安全注射的会议,并发出了"亚穆苏克罗宣言"。宣言指出,在发展中国家,儿童每年约接受55亿次注射,其中占10%的免疫预防注射中有30%是不安全的,而占90%的其他注射中,不安全注射竟高达50%以上。宣言要求,保证每一次免疫预防注射都必须是安全的。

(二)不安全注射

1.定义

注射时任何一方面如果存在不安全的因素,均为不安全注射。WHO将其定义为"注射器及注射针头均未进行灭菌或其中一种未进行灭菌而在不同患者之间重复使用"。但部分学者认为过度医疗、滥用注射等问题也应该属于不安全注射的范畴。

滥用注射(abusive injection)是指口服给药有效的情况下注射给药,或是临床表现、诊断不支持使用注射治疗的却采用了注射给药。

【知识拓展】

过度医疗

过度医疗是指医疗机构或医务人员违背临床医学规范和伦理准则,不能为患者真正提高诊治价值,只是徒增医疗资源耗费的诊治行为。一般来说,对过度医疗判定的基本准则是:对患者的诊疗总体上是趋好还是伤害。在治疗中,要看医生的目的何在,治疗是否产生预防作用,是否减轻了患者的痛苦,是否能延长患者的寿命,患者的经济能力是否能承受,患者的心理是否能承受,治疗中是否能体现患者的权利。

为了维护患者的合法权益,必须对"过度医疗"问题做出禁止性规范。《民法典》第一千二百二十七条规定:"医疗机构及其医务人员不得违反诊疗规范实施不必要的检查。"

2.成因

(1)对安全注射的认识不足:长期以来,由于药物注射的独特效果和有关的广告宣传,致使注射疗法被视为现代医疗或西医的一种标志。较之口服给药,不论是患者还是部分医生,都认为注射具有疗效快、作用好等优点,但对不安全注射或滥用注射带来的危害和严重后果却缺乏认识。有些医生认为注射使患者有较好的依从性。有些医生为了迎合患者的期望和要求,使患者满意而滥用注射。有些家长为使患儿病情尽快得到控制,特别愿意接受注射治疗。因而,在一些医院,尤其是基层医院,"打针""吊水"被作为就诊或治疗的代名词,静脉滴注葡萄糖液成为一般疾病的常用治疗方式。实际上注射有时并不是最好的治疗方式,可能反而是危险的。患者关于安全注射的知识贫乏,不能有效实施社会监督。医护人员对安全注射认识不足或理解不正确;或有安全注射的知识,但由于未见到由于不安全注射给被注射对象传染疾病的现象,因此对不安全注射行为产生了潜在的鼓励和正性的影响,虽然有安全注射的知识和操作技能,但实际工作中并未按要求执行。导致不安全注射的原因是多方面的,既有患者方面的原因,也有医护人员方面的原因,但决定因素是人们认识和观念上的偏差。

(2)经济利益驱动:由于注射给药较口服给药收费高,医疗机构收益大,受经济利益驱使,一些医疗机构或医生将"注射"视为增加收入的一种重要手段。随着医疗卫生改革的不断深入,不少地方为强化激励机制,对村卫生室的工作任务实施目标管理,有效地调动了乡村医生的积极性。但一些村卫生室受经济利益驱动,将滥用不必要的药物注射作为增加收入的手段之一。另外,一些医疗机构为了追求经济利益,购买质低价廉的不合格一次性注射用具,从而增加了不安全注射的风险。

(3)缺乏完备的培训与监管体系:基层医务人员,特别是乡、镇医务人员缺乏正规专业培训,未能熟练掌握安全注射和消毒灭菌的知识、技能和方法,有的甚至不能正确使用注射器材。无定期对医护人员进行安全注射教育的培训;对不安全注射的检查、监测系统不完善,缺乏严格的监管等。

3.表现

(1)注射操作流程不系统:包括没有系统全面地建立规范的操作流程,没有识别各个流程环节的风险。

(2)注射器使用不规范:主要表现在复用、共用。较常见的现象包括:一人一针(即只更换针头而不换针管)、多人一管、多人多针一管(只换针头不换针管)或多人一针一管(直接重复使用同一个针头和针管)等。

(3)注射药物不规范:主要表现在对药物的合适溶媒、药物副作用、药物配伍禁忌、药物配制后的稳定性、药物的合适给药途径、药物的静脉滴注速度控制、注射药物对注射局部的影响、药物过敏反应等。

(4)注射环境不规范:主要表现在室内卫生不清洁、人员流动性大、操作人员个人着装不规范等。

(5)废弃物处理不规范:包括屡禁不止的二次分检;不规范的分离、毁型;不规范使用锐器盒或使用不规范的锐器盒。根据生物医学废物管理和处理规则,针头、注射器应通过消毒处理如化学处理、高压灭菌、微波和切割、切碎等方式进行分离处理,而如果不以适当的方式使用和处置,会将疾病传播给患者、卫生工作者、废物处理者甚至普通健康人。

4.危害

不安全注射或滥用注射,可以造成很多严重后果。根据模型推算,每年因不安全注射导致的死亡人数为130万。

(1)传染性危害:主要包括血源性职业暴露和多种细菌感染。

1)血源性职业暴露:血源性职业暴露是指医务人员在职业活动过程中因锐器、喷溅等接触到含有血源性传播疾病患者的血液或其他体液,而损害健康甚至危及生命的一类职业暴露。随着医疗技术的日趋发展及医疗保健服务对象的持续增加,经血液传播疾病如乙型肝炎、丙型肝炎、艾滋病和梅毒等患者人数逐年增多,使医务人员成为血源性职业暴露的高危人群。世界卫生组织曾报道,医护人员感染血源性传播疾病的危险是普通人群的2~19倍,严重影响医务人员的身心健康。

2)细菌感染:不安全注射还可导致多种细菌感染,如脓肿、败血症、心内膜炎及破伤风等。

(2)非传染性危害:主要包括由于不正确技术操作造成的损伤和由于不正确注射物质引起的损伤。

1)注射性麻痹:临床上将臀部肌肉注射引起坐骨神经损伤导致的下肢弛缓性麻痹称为注射性麻痹。注射性麻痹多见于2~12岁小儿,男性比女性多见,亦有3个月患儿发病的报道。患儿注射药物前无下肢活动障碍,常在注射药物时或注射后出现注射部位剧烈疼痛、哭闹不止。

2)BCG 淋巴结炎:卡介苗(Bacillus Calmette-Guérin vaccine,BCG)是牛分枝杆菌亚株的减毒活疫苗,于1921年用于人群免疫接种。BCG 淋巴结炎定义为新生儿接种BCG后1~6个月出现注射同侧腋窝(或颈部、锁骨上等)局部淋巴结肿大,通常分为非化脓性和化脓性淋巴结炎,其被认为BCG 接种后常见的并发症之一。

3)毒性注射:由于不正确地注射了对被注射者具有过敏性或因剂量过高而产生毒性的药物,也是不安全注射的常见表现之一。不必要的药物注射,不仅无益而且有害,特别是对老年人、幼儿和虚弱的患者。注射给药较之口服给药,药物出现毒、副作用的频率和严重性明显增加。滥用抗生素注射,不仅增加耐药菌株的产生,而且出现过敏性休克也较口服给药常见。因为未做皮肤过敏试验,出现青霉素过敏而导致患者死亡时有报道。氨基糖苷类抗生素注射则是儿童失聪的重要因素。

(3)锐器伤(needlestick injury,NSI):锐器伤是指在执行医疗、护理操作以及处理各种医疗器械时,由一切锐利器械所造成的使皮肤出血的意外伤害。目前已证实有20多种病原体可通过NSI 接触传播。护理人员是发生医疗NSI 及感染血液传播疾病的高危职业人群,其锐器伤发生率为57.1%~93.7%。在NSI 后,医护人员还可能会经历严重的情绪影响和精神健康障碍,导致工作损失和创伤后应激障碍。

【知识拓展】
锐器伤的应急处理方法

用除菌皂液和流动水清洗污染的皮肤,用生理盐水冲洗黏膜。如有伤口,应从近心端向远心端轻轻挤压,尽可能挤出损伤处的血液,再用除菌皂液和流动水冲洗,禁止进行伤口局部按压。受伤部位的伤口冲洗后,应用消毒液,如75%酒精或0.5%碘伏消毒5分钟以上,并包扎伤口,被暴露的黏膜,反复用生理盐水冲洗干净。

(4)环境污染:目前,在一次性注射器使用后的管理方面存在着各种各样的问题。较为安全的做法是集中存放后进行焚烧或深埋,但目前在我国的村、乡级,甚至是县级医疗单位,很难做到这一点。更多采用的是露天堆放、非法丢弃在农田或河流,或随意焚烧等方式来处理使用过的一次性注射器,不仅给环境带来了极大的污染,而且还使大量的人群暴露在被针刺的危险之中,大大增加了疾病传播的机会。有的甚至是将一次性注射器再次出售,最终或者是制成其他塑料产品,或者是在一次性注射器市场中再次进入市场流通,这两种结果都将会带来极其严重的后果。

二、感染预防与控制

1.综合干预、强化医院安全注射管理

(1)明确医院感染管理部门为日常监管部门,负责全面协调,落实安全注射相关工作。

(2)制定安全注射制度,标准操作规程,监管流程,考核标准及年度量化指标,如医务人员的安全注射知识掌握情况、安全注射行为依从率、医疗机构的设施配置情况、锐器伤及上报情况、医疗废物处置合格率等。

(3)开展基线调查,了解安全注射实际情况,对全院医务人员开展安全注射相关知识培训和考试,查找存在的风险和隐患,改进和完善影响安全注射的环境、设施、器具。

(4)加强日常督导检查,定期通报,严格考核,奖惩分明。

(5)面向患者普及安全注射相关常识,比如大力传播关于患者注射安全的相关文化,鼓励患者参与安全注射相关活动,倡导对居家注射操作的患者及家属进行实践教育。可以通过广播、电视广告、新闻网络以及医护人员的宣传讲解等方法来加强普通人群对安全注射的了解。

2.改善注射物品供应源,积极推广新型安全节能器材

(1)改变某些疫苗包装,最好一人份一包装,这样既可以方便注射操作,减少疫苗浪费,又可以避免一管每次抽取多人份疫苗的情况,对安全注射的实施亦可以产生积极影响。

(2)为了保证疫苗安全接种,提出"捆绑"策略,即在提供高质量疫苗的同时,必须同时提供智能注射器材和安全盒;还提出要推广使用智能注射器材取代标准型一次性注射

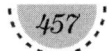

器,以从根本上消除一次性注射器重复利用的情况。

3.正确评估、严格管理临床注射操作环境

(1)评估注射的必要性、避免所有不必要的注射。除紧急注射外,在实施注射操作前均应预先对接受注射者进行综合评估,以做好充分的操作准备,避免接受注射者和注射操作者感染血源性病原体。

(2)注射操作环境如治疗准备间、治疗室、静脉用药调配中心等配制药物和实施注射的环境应符合《医院消毒卫生标准》(GB 15982—2012)的规定。

(3)环境整洁、安全、光线充足。

(4)操作设施齐备,操作方便、舒适。

(5)治疗台、治疗车等操作平面清洁。

(6)物品摆放规范、有序。

(7)操作平面每日用75%乙醇或500 mg/L含氯消毒剂擦拭消毒。

(8)若遇血液、体液污染时应实施污点清洁与消毒,先采用可吸附的吸湿材料去除污染物,再根据污染病原体的特点选用适宜的消毒剂进行消毒。

(9)尽可能减少注射操作场所人员的数量和流动,限制无关人员进出。

(10)注射操作者和参与者着装规范、整洁,口罩遮住口鼻,指甲符合实施注射操作的要求,戴圆帽时应遮盖全部头发。

4.做好注射操作相关使用物品的准备

(1)依据注射操作目的和规范要求做好注射操作相关使用物品的准备,避免或减少相关人员在物品准备区域和注射操作区域之间、无菌区域和非无菌区域之间的往复流动,并确保注射操作相关使用物品的无菌或清洁状态。

(2)实施注射前,应进行物品检查。

1)检查各种待用器具、物品包装是否完整且处在使用有效期内;棉签等一次性无菌物品应密封包装,外包装无污染、无破损、无泄漏,包装内容物无污损。

2)应当使用安全有效的皮肤消毒剂,首选氯己定-乙醇消毒液,也可选用0.5%碘伏、75%乙醇消毒液等。开瓶后反复用棉签蘸取使用的消毒剂,如碘伏、复方碘消毒液、季铵盐类、氯己定类、碘酊、醇类皮肤消毒液,应注明开瓶日期或生效日期,连续使用最长不超过7 d。

3)使用前对启封待用的注射器进行外观与使用功能检查,重点查看注射针头与针筒形态是否正常,是否清洁、无污染。

4)注射器、针头等一次性使用物品应一次性使用,使用后按照医疗废物处置;持针器及止血带等可重复使用的物品应一人一用一更换,用后按规范进行清洁、消毒。

5)检查注射用药物是否在有效期内、药品安瓿或密封瓶是否完整,如发现存在污染、破损、泄露、瓶盖松动、无标签或标签不清,以及药液出现变质、变色、浑浊、沉淀、有异物等情形,不可使用。使用同一溶媒配置不同药液时,必须每次更换未启封的一次性使用无菌注射器和针头抽取溶媒。

6) 各种血制品、脂肪乳、静脉营养液的管理应遵循相关管理要求。

(3) 注射器和针头应一人一用一抛弃。输液器、延长管、输液连接管、高压注射器等应一人一用一更换,严禁共享或重复使用。封管液应单人次、单剂量使用。

5. 无菌操作和手卫生

(1) 操作者应严格执行手卫生。在药物准备、注射给药等各个环节均须严格遵循无菌操作原则。置入中央导管插管,经导丝引导下更换导管,进行器官穿刺、注射等操作时应设立最大无菌屏障(操作人员戴无菌手套、戴外科口罩和帽子、穿无菌手术衣,患者全身覆盖大无菌巾)。

(2) 选用符合要求的消毒剂,并按照产品使用说明书使用,正确实施消毒。

1) 在注射器针头刺入药瓶前或打开安瓿前,应规范地使用消毒剂对药瓶的橡皮塞或安瓿的颈部进行消毒。

2) 在连接管路前应规范地消毒导管接头、无针接头和注射加药口。可使用无菌接头保护帽,或使用0.5%葡萄糖酸氯已定乙醇溶液、75%乙醇、70%异丙醇,以及其他符合要求的消毒剂进行强力机械性摩擦消毒,推荐使用消毒棉片。

3) 对导管接头、无针接头和注射加药口进行擦拭消毒时,消毒时间应符合产品说明书要求。

4) 合理使用皮肤消毒剂进行穿刺部位的皮肤消毒。应从穿刺点的中心部位开始,由内向外螺旋式涂擦。①已接触污染部位的消毒棉签、棉球等物品不得再用于涂擦其他清洁部位。②在完成穿刺部位皮肤消毒后,不应再次用手触摸穿刺部位。③如果操作中已消毒的部位被接触或污染,需要重新消毒。

5) 消毒后应充分待干。

(3) 注射用药物现用现配,避免药液被污染或效价降低。在病区实施注射时抽取的药液和配制好的静脉输注用无菌液体,应在 2 h 内尽快使用(有特殊要求的药品除外)。启封抽吸的各种溶媒使用时间不应超过 24 h,储存条件应符合产品说明书要求。配药时,医务人员不得用手触碰注射器针梗、活塞,不得触碰注射器及输液器针头等部位,一旦触碰,视为污染。

(4) 宜使用单剂量容器药物(液体),使用多剂量容器药物必须做到一人一管一用。每次穿刺多剂量药瓶时,均应使用新的无菌注射器和无菌针头,不应在多剂量药瓶瓶塞(盖)处留置针头。

(5) 穿刺部位应避开感染或破损部位。

(6) 应保证血管通路通畅,在每次输液之前,应冲洗血管通路装置并抽回血,输液结束冲管后应对血管通路装置进行封管。

(7) 止血带应一人一用一清洁或消毒,采血用垫巾应一人一用一更换。

6.正确选用个人防护用品,防止锐器伤发生

(1)操作者在准确评估操作风险的基础上,正确使用个人防护用品。

(2)个人防护用品的使用应遵循《医院隔离技术规范》(WS/T 311—2009)和《血源性病原体职业防护导则》(GBZ/T 213—2008)的要求。

(3)禁止双手回套针帽。如确需回套,则使用单手操作或使用针帽回套装置。

(4)禁止用手分离注射器针头,禁止徒手弯曲、折断注射器针头。

(5)禁止手持注射器随意走动。

(6)进行注射操作时,应保证充足的光线。

(7)有条件时,使用安全器具进行各种注射操作,如无针系统、自毁式注射器、安全针具装置钝化使用后的针具。

7.正确处理医疗废物

(1)严格执行《医疗废物管理条例》《医疗卫生机构医疗废物管理》(卫生部令第36号)等相关规定,对使用后的注射物品进行规范的分类处置。

(2)使用后的锐器应在产生地规范地置于锐器盒内,锐器放置位置应醒目、高度适宜。不应对注射针头等锐器进行徒手分离和(或)二次分拣。去除针头后的注射器和输液装置等无须毁型。在病区配置化疗药物时产生的接触过化疗药物的用具、废物等应放入专用袋内集中封闭处理,收集容器应坚固、防渗漏和带盖,有明显标识。

(3)锐器盒需防渗漏、防穿透;锐器盒3/4满时应及时封口,避免内容物外漏或溢出。

(4)在所有可能产生锐器伤的场所尽可能放置锐器盒,锐器盒放置在醒目、方便、高度适宜、操作人员视线水平及手臂所能及的范围内,如治疗车、治疗台侧面。

(5)清理可能含有锐器的污物时,应借助刷子、垃圾铲或镊子等器械,而非徒手处置。处置人员应穿戴包脚的防护鞋。

【思考题】

(1)简述安全注射的定义及目标。

(2)简述不安全注射的危害。

(3)不安全注射的风险主要包括哪些方面?应该如何预防及控制?

(刘家兴　周晓平)

第十一章 医疗废物管理及医院污水处理

【学习目标】
(1) 掌握医疗废物及医院污水的概念、种类及管理。
(2) 熟悉医疗废物和医院污水消毒和处理原则。
(3) 了解医疗废物和医院污水消毒和处理方法。

第一节 医疗废物管理

一、概述

(一) 医疗废物(medical waste)的概念

为了加强医疗废物的安全管理,防止疾病传播,保护环境,保障人体健康,2003年国务院根据《中华人民共和国传染病防治法》和《中华人民共和国固体废物污染环境防治法》制定并发布了《医疗废物管理条例》,将医疗废物定义为医疗卫生机构在医疗、预防、保健以及其他相关活动中产生的具有直接或者间接感染性、毒性以及其他危害性的废物。医疗废物产生于医疗全过程,包括受到污染的废弃物、病理性废弃物、化验室和实验室废弃物、化学废弃物、药物废弃物和细胞毒类废弃物等,种类繁多。

(二) 医疗废物管理的意义

医疗废物属于对人体健康和生态环境具有较大危害的危险废物,关系人民群众身体健康和环境安全。从1989年我国颁布《环境保护法》,到2020年发布《关于做好新型冠状病毒感染的肺炎疫情医疗废物环境管理工作的通知》,我国制订了3部与医疗废物有关的法律法规,发布相关条例、名录、技术规范、标准导则等共计约30余项。我国医疗废物管理体系发展大致经历了以下3个阶段:管理体系建立阶段(1989—2002年)、逐步完善阶段(2003—2012年)和提升阶段(2013—至今)。

1989—2002年是我国医疗废物管理体系初步建立阶段。期间,我国先后出台了《环境保护法》《固体废物污染环境防治法》和《传染病防治法》,但涵盖内容不够全面,对医疗废物的界定和分类不明确,未能规范医疗废物从产生到无害化处理的全过程管理;2003年的"非典"疫情促使我国第一部关于医疗废物管理的法规——《医疗废物管理条例》出台,该条例首次明确了医疗废物的处理、处置程序。同年12月颁布的《医疗废物集中处置技术规范(试行)》(环发〔2003〕206号)对医疗废物的分类包装、收集、暂存、运输和集中处置均做出了详细规定,在"非典"时期发挥了重要作用。截至2012年,我国相继出台了一系列医疗废物处置、处理工程技术规范,制定了医疗废物处置后排放的污染控制标准和监测技术规范,修订了《国家危险废物名录》,补充完善了相关技术管理规定。这一时期视为我国医疗废物管理体系逐步完善的阶段;2013年至今,是我国医疗废物管理体系的提升阶段。期间,我国先后4次修订了《固体废物污染环境防治法》,制定了《危险废物处置工程技术导则》,并印发了一系列加强医疗废物管理的通知。

二、医疗废物分类

为进一步规范医疗废物管理,促进医疗废物科学分类、科学处置,国家卫生健康委员会和生态环境部组织修订了2003年的《医疗废物分类目录》,形成了《医疗废物分类目录(2021年版)》。根据医疗废物的特性将医疗废物分为感染性废物、病理性废物、损伤性废物、药物性废物和化学性废物五大类,并列入《国家危险废物名录》。麻醉、精神、放射性、毒性等药品及其相关的废物未列入《医疗废物分类目录》,其产生的废物处理依照有关法律、行政法规和国家相关规定、标准执行。

(1)感染性废物:指携带病原微生物具有引发感染性疾病传播危险的医疗废物,包括被患者血液、体液、排泄物等污染的除锐器以外的废物;使用后废弃的一次性使用医疗器械,如注射器、输液器、透析器等;病原微生物实验室废弃的病原体培养基、标本,菌种和毒种保存液及其容器;其他实验室及科室废弃的血液、血清、分泌物等标本和容器;隔离传染病患者或者疑似传染病患者产生的废弃物。

(2)病理性废物:指诊疗过程中产生的人体废弃物和医学实验动物尸体等,包括手术及其他诊疗过程中产生的废弃的人体组织、器官等;医学实验动物的组织、尸体;病理切片后废弃的人体组织、病理蜡块;确诊、疑似传染病或携带传染病病原体的产妇的胎盘;16周龄以下或重量不足500 g的胚胎组织等。

(3)损伤性废物:指能够刺伤或者割伤人体的废弃的医用锐器,包括废弃的金属类锐器,如医用针头、缝合针、针灸针、探针、穿刺针和各种导丝、钢钉、手术锯等;废弃的玻璃类锐器,如盖玻片、载玻片、玻璃安瓿、破碎的玻璃试管等;废弃的其他材质类锐器,如一次性镊子、一次性探针、一次性使用塑料移液吸头等。

(4)药物性废物:指过期、淘汰、变质或者被污染的废弃药品,包括废弃的一般性药品,如抗生素、非处方类药品等;废弃的细胞毒性药物和遗传毒性药物,如致癌性药物、可疑致癌性药物、免疫抑制剂等;废弃的疫苗、血液制品等。

(5)化学性废物:指具有毒性、腐蚀性、易燃性、反应性的废弃化学物品。列入《国家危险废物名录》中的废弃危险化学品,如甲醛、二甲苯等;非特定行业来源的危险废物,如含汞血压计、含汞体温计、废弃的牙科汞合金材料及其残余物等。

三、医疗废物管理

从新中国成立到1986年,我国医疗物资种类相对单一,大部分医疗用品重复使用,医疗废物产生量很少,医疗废物处置方式以医疗机构自行焚烧为主。1978年,中国卫生部部长和WHO总干事在北京签署了具有里程碑意义的文件——卫生技术合作谅解备忘录,至此打开了我国医疗卫生界与世界同行的联系之门,一次性使用医疗用品被引入国内,其在预防交叉感染、保障医疗安全方面发挥了较好成效,但也造成了医疗废物产生量骤增。随着一次性医疗用品的种类、用量逐年递增,医疗废物的管理与处置问题凸显。

(一)医疗废物危害

医疗废物是患者在进行诊断、治疗、护理等活动中产生的废物,废物中可能含有大量病原微生物和放射性物质及多种有害化学物质等,具有极强的传染性、生物毒性和腐蚀性,若处置不当,极易对土壤、水体、大气造成污染,进而直接或间接危害人体健康,是引起疾病传播或相关公共卫生问题的重要危险因素。因此,医疗废物如果不能得到及时和正确的处理,后果将会是不堪设想的。

(1)危害人体健康安全:由于医疗废物中含有许多致病微生物,又容易滋生蚊、蝇、蟑螂等生物,致病菌可通过废物里的这些生物传播给人类。而且医疗废物中还可能会存在化学污染物和放射性等有害物质,具有极大的危害性。因医疗废物监管不到位,导致部分回流社会重新利用,甚至导致传染病的局部暴发流行,如近几年发生的艾滋病、丙肝事件等。

(2)环境污染:医疗废物具有极强的传染性、生物毒性和腐蚀性,排放管理不严或处理不当,会被风扬失或被雨水淋失,造成对水体、大气、土壤的污染及对人体的直接危害。与生活垃圾类废弃物不同,医疗废物由于携带病菌的数量巨大、种类繁多,具有空间传染、急性传染、交叉传染和潜伏传染等特征,其危害性更大。国内外因地表水污染而引发流行性传染病的记载有很多。1955年印度某城市因水源遭病菌污染,68%的人口受到甲型黄疸性肝炎感染;中国吉林市江北地区曾因水源污染,引起伤寒流行,400多人发病,5人死亡;中国抚顺市结核病院曾因污水污染水源,使附近居民中300多人患结核病;1986年上海市爆发的甲型肝炎,也是由于食用医院带病毒污水污染的毛蚶引起的。

由上述例证可见,无论是从卫生防疫角度,还是从环境保护的角度讲,加强对医疗废弃物的立法和管理都有极其重要的意义。

(二) 医疗废物的处理原则

(1) 全程管理原则:从医疗废物的产生、分类收集、警示标识、密闭包装与运输、储存、无害化处置的整个流程实行全过程严格控制。医疗卫生机构应当及时收集本单位产生的医疗废物,并按照类别分置于防渗漏、防锐器穿透的专用包装物或者密闭的容器内;医疗废物专用包装物、容器,应当有明显的警示标识和警示说明;建立医疗废物的暂时贮存设施、设备,不得露天存放医疗废物;医疗废物暂时贮存的时间不得超过2 d。

(2) 集中处置原则:感染性废物、病理性废物、损伤性废物等交由有害废物焚烧处置中心做集中焚烧处理。医疗废物集中处置单位应当至少每2 d到医疗卫生机构收集、运送一次医疗废物,并负责医疗废物的贮存、处置;对医疗废物进行登记,登记内容应当包括医疗废物的来源、种类、重量或者数量、交接时间、处置方法、最终去向以及经办人签名等项目,登记资料至少保存3年。

(3) 监督管理原则:县级以上地方人民政府卫生行政主管部门、环境保护行政主管部门应当依照《医疗废物分类目录(2021年版)》的规定,按照职责分工,对医疗卫生机构和医疗废物集中处置单位进行监督检查;县级以上地方人民政府卫生行政主管部门,应当对医疗卫生机构和医疗废物集中处置单位从事医疗废物的收集、运送、贮存、处置中的疾病防治、环境污染防治工作,以及工作人员的卫生防护等情况进行定期监督检查或者不定期的抽查。

(4) 分类收集原则:医疗废物实行分类收集管理,设置3种颜色的污物袋。黑色袋盛装生活垃圾,黄色袋盛装感染性医疗废物,红色袋盛装放射性废物。根据规定将分类收集的废物分别进行处理,以减少有毒有害废物和带传染性废物的数量。同时,严格实施医疗废物分类管理,开展医疗卫生机构医疗废物分类收集、贮存、处置工作,积极探索,开展多样的医疗废物收集模式,完善智能化医疗废物收集体系,有序并加快收集体系建设。

(三) 医疗废物的处理方法

因医疗废物本身具有特殊属性,也就需要特殊的处理方式来消除其危害性和危险性。为加强医疗废物的安全处理,减少环境污染,防止病原微生物的传播及危害,根据国家卫生行政部门和生态环境部门有关要求,医院实行对医疗废物从产生、包装、收集、运送、处置全程的处理。

1.感染性废物处理方法

(1) 用黄色带盖医疗废物桶收集,并套专用标识黄色医疗废物袋,当容器3/4满时,鹅颈式封扎并贴上专用标识。由专人定时、定路线用防渗漏、防遗撒的专用医疗废物转运车收集到医院医疗废物暂存点,后由具有资质的医疗废物处置单位集中处理。

(2) 微生物实验室的病原体培养基、标本和菌种、毒种保存液等,在产生地用压力蒸汽灭菌后再按照感染性废物收集。

(3)废弃的尿液、胸腹水、脑脊液等标本可直接排入有污水处理系统的下水道;废弃的血液、血清、粪便标本,及其他感染性废物放入套医疗废物袋的带盖医疗废物桶内。

(4)输血袋应在输血 24 h 后,单独收集于黄色医疗废物袋。

(5)隔离的传染患者或疑似传染患者产生的废物(含生活废物)应用双层黄色医疗废物袋密闭包装。

2.损伤性废物处理方法

(1)损伤性废物(医疗锐利器具废物)直接收入印有医疗废物警示标志的黄色医疗专用利器盒,在盒体侧面注明"损伤性废物"。然后放入有明显标识的医疗废物袋中,由专人定时转运于医院医疗废物暂存点,后由具有资质的医疗废物处置单位集中处理。

(2)注意选择合适规格的利器盒,装满 3/4 即封口转运。要求满盛装量的利器盒从 1.5 m 高处垂直跌落至水泥地面,连续三次,利器盒不会出现破裂、被刺穿等情况。

3.药物性废物处理方法

(1)批量的过期、淘汰、变质或者被污染的废弃药品,应由药学部按种类集中收集并登记后,退回生产厂家或交由危险废物处置机构处置。

(2)少量的药物性废物,包括废弃的细胞毒性药物和遗传毒性药物的药瓶可以直接并入感染性废物中,但应当在标签上注明。

4.化学性废物处理方法

正确方法收集批量的废弃化学试剂(如乙醇、甲醛、二甲苯等)、含汞体温计、血压计等医疗器具,交由具备相应资质的医疗废物处置单位或者危险废物处置单位等进行处置。废弃的含氯消毒剂可直接倒入下水道,戊二醛与氨水中和后再倒入下水道,由污水处理系统进一步处理。

5.病理性废物处理方法

直接放入套黄色医疗废物袋的带盖医疗废物桶。胎儿遗体、婴儿遗体应依照《殡葬管理条例》规定,纳入遗体管理;严禁将胎龄 16 周以上或胎重 500 g 以上的胎儿遗体、婴儿遗体作为医疗废物处置;分娩后的胎盘归产妇所有,任何单位和个人不得买卖胎盘;产妇在分娩前应与医疗机构办理胎盘处理手续,并随病史归档备查。

6.医用非医疗废物处理方法

医用非医疗废物对人和环境无危害或危害程度很低,没有被患者血液、体液、分泌物和排泄物污染,可以作为生活垃圾处置,或者进行规范的回收再利用。如非传染病区使用或者未用于传染病患者、疑似传染病患者以及采取隔离措施的其他患者的输液瓶(袋),盛装消毒剂、透析液的空容器,一次性医用外包装物,废弃的中草药与中草药煎制后的残渣,盛装药物的药杯,尿杯,纸巾、湿巾、尿不湿、卫生巾、护理垫等一次性卫生用品,医用织物以及使用后的大、小便器等。注意对于实际操作中一些难以确认是否被污染的一次性使用器械或物品,仍应作为医疗废物进行处置。

对于未被患者血液、体液和排泄物等污染的输液瓶/袋,应当去除输液软管和针头后,单独分类存放及回收。存在下列情形的输液瓶/袋,即使未被患者血液、体液和排泄物等污染,也不得纳入可回收生活垃圾。

(1)在传染病区使用,或者用于传染病患者、疑似传染病患者以及采取隔离措施的其他患者的输液瓶/袋,应当按照感染性医疗废物处理。

(2)输液涉及使用细胞毒性药物(如肿瘤化疗药物等)的输液瓶/袋,应当按照药物性医疗废物处理。

(3)输液涉及使用麻醉类药品、精神类药品、易制毒药品和放射性药品的输液瓶/袋,应当严格按照相关规定处理。

7.医疗废物的收集

(1)感染性废物。

1)收集于符合《医疗废物专用包装袋、容器和警示标志标准》(HJ421)的医疗废物包装袋中。

2)病原微生物实验室废弃的病原体培养基、标本,菌种和毒种保存液及其容器,应在产生地点进行压力蒸汽灭菌或者使用其他方式消毒,然后按感染性废物收集处理。

3)隔离传染病患者或者疑似传染病患者产生的医疗废物应当使用双层医疗废物包装袋盛装。

(2)病理性废物。

1)收集于符合《医疗废物专用包装袋、容器和警示标志标准》(HJ421)的医疗废物包装袋中。

2)确诊、疑似传染病产妇或携带传染病病原体的产妇的胎盘应使用双层医疗废物包装袋盛装。

3)可进行防腐或者低温保存。

(3)损伤性废物。

1)收集于符合《医疗废物专用包装袋、容器和警示标志标准》(HJ421)的利器盒中。

2)利器盒达到3/4满时,应当封闭严密,按流程运送、贮存。

(4)药物性废物。

1)少量的药物性废物可以并入感染性废物中,但应在标签中注明。

2)批量废弃的药物性废物,收集后应交由具备相应资质的医疗废物处置单位或者危险废物处置单位等进行处置。

(5)化学性废物。

1)收集于容器中,粘贴标签并注明主要成分。

2)收集后应交由具备相应资质的医疗废物处置单位或者危险废物处置单位等进行处置。

8.医疗废物的存贮

(1)医院按要求设立医疗废物暂时贮存库房,设置医疗废物警示标识,张贴"禁止吸烟、饮食"的警示标识。

(2)暂存间环境整洁,清洗及消毒设施齐全,功能良好。

(3)医疗废物转交出去后,应对暂存地点、设施及时进行清洁和消毒。

(4)设专人负责医疗废物暂时贮存库房的各项管理工作,医疗废物暂时贮存时间不超过2 d,医疗废物不能与生活垃圾混放;工作人员掌握消毒液配制及消毒方法,执行并按时登记。

9.医疗废物的运送交接

(1)运送:医疗废物转运工具应专用,易于装卸和清洁、有标识;医疗废物转运人员按规定路线转运,途中不得长时间停留;转运途中转运工具应保持封闭,无遗撒、无泄漏;转运工作结束,每天应对运送工具及时清洁和消毒,做好登记;转运人员防护用品配备齐全,防护措施到位;转运人员掌握职业暴露应急处置方法。

(2)交接:医疗废物应有数量和重量的交接并登记;汇总医疗废物交接数量和重量(科室每月汇总、医疗废物回收人员每日汇总),核查人签名;交接人员双方签字,资料妥善保存至少三年。

10.流失、泄漏、扩散的处理

(1)确定流失、泄漏、扩散的医疗废物的类别、数量、发生时间、影响范围及严重程度;组织有关人员尽快按照应急方案,对发生医疗废物泄漏、扩散的现场进行处理。

(2)对被医疗废物污染的区域进行处理时,应当尽可能减少对患者、医务人员、其他现场人员及环境的影响。

(3)采取适当的安全处置措施,对泄漏物及受污染的区域、物品进行消毒或者其他无害化处置,必要时封锁污染区域,以防扩大污染。

(4)对污染区域进行消毒时,消毒工作从污染最轻区域向污染最严重区域进行,对可能被污染的所有使用过的工具也应当进行消毒。

(5)工作人员应当做好卫生安全防护后进行工作。处理工作结束后,对事件的起因进行调查,并采取有效的防范措施预防类似事件的发生。

11.其他

(1)对接触医疗废物的有关人员进行相关知识的培训,配备必要的防护用品,做好安全防护。

(2)工作人员在工作中发生被医疗废物刺伤、擦伤等伤害时,应及时采取相应的紧急处理措施(挤血-冲洗-消毒-包扎),并及时报告主管部门和监管部门。

(3)禁止各类人员转让、买卖医疗废物,禁止非法收集,非暂时贮存地点倾倒、堆放医疗废物,禁止将医疗废物混入其他废物和生活垃圾,违者按《医疗废物管理条例》有关规定处罚。

四、医疗废物排放标准

为贯彻《中华人民共和国环境保护法》《中华人民共和国固体废物污染环境防治法》

《中华人民共和国水污染防治法》《中华人民共和国土壤污染防治法》《中华人民共和国大气污染防治法》和《医疗废物管理条例》等法律法规,防治环境污染,改善生态环境质量,中华人民共和国生态环境部在2021年7月1日发布了《医疗废物处理处置污染控制标准》(GB 39707—2020),明确了医疗废物处理处置设施的选址、运行、监测和废物接收、贮存及处理处置过程的生态环境保护要求。本标准对现有焚烧设施烟气污染物排放限值有明确的要求(表11-1)。

表11-1 焚烧设施烟气污染物排放浓度限值(mg/m^3)

序号	污染物项目	限值	取值时间
1	颗粒物	30	1 h 均值
	颗粒物	20	24 h 均值或日均值
2	一氧化碳(CO)	100	1 h 均值
	一氧化碳(CO)	80	24 h 均值或日均值
3	氮氧化物(NO_x)	300	1 h 均值
	氮氧化物(NO_x)	250	24 h 均值或日均值
4	二氧化硫(SO_2)	100	1 h 均值
	二氧化硫(SO_2)	80	24 h 均值或日均值
5	氟化氢(HF)	4.0	1 h 均值
	氟化氢(HF)	2.0	24 h 均值或日均值
6	氯化氢(HCL)	60	1 h 均值
	氯化氢(HCL)	50	24 h 均值或日均值
7	汞及其化合物(以 Hg 计)	0.05	测定均值
8	铊及其化合物(以 Ti 计)	0.05	测定均值
9	镉及其化合物(以 Cd 计)	0.05	测定均值
10	铅及其化合物(以 Pb 计)	0.5	测定均值
11	砷及其化合物(以 As 计)	0.5	测定均值
12	铬及其化合物(以 Cr 计)	0.5	测定均值
13	锡、锑、铜、锰、镍及其化合物(以 Sn+Sb+Cu+Mn+Ni 计)	2.0	测定均值
14	二噁英类($ngTEQ/Nm^3$)	0.5	测定均值

注:表中污染物限值为基准氧含量排放浓度。

【思考题】

(1)医疗废物管理的意义和处理原则是什么?
(2)医疗废物分哪几类?分别包含什么?

(王高霞 陈梦霞)

第二节　医院污水处理

一、概述

(一) 医院污水概念

医院污水是指医院门诊、病房、手术室、各类检验室、病理解剖室、放射室、洗衣房、太平间等处排出的诊疗、生活及粪便污水。当办公、食堂、宿舍等排水与上述污水混合排出时亦视为医院污水。

(二) 医院污水处理的意义

医院污水主要是从医院不同科室排放的污水,其内在成分较为复杂,可能含有大量的病原微生物、放射性物质及多种有害化学物质等,它们在环境中有较强的抵抗力,在污水中能停留存活较长时间,具有极强的传染性、生物毒性和腐蚀性。若处置不当,会对土壤、水体、大气造成污染,尤其是肿瘤医院、传染病医院产生的污水含有大量传染性微生物,具有空间污染、急性传染和潜伏性传染等特征,会直接或间接危害人体健康,是引起疾病传播或相关公共卫生问题的重要危险因素,而有效的污水处理能及时准确切断传播途径。我国从 1998 年颁布的《环境保护法》到《医疗机构水污染物排放标准》(GB 18466—2005)和《医院污水处理工程技术规范》(HJ2029—2013)设计实施,都体现了医院污水的有效消毒处理不仅是环境污染治理的内容,更有利于人类健康的长期保障。

二、污水种类及危害

(一) 医院污水种类

医院污水分为传染病医院污水、非传染病医院污水及特殊性质医院污水。
(1) 传染病医院污水:指传染性疾病专科医院及综合医院传染病房排放的诊疗、生活及粪便污水。
(2) 非传染病医院污水:指各类非传染病专科医院以及综合医院除传染病房外排放的诊疗、生活及粪便污水。
(3) 特殊性质医院污水:指医院检验、分析、治疗过程中产生的少量特殊性质污水,主要包括酸性污水、含氰污水、含重金属污水、洗印污水、放射性污水等。

(二) 医院污水危害

医院污水的化学需氧量(chemical oxygen demand,COD)、总氮、总磷等常规检测指标和生活污水接近,但其特殊的排放源和较强的危害性导致了医院污水的特殊性。例如,放射性污水若不经处理排放,对人体危害巨大,有致畸性和致癌性,必须严格控制;病原微生物类污水若不经处理排放到城市下水道和环境中,势必会对社会公众健康带来危害。因此,医院污水的处理排放显得尤为重要。我国专门针对医院污水建立了《医疗机构水污染物排放标准》,污水处理达到标准后才可排放。

三、污水处理及消毒技术

(一)医院污水消毒和处理的原则

医院污水消毒和处理必须要坚持正确的原则,这样才能够提高处理的效率和水平。

(1)全过程控制原则:全过程控制原则指的是医院污水处理过程中,要从医院污水的产生、排放、消毒、处理等各环节入手,做到对每个环节的有效控制,确保污水能够最大限度地充分处理。

(2)减量化原则:减量化原则就是对医院内部卫生安全管理体系的严格遵守,在医院污水和污物的发生源进行全方位、一体化的分离和控制,对病区污水和生活区污水进行差异化的收集,做到清污分流,减少需要处理污水的总量,一方面能够节约资源,另一方面也能提高处理的效率,防止做无用功。

(3)就地达标原则:医院污水必须坚持就地达标的原则,医院应该定点设置医疗废物和污水排放的位置,杜绝把污物和污水随意排入地下管道,以更好地防止有毒、有害污水的再污染。

(4)分类收集、分质原则:医院的污水处理要经过一级处理和二级处理。如果污水经过处理之后进入市政下水道,就只进行一级处理,如果进入了河道,就需要在一级处理的基础上进行二级处理。

(5)风险控制原则:全面考虑综合性医院和传染病医院污水达标排放的基本要求,同时加强风险控制意识,从工艺技术、工程建设和监督管理等方面提高应对突发性事件的能力。

(6)无害化原则:有效去除污水中有毒有害物质,减少处理过程中消毒副产物的产生,并控制出水中过高余氯,保护生态环境安全。

(二)医院污水处理及消毒技术

(1)医院污水物理处理法:物理处理法主要指絮凝、沉淀、过滤、吸附等简单的物理污水处理方法,主要作用是除去污水中固态悬浮污染物质,一般包含组织碎片、消毒棉花、微生物、血液、毛发等各类污染物,常用的处理设备有格栅池、沉砂池、絮凝池、沉淀池等。除以上处理方式,高温加热、紫外线辐射也属于物理处理法。

(2)医院污水生化处理法:医院污水生化处理法是医院污水经过简单的沉降、过滤等物理处理手段后,进一步进行生化处理。利用各类微生物在体内的生化分解作用处理医院污水中的酚、醇、酯、氰化物等,可显著降低医院污水的 COD、氨氮、有机物含量。常用的处理方法有传统活性污泥法、吸附-生物降解法(absorption biodegradation,AB)、序批式活性污泥法(sequencing batch reactor,SBR)、循环活性污泥法(cyclic activated sludge technology,CASS)和膜生物反应器(membrane bio-reactor,MBR)等。

1)传统活性污泥法:传统活性污泥法是一种以活性污泥为载体的污水生物处理方法。该方法起源于英国曼彻斯特的劳伦斯污水试验站,通过不断搅拌曝气,活性污泥中好氧微生物的有氧代谢作用旺盛,污水中的部分有机污染物随之被分解,同时活性污泥又可吸附污水中的悬浮固体和代谢产物,并除去部分氮和磷。该方法在污水处理中的应用非常广泛,缺点是处理过程中会产生大量污泥,需要进行二次处理,同时曝气过程中,医院污水中的病原微生物会对周围空气产生污染。

2)吸附-生物降解法(AB 法):吸附-生物降解法是在传统活性污泥法基础上发展而来的新型污水处理工艺,分为 A 段和 B 段,A 段包含曝气池和沉淀池,B 段包含曝气池和二沉池。AB 法可充分利用微生物的代谢特性,为其提供适宜的生长环境,让其在污水中可以良好地生长、繁殖,不断通过生化作用净化污水。

3)序批式活性污泥法(SBR 法)与循环活性污泥法(CASS 法):SBR 法即在活性污泥法的基础上进行有序和间歇的反应,主要处理过程分为进水、反应、沉淀、出水和闲置共 5 个处理单元。该技术的核心为 SBR 反应池,集成了初沉、二沉、生物降解等功能,并且设有污泥回流系统,比较适合医院这种间歇排放且流量变化大的场所。

CASS 法是以 SBR 法为工艺基础,通过不断设计和改进发展而来,主要分为首选区、兼氧区、主曝气区。该方法工艺流程紧凑简单,自动化程度高,工艺成本低,净化效果好,是一种高效的医院污水生化处理法。

4)膜生物反应器(MBR 法):膜生物反应器是一种将生化处理法和膜分离法相结合的新型污水处理法,两者结合能提高污水的分离效率和微生物的生化反应速率,减少污泥量,弥补了传统活性污泥法的不足。但是该方法能耗相对较高,膜成本较贵,存在膜污染这类技术问题,限制了该处理方法在医院污水中的使用。

(3)医院污水化学氧化法:化学氧化法是利用氧化剂的强氧化作用分解水中污染物的处理方法,工业、生活以及医院污水都可以用化学氧化法进行处理,应用面非常广,对于难处理、高浓度的污水有非常好的处理效果。

1)普通化学氧化法:普通化学氧化法是直接向污水中投加氧化剂,常用的氧化剂分为含氯类氧化剂和含氧类氧化剂。含氯类包括氯气、次氯酸钠、次氯酸钙、二氧化氯等,含氧类包括空气氧、臭氧、过氧化氢、高锰酸钾等。其中次氯酸钠、二氧化氯、臭氧这类氧化剂非常适合医院污水处理,在处理污水的同时,还兼具杀菌消毒的作用。

2)高级氧化法:高级氧化法包括芬顿氧化法、电化学氧化法、光催化氧化法、湿式氧化法等,在污水处理中的应用也比较广泛。其机理是将氧化剂与各类催化剂以及紫外线、高温高压、超声波、微波、电等一系列技术条件相结合,产生氧化电位极高的羟基自由基,再通过羟基自由基和污水中污染物之间的反应,直接将污染物氧化成毒性较低或者无毒的小分子物质,若氧化彻底,可直接氧化为二氧化碳和水,实现无污染排放。

(4)医院污水组合处理法:单一的物理、生化或者氧化处理法无法将医院污水处理至完全达标状态,在实际应用上有一定的局限性,使用多种污水组合处理法处理医院污水,在降低能耗、成本的同时又可提高处理效率,是现如今处理医院污水的主要方法。有研究者结合某医院的工程实例探究了水解酸化+接触氧化+曝气生物滤池+臭氧消毒组合处理工艺对医院污水的处理效果:该工程每吨污水的处理成本为2.64元,系统处理简单,稳定运行半年后各项污染物均能达标排放。

(三)污水处理工艺流程

应根据医院性质、规模和污水排放去向,兼顾各地情况,合理确定污水处理技术路线。

(1)出水排入城市污水管网(终端已建有正常运行的二级污水处理厂)的非传染病医院污水,可采用一级强化处理工艺,工艺流程见图11-1。

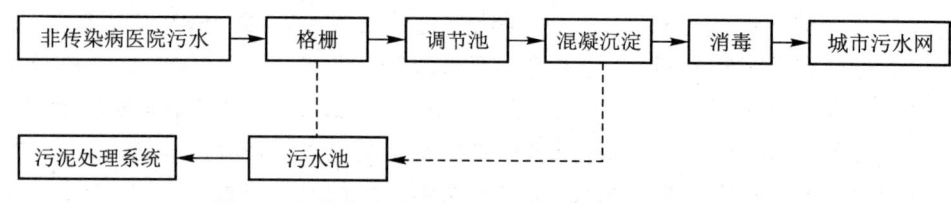

图11-1 非传染病医院污水一级强化处理工艺流程

(2)出水直接或间接排入地表水体、海域或出水回用的非传染病医院污水,一般采用二级处理+深化处理+消毒工艺,工艺流程见图11-2。

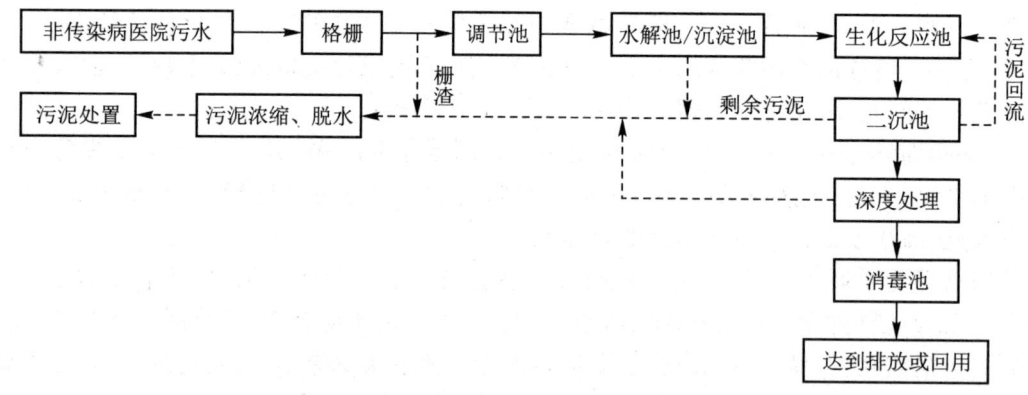

图11-2 非传染病医院污水处理工艺流程

(3)传染病医院污水一般采用预消毒+二级处理+深度处理+消毒工艺,工艺流程见

图 11-1。

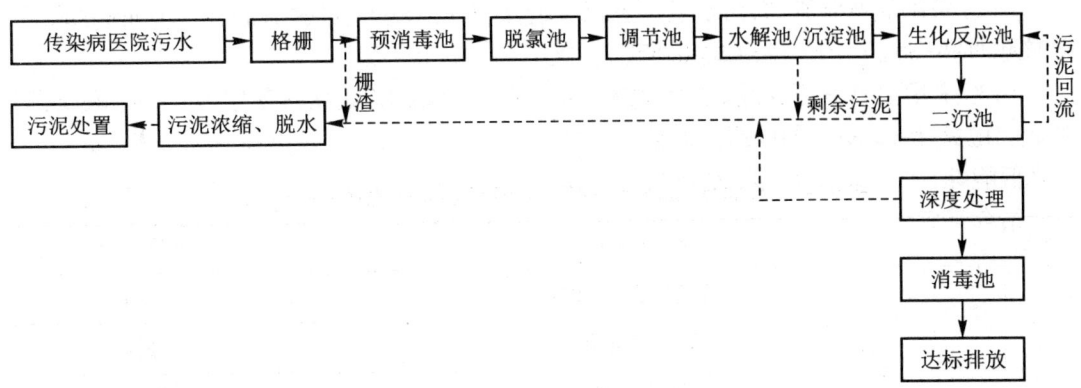

图 11-1 传染病医院污水处理工艺流程

四、污水排放标准

(一)污水排放要求

(1)禁止向 GB3838 规定的 Ⅰ、Ⅱ、Ⅲ类水域的饮用水保护区和游泳区一、二类海域直接排放医院污水。

(2)传染病医院污水排放一律执行表 11-2 的规定。

(3)县级以下或 20 张床位以下的综合医院和其他所有医疗机构污水经消毒处理后方可排放。

(4)县级及县级以上或 20 张床位及以上的综合医院和其他医疗机构污水排放执行表 11-3 的规定。

(5)传染病医院污水处理宜采用二级处理+消毒工艺或二级处理+深度处理+消毒工艺。

(6)非传染病医院污水,若处理出水直接或间接排入地表水体或海域时,应采用二级处理+消毒工艺或二级处理+深度处理+消毒工艺;若处理出水排入终端已建有正常运行的二级污水处理厂的城市污水管网时,可采用一级强化处理+消毒工艺。

(7)医院病区和非病区的污水、传染病区和非传染病区的污水应分流,不得将固体传染物、各种化学废液弃置和倾倒排入下水道。

(8)各种特殊性质污水应单独收集并进行预处理后,再排入医院污水处理系统。

(9)低放射性污水应经衰变池处理;口腔科含汞污水应进行除汞处理;检验室污水应根据使用化学品的性质单独收集,单独处理;油污水应设置隔油池处理。

(10)消毒剂应根据技术、经济分析选用,通常使用二氧化氯、次氯酸钠、液氯、紫外线和臭氧。

(11)采用含氯消毒剂进行消毒的医院污水,若直接排入地表水体和海域,应进行脱氯处理,使总余氯小于 0.5 mg/L。

(12)采用紫外线消毒,污水悬浮物浓度应小于 10 mg/L,照射剂量 30~40 mJ/cm²,照射接触时间应大于 10 s 或由试验确定。

(13)采用臭氧消毒,污水悬浮物浓度应小于 20 mg/L,臭氧用量应大于 10 mg/L,接触时间应大于 12 min 或由试验确定。

表 11-2 传染病、结核病医疗机构水污染物排放限值(日均值)

序号	控制项目	排放标准
1	粪大肠菌群数/(MPN/L)	100
2	肠道致病菌	不得检出
3	肠道病毒	不得检出
4	结核杆菌	不得检出
5	pH	6-9
6	化学需氧量(COD) 浓度/(mg/L) 最高允许排放负荷/[g/(床位·d)]	60 60
7	生化需氧量(BOD) 浓度/(mg/L) 最高允许排放负荷/[g/(床位·d)]	20 20
8	悬浮物(SS) 浓度/(mg/L) 最高允许排放负荷/[g/(床位·d)]	20 20
9	氨氮/(mg/L)	15
10	动植物油/(mg/L)	5
11	石油类/(mg/L)	5
12	阴离子表面活性剂/(mg/L)	5
13	色度/(稀释倍数)	30
14	挥发酚/(mg/L)	0.5
15	总氰化物/(mg/L)	0.5
16	总汞/(mg/L)	0.05
17	总镉/(mg/L)	0.1

续表11-2

序号	控制项目	排放标准
18	总铬/(mg/L)	1.5
19	六价铬/(mg/L)	0.5
20	总砷/(mg/L)	0.5
21	总铅/(mg/L)	1
22	总银/(mg/L)	0.5
23	总α/(Bq/L)	1
24	总β/(Bq/L)	10
25	总余氯[1,2]/(mg/L)(直接排入水体的要求)	0.5

注：(1)采用含氯消毒剂消毒的工艺控制要求为：消毒接触池的接触时间≥1.5 h，接触池出口总余氯6.5~10 mg/L；
(2)采用其他消毒剂对总余氯不做要求。

表11-3 综合医疗机构和其他医疗机构水污染物排放限值(日均值)

序号	控制项目	排放标准	预处理标准
1	粪大肠菌群数/(MPN/L)	500	5 000
2	肠道致病菌	不得检出	—
3	肠道病毒	不得检出	—
4	pH	6-9	6-9
5	化学需氧量(COD) 浓度/(mg/L) 最高允许排放负荷/[g/(床位·d)]	60 60	250 250
6	生化需氧量(BOD) 浓度/(mg/L) 最高允许排放负荷/[g/(床位·d)]	20 20	100 100
7	悬浮物(SS) 浓度/(mg/L) 最高允许排放负荷/[g/(床位·d)]	20 20	60 60
8	氨氮/(mg/L)	15	—
9	动植物油/(mg/L)	5	20
10	石油类/(mg/L)	5	20
11	阴离子表面活性剂/(mg/L)	5	10
12	色度/(稀释倍数)	30	—

续表 11-3

序号	控制项目	排放标准	预处理标准
13	挥发酚/(mg/L)	0.5	1
14	总氰化物/(mg/L)	0.5	0.5
15	总汞/(mg/L)	0.05	0.5
16	总镉/(mg/L)	0.1	0.1
17	总铬/(mg/L)	1.5	1.5
18	六价铬/(mg/L)	0.5	0.5
19	总砷/(mg/L)	0.5	0.5
20	总铅/(mg/L)	1	1
21	总银/(mg/L)	0.5	0.5
22	总 α/(Bq/L)	1	1
23	总 β/(Bq/L)	10	10
24	总余氯[1,2]/(mg/L)（直接排入水体的要求）	0.5	—

注：(1) 采用含氯消毒剂消毒的工艺控制要求如下。

排放标准：消毒接触池接触时间≥1 h，接触池出口总余氯 3~10 mg/L。

预处理标准：消毒接触池接触时间≥1 h，接触池出口总余氯 2~8 mg/L。

(2) 采用其他消毒剂对总余氯不做要求。

（二）污水取样与监测

(1) 应按规定设置科室处理设施排出口和单位污水外排口，并设置排放口标志。

(2) 医院污水外排口处应设污水计量装置，并宜设污水比例采样器和在线监测设备。

(3) 采样频率应每 4 h 采样 1 次，一日至少采样 3 次，测定结果以日均值计。

(4) 表 11-2 第 16 至 22 项、表 11-3 第 15 至 21 项在科室处理设施排出口取样，总 α、总 β 在衰变池出口取样监测，其他污染物的采样点一律设在排污单位的外排口。

(5) 粪大肠菌群数每月监测不得少于 1 次。采用含氯消毒剂消毒时，接触池出口总余氯每日监测不得少于 2 次（采用间歇式消毒处理的，每次排放前监测）。

(6) 肠道致病菌主要监测沙门氏菌、志贺氏菌。沙门氏菌每季度监测不少于 1 次，志贺氏菌每年监测不少于 2 次。结核病医院根据需要监测结核杆菌。

(7) 收治传染病患者的医院应加强对肠道致病菌和肠道病毒的监测。同时收治的感染同一种肠道致病菌或肠道病毒的甲类传染病患者数超过 5 人，或乙类传染病患者数超过10人,或丙类传染病患者数超过20人时,应及时监测该种传染病病原体。

(8)理化指标监测频率:pH每日监测不少于2次,COD和SS每周监测1次,其他污染物每季度监测不少于1次。

【思考题】

(1)简述医院污水消毒和处理的原则。

(2)医院污水种类有哪些?

(陈梦霞　王高霞)

参考文献

[1] 李六亿,吴安华,付强,等.中国医院感染管理三十年[M].北京:北京大学医学出版社,2016.

[2] 郑英杰.医院感染学[M].上海:复旦大学出版社,2017.

[3] 罗恩杰.病原生物学[M].6版.北京:科学出版社,2020.

[4] 王力红,朱士俊.医院感染学[M].北京:人民卫生出版社,2014.

[5] 刘运德,楼永良.临床微生物学检验技术[M].北京:人民卫生出版社,2019.

[6] 万学红,卢雪峰.诊断学[M].9版.北京:人民卫生出版社,2018.

[7] 倪语星,尚红.临床微生物学检验[M].4版.北京:人民卫生出版社,2010.

[8] 糜琛蓉,倪语星,朱仁义.医院感染防控与管理实训[M].北京:科学出版社,2020.

[9] 宗志勇,乔甫.科研指导防控:全球医院感染管理研究进展(2020)[M].成都:四川大学出版社,2021.

[10] 詹思延,叶冬青,谭红专.流行病学[M].6版.北京:人民卫生出版社,2012.

[11] 任军.安徽省突发公共卫生事件处置技术方案[M].合肥:安徽科学技术出版社,2008.

[12] 尹维佳,乔甫,吴佳玉.实用医院感染监测手册[M].成都:四川大学出版社,2019.

[13] 李晓松.卫生统计学[M].8版.北京:人民卫生出版社,2017.

[14] 胡必杰,陈文森,高晓东,等.医院感染[M].上海:上海科学技术出版社,2016.

[15] 胡必杰,高晓东,韩玲祥,等.医院感染预防与控制标准操作规程[M].2版.上海:上海科学技术出版社,2019.

[16] 吴孟超,吴在德,吴肇汉,等.外科学[M].9版.北京:人民卫生出版社,2018.

[17] 李兰娟,任红.传染病[M].9版.北京:人民卫生出版社,2018.

[18] 姜亦虹.医院感染相关监测实用手册[M].南京:东南大学出版社,2019.

[19] 刘玉村,梁铭会.医院消毒供应中心岗位培训教程[M].北京:人民军医出版社,2013.

[20] 尤黎明,吴瑛.内科护理学[M].4版.北京:人民卫生出版社,2006.

[21] 应明英.实用危重病监测治疗学[M].北京:人民卫生出版社,1998.

[22] 胡必杰,刘荣辉,陈文森.SIFIC医院感染预防与控制临床实践指引(2013年)[M].上海:上海科学技术出版社,2013.

[23] 胡必杰,葛茂军,关素敏,等.手术部位感染预防与控制最佳实践[M].上海:科学技术出版社,2012.

[24] 张连辉,邓翠珍.基础护理学[M].4版.北京:人民卫生出版社,2019.

[25] 郭新彪,刘卓君.常用消毒剂和消毒方法[M].北京:化学工业出版社,2003.

[26] 陈昭斌.消毒剂[M].北京:科学出版社,2019.

[27] 陈爱琴,张静.医院消毒供应中心设备管理实施指南[M].广州:广东科技出版社,2020.

[28] 宗志勇,尹维佳,乔甫.医院感染防控手册[M].成都:四川大学出版社,2021.

[29] 郑文芳,邢玉斌.医院感染学[M].2版.南京:江苏科学技术出版社,2018.